金牌月嫂
教你坐月子

艾贝母婴研究中心 编著

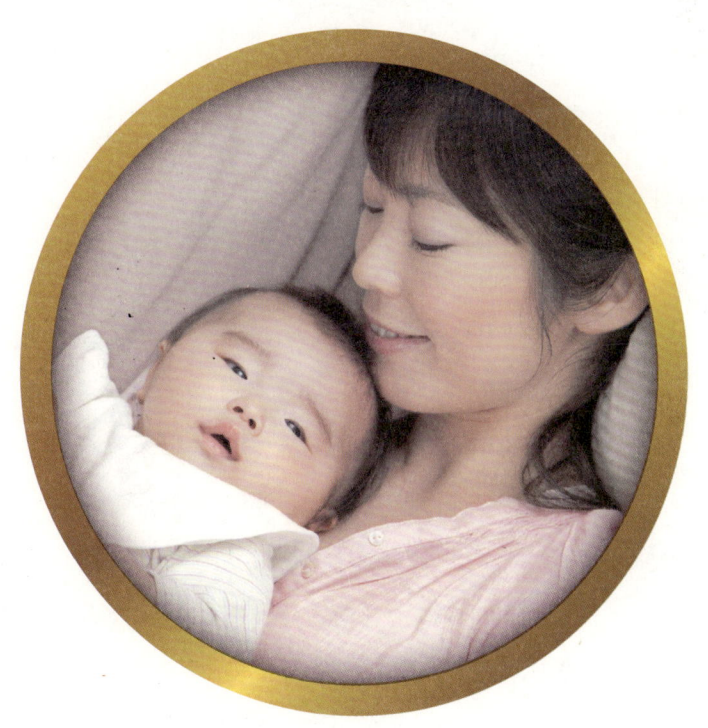

四川科学技术出版社

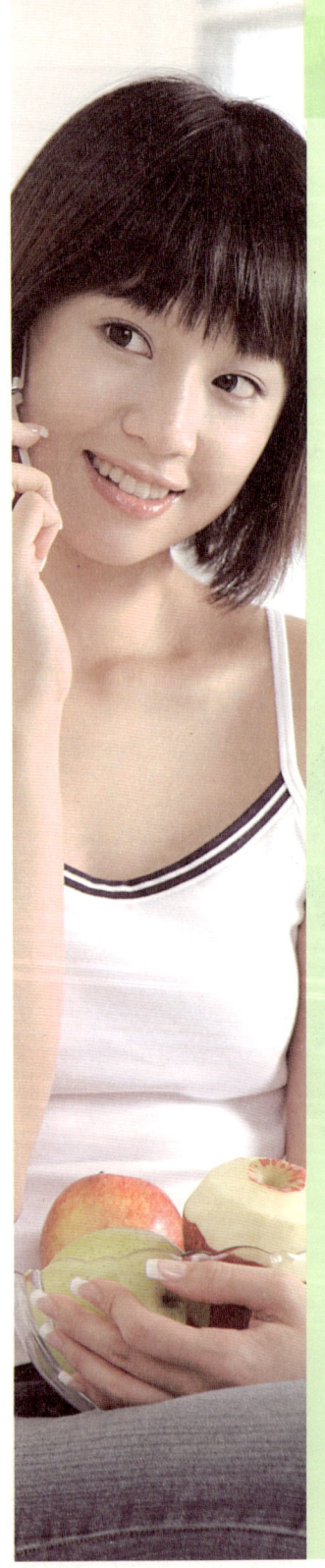

前言

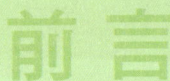

什么是月子期？就是指产妇从胎盘娩出到全身各器官（乳房除外）恢复或接近未孕状态的时间，约42天，这一段时间又称为产褥期。这一时期对于新妈妈来说是很重要的。因为在此期间，新妈妈既要关注自身的康复，又要关注新生儿的健康成长。

很多新妈妈在感受新生命到来的快乐的同时，一方面对育儿知识一无所知，忙得焦头烂额，不知所措；另一方面又因为缺乏正确的坐月子指南，时刻都怀着不安与疑虑，担心自己因怀孕和生产而受损的身体不能恢复，会给未来的健康埋下隐患。因此如何坐好月子，成了困扰新妈妈身心健康的一道难题！

针对以上难题，我们组织编写了《金牌月嫂教你坐月子》一书。本书不仅阐述了传统坐月子的理论与新生儿的喂养与护理，还结合现代健康生活的观念，着重从新妈妈日常起居、饮食、运动、情绪、疾病等方面讲解了如何科学坐月子，合理补充营养与调理身心平衡，在最短时间内恢复新妈妈体力，与孩子建立深厚感情等问题，为新妈妈提供完整的保养知识与诀窍，确保新妈妈身体健康与心理复原。本书内容丰富，文字通俗易懂，可操作性强。新妈妈坐月子过程中可能遇到的疑问，都可以在本书中找到答案。拥有本书，新手爸妈可尽快理顺月子生活的方方面面，确保全家人"忙而不乱"。

祝愿每一个家庭都能拥有健康活泼的宝宝，每一位新妈妈都能拥有幸福美满的产后生活。

编者

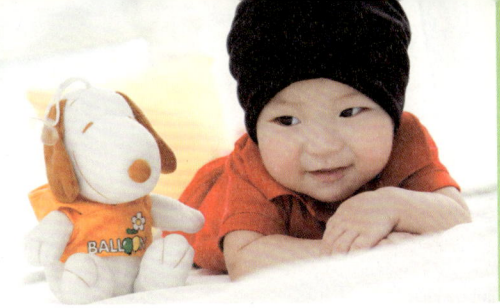

CONTENTS

目录

| Part 1 | 如何坐好月子

Part 2 | 坐月子饮食全程指导

Part 3 | 新生儿养护

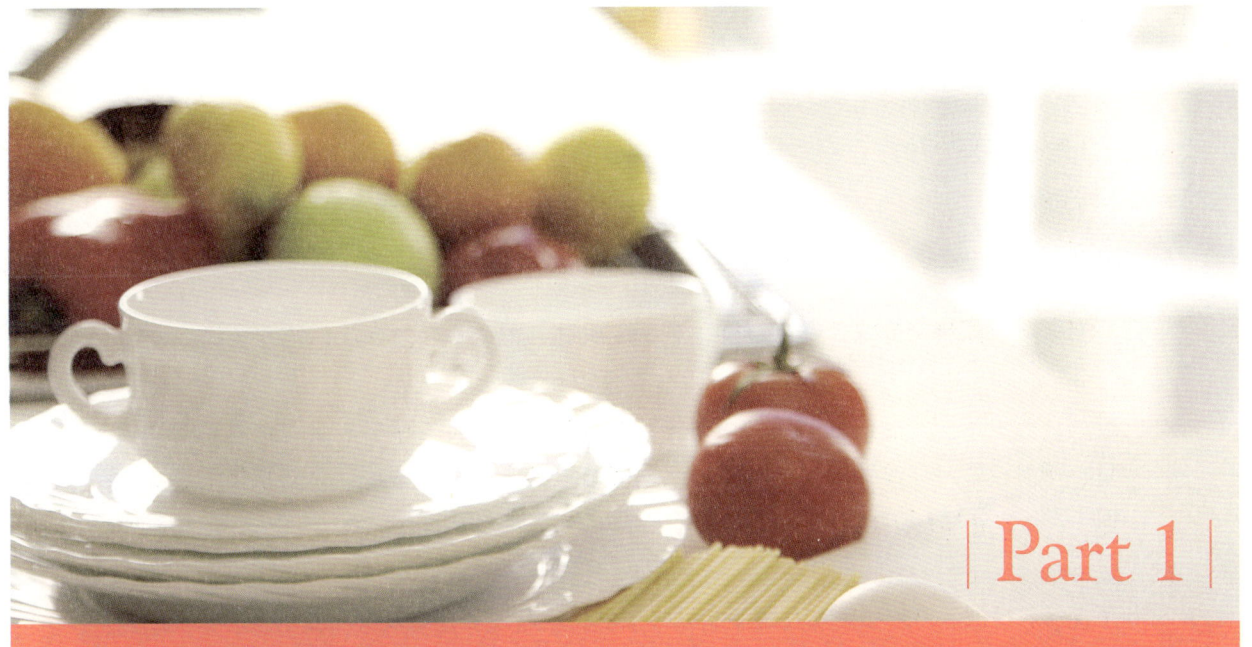

如何坐好月子

阅读关键提示

- 临产坐月子之前的准备
- 月子期间母体生理变化
- 新妈妈的休养
- 日常生活细节
- 常见病的防治
- 剖宫产新妈妈的护理和康复
- 产后康复，做健美新妈妈

怎样才能过好月子里的生活呢？新妈妈需要注意以下方面的调养护理，并需要具备这些方面的常识及基本技巧。

1 心情调节。要精神愉快，心情舒畅，有一个安静、舒适、阳光充足的休养环境。

2 运动调养护理。产后应逐渐增加活动量，如下床活动能促进子宫、全身器官及肌肉恢复，可以选做一些简单的床上体操，活动量以不感觉疲劳为限度。这对机体的新陈代谢、形体恢复都大有益处。

3 子宫调养护理。产后要注意观察子宫恢复情况，也就是要注意观察恶露的色、味及量。恶露是由子宫在复原过程中排出体外的，由血液、坏死的蜕膜组织及黏液混合而成的。正常情况下，恶露随着子宫的逐渐缩小，颜色由红变白，数量由多渐少，由血腥味到无味，3~4周后干净。

4 外阴的护理。保持外阴清洁很重要。每日应及时更换内衣裤，禁止盆浴，月子里应避免性生活，以免引起盆腔炎等妇科疾病。

5 乳房的护理。乳房的护理也很重要。新妈妈每次哺乳前应清洗乳房及双手，定时哺乳，时间一般不超过30分钟。如果婴儿吃不完，应将乳汁排空。如遇到乳头皲裂、乳腺发炎时，应停止哺乳，及时治疗。

6 饮食调养。合理安排新妈妈的饮食，以高蛋白、高热量、高维生素、易消化的食物为宜。每日应有荤、有素，切忌偏食及过量。不食油腻过多及辛辣有刺激性的食物，以保持大便通畅。

7 环境卫生。注意保暖及防止中暑。当室内温度过高时，如果不注意通风降温，极易造成新妈妈虚脱，婴儿也会出现脱水热。新妈妈或婴儿如出汗较多时，应及时擦干并更换衣物，每日用温水擦浴或淋浴，以保持皮肤清洁。冬天要注意防寒、保暖。

8 健康复查。需要提醒新妈妈注意的是，产后42天一定要到医院去做检查，以便了解全身及生殖系统的恢复情况。

01 临产
坐月子之前的准备

●● 顺产的三个产程是怎样的

　　所谓"产程"，顾名思义就是生产的过程，也就是胎儿脱离母体的过程。当孕妈妈出现规律性的阵痛时，意即产程开始。等到胎盘自子宫娩出，产程也随之结束。

第一产程，又称开口期

　　此期时间最长，初产孕妈妈10~15小时，经产孕妈妈6~7小时。此产程从子宫有节律收缩开始到子宫颈口全开。分娩开始时，子宫两次收缩间隔的时间较长，孕妈妈感到阵发性腹痛，间隔10~15分钟，收缩期较短为20~30秒。随着产程进展，宫缩时间逐渐延长，可持续1分钟，收缩力随之增强，孕妈妈感到腹痛渐剧，间歇时间逐渐缩短为1~2分钟。由于子宫不断收缩，迫使胎儿逐渐下降，促使子宫颈口逐渐张开，直至子宫颈管消失、宫颈口全开时，直径可达10厘米，胎膜多在此时破裂，临床上称为破膜或破水，流出部分羊水，100~200毫升，胎儿便从羊膜囊破裂处进入产道。

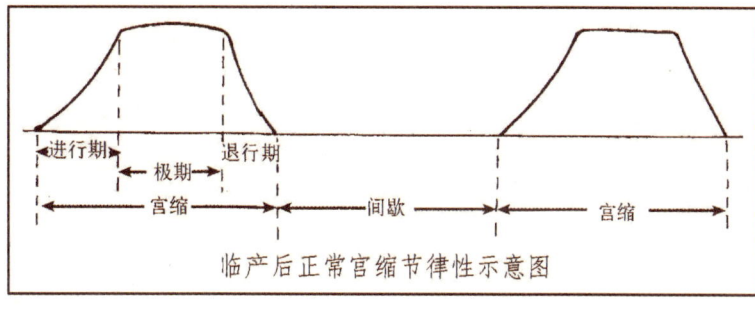

临产后正常宫缩节律性示意图

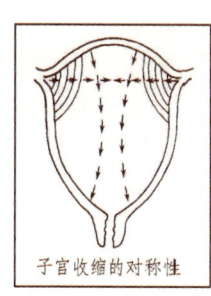

◆子宫收缩

子宫收缩的对称性

第二产程，又称胎儿娩出期

此期从宫颈口开全到胎儿娩出。这个时期子宫收缩更频而有力，所需时间较短，初产孕妈妈因子宫颈口和阴道较紧，胎儿娩出平均需50分钟左右，经产孕妈妈因宫颈口和阴道较松弛，平均只需20分钟左右胎儿就能娩出。

第二产程时间延长，超过2小时者，则属于难产。难产主要有产力异常、产道阻力、胎位不正等多种原因。遇到类似情况，孕妈妈和家属都不必担忧，只要和医生密切合作，听从医嘱，医生会及时为孕妈妈查出原因，施以合适的助产方法，千方百计保证母婴健康和安全，使胎儿顺利娩出。

在第二产程中，由于子宫颈口开全，胎膜破裂、羊水流出、胎头进入阴道，使孕妈妈会阴部逐渐扩大凸起、皮肤发亮、肛门松弛，此时极易造成会阴撕伤，这时接生医生会想尽一切办法保护孕妈妈的会阴。

胎头进入阴道时，由于胎头压迫盆底组织和直肠，孕妈妈有排便感，因而产生了反射性屏气动作，孕妈妈自动向下用力，增加腹压。向下用力时，胎头露出阴道口，间歇时胎头缩回，这种缩回使胎头暴露的现象，医学上称为胎头拨露。经过几次拨露后，胎头不再缩回，医学上称为胎头着冠。随后胎头越显越大，仰身娩出并向外旋转，接着前、后肩及胎体相继娩出，宫腔内的后羊水随之流出，宫底下降至脐。至此，第二产程结束。

第三产程，是胎盘娩出的过程

经过5~15分钟，最多不超过半小时，胎儿娩出后，由于宫腔体积突然缩小，子宫继续收缩，使胎盘和子宫壁附着面之间发生错位、分

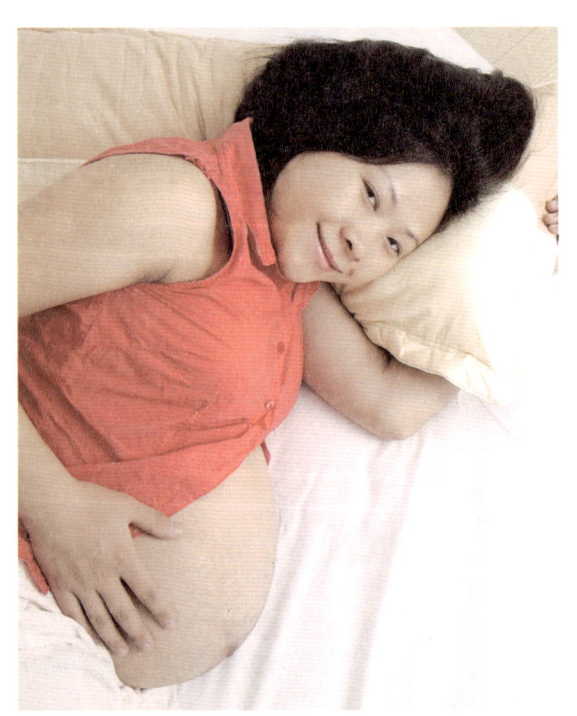

离，直至胎盘完全从子宫壁上剥脱后，被排出宫腔，同时伴随一些血液流出，继而子宫收缩较紧，流血渐少，分娩全过程到此全部结束。

温馨提示

初产孕妈妈没有生孩子的经历，可能不了解分娩过程，会对分娩怀有神秘感，甚至有畏惧感。当了解了分娩的全过程后，这种神秘感和畏惧感就会大大减轻，还可以按产程的规律主动配合医生，这对顺利分娩是很有益处的。

有的孕妈妈只是因为害怕自然分娩的疼痛而采取剖宫产，这是不正确的。剖宫产新妈妈虽然手术时不觉得疼痛，但是手术后刀口的疼痛、下奶晚以及坐月子的各种不适，都会影响新妈妈的身心健康。

●● 第一产程的辅助动作有哪些

当子宫有规律地收缩时，为减轻疼痛，孕妈妈可以做一些辅助动作。分娩第一期（即子宫颈开口期）的辅助动作有以下几种：

深呼吸法

当子宫开始收缩时，孕妈妈可大口吸气和呼气。做深呼吸时，不要紧张，否则会造成肠胃胀气。呼吸速度宜放慢，随着阵痛的加强逐渐加深呼吸。阵痛间歇时，恢复正常呼吸。深呼吸时可以兴奋大脑皮质，加速体内的血液循环和氧供给，增加全身力量和子宫的收缩力，缩短产程和减少婴儿窒息的机会。

按摩法

在子宫颈口开大4厘米以上至宫口开全时，按摩法与深呼吸法结合并用。具体做法是：孕妈妈的两手四指并拢，轻轻按摩下腹部。吸气时从两侧到中央，呼气时从中央到两侧。宫缩间歇时休息。这样做有明显减轻疼痛的效果，与深呼吸法联合应用效果会更好。当感到腰痛时，孕妈妈可以侧卧，由医务人员或家属陪伴人员协助按摩。

压迫法

从宫口开大4厘米以上到宫口开全这一时期可以使用压迫法。每次阵痛开始时压迫腰部，特别在极度腰酸时，压迫法有明显的减轻作用。孕妈妈可压迫酸痛点或两侧髂前上棘，还可以压迫腰部两侧或耻骨联合处、腰骶部。压迫法可以结合深呼吸法和按摩法同时或交替使用，这样不仅可以减轻孕妈妈的疼痛，还可以增加娩出的力量。

●● 第二产程的辅助动作有哪些

待宫口开全，阴道充分撑开时，孕妈妈会感到有一个很大的东西堵在那里，这就是即将分娩的状态。这时候，孕妈妈一定要按助产人员的要求，像解大便一样施加腹部压力。用力的窍门是在宫缩发作时使劲，发作过后就放松。用力时深吸一口气憋住，均匀地向下使劲，有时要从小到大，即开始时憋住气，慢慢地向下使劲，然后劲越使越大，直到这口气用完。宫缩发作过后就放松。如果宫缩还在继续，就要再深吸一口气后再继续屏气使劲。用力时，双腿要屈曲蹬实，双手要抓住床边的把手全身使劲。但是，在胎头娩出的一刹那间，万万不能用力，因为要防止胎头突然冲出而导致会阴撕裂或严重损伤，以免给产后带来痛苦。

●● 分娩时应如何与医生配合

接生是医生的事，更是孕妈妈的事，只有在孕妈妈同医生密切配合的情况下，才会使分娩顺利进行。孕妈妈在分娩时应当服从医嘱，听从医生指挥，正确、适时地使用产力，避免盲目用力。分娩时，孕妈妈有如下的配合方法：

做到"睡、忍痛、慢临盆"

当第一产程（即开口期）开始时，孕妈妈腹部阵阵疼痛，这时孕妈妈应做到"睡、忍痛、慢临盆"。这六字要领，对于提高产力、促进产程进展，有重要的指导意义。孕妈妈要尽量休息，即便不能入睡，也要卧床闭目养神，养得一分神，则增加一分产力。卧床静养，可减少体力消耗，积蓄精力用于第二产程。同时，孕妈妈还要有节律地深呼吸，宫缩时深呼吸，之后要完全放松，这样可以减轻疲劳。另外要随时排空膀胱以免阻碍胎头下降。宫缩时，产生阵发性腹痛，孕妈妈应尽力忍住，因为阵痛是一种正常的生理现象，是排出胎儿时的挤压力量，宫缩越强，疼痛越剧烈。此时孕妈妈绝不可大喊大叫，因为大喊大叫不仅会消耗体力和精力，还会使肠管胀气，不利于宫口扩张和胎儿下降，更不可翻动不休、手足乱动，这样消耗精力会更多。

不可过早用力

在第一产程中，切忌过早用力。有的孕妈妈以为早用力，胎儿会早娩出，这种做法反而会适得其反。因为第一产程是开口期，动力主要来自胎儿和胎盘中分泌的激素，促使子宫收缩，使宫颈口开全。在宫颈口未开全之时，企图早些娩出胎儿，是不可能的，只能白白消耗精力和造成疼痛，还影响产力，不利于第二产程的顺利进行。在第一产程中，孕妈妈最好顺其自然，忍痛待产。孕妈妈一定要有坚强的意志，听从助产人员的指挥。

第二产程科学用力

第二产程是孕妈妈与医生配合的重要时刻。当子宫口开全后，即进入第二产程。此期子宫收缩频繁而强烈，胎儿先露部压迫盆底组织和直肠，会引起孕妈妈反射性屏气动作，腹肌和膈肌强烈收缩，腹腔内压增高，此时正是用力下压胎儿的好时机，孕妈妈可以按医生指导正确使用腹压和做张口呼吸动作，即哈气动作。当子宫收缩时，孕妈妈双手拉住床沿两侧把手，先深吸气，憋住一口气向下用力，当子宫停止收缩时停止，此时应做哈气动作，使膈肌和腹肌有节律地收缩。当胎头即将娩出的时候，应做哈气动作，不宜过于用力强迫胎儿落地，以免胎儿娩出过快而撕伤阴道与会阴。

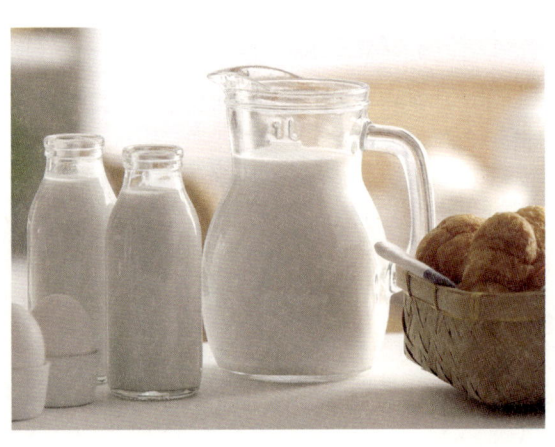

温馨提示

如果孕妈妈出现宫缩乏力或产道异常，有骨盆狭窄、盆腔肿瘤，或胎儿过大、胎位不正等异常情况，需要手术助产时，孕妈妈和家属最好要当机立断，以保证母子安全。切不可从主观愿望出发，随意阻拦手术，或犹豫不决、拖延时间。要配合医生选择最恰当的手术，保证母子安全。丈夫在妻子生产时，要陪着她、爱护她、支持她。

●● 应给分娩过程中的孕妈妈准备哪些食品

孕妈妈分娩可不是一件轻松的事，在分娩过程中，每个孕妈妈都要消耗极大的体力。一般孕妈妈整个分娩过程要经历12～18小时，临产时正常子宫每分钟要收缩3～5次，这一过程消耗的能量，相当于走完200多级楼梯，或跑完1万米所需要的能量。可见分娩过程中孕妈妈体力消耗之大。这些消耗的能量必须在分娩过程中适时补充，以利于孕妈妈顺利分娩。

那么，分娩前应给分娩过程中的孕妈妈准备什么食品呢？主编在这里向孕妈妈们推荐被誉为"分娩佳食"的巧克力。

巧克力含有丰富的营养素，每100克巧克力中含糖类55～66克，脂肪30～38克，蛋白质15克，还含有微量元素及维生素B_2等。同时，巧克力中的糖类可迅速被身体吸收利用，比鸡蛋的营养吸收要快得多。因此，孕妈妈在分娩之前，应适当准备些优质巧克力，以便在分娩过程中及时补充因体力消耗所需的能量，促进分娩。

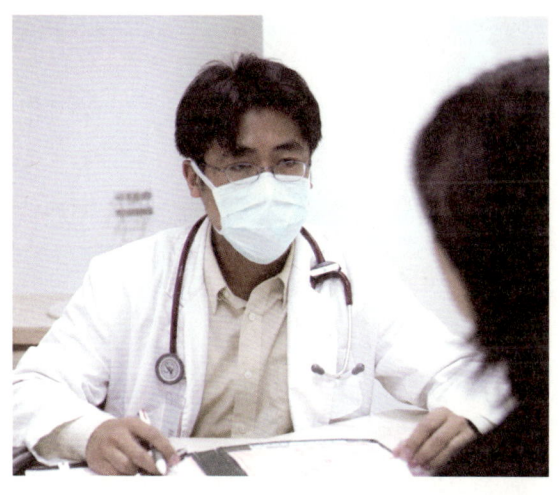

温馨提示　顺产妈妈在第一产程中，以半流质或软烂的食物为主，如鸡蛋挂面、蛋糕、粥等。快进入第二产程时，由于子宫收缩频繁、疼痛加剧，应该选择能够快速消化、吸收的高糖食物，如巧克力，可快速补充体力。

●● 为什么说自然分娩是最好的生产方式

孕妈妈首先要认识到胎儿经阴道娩出是一个正常的生理过程。胎儿经阴道分娩，子宫有节奏地收缩和产道的挤压，使胎儿胸廓也发生相应的收缩与扩张，胎儿肺泡表面产生一种活性物质，促使胎儿娩出后肺泡富有弹性、容易扩张；同时胎头不断受挤压，能刺激胎儿的呼吸中枢，等等，这对胎儿出生后具备正常的呼吸功能大有益处。

还有，自然分娩时，胎儿的头部虽然受到阴道挤压而变形，但这种变形是一种适应性变化，出生后1～2天即可恢复，并不会损伤大脑，也不会影响胎儿的智力。

临床证实，自然分娩产生感染、大出血等并发症较少，产后恢复较快。绝大多数孕妈妈都能顺利地从阴道娩出胎儿，并且身体恢复也快。

温馨提示　从女性的角度来说，除非不得已采用其他生产方法外，自然分娩包含了对孩子无法言喻的爱。

具体选择什么样的分娩方式，孕妈妈及其家属最好听从医生的建议。

●● 什么情况下必须做会阴切开

会阴切开主要在于防止会阴造成的分娩阻滞，以及避免自然分娩时所引起的严重会阴损伤。会阴切开有侧斜切及正中切开两种，一般多采用左侧斜切开。

初产孕妈妈的阴道口较狭窄，会阴组织弹性较差，如因胎儿较大、胎位不正而进行产钳、胎头吸引者，即可进行预防性的会阴切开。对早产儿，由于胎儿发育不够成熟，脑血管比较脆弱，如经阴道分娩，稍遇阻力就会引起胎儿颅内血管破裂出血，甚至窒息，故对有存活希望的早产儿应进行孕妈妈会阴切开。否则，有可能发生会阴撕裂、子宫脱垂，如果波及直肠孕妈妈还会出现大小便失禁；对胎儿不利，会阴部对胎儿压迫过久，有可能造成胎儿缺氧、颅内出血，甚至威胁胎儿生命。

做会阴切开时，医生会掌握时机，过早切开易增加孕妈妈出血及感染机会，过迟切开则失去意义。医生手术后要帮助孕妈妈清洗外阴，然后用羊肠线缝合。术后一般4～5天即可愈合。

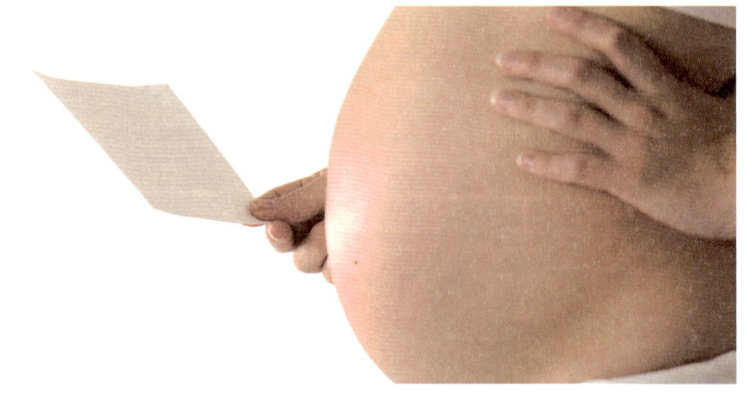

●● 剖宫产孕妈妈产前须知

产前合理加强营养

一旦决定剖宫产，孕妈妈产前要加强营养，多吃新鲜的水果、蔬菜、蛋、奶、瘦肉等富含维生素C、维生素E和人体必需氨基酸的食物，可以促进血液循环，改善表皮代谢功能。忌吃辣椒、蒜等刺激性强的食物，以防止引起刺痒。

剖宫产孕妈妈需注意的是，产前不宜滥用高级滋补品，如高丽参、西洋参等参类，这类补品具有强心作用，容易使孕妈妈过于兴奋；鱿鱼体内因含有丰富的有机酸物质，它能抑制血小板凝集，不利于术后止血与创口愈合。

提前住院检查

如果孕妈妈是有计划实施剖宫产，手术前要做一系列检查，以确定自己和胎儿的健康状况。

剖宫产前一天禁食

手术前一天，晚餐要清淡，晚上12点以后不要吃东西，以保证肠道清洁，减少术中感染。手术前6～8小时不要喝水，以免麻醉后呕吐，引起误吸。

> **温馨提示**
> 剖宫产新妈妈在术后6小时禁食任何食物，防止产后发生胀气，6小时以后可以适当喝些小米粥等流质食物。

●● 剖宫产的手术过程是怎样的

剖宫产是剖开腹壁及子宫，取出胎儿，是一个重要的手术助产方法。整个手术过程一般需要30～45分钟，整个过程孕妈妈能感觉到医生在腹部忙碌着，有轻微的牵拉感，但没有痛感。具体程序一般为：

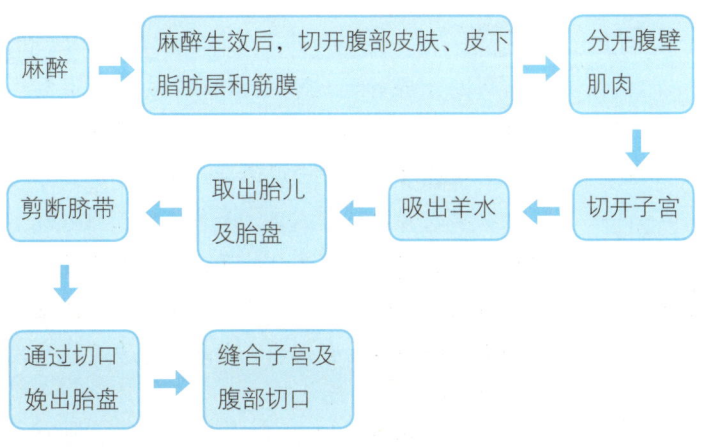

```
麻醉 → 麻醉生效后，切开腹部皮肤、皮下脂肪层和筋膜 → 分开腹壁肌肉
                                                        ↓
剪断脐带 ← 取出胎儿及胎盘 ← 吸出羊水 ← 切开子宫
    ↓
通过切口娩出胎盘 → 缝合子宫及腹部切口
```

手术是横切口或竖切口一般按医生的习惯或需要而定，如果孕妈妈对手术切口有要求，最好在手术前就提出来，以确定合适的切口方式。

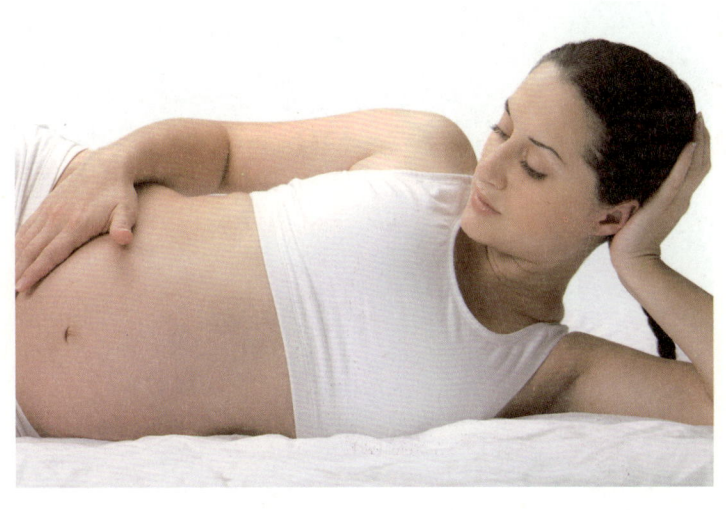

●● 过期产有哪些危害

怀孕期超过42周才分娩，称为过期产。过期产因怀孕时间过长，会导致胎儿的异常改变。有些人对怀孕时间抱无所谓态度，甚至错误地认为怀孕时间越长胎儿越健壮，这是毫无根据的，怀孕时间过长对胎儿发育不利。

胎儿在母体内是靠胎盘供给营养得以生长发育的。妊娠期延长会导致胎盘发生退行性变化，即胎盘老化，血管梗死、胎盘血流量减少，都会直接影响胎儿营养的供给，不仅无法保证胎儿正常生长，还会消耗胎儿自身的营养而日渐消瘦，皮肤出现皱褶，分娩出像"小老头"的婴儿。

此外，由于子宫内缺氧，可使羊水发生污染，导致胎儿因为宫内窒息、吸入性肺炎而死亡，或因脑细胞受损，造成智力低下等不良后果。另外，妊娠期延长，胎儿头颅骨大而坚硬，易造成孕妈妈难产和产伤，对母体健康也有一定损害。

过期产，对母子健康有害而毫无益处。如果已到分娩日期而仍未分娩，就要去医院请医生采取措施，让婴儿娩出，以保证母子的安全与健康。

● ● 难产的预防措施有哪些

难产是孕妈妈最担心的事，医学上叫作异常分娩。发生难产的原因很多，一般由于产力、产道、胎儿三方面因素的任何一方面以上的异常，使分娩进程受阻，从而发生难产。顺产和难产在一定条件下可互相转化，如顺产处理不当，就会变为难产。难产早发现，且及时采取适当的措施，也能顺利分娩。

因此，孕妈妈在妊娠期间必须通过一系列产前检查，妊娠晚期还要进行骨盆的内外测量，以便全面了解母婴情况。在预产期前两周左右，医生会对孕妈妈的分娩方式做出鉴定，并事先告诉孕妈妈本人，让孕妈妈做好思想和物质上的准备。

目前出现难产的原因，以孕妈妈没有到医院进行系统的产前检查居多，没有测量骨盆、产前未经医生判定能否自然分娩，只是快要临产或已经临产时，才第一次上医院检查，等发现有致难产的因素时，已来不及采取防范措施。

临产时发生的问题多，难产机会自然增多，因此，产前检查对于防止发生难产是非常重要的。

温馨提示

因分娩时间过长或出血过多，而威胁母体和胎儿的情形称为难产。难产的发生没有客观标准，通常出现的情形有：孕妈妈骨盆狭窄或骨盆形态不正，而导致胎儿难以娩出；或子宫口没有完全打开，分娩无法进行而出现长时间阵痛。此外，胎儿臀位或胎盘异常、孕妈妈患有妊娠高血压疾病等其他疾病时，也可能导致难产。

孕妈妈太胖或太瘦，个子太小，体质柔弱，对分娩的情况一无所知、恐惧不安，运动不够等情形也会导致难产。通过定期检查，确认胎儿胎位及健康状况，做一些有利于顺产的体操锻炼等可以减少难产的发生率。

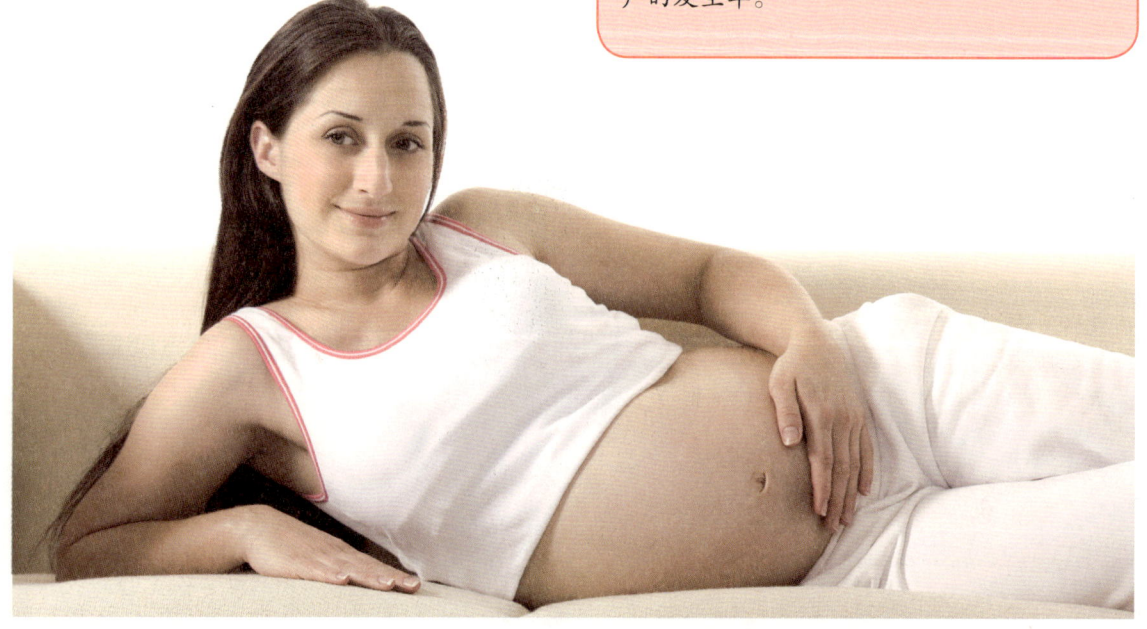

02 月子期间
母体生理变化

正常的妊娠及胎盘娩出以后，子宫逐渐恢复。胎盘剥离后的创面完全愈合，大约需要6周时间，因此一般把产褥期定为产后的6周，也就是说，从胎儿娩出以后到产后6周这段时间叫作产褥期，与民间称为"坐月子"的一个月时间有一定差距。

由于新妈妈要3～4个月的时间才能恢复到孕前的健康状况，从广义上说产后3～4个月都可以称为产褥期，即整个生理恢复期都可以视为月子期。

月子里母体的生理变化主要有生殖系统（如子宫复旧、产后痛、恶露、子宫内膜修复、月经、输卵管、阴道、乳腺等）、心血管系统、泌尿系统、消化系统等方面的变化，下面逐一进行了解。

●● 女人产后为什么要坐月子

产褥期内，新妈妈的乳房要泌乳，子宫要复原，身体内的各个系统要逐渐恢复正常。例如，循环系统血容量减少，血液浓缩，通过排汗、排尿，组织内的水分也逐渐排出；消化系统中胃酸开始增加，肠道张力及肠蠕动恢复，食欲和消化功能恢复正常；泌尿系统受压状况产后得到改善，尿液增加；不哺乳的新妈妈或体质健壮的新妈妈在产褥期内月经会回潮。总之，产褥期是身体多个系统，包括内分泌各腺体功能以及体力、腹壁等逐渐复原的时期，新妈妈在这段时间内，一定要注意合理饮食及锻炼，以保证健康和体形的恢复。

分娩后的新妈妈会很疲劳，身体不适且敏感性较差。医生会观察分娩后母体的阴道流血情况、子宫缩复情况及血压情况，并且会鼓励新妈妈及时下床活动，指导母乳喂养和护理婴儿。因此，新妈妈会被留院观察一定的时间。

一般顺产，在母子都正常情况下，住院24小时就可出院。如果分娩过程中施行过会阴切开术，一般要等到4～5天伤口拆线、切口愈合良好后再出院。做剖宫产的新妈妈住院时间要长一些，约8天。若有妊娠或分娩并发症者，则视病情而定，住院一段时间治疗。

无论是初产新妈妈还是经产新妈妈，都可以利用坐月子这段时间好好养精蓄锐，充分休息好以恢复体力，以应对辛苦而又漫长的育儿过程。

一般在产褥期后，新妈妈还需要3个月到半年时间调养，这段时间称为产后康复期。产后康复期的健康调养重点，是恢复身体到产前的健康状况，后面专辟章节介绍。

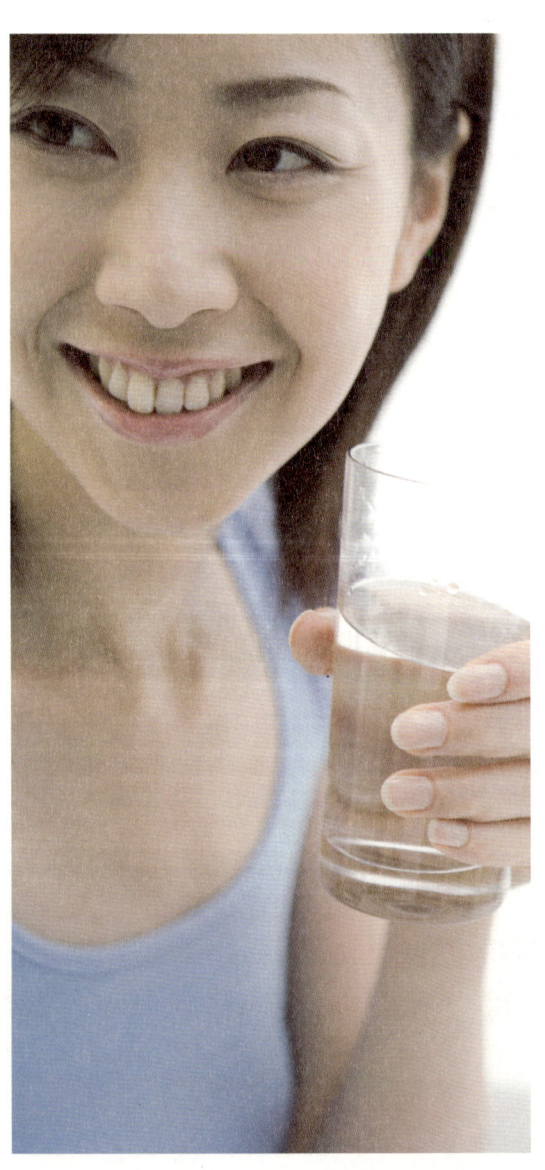

●● 哪些生理现象不用担心

产后在月子里有以下现象是正常的，如：

1.疲劳：由于分娩劳累，新妈妈十分疲乏，产后不久即会睡着。

2.体温略升：产后24小时内，体温略有上升，但一般不超过38℃。

3.呼吸深而慢：每分钟仅14～16次，产后腹压降低，膈肌下降，由妊娠期的胸式呼吸变为胸腹式呼吸，使呼吸变得深而慢。

4.汗多：产后几天内，由于新妈妈皮肤排泄功能旺盛，排出大量汗液，尤其在夜间睡眠和初醒时会更明显，这不属于病态，产后1周内会自行好转。

5.产后宫缩痛：产后3天内因子宫收缩而引起下腹部阵发性疼痛，会在产后1～2天出现，持续2～3天后会自然消失，多见于经产新妈妈。

6.恶露：一般在3周左右排净。

7.尿多、便秘：妊娠后期体内潴留的水分经肾脏排泄。产后几天，特别是24小时内尿多。由于活动少，进食少，肠蠕动弱，而且汗多、尿多，故常发生便秘。

●● 新妈妈一般会有哪些生理变化

月子里的新妈妈，会发生以下的生理变化：

1.生殖器官的复旧：一般情况下，生殖器官如子宫、子宫内膜、子宫颈，以及外阴与阴道均会出现多方面的生理变化，不久即恢复正常状态及功能。

2.乳房的变化：分娩后2～3天乳房增大、变坚实、局部温度增高、开始分泌乳汁。有的新妈妈腋下淋巴结也会肿大、疼痛。

分娩后雌激素和孕激素水平骤降，催乳素增加，会使乳腺开始分泌乳汁。触动乳头、听到婴儿啼哭声、间隔一定的时间，及其他与哺乳相联系的外部因素刺激，都能成为泌乳的条件刺激因素。新妈妈的乳汁分泌量与乳腺发育成正比，也与产后营养、健康和精神状况有关。

3.泌尿系统变化：妊娠时，增大的子宫压力所导致的肾盂、输尿管积水，一般在产后4～6周才能恢复，因而产褥期容易发生尿路感染。临产时胎儿先露部位会对膀胱形成压迫，如果发生滞产，会导致母体膀胱三角区充血、水肿及黏膜出血，严重时会阻塞尿道而形成尿潴留。常见的是产后腹壁松弛，膀胱肌张力减低，对内张力增加敏感，再加上分娩时胎儿先露部分的压迫，会出现膀胱肌肉收缩功能障碍，或尿道、尿道外口、阴道、会阴创伤疼痛，反射性地使膀胱括约肌痉挛，增加排尿困难，严重的甚至不能自排小便而需要导尿，而导尿也会增加尿路感染机会。

妊娠期体内潴留的大量水分，均会在产后数日内排出，因此新妈妈产后会出大量的汗并明显增加尿量，以排出体内的水分。

4.呼吸的变化：分娩后腹腔压力的消失，使横膈恢复正常运动。孕期主要采取胸式呼吸，分娩后又转变为胸腹式呼吸。

5.消化系统的变化：产褥期胃、小肠及大肠恢复正常位置，功能恢复。但肠蠕动减缓，常会有肠胀气。产褥初期新妈妈一般食欲欠佳，由于进食少，水分排泄较多，因此肠内物较干燥，加上腹肌及盆底松弛、会阴伤口疼痛，极容易发生便秘。

6.血液循环系统的变化：分娩后，巨大的子宫施加给下腔静脉的压力消除，静脉血回流增加，以致产后第一天血容量即有明显增加，血细胞比容相应下降。此后血容量会渐渐减少，血细胞比容基本保持稳定。在产褥第一周内中性白细胞数很快下降，妊娠末期下降的血小板数在产褥早期迅速上升，血浆球蛋白及纤维蛋白原量增加，促使红细胞有较大的凝集倾向。

7.腹壁、皮肤的变化：长期受到妊娠期子宫膨胀的影响，会使肌纤维增生、弹性纤维断裂以致分娩后腹壁变得松弛，腹壁紧张度一般在产后6周左右恢复。分娩后，由于雌激素和黄体酮的下降，黑色素细胞激素也随之下降，怀孕期间所表现的色素沉着现象如乳晕、乳头、脸部的褐斑、腹部的黑中线等都会逐渐消失。皮肤除留下白色旧妊娠纹外，外观逐渐恢复正常。

8.月经与排卵的恢复：月经一般会在产后6周复潮，哺乳妈妈的月经及排卵恢复较迟。新

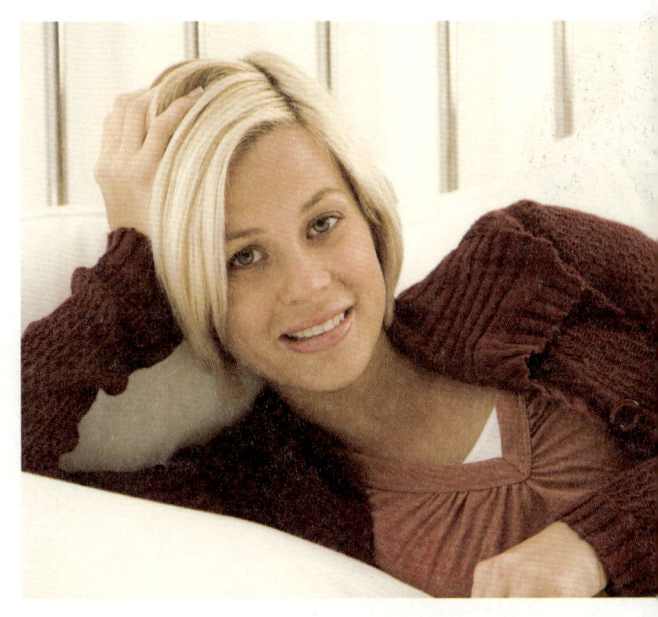

妈妈中2.4%在产后6周内月经复潮；61.1%在12周内复潮；36.5%在24周内复潮。从内膜病理切片观察，第一次月经复潮时，有42%的人恢复排卵。

痛，或伴有恶露量多、色暗红、多血块、有秽臭气味，多属于盆腔有炎症，应当请医生检查治疗。

● ● 为什么会产后腹痛

产后腹痛，是由于子宫收缩所致。子宫收缩时，引起血管缺血、组织缺氧、神经纤维受压，所以新妈妈会感到腹痛。子宫收缩停止后，血液流通，血管畅通，组织有血氧供给，神经纤维解除挤压，疼痛感消失，这个过程一般在1~2天内完成。

初产新妈妈因子宫肌纤维较为紧密，子宫收缩不甚强烈，易复原，而且复原所需时间也较短，疼痛不明显。

经产新妈妈由于多次妊娠，子宫肌纤维经多次牵拉，较为松弛，复原较难，疼痛时间相对延长，且疼痛也较初产新妈妈更剧烈。

如果疼痛时间超过1周，并表现为连续性腹

● ● 新妈妈腋下有肿块是怎么回事

有相当多的新妈妈在分娩后2~3天，突然发现腋下有肿块且疼痛难忍，甚是害怕。有人怀疑淋巴结肿大，有人怀疑是长了肿瘤而十分紧张。这种肿块一般有鸡蛋大小，在分娩之前没有，分娩后与乳房膨胀同时出现。

出现这种情况时，新妈妈不要担心，实际上这种肿块是一种乳腺，但不是正常的乳腺组织，而是先天发育不良的乳腺组织，称副乳腺。由于平时没有乳汁分泌，感觉不到副乳腺的存在。产后乳腺活跃，乳汁大量分泌，有时还会淤积成硬块，产生疼痛感，才引起注意，发现腋下有肿块。

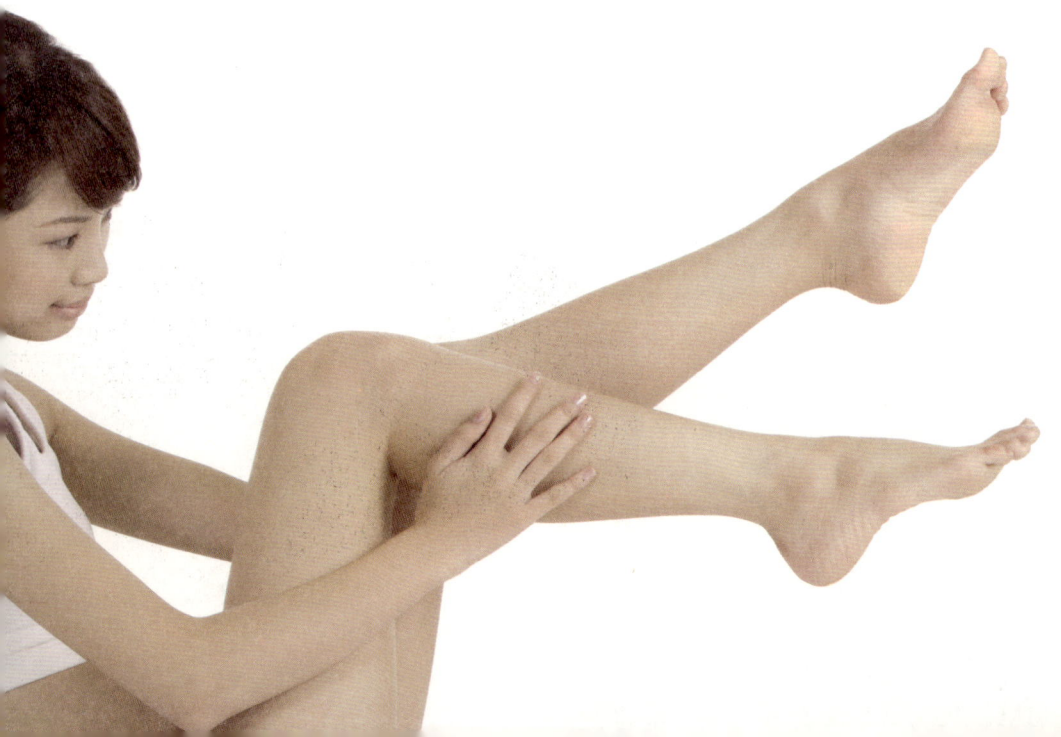

这种肿块不需求医治疗，实在疼痛难受时，可以服止痛片或局部用芒硝外敷24小时，疼痛就会消失，肿块也会逐渐消退。

● ● 分娩后怎么还能在腹部摸到硬块

孩子出生以后，新妈妈腹部随即松弛，但有许多新妈妈在抚摸自己腹部时，还会摸到一个很大的硬块，还时感疼痛，为此，有的新妈妈感到害怕：怕有什么东西未排出来。

这个硬块其实是子宫，因为子宫在孕期变化很大，由孕前50克左右增到妊娠足月时1 000克左右，宫腔也由原来只能容纳12～20毫升，增大到可以容纳3 000克的胎儿、1 000～1 500克重的羊水和500克左右重的胎盘。胎儿和胎盘娩出后，子宫体积很快缩小到胎头样大小，而且子宫收缩越好，就会变得越硬。这样，在松软的腹壁外就能明显地摸到。因此，新妈妈可以在产后最初几小时内，经常按摩子宫，刺激它收缩，且摸到的宫体越硬越好。

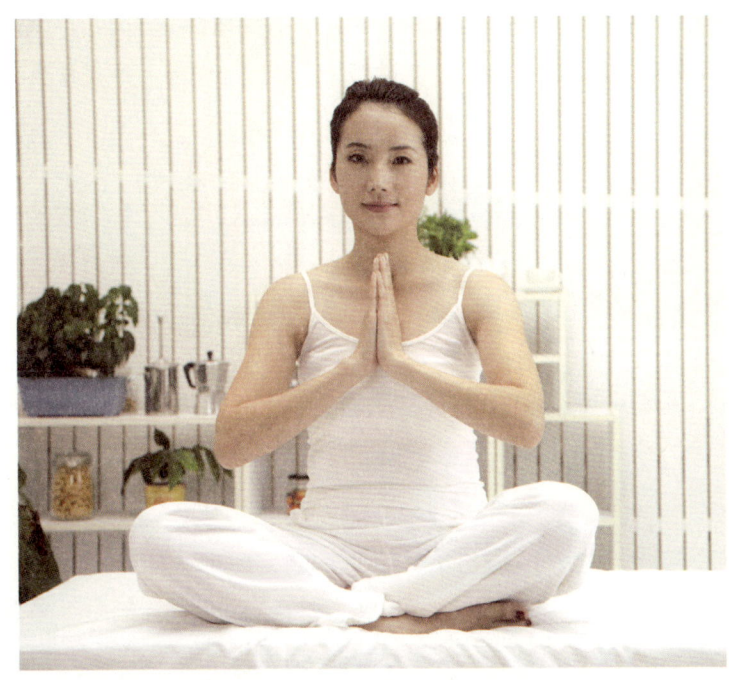

● ● 产后多汗的原因有哪些

不管天热还是天凉，甚至在冬天，新妈妈在分娩后总会比正常人汗多，有的人大汗淋漓，稍微活动或进食时，更是汗流满面，全身汗出，黏湿难受。这是什么原因呢？

这是因为，新妈妈在妊娠期间，体内水分积蓄，仅血液就比孕前增加30%左右。分娩之后，这些体液在体内就成为多余，不排出会增加心脏负担。

体内的水分排泄通过三个主要途径：一是通过肾脏由尿液排出；二是通过肺的呼吸排出；三是通过汗腺由皮肤表面的毛孔蒸发。这就是产后汗多的原因。此外，新妈妈甲状腺功能亢盛，尚未恢复，会使脂肪、糖类、蛋白质等代谢旺盛，表现为出汗多。还有，产后进食较多高能量食物，又多喝汤水，这也是产后多出汗的原因。

产后出汗多是新妈妈的一种正常的生理调节现象，不必担忧。

温馨提示

有一种病理性出汗，表现为汗出湿衣、持续不断，兼有气短懒言、倦怠嗜睡，或见睡中多汗醒来即止、五心烦热、口干咽燥、头晕耳鸣等症状，这种情况则需请医生诊治。

●● 什么是恶露，有几种类型

胎儿娩出后，在一定时间内新妈妈阴道仍有血样分泌物流出，这就是人们所说的恶露。正常的恶露有血腥味，但不臭。包括从宫腔排出的血液、坏死的蜕膜组织、黏液及产道的细菌。在产后的不同时间里，恶露的内容不相同，可以通过对不同时期恶露的包含物质来观察是否有异常现象。一般正常的新妈妈，恶露有下列三种不同的情况。

1.血性恶露：又名红色恶露。这是产后第1～4天内排出的分泌物，呈鲜红色，含有较多的血液，量也比较多，一般与平时月经相似，或稍多于月经量，有时还带有血块。

2.浆性恶露：呈淡红色，其中含有少量血液、黏液和较多的阴道分泌物及细菌。在产后5～10天排出。

3.白色恶露：在产后10天后排出，呈白色或淡黄色。其中含有白细胞、蜕膜细胞、表皮细胞和细菌等成分，形状如白带，但是较平时的白带多。

虽然每位新妈妈都有恶露，但每人排出的量不同，平均总量为250～500毫升。各人持续排恶露的时间也不同，正常的一般需要4～6周。母乳哺喂宝宝有利于恶露排出，宝宝吃奶时，吸吮乳头，会引起新妈妈反射性子宫收缩。这种反射性子宫收缩有利于子宫腔内的恶露排出。

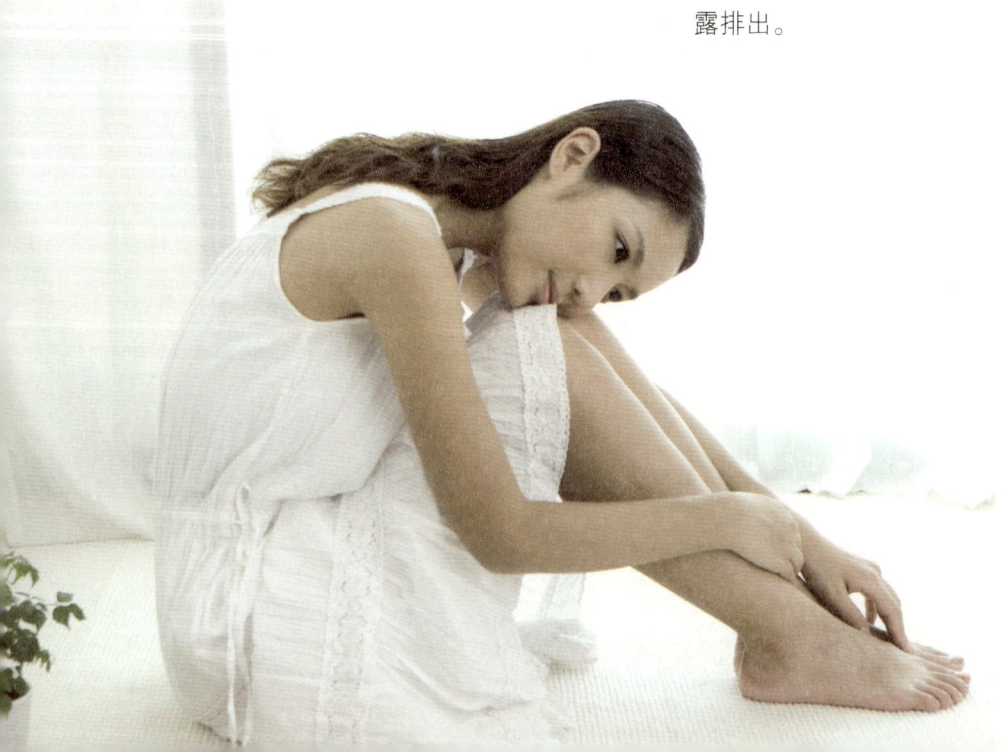

03 新妈妈的休养

　　休养，就是休息和调养使人体健康。产后休养，是指分娩后新妈妈由于脏腑功能暂时失调、身体虚弱、抵抗力弱，需要在产褥期休息调养，尽快恢复正常。

　　新妈妈在坐月子期间，不但要承担喂养新生儿的任务，还要适应机体各部分的变化。虽然这些变化多属于生理范畴，但在此期间新妈妈的生理改变较大，如子宫容积从妊娠期的5 000毫升恢复到5毫升；子宫颈要从分娩时松软、充血、水肿，恢复到皱起如袖口状，缩小成鱼口形；子宫内因胎盘剥离时还留有创面，外阴还有充血、水肿的情况，若稍有疏忽，极易发生感染，引起阴道炎、外阴炎、前庭大腺炎、宫颈炎、子宫内膜炎、输卵管炎等。如果休养得当，就可以预防这些疾病的发生。

　　新妈妈产后身体虚弱，抵抗力弱，病菌便会乘虚入侵，稍有忽视，就会患病，如月子里新妈妈干重活，劳累过度，易患子宫脱垂病。传统医学中有典籍告诫说："犯时微若秋毫，成病重如山岳。"说明产后休养的重要性。如果产后休养得好，就能减少生病，并很快地恢复正常、精力旺盛、身心健康。

●●● 新妈妈的休养包括哪些方面

　　新妈妈产后休养内容很多，大体上包括以下5个方面：

　　1.新妈妈要注意休息，以恢复元气。

　　2.因产后脾胃虚弱，必须注意饮食调理，不但要进食营养丰富的高蛋白食物，更需多吃新鲜蔬菜、水果；身体弱者，还宜搭配一些药膳，并忌食过咸、过酸、生冷及辛辣刺激性食物。

　　3.产后应保持心情愉悦，避免各种不良刺激。

　　4.要注意调适寒温，随时预防寒、湿、热的侵袭。

　　5.产后必须注意清洁卫生，勤换衣被。

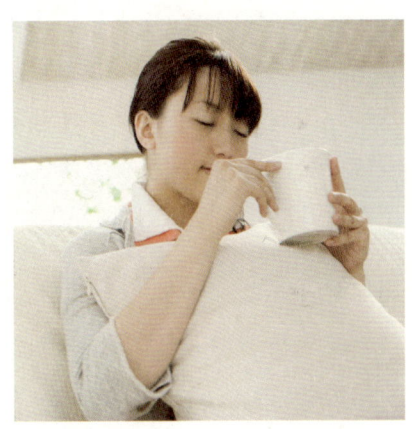

●● 坐月子有哪些新方案

由于社会的进步、经济的发展，如今产后的哺乳母亲在坐月子的方式上，比以往任何时期有了更多选择的余地。现代哺乳母亲坐月子，除了可以在家请婆婆、妈妈或亲友为自己料理生活及照顾新生儿外，也可以在由社会提供的月子中心坐月子；或者请专业的月子护理人员上门服务，不再单纯依靠家人的协助。究竟选择哪种坐月子的方式好，新妈妈可根据自己的实际情况进行选择。下面介绍几种坐月子方式，以供广大女性朋友选择。

月子中心

目前城市建立的月子中心，服务项目大体上有以下几项内容：

营养师所调配设计的三餐正餐及两餐点心。此外，还能根据新妈妈的身体恢复状况不定时给予药膳补品，为新妈妈调理产后的生理状况。房间为一人或两人共住，可自由选择，设备大致有冷暖气设备、电视、冰箱、电热水瓶等。为宝宝及新妈妈清洗衣服。托婴服务，由专业护理人员全天候地轮流看护宝宝，并定时喂奶、洗澡、量体温。一旦发现宝宝有异常情况，会及时送医院治疗（医药费用由父母支付）。随时提供医疗咨询服务，并可特约医生定期为宝宝做健康检查。开办育婴课程，教导新妈妈如何喂母乳，如何护理宝宝、给宝宝洗澡等。每周请特约美发师为新妈妈洗发、美发（费用另计）。为宝宝接种合适的疫苗。

月子护士

又名母婴护理员。母婴护理员除了能为新妈妈提供生活护理外，还能为婴儿建立成长

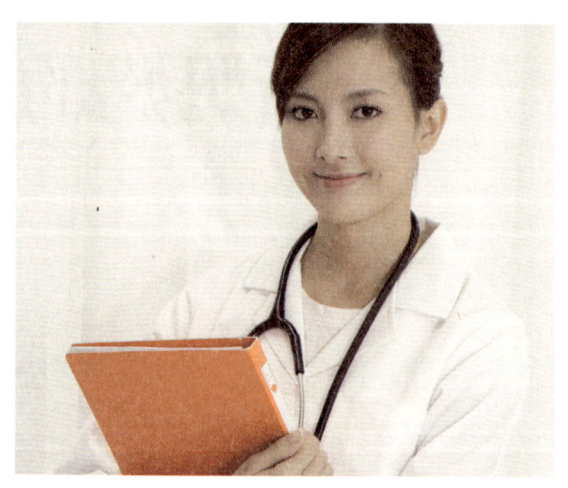

档案、测量体温、辅助婴儿做保健操，同时对新妈妈进行哺乳指导等服务。为了保证服务质量，在每一个护理员入户后，护理中心的督导员还要入户进行检查。"月子护士"服务内容一般包括两部分。

对新妈妈的服务，内容有：乳房护理、乳房按摩、喂乳指导。新妈妈护理（分娩伤口、子宫复旧、恶露等）、指导及协助新妈妈做产褥体操；协助不能沐浴的新妈妈擦浴；产褥期健康指导。

对宝宝的服务，内容有：洗澡、换尿布等生活护理。做婴儿抚触、保健操，进行口腔、脐部及臀部、大小便观察，臀红处理、脐部处理等专业护理。提供健康指导，如宝宝保健、哺乳知识等。

●● 传说中的月子病是怎么回事

月子病是指妇女在产后（包括小产）1个月内所受到的外感或内伤而引起的疾患，在月子里没有治愈而留下的病症。妇女在生产后，因筋骨腠理大开，身体虚弱，内外空疏，如果此时不慎让风寒侵入，或大怒大悲，或过多房

事，都能引起月子病。

月子病的临床表现是：怕冷、怕风、出虚汗、关节疼痛。遇冷、风、阴雨天气疼痛加剧。由于情绪忧郁而引起的月子病还可能伴有麻木、抽搐、胀痛等症状；月子里因房事而引起的月子病还会有四肢乏力、腰酸、嗜睡等症状；由于怒气而引起的月子病还同时伴有大小关节疼痛、头痛等症状。

月子病很容易被误诊为风湿或类风湿病，如按风湿类病治疗，收效甚微，或治疗时见效，停药后很快复发。月子病很折磨人，所以还应防患于未然。

温馨提示

月子病只能月子里治吗

月子里得了病最好在月子里治好，如果留下了病根，在以后治疗起来可能要相对困难一点。但并不是说非月子期间就治不好月子病。非月子里治疗月子病，因筋骨腠理已经闭合，风寒已包于体内，治疗起来需多费一些时日，但只要找出病因，针对施治，也是可以完全治愈的。

●●● 头胎月子没坐好，二胎时怎样调补

有些妈妈头胎没坐好月子，常常觉得腰疼胳膊疼，现在二胎政策放开了，有二胎计划的妈妈希望在第二次坐月子上，把之前落下的月子病给纠正过来。

充分的休养，能调好月子病

坐好月子确实容易调好月子病，首先，坐

月子时，人体各个脏腑、关节都会发生变化，功能也会得到明显的改善。其次坐月子期间，妈妈除了照顾宝宝，恢复身体是最主要的任务，充分的休息和充足的营养能养好气血，而且没有工作压力或琐事打扰，当然能缓解以前落下的月子病。

坐月子调补注意事项

在二胎坐月子时，新妈妈应尽量好好调整。根据大多数月子病的病因，新妈妈要特别注意以下事项，既可以缓解身体先前造成的损伤，又能防止落下其他病症。

1.月子里头部出汗受风会引起头痛；接触冷水，往往会落下手指关节疼痛的毛病；衣裤单薄可以引起膝、肘关节及四肢疼痛；鞋袜不暖则容易患足跟痛。因此新妈妈要特别注意防凉保暖。

2.饮食要有节制，否则容易引起肥胖，并增加患糖尿病、心血管疾病的机会。

3.不可过多活动，也不可久站、久坐，以免劳累过度留下病根。

4.保持良好心情，不怒、不躁，心胸开阔，少思少想。

5.月子期内禁止性生活。

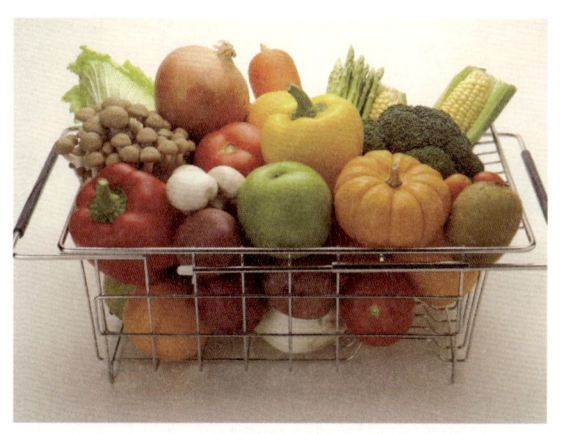

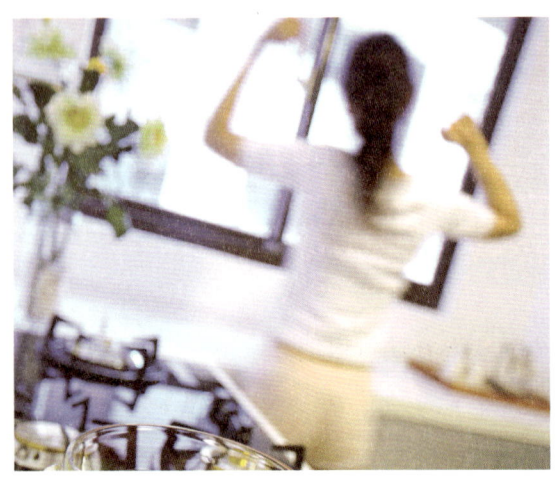

●● 月子里应该有什么样的休养环境

这里所说的环境，主要是指室内环境。室内环境安静、整洁、舒适，有利于新妈妈休养；若杂乱无章、空气污浊、喧嚣吵闹，会使新妈妈的身心健康受到很大影响。优美的环境既能调理新妈妈的生活，有利于新妈妈休息，又能调整新妈妈的心情，使其心情愉快、早日康复。丈夫或家庭成员应该为新妈妈的休养环境做出以下几方面的安排。

要清洁卫生

俗话说"干干净净，没灾没病"，这话很有道理，也是新妈妈防病保健的重要内容。新妈妈在月子里几乎整天都在居室内度过，室内环境一定要打扫得非常干净。在新妈妈出院之前，家里最好用3%的来苏水（200～300毫升/平方米）湿擦或喷洒地板、家具和2米以下的墙壁，2小时后通风。卧具也要认真消毒。

要温度适宜

以"寒无凄怆，热无出汗"为原则，即冬天温度18～25℃，湿度30%～80%；夏天温度23～28℃，湿度30%～60%。新妈妈不宜住在敞、漏、湿的寝室里，因为新妈妈的体质和抵抗力都较低，居室更需要保温、舒适；使用空调时，温度不宜过低。如果使用电风扇，不宜直吹新妈妈。新妈妈居室采光要明暗适中，随时调节，要选择阳光辐射少和坐向好的房间做寝室用，这样夏天可以避免过热，冬天又能得到最大限度的阳光照射，使居室温暖。

要保持室内空气清新

空气清新有益于新妈妈心情愉快，有利于休息。不要紧闭门窗，要定时开窗换气，保持空气清新。新妈妈要避风寒和潮湿，但避风寒和潮湿，不等于紧闭门窗，特别是在盛夏季节，紧闭门窗往往会导致新妈妈中暑。其实，无论什么季节，新妈妈居住的房间都应适时开窗保持空气流通和干燥，但是新妈妈不能直接受风吹。

要保持室内安静

减少噪声，不要大声喧哗，避免过多亲友入室探望或过多的人来回走动，以免造成空气污染，影响新妈妈休养。

摆放花草

室内用具要摆放整齐，可以摆放鲜花、盆景，以营造温馨怡人的家居环境。

温馨提示

新妈妈和宝宝的免疫力较低，若家中有人患了感冒，应立即采取隔离措施，房间里还应及时用食醋熏蒸法进行空气消毒。每立方米5～10毫升食醋，将醋和水以1∶3的比例混合，关紧门窗，加热食醋使其在空气中逐渐蒸发，有消毒、防病的作用。

● ●● 产后1周在医院应该怎样安排

在多数情况下，新妈妈产后可以在医院住院7天左右，有的只住4天，拆线（侧切伤口）后就出院，这要根据新妈妈的具体情况而定。住院期间要按医院的日程表生活，下面以7天为例，新妈妈这样安排分娩后生活比较妥当（以正常分娩为例）。

产后8小时的生活安排

分娩、产后处理等程序结束后，新妈妈需安静休息2小时，确定无事以后，可在护士或护理人员帮助下将自己住院准备的衣服穿上，然后到自己的病房充分休养，以恢复体力。分娩后休息8小时即可下床。一般是由护士陪同上洗手间排小便，并指导如何更换恶露垫。对阵痛和侧切伤口的疼痛，一般不需要用止痛剂，如疼痛难忍时，可在医生指导下服药。为了避免空腹和口渴，新妈妈可以吃一些简单的食品，要及时排尿，必要时进行人工导尿。

产后第1=天的生活安排

新妈妈分娩30分钟后即可首次喂奶。产后一般由护士指导喂奶与乳房按摩，试验初次哺乳。即使不出乳汁，只让宝宝含吮乳头也行。几乎所有的新妈妈此时乳房都没有肿胀的感觉，只是练习让宝宝吸吮。此时可以擦浴，注意切勿过劳；排尿、排便可以自行解决。在医院分娩处理恶露，前3天由护士帮助清洗消毒外阴，第4天后多由自己清洗。

产后第2天的生活安排

新妈妈身体恢复到较佳时，要注意多补充营养。医院的餐食都已计算好热量，务必吃完。在乳房真正肿胀时，要多花时间按摩乳房，但胸罩不可过紧，用可支持较丰满乳房的胸罩来保护乳房。允许洗头，注意保暖，洗后立即擦干，可请人帮助洗发。

产后第3天的生活安排

新妈妈此时母乳分泌开始增多，让宝宝吸吮母乳的同时也能促进子宫收缩。并将多余的乳汁吸空，以保护乳房。可进行产褥体操，紧缩下腹部，使子宫与腹壁迅速恢复。此时，有的新妈妈可在医生的指导下使用产褥束腹带，可压制腹部的脂肪。会阴切开的新妈妈下床或上洗手间时会有不适感。如有便秘可请医生解决。

产后第4天的生活安排

会阴侧切伤口已恢复，此时可以拆线了（也有的医院所用缝线不必拆除）。如果母婴同室，新妈妈可用一个专用笔记本记录婴儿哺乳、排便、排尿等情况。此时新妈妈可以自己清理恶露。

产后第5~6天的生活安排

医务人员指导新妈妈如何给婴儿洗澡、换尿布，如何照顾婴儿等出院准备，以及出院检查。新妈妈可向医护人员咨询育儿等知识，以便出院后育儿、产褥生活顺利。这点很重要，

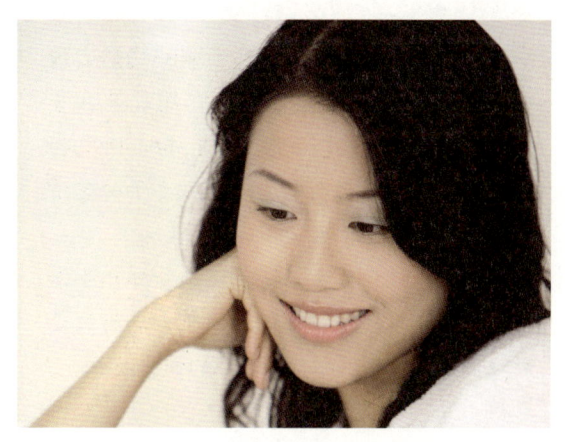

初产新妈妈应在医院多学会一些常识，包括产褥生活、育儿等多方面知识。产后6天，一般新生儿脐带会脱落。

产后第7天的生活安排

准备出院、归纳整理、办手续缴费、领母子健康手册、申请出生证明、拍纪念照，出院当天会相当忙碌。迎接的亲人尚未来之前，可先将衣物整理妥当。母亲要穿准备好的衣服，打扮一下自己，穿戴整洁合体，愉快地带小宝宝回家。

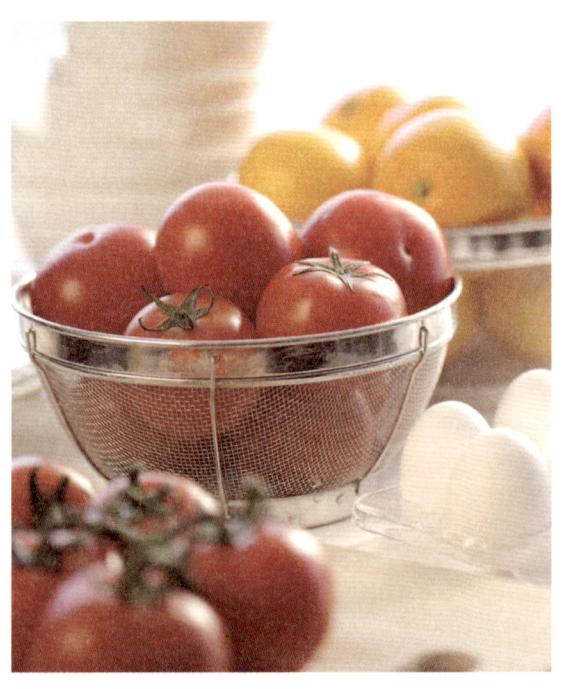

温馨提示

产后注意事项

1.产后一周新妈妈已可以适当活动自己的身体，可做产后体操，也可以适当照料婴儿，但应尽量请丈夫及亲人帮助，除此之外，还可以到月子中心坐月子，专门请月子护士或月嫂帮助照顾新妈妈和婴儿。新妈妈这周可以淋浴。

2.出院的第一周，是新妈妈最易出现忧郁情绪的一周，如果自己在家坐月子，要由新妈妈来处置自己和婴儿的许多事情，又无经验，加之易疲劳，体力有限，24小时都会处在忙乱中；另一方面，婴儿刚刚回到家中，与医院的环境有所不同，新妈妈的心情会传给婴儿，婴儿常常哭闹，反过来加重新妈妈的烦恼，建议丈夫应在妻子出院的第1～2周休陪产假为好，以照顾妻子稳定情绪，为妻子减轻负担。

3.到家以后，要保证新妈妈和婴儿生活在空气清新、整洁卫生的房间里，这有利于新妈妈保持良好的心情和婴儿的健康成长。

●● 如何安排出院后4周内的生活

第1周，刚从医院回来，新妈妈仍很疲劳，不必勉强自己做什么，产后两周左右仍以在床上安静休息为主，要保持规律的起居生活，仍需要按医院里一天的生活安排来计划自己和婴儿的进餐、哺乳、加餐、午睡等活动。

第2周，新妈妈虽然还需躺着休息，但起来活动的时间应比第一周多，可以开始进行部分轻微的家务劳动，这一周的"奋斗目标"是能从床上起来，多走动。由于夜间多次喂奶与更换尿布，新妈妈通常有嗜睡现象，一旦感到疲劳就必须立即躺下休息。

乳腺扩张期过了以后，乳房的大小约为怀孕前的2倍，但是由于非常柔软，很容易下垂，白天请使用产后喂奶型胸罩。恶露这时将结束，可以更换使用较小的护垫。新妈妈千万不要提重物。

第3周，不论是新妈妈还是婴儿都要逐步走向"正轨"，新妈妈体力渐渐恢复，恶露趋于干净，婴儿吃睡逐渐有规律。新妈妈做家务以及日常生活也都正规化。当然不必十分勉强，每位新妈妈体力恢复情况各不相同。本周末就可以出"满月"了，这时哺乳母亲和婴儿都可以外出，但最好避免长时间步行与手提重物。

第4周，此时的生活比较随意。产后6～8周，新妈妈基本上康复，婴儿也长大一些。按我国规定，产后42天（6周）应该去医院做产后检查。同时可以上街，不妨去美容店改变一下发型，放松一下心情。如果坐月子完后，有的新妈妈过于肥胖，就要注意减肥，不要错过成功减肥的最佳时机。

温馨提示

在新妈妈室内宜放些卫生香，这样可调节室内空气，消毒抑菌。卫生香点燃后，紫烟缭绕，芬芳飘逸，清洁空气，香雅提神，非常有益于室内的环境卫生。一般一间屋每次点燃一支卫生香即可，以防化学香精的烟雾引起中毒。丈夫和家人千万不要在新妈妈的居室内吸烟。

●● 为什么要重视精神因素

新妈妈情绪的好坏与身体健康密切相关。在月子里，新妈妈必须注意养神。中医认为，异常的精神状态，不但是精神疾病的直接发病原因，而且也是其他疾病的诱发原因。良好的精神状态，有利于疾病的治疗和康复。新妈妈如果在产后不注意精神调养，或愤怒，或惊恐，或悲哀会影响身体的复原，所以新妈妈在月子里必须保持心情愉快。

新妈妈分娩后由于体内激素水平显著下降，往往带来情绪的波动，常在生产后3～10天，从医院回家以后，开始面对现实生活，有的新妈妈会莫名其妙地出现伤感情绪，总是不由自主地掉眼泪，此时家人不必过分担心。因为这是一种几乎所有的新妈妈都会遇到的现象。一般来说，此种情绪波动几天后就会自动消失。

如果新妈妈情绪低落不能及时消除，则容易发生精神障碍，如精神抑郁、癫狂烦躁、谵语妄想等，因此新妈妈要时刻保持平和心态，防止情绪低落，加强精神保健。

温馨提示

当新妈妈出现情绪低落时，家人和丈夫要加倍关爱和呵护，对婴儿要多加强护理，以使新妈妈有充分的休息和睡眠。新妈妈的丈夫和亲人要话语温和，不要使新妈妈烦恼动怒、忧愁悲伤。新妈妈也要善于理智地调节自己的情绪，排除各种杂念，消除或减少不良情绪的出现。新妈妈要尽量保持精神愉快、清心寡欲、恬淡静养，当妈妈和宝宝建立起母爱的亲情后，伴随宝宝带来的快乐，其低落的情绪就会烟消云散。

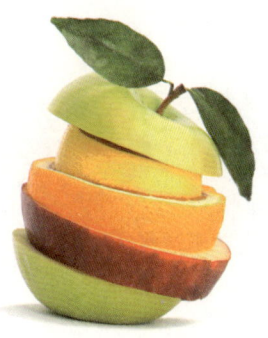

●● 警惕产后抑郁症

生产后，许多新妈妈都会经历情感和情绪的变化，甚至会出现不同程度的产后情感失调，如果加上额外的压力，就可能转变为"产后抑郁症"，对于家庭及亲子关系会产生负面影响！

产后抑郁症的种类与影响

1.根据产后情绪变化程度，大致可分为三种：轻度产后情绪低落、产后抑郁症和产后癫狂症。通常，有半数以上的新妈妈在分娩后几天里会有不同程度的情绪不安、闷闷不乐、易哭泣的现象。新妈妈如果情绪低落，在得到家人适当照顾和及时关怀后，症状会在短期内消失，如若不然，就有可能引发抑郁症。

2.如果新妈妈患了抑郁症，则会表现出易疲劳、失眠、食欲缺乏、便秘、缺乏自信、不能恰当照顾婴儿。病情严重时，可产生自杀和伤害婴儿的倾向。这类新妈妈必须接受心理咨询和药物治疗，否则有可能引发产后癫狂症。

3.患了产后癫狂症的新妈妈，会有恐惧、严重抑郁、幻觉或幻听等症状，如果能及时得到心理辅导和治疗，能治愈，不至于引起更严重的后果。

4.产后抑郁症会使新妈妈失去自信，此外，新妈妈在患病期间会因失去照顾婴儿的能力而影响到母子感情的培养，影响宝宝的健康成长，妨碍家庭关系的和睦。

自测是否产后抑郁

"产后抑郁测量表"可以帮助产后新妈妈了解自己的情绪状态。

产后抑郁指数自测表

● 请针对下列问题，勾选你在过去7天内的感受

1.我能看到事物有趣的一面，并笑得开心	（1）和以前一样	（2）没有以前那么多	（3）肯定比以前少	（4）完全不能
2.我欣然期待未来的一切	（1）和以前一样	（2）没有以前那么多	（3）肯定比以前少	（4）完全不能
3.当事情出错时，我会不必要地责备自己	（1）大部分时候这样	（2）有时候这样	（3）不经常这样	（4）没有这样
4.我无缘无故感到焦虑和担心	（1）一点也没有	（2）极少有	（3）有时候这样	（4）经常这样
5.我无缘无故感到害怕和惊慌	（1）很多时间这样	（2）有时候这样	（3）不经常这样	（4）一点也没有
6.很多事情冲着我来，使我透不过气	（1）大多数时候我都不能应付	（2）有时候我不能像平时那样处理好	（3）大部分时候我都能像平时那样处理好	（4）我一直都能处理好
7.我很不开心，以致失眠	（1）大部分时候这样	（2）有时候这样	（3）不经常这样	（4）一点也没有

续表

8.我感到难过和悲伤	（1）大部分时候这样	（2）有时候这样	（3）不经常这样	（4）一点也没有
9.我不开心到哭	（1）大部分时候这样	（2）有时候这样	（3）只是偶尔这样	（4）没有这样
10.我想过要伤害自己	（1）很多时候这样	（2）有时候这样	（3）很少这样	（4）没有这样

计分方式：第1、2、4题若回答（1）选项的，得分为0分，回答（2）选项的得分为1分，回答（3）选项的得分为2分，回答（4）选项的得分为3分。

其余题目（第3、5、6、7、8、9、10题）若回答（1）选项的得分为3分，回答（2）选项的得分为2分，回答（3）选项的得分为1分，回答（4）选项的得分为0分。

总分若超过12分以上，可能有产后抑郁的倾向。

● ● 如何护理会阴部位

分娩时，由于胎儿压迫会阴部，以及医生助产时在会阴部的操作，产后新妈妈会阴部常会发生充血和水肿，有的可能还有不同程度的会阴部撕裂伤或会阴侧切伤。另外，由于产后新妈妈阴道内不断有恶露排出，若不注意加强会阴部的护理，常易引起会阴部乃至生殖系统的感染。

新妈妈应注意会阴部的清洁，产后每天至少要在专用的清洁盆中清洗会阴部2次，冲洗一般用温开水即可，不需加其他药物；若有会阴部撕裂伤或会阴侧切伤口，则可用温开水或1：5 000的高锰酸钾溶液冲洗，并在每次大便后加洗1次。每次冲洗后都要更换会阴垫，会阴垫要用经过消毒的，并要勤洗会阴，勤换会阴垫，避免感染。

会阴部肿胀明显的新妈妈可用温热毛巾热敷，以助消肿，每天3次，产后5～6天开始；也可用1：5 000高锰酸钾溶液温水坐浴，每晚1次；还可以选用中药水淋洗。中药的配方为苦参20克、土茯苓30克、野菊花20克，水煎去渣，淋洗或坐浴，以促进会阴部伤口愈合。

分娩造成的会阴损伤完全愈合，需2周时间。此后可改为每天用温开水清洗会阴1次，同时要注意会阴垫及内衣、内裤的清洁卫生，勤换勤洗，洗后在阳光下充分曝晒，以杀灭细菌，预防感染。

温馨提示

如何减轻产后会阴疼痛

1.热敷可以增加血液流量、促进伤口复原；冷敷则可以麻痹疼痛、缓和肿胀。这两种方法对受创的会阴都是必要的。用冰敷袋冷敷会阴会觉得很舒服，也可以试一试在卫生棉和会阴之间垫上凉的小冰枕。

2.为了避免感染，最好每隔几小时就更换卫生棉垫，而且擦拭会阴一定要由前往后，避免把肛门的细菌带到会阴部。

3.排完大小便后，要清洁会阴部，再用软毛巾吸干。用卫生纸擦拭敏感的会阴组织及膨胀的痔疮可能会引起疼痛。

4.如果会阴持续疼痛，要在医生的指导下，服用不影响哺乳的止痛药。

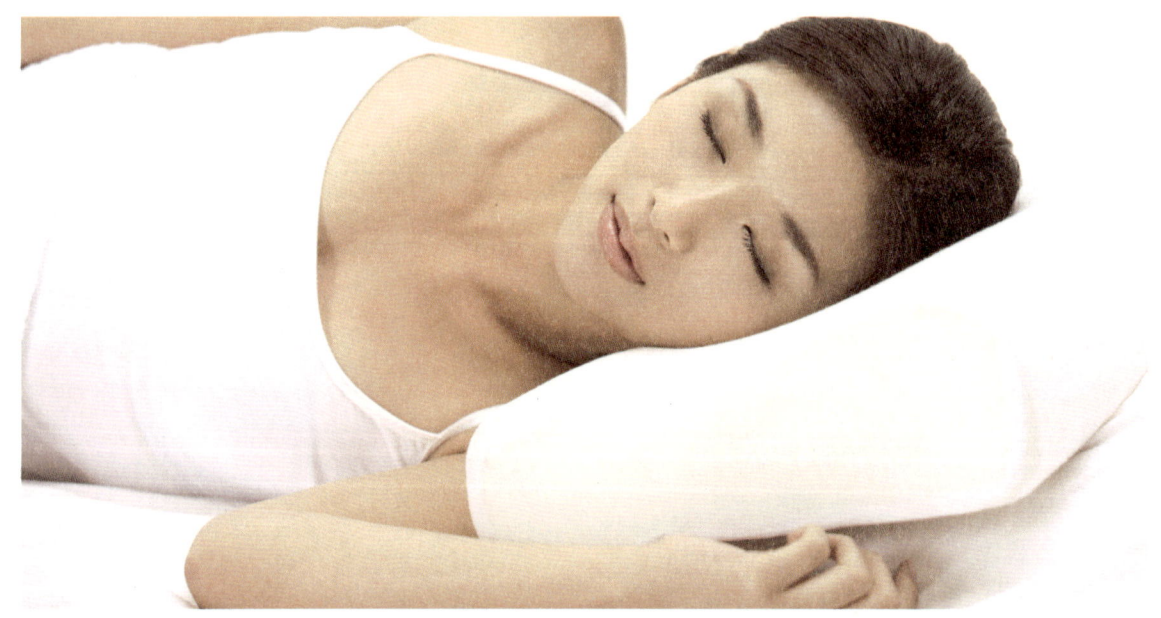

●● 高龄新妈妈坐月子须知

现在晚婚、晚育的女性越来越多，并且随着二胎政策的放开，35岁以后做妈妈的并不少见。但是，高龄新妈妈生产过后，身子更弱，身体恢复要比适龄新妈妈慢很多，须更加精心地调理。

1.产后所吃食物和其他新妈妈一样，但更应吃些补血、补钙的食物，产后前两周不宜大补，应以温补为主，第三周起开始大补，但不能吃红参等大补之物，以防虚不受补。比较适合的是桂圆、乌鸡等温补之物。此外，要补充蛋白质。蛋白质可以促进伤口愈合，牛奶、鸡蛋等动物蛋白和黄豆等植物蛋白都应该适当食用。

2.不能过于劳累，但切记也不能躺在床上不动，应适量地下地走动，这样更利于恶露的排出和子宫快速恢复。

3.由于高龄新妈妈体质偏差，阴道自净能力和免疫力降低，容易导致各种妇科疾病的产生，给高龄新妈妈带来很大的烦恼，所以要注意保持会阴的清洁，或者用专门的按摩来恢复阴道的弹性，以加强高龄新妈妈子宫的恢复能力。

4.从临床上来看，新妈妈年龄越大，产后抑郁症的发病率越高，这可能与产后体内激素变化有关，如常常莫名哭泣、情绪低落等，这时家人一定要多加安慰，安抚新妈妈的情绪。

5.高龄新妈妈更容易发生妊娠高血压、妊娠糖尿病、产后贫血等，所以产后需观察血压、血糖、血红蛋白的变化。

温馨提示

高龄新妈妈中大多数是剖宫产，手术后的第一天一定要卧床休息。在手术6小时后，应该多翻身，这样可以促进瘀血的下排，同时减少感染，防止发生盆腔静脉血栓和下肢静脉血栓。

04 日常生活
细节

　　月子里的日常生活细节，必须妥善安排好。因为这些生活细节不仅关系到新妈妈能否正常地得到精神和身体上的健康恢复，还会影响到新妈妈日后的健康。同时更关系到能否顺利地抚育婴儿。一般来说，月子里的日常生活细节主要是：要吃好、休息好，要尽早下床活动，要特别注意个人卫生，要合理安排产后性生活，要按时产后检查，不要吹风、受凉等。

● ● 坐月子为何不能"捂"

　　我国民间素有"捂月子"的风俗。新妈妈在坐月子时，把屋子封得很严实，不但把窗户关得很严，而且连窗缝也糊好，门上加布帘子。新妈妈的头用围巾裹得严严实实，身穿厚衣，足蹬棉鞋，被子也厚厚的。认为这样才能保护好新妈妈和新生儿，其实这样做对新妈妈和新生儿都极其不利。

　　屋子封闭严实，空气不流通，室内空气污浊，对新妈妈和新生儿都很不利。新妈妈分娩后身体虚弱，需要有新鲜的空气，以尽快改变身体虚弱状况，恢复健康。宝宝出生后，生长发育很快，不仅需要充分的营养，还需要良好的环境，应当在空气新鲜、通风良好、清洁卫生的环境中生活，否则容易患感冒、肺炎等疾病，有碍健康。

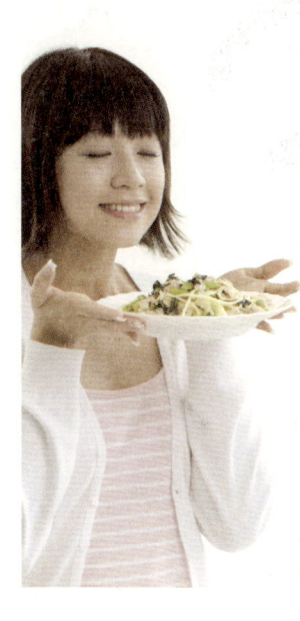

　　屋子封闭过严，室内通风不好，必然造成室内潮湿，滋生细菌，侵害人体。新妈妈和新生儿都处于身体虚弱时期，抵抗力差，经不起细菌的侵入，极易得病。更重要的是，无论新妈妈还是新生儿，都需要阳光的照射。只有在阳光照射下，身体才会正常发育。屋子封闭过严，新妈妈和婴儿整日不见阳光，身体健康受损。

　　因此，新妈妈和新生儿都应暂时在室内，过一段时间就到室外活动活动。如果室内封闭过严，新妈妈和新生儿不能接触外界环境，当以后到室外活动时，会因为环境变化过大变得不能适应。这种不适应会影响新妈妈和新生儿的身体健康。如果屋内通风好，有阳光照射，就会给以后到室外活动创造有利的条件。

●● 坐月子是否要完全卧床休息

有人认为，坐月子就是要完全卧床一个月，以休息来消除孕期和分娩时的疲劳。其实完全是不必要的，生命在于运动，人的健康也来自运动。

医生指出，一般产后第1天，新妈妈疲劳，应当在24小时内充分睡眠或休息，使精神和体力得以恢复，为此，周围环境应保持安静，家人要从各方面给予护理和照顾。正常新妈妈如果没有手术助产、出血过多、阴道撕裂、恶露不尽、身痛、腹痛等特殊情况，24小时以后即可起床做轻微活动，有利于加速血液循环、组织代谢和体力恢复，也能增加食欲，并促进肠道蠕动，使大小便通畅。

早期适量活动，还可促使消化功能增强，以利恶露排出，避免褥疮、皮肤汗斑、便秘等产后疾病的发生，并能防止子宫后倾等。因此，单纯卧床休息对新妈妈来讲是有害无益的。鼓励新妈妈产后要及早下地活动，不是指进行大运动量的活动，更不是过早地从事体力劳动。活动的时间不要太长，以免过度疲劳。要根据新妈妈的身体情况，因人而异。

●● 新妈妈怎样卧床休息最好

同常人相比，新妈妈要多卧床休息，那么怎样卧床休息才是最好的呢？

卧床休息分侧卧、仰卧、俯卧、半坐卧、随意躺卧等。新妈妈卧床休息必须要讲究姿势、方法。这是因为产后新妈妈身体虚弱，气血不足，产前子宫、脏器、膈肌发生移位。产后这些器官要恢复到原来的位置，子宫要排出恶露，因此必须保证充分休息和卧床休养，才有利于气血恢复，有利于恶露排出，有利于膈肌、心脏、胃等下降归位。

中医十分重视产后卧床休息的姿势及养神方法。历代著名妇产科专家均主张以下卧床休息方式。

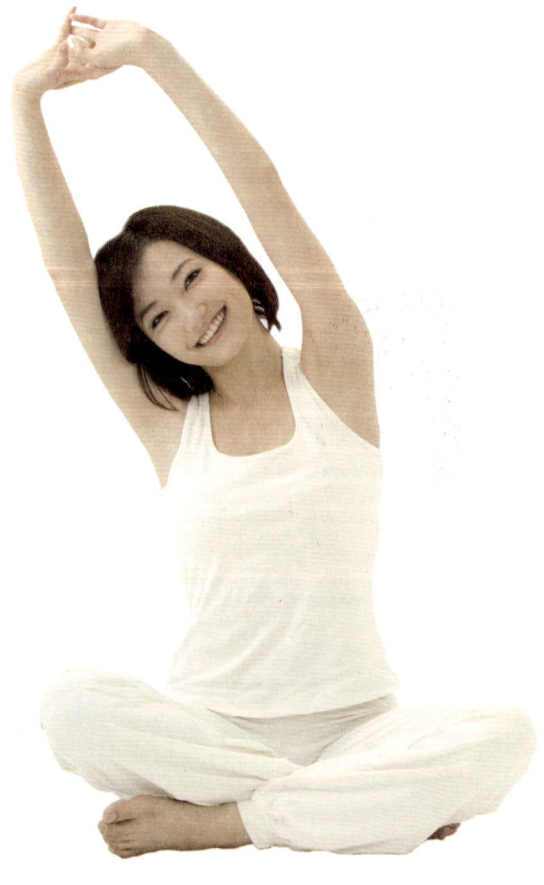

温馨提示

应适当做一些产后体操，使肌肉、腹壁和体形尽量恢复到孕前状态。如第1天至第3天，开始做抬头、伸臂、屈腿等活动，每天4～5次，每次5～6下；1周后可在床上做仰卧位的腹肌运动和俯卧位的腰肌运动，将双腿伸直上举，做仰卧起坐，头、肩、腿后抬等运动项目；半月后，可做扫地、烧饭等家务和一般体操，以利肌肉收缩，减少腰部、腹部、臀部等处的脂肪蓄积，避免产后发胖，保持体态美。

分娩完毕，不能立即上床睡卧，应先闭目养神，稍坐片刻，再上床背靠被褥，竖足屈膝，呈半坐卧状态，不可骤然躺倒平卧。闭目养神，目的在于消除分娩时的紧张情绪，安定神志，解除疲劳。

半坐卧目的在于使气血下行，气机下达，有利于排出恶露，使膈肌下降，子宫等脏器恢复到原来的位置。

在半坐卧的同时，还须用手轻轻揉按腹部，方法是以两手掌从心窝下擦至脐部，在脐部停留作旋转式揉按片刻，再下擦至小腹，又作旋转式揉按，揉按时间应比下擦时间长。如此反复下擦，揉按10余次，每日2～3遍，即可使恶露、瘀血等不停滞在腹中，还可避免产后腹痛、产后子宫出血等症，有利帮助子宫复原。

清代养生家尤乘告诫："产后上床，只宜闭目静养，勿令熟睡。"

历代中医学家还主张：刚生产不可立即上床熟睡，应先闭目养神。这些历代医学家的宝贵经验，新妈妈应该予以重视。

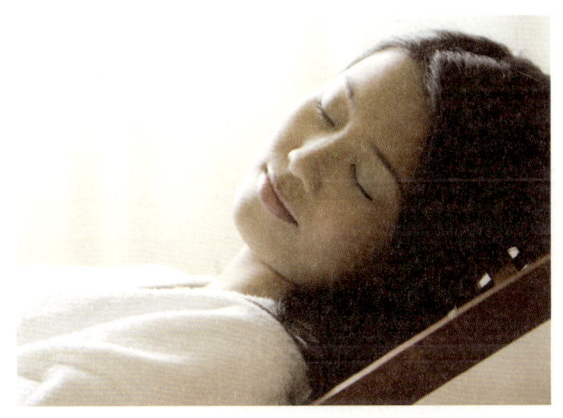

松弛的作用，有利于分娩。由于松弛素的作用，产后的骨盆会失去完整性、稳固性，而致使松散的骨盆，加上床的松软性、弹力性好，使人体左右活动都有一定阻力，极不利于新妈妈翻身坐起。若新妈妈急速起床或翻身，就很容易造成骨盆损伤。为此，建议新妈妈产后最好睡硬板床，如没有硬板床，则宜选用较硬的弹簧床。

●● 新妈妈不要睡过软的床

据《家庭医学》期刊介绍，三个新妈妈因产后睡过软的床，引起骶髂关节错缝、耻骨联合分离等骨盆损伤。这三个新妈妈均足月顺产，生产时没有造成骨性产道损伤，而且产后前几天身体皆正常；损伤时都是在席梦思床上翻身起坐时发生的。

为什么新妈妈睡过软的床，会导致骨盆损伤呢？因为卵巢会于妊娠末期分泌第三种激素，称松弛素，此物质有使生殖器官中各种韧带与关节

●● 新妈妈的被褥与衣着有什么要求

新妈妈的衣着、被褥应随着四时气候变化进行相应的增减。具体来说，新妈妈坐月子时的衣着应注意以下几点：

注意衣服的质地

新妈妈的衣着以选择棉、麻、丝、羽绒等制品为宜，这些纯天然材料十分柔软、透气性好、吸湿、保暖。

衣着应宽大舒适

有些新妈妈怕产后发胖，体形改变，即以瘦衣服来掩盖已经发胖的身形，穿紧身衣服，进行束胸或穿紧身牛仔裤。这样的装束不利于血液流通，特别是乳房受压迫极易患奶疖。正

确的做法应该是衣着略宽松，贴身衣服以棉布衣为好。剖宫产新妈妈在手术后的7天内最好使用腹带包裹腹部，可以促进伤口愈合，腹部拆线后不宜长期使用腹带。

衣着要厚薄适中

产后因抵抗力有所降低，新妈妈衣着应根据季节变化注意增减。天热不一定要穿长袖衣、长裤，不要怕暴露肢体。如觉肢体怕风，可穿长袖衣。但夏季应注意防止长痱子或引起中暑。即使在冬天，只要屋内不漏风，新妈妈也不要包头或戴帽子。冬天的被褥要适当加厚，要勤晒，以便温暖、舒适，利于杀菌和松软。

穿戴合适的胸罩

新妈妈在哺乳期应穿戴合适的窗式结构的棉制吸水胸罩，以起到支托乳房、方便哺乳的作用。

衣着要常换、勤洗、勤晒

特别是贴身内衣更应该常换洗。内裤在产后10天内最好一天一换，内衣也要两天一换，以保证卫生，防止污染。

鞋子宜软

新妈妈以穿布鞋为佳，勿穿硬底鞋，更不要穿高跟鞋，以防产后足底、足跟痛，或下腹酸痛。此外，还要注意足部保暖，尤其是在冬季，即使是在室内活动，也一定要穿柔软的棉拖鞋，最好是带脚后跟的，不要穿无后跟拖鞋。更不要赤脚，以防受凉感冒。

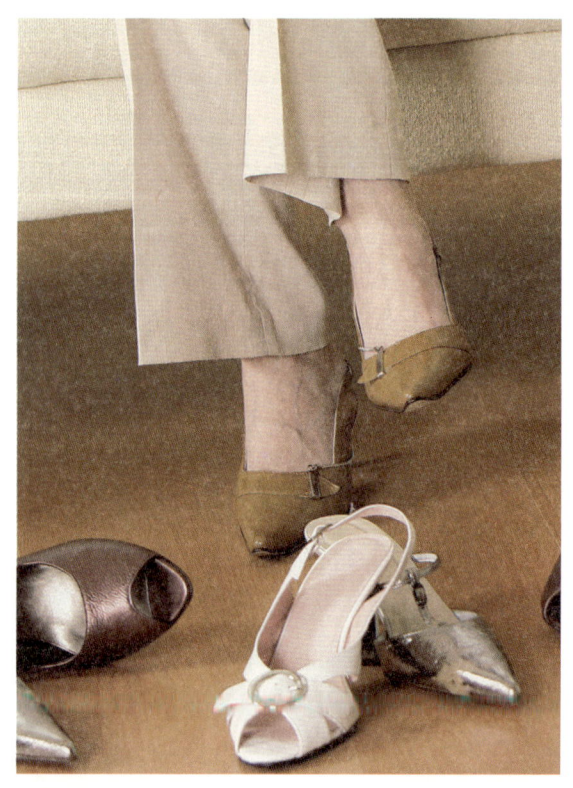

温馨提示

1. 新妈妈的衣着、被褥应随四时气候变化而进行相应的增减。以宽松、柔软、舒适、清洁、温暖适度为原则。

2. 夏天新妈妈的衣着、被褥皆不宜过厚，穿着棉布单衣、单裤、单袜，避风即可。被褥须用棉毛制品，才能吸汗、去暑湿，总之以不冷、不热为好。若新妈妈出汗浸湿衣衫，应及时更换，以防受凉，这就是养生家所说的"时当暑，必将理以凉"的方法。

3. 冬天新妈妈的床铺、衣着均须柔和，床上厚铺垫褥，被盖宜软而轻，新妈妈宜衣着棉衣、羽绒之类，脚着厚棉线袜、羊绒袜。背胸和下体尤须保暖。

4. 春秋季节新妈妈衣着、被褥较平常人稍厚，以无热感为好，宜穿薄棉线袜。

●● 新妈妈如何进行户外活动

为了促使身体早日复原，分娩顺利的新妈妈产后8~12小时就可以自己到厕所排便，并在室内行走、活动，但应以不疲劳为度。

如果天气晴朗，新妈妈1周后可到户外活动。在户外呼吸新鲜空气，晒太阳，会使精神愉快，心情舒畅。天气不好如刮风或下雨，新妈妈就不要出去。新妈妈应该注意不要受凉或过度疲劳，要量力而行，开始每天出屋1~2次，每次10~15分钟，最多不超过半小时，可以根据身体的情况逐渐增加外出时间和运动量。

温馨提示

产后保健要领

1.保证吃好、休息好。由于分娩使新妈妈的身心极度劳累，所以分娩后的第一件事就是让新妈妈美美地睡一觉，不要轻易打扰。睡足之后，应吃些营养高且易消化的食物，同时要多喝水。月子里和哺乳期新妈妈都应吃高营养、高热量、易消化的食物，以促使身体迅速恢复及保证乳量充足。

2.尽早下床活动。一般情况下，经阴道正常分娩的新妈妈在产后第二天就应当下床走动。但应注意不要受凉并避免冷风直吹。也可以在医护人员指导下，每天做一些简单的锻炼或产后体操，有利于恢复和保持良好的体形。产后1个星期，新妈妈可以做些轻便的家务，如擦桌子、扫地等，但持续时间不宜过长，更不可做较重的体力活，否则易诱发子宫出血及子宫脱垂。

3.尽早喂宝宝母乳。分娩后乳房充血膨胀明显，尽早哺乳有利于刺激乳汁的分泌，使母乳喂养有一个良好的开端，还能够促进子宫收缩、复原。哺乳前后，新妈妈要特别注意保持双手的清洁，以及乳头、乳房的清洁卫生，以防止发生乳腺感染和宝宝肠道感染。

●● 新妈妈应注意眼睛的保养

有的新妈妈在月子里喜欢一边给宝宝哺乳，一边看电视。新妈妈如果在身体尚未康复的时候就长时间看电视，容易产生双眼疲劳、视线模糊。且产后新妈妈身体虚弱，供血不足，易发生屈光不正等眼病。眼部肌肉如果长期处于紧张状态，因调节过度就会出现头痛、胸闷、恶心、眼睛胀痛、畏光等症状。

新妈妈应当减少看电视的时间，尤其是分娩后的1周内最好不看电视。1周后每天最多可看半小时，随着身体不断地康复，在以后的月子里每天可逐渐延长至1小时。这样安排有利于调节生活，又不会影响身体的康复，避免眼疾的发生。

十月怀胎、分娩及产后哺乳，新妈妈确实很辛苦。所以此期间应以休息、活动和增加营养为主。产后1周，是使分娩时的疲劳慢慢得到恢复的重要时期。过了这周，有空闲的时间，新妈妈最好半坐起来，可以一目十行地、粗略地看一下大标

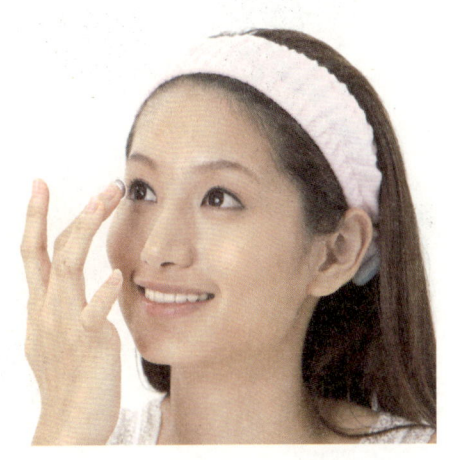

题，不能像孕前那样看书。3周以后，可以短时间看一会儿书籍。但不能长时间、过累，不要躺着或侧卧着阅读，以免影响视力。光线不要太强或太暗，亮度要适中，并且不要看惊险或带有刺激性的书籍，以免造成精神紧张。

温馨提示

坐月子期间最好不要使用手机、电脑，特别是在光线昏暗的环境下，因为这类电子产品的屏幕比较刺眼，长时间注视会伤害眼睛，产后新妈妈一定要经常闭目养神，让眼睛得到充分的休息。

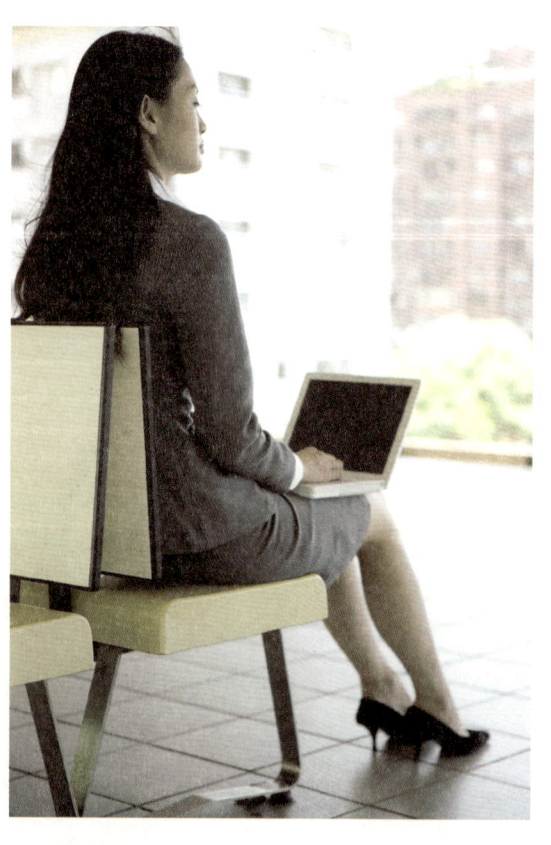

●● 产后多久可以恢复性生活

产后，新妈妈的宫颈口全部张开，需要较长时间才能慢慢闭合。如果在宫颈口尚未闭合时，就开始性生活，新妈妈的子宫完全开放，得不到任何保障，性生活中带入的细菌就会长驱直入新妈妈的子宫，感染子宫内膜、输卵管等，严重影响新妈妈的健康。

一般来说，由于子宫颈口会在产后6周恢复闭合状态，宫颈、盆腔和阴道的伤口在此时也基本愈合，所以新妈妈和新爸爸可以在产后6周开始性生活。但是大部分新妈妈1个月之内不会有性欲。大约2个月后，夫妇两人的性欲会提升到同一水准。

所以，不管新妈妈恢复得早还是晚，新爸爸都要表示理解，慢慢地培养二人之间的亲密感觉，慢慢恢复性生活。尤其是在最初恢复性生活时，新妈妈容易紧张和疲劳，需要新爸爸给予更多的照顾。

温馨提示

哺乳期要注意避孕

绝大多数女性在经历产后2~3个月的月经周期后都会恢复排卵功能。哺乳期虽然不来月经，但仍然有排卵，故有的新妈妈在哺乳期同样可以怀孕。有的新妈妈，当卵巢刚恢复排卵功能时，排出的卵细胞很快遇到精子，变成受精卵。这说明，所谓哺乳期是"安全期"的说法是错误的，哺乳期新妈妈不论是否已经恢复月经都具有受孕的机会，因此哺乳期新妈妈在恢复性生活后，一定要避孕，以免造成不必要的麻烦。

●● 坐月子期间怎样刷牙

民间传说新妈妈在坐月子时，不能刷牙、漱口，认为月子里刷牙将来会得牙痛病，并会造成牙齿松动、脱落。其实，这种说法毫无科学根据，如果月子里不坚持刷牙、漱口，会给母婴健康带来危害。

健康人的口腔内有种类和数量惊人的寄生细菌，常见的细菌有乳酸杆菌、链球菌、白色念珠菌。新妈妈的机体抵抗力较正常人低，需经过一段时间方可复原，这种状态使口腔及机体内其他部位的细菌或病毒得以生长繁殖，易导致感染。

新妈妈由于分娩后需要补充营养，因而甜食比平时吃得多，面食、肉类的摄入量也较平时有所增加，食物及残渣在牙缝和口腔内残留的机会较多，更加速细菌或病毒的生长繁殖。这样牙齿就可能被腐蚀，造成牙龈炎、牙周炎、龋齿等口腔疾病。所以，新妈妈应该从产后的第1天开始刷牙、漱口。

新妈妈刷牙最好选用三排毛牙刷，这种牙刷刷头小、刷毛质地柔软、轻便灵活，使用时不会伤害牙龈。牙膏要选择刺激性小的普通牙膏，如无口腔疾病，一般不宜选用药物牙膏。为避免冷水刺激，新妈妈应当用温水刷牙、漱口。刷牙时动作要轻柔，宜采用"竖刷法"。每次进食后都要漱口，以保持口腔卫生，减少母婴之间的感染。

漱口方法有盐漱、含漱、药液漱。盐漱是指每天早晨把约3克盐，放进口中，用温水含之，使盐慢慢溶化，并冲洗牙齿。这样做可以使牙齿清洁牢固，避免松动。含漱是指每次饭后，用温水漱口几遍，清除口腔中的食物残渣。药液漱是指将中草药水煎或水浸泡后，用药液水漱口。用药液漱口要根据新妈妈的不同需求，有选择地使用。

产后患风火牙痛、舌苔白腻、不思饮食者，宜选用白芷6克、甘草3克，以沸水浸泡或微煎，待稍温后，去渣含漱，此药液有祛风止痛、健胃、防风寒的功效。也可陈皮6克（鲜者倍量）、细辛1克，用沸水浸泡，待稍温，去渣含漱，治口臭、牙龈肿痛。

●● 月子里能不能洗澡和洗头

我国旧时坐月子习惯，是生孩子不清理个人卫生，因此发生很多产褥热的情况。造成产褥热的主要原因是产前或产时不消毒、不卫生及产后不注意清洁，细菌进入子宫引起感染所致。对于发生的各种高热或急病，传统观念都认为是新妈妈"受风"所致。所以，就出现了产褥期不能洗澡、不能洗头的说法，怕因此受风、受凉留下病根，实际上这种认识不科学。

产后特别是头几天汗腺很活跃，容易大量出汗，乳房发胀还要淌溢奶水，下身还有恶露，全身黏腻，几种气味混在一起，身上的卫

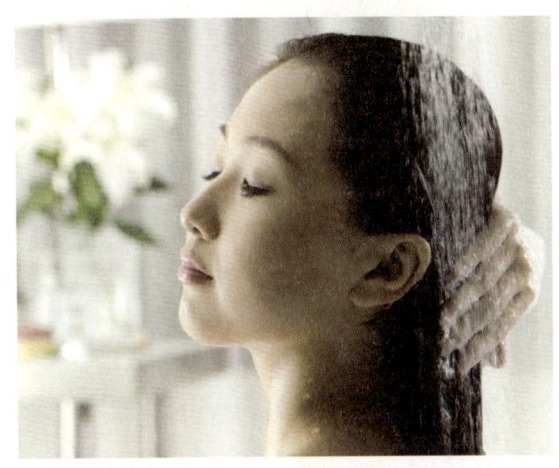

生状况很差，极容易致病。这要求新妈妈比平常更注意卫生，要多洗澡、洗头、洗脚。从科学道理上讲，产后完全可以洗澡、洗头、洗脚。只有及时洗澡、洗头、洗脚，才可使新妈妈身体清洁，促进全身血液循环，加速新陈代谢，保持汗腺孔通畅，有利于体内代谢产物随汗液排出，还可以调节自主神经，恢复体力，解除肌肉和精神疲劳。

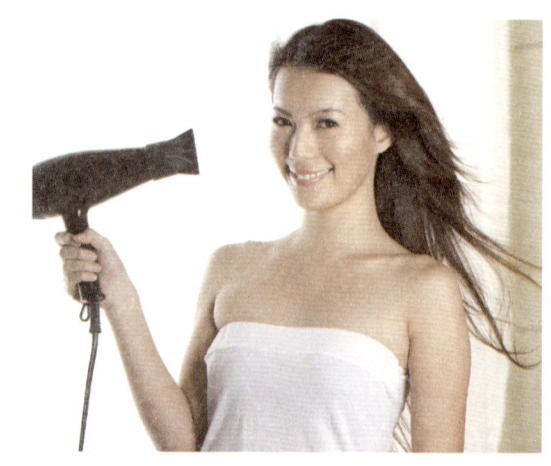

 温馨提示

产后洗澡注意事项

　　产后洗澡要注意一些事项，如正常分娩24小时后，如果身体恢复得好，可擦洗；产后1周可以淋浴，但不能洗盆池浴，以免洗澡用过的脏水灌入生殖道而引起感染；洗澡时水温要保持在37℃左右，室温在25℃，洗澡时间5～10分钟即可。剖宫产和会阴切开后的新妈妈，在伤口还没愈合前，不能淋浴；擦浴时要防止脏水污染伤口。浴后要立即擦干身体，穿好衣服，防止受凉。

的营养物质，防止脱发、早白、发丝断裂、分叉等。因此，产后梳头有益而无害。

 温馨提示

自制天然护发素

　　1.蛋黄酱·酸奶。蛋黄酱由油脂、蛋黄组成，使头发滋润。将一大勺蛋黄酱和50毫升酸奶混合，均匀涂抹在头发上，然后用蒸汽毛巾包好。20分钟过后，用水洗净。最后一遍冲洗时，可在水中滴几滴食醋或柠檬汁，这样洗过的头发会更有光泽。

　　2.蛋黄·葡萄酒。将蛋黄倒入半杯葡萄酒内混合，均匀涂抹在发根处，用蒸汽毛巾包裹，20分钟后用热水洗净。涂抹蛋黄葡萄酒时，不要直接接触皮肤，以免使头发变为油性发质。

　　3.洋葱汁。将洋葱磨细，放置一天，以消除其中的辛辣成分，减少不良反应。用化妆棉或消毒毛巾蘸洋葱汁，涂抹在头皮上，有助于治疗头屑和脱发。

　　4.绿茶。将绿茶袋放入一杯水中，煮到水减为一半。用化妆棉蘸绿茶水均匀涂抹在头发上，可防治头屑和脱发。

●● 月子里可以梳头吗

　　我国传统习惯认为坐月子不可以梳头，说梳头会出现头痛、脱发甚至留下"头痛根"，主张1个月内不梳头。

　　实际上，梳头与坐月子里的病状没有直接关系。医生认为，坐月子期间完全可以照常梳头。梳头是美容的需要，其作用可分为两个方面：一方面，梳头可去掉头发中的灰尘、污垢，可以使头发清洁，起到卫生的作用；另一方面，通过木梳刺激头皮，可振奋人的精神，使人心情舒畅，促进头皮血液循环，以满足头发生长所需

●● 产后如何护理乳房

一般新妈妈产后2～3天会感到乳房发胀，并可挤出少量乳汁，这是正常的生理变化。为了减少哺乳新妈妈的乳房胀痛，使新妈妈尽快下奶，可采取如下措施护理乳房。

不要喝过多肉汤

在产后3～4天内，不要喝过多的肉汤，以免乳房过于胀痛不适。此时最好用合适的胸罩悬托乳房，以利于血液循环，减轻疼痛。

经常按摩乳房

如果发现乳房胀痛，而且不断加重，可能是由于刚刚开始下奶，乳腺管不通畅所致。为疏通乳腺管可以采用手法按摩。按摩的方法是：由乳房的四周，向乳头的方向轻轻按摩，一天数次，并可让婴儿吸吮乳头或用吸乳器将乳汁吸出，使乳腺管通畅。乳汁排出后，即可避免乳汁淤积，乳房胀痛也会明显减轻。

哺乳前要注意清洁卫生

新妈妈在产后即可给婴儿喂初乳，1周左右，乳房由发胀分泌少量初乳进而转为成熟乳。在婴儿尚未吸吮乳头之前，新妈妈要用热水和软毛巾把乳房清洗干净。以后每次喂乳之前都要将乳头、乳晕用温开水洗净、擦干。新妈妈必须洗手后才能给孩子喂奶。喂奶后也应再清洗乳头，也可挤出几滴奶汁涂抹在乳头上，并使其自然干燥。这些卫生措施有利于乳房保健。

穿戴适合的胸罩

哺乳期应穿戴大小合适的胸罩，以支撑胀大的乳房，这对新妈妈乳房保健、哺乳和保持体形美均有必要。

注意乳房卫生

要经常保持乳头清洁，勤换内衣。喂奶时要左右乳房交替轮换，防止婴儿偏吃造成双侧乳房不对称。每次喂奶时间要掌握在15～20分钟。吸不完的乳汁要挤干净，或用吸乳器吸净，防止乳汁淤积。喂完奶后，还要用手顺乳腺管的方向按摩乳房。

温馨提示

乳房护理

1.坚持正常的睡姿：新妈妈在哺乳期乳房奶胀，睡眠时要注意两点：一是不要俯卧睡眠，以免压迫乳房；二是不要老是朝一个方向侧卧，要左右侧卧轮流进行，避免一侧乳房受压过久。

2.预防乳腺炎：乳腺炎是产后常见的乳房疾病之一，防止乳腺炎的发生是哺乳期乳房保健的首要内容。乳汁淤积是发病的主要原因，乳头破损致使细菌沿淋巴管入侵是感染的主要途径。提倡哺乳期卫生，防止乳汁淤积和乳头皲裂，可避免乳腺炎的发生。

3.保持哺乳期乳房卫生：让宝宝有足够的母乳，最好用温开水清洗乳房，尽量不用香皂。如果迫不得已需要用香皂或乙醇清洗消毒，则必须注意之后尽快用清水冲洗干净。

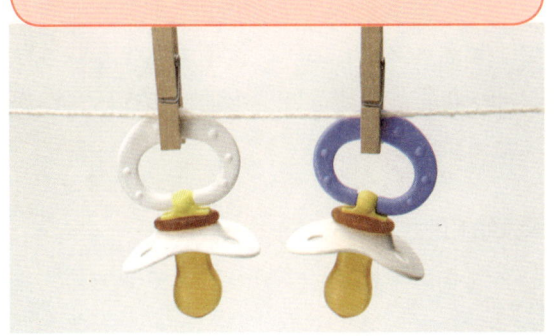

●● 新妈妈度夏要注意什么

中医认为，妇女产后百脉空虚，不耐邪侵，尤怕受风、着凉或引起产褥热。而夏季天气炎热，如果一味强调"避风"，新妈妈常常遍身起痱子、湿疹，有时还会引起中暑、昏迷和生殖器感染，反而影响新妈妈的康复。

那么，新妈妈应如何度过炎热的夏天呢？新妈妈可从以下几方面考虑。

充分的休息

新妈妈在产褥期内必须有充分的休息时间，由于夏季室内气温较高，不利于新妈妈休息，所以调节房间的温度便是重中之重。一般而言，新妈妈休息的房间不要紧闭门窗，尽可能保持自然通风的状态。当气温超过30℃时，新妈妈可以使用电风扇，但风扇不能直接对着吹；当室温超过33℃时，可使用空调降温，但要注意室温不可降得太低，以28℃为宜。

合理的营养

夏季暑热，正常人的食欲会下降，新妈妈更容易缺乏食欲。新妈妈要恢复分娩过程中的体力消耗，必须摄入足够的热能和各种营养素。所以，一些滋补品（如鲫鱼汤、蹄花汤、鸡汤等）绝不可缺少，一次滋补分量不要太多，每天除正常的一日三餐之外，可另行加餐2~3次。食物要做得清淡，不可多吃刺激性食物（如酒、辛辣食品等）；可适当吃一些水分多的水果；新妈妈夏季要主动地多饮水，不要等口渴了才喝水。

良好的卫生

新妈妈良好卫生主要表现在三个方面。第

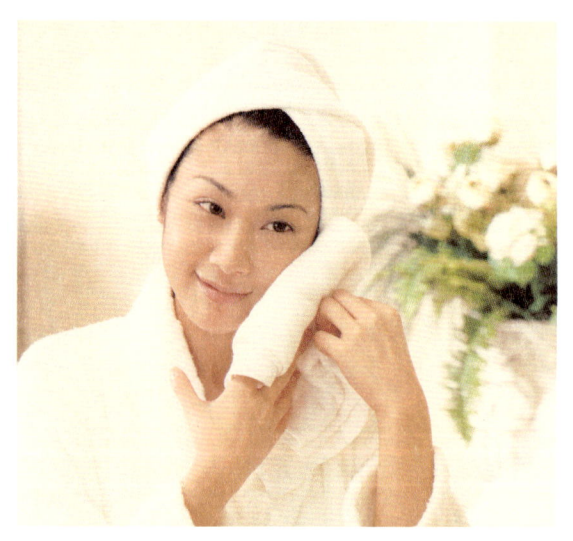

一是个人卫生，要破除产后不刷牙、不洗手、不梳头等旧风俗，早晚要刷牙，饭前便后要洗手。夏季炎热，新妈妈出汗多，要多沐浴、勤换衣，但应淋浴，避免坐浴引起生殖器感染。第二是食品卫生，这主要是因为夏季食品容易腐败变质，所以新妈妈不能食用久置的食品（即使使用冰箱，食品贮存时间也不宜太长），更不能吃被蚊蝇叮过的食品（如蛋、肉）。第三是居住环境的卫生，房间要勤打扫，勤消毒，勤灭蚊虫，开窗通风，保持空气的清洁卫生，尽可能避免病毒和细菌的感染。同时，新妈妈居住的房间要尽可能保持安静，避免吵闹和过多的探视。

●● 如何进行体操锻炼

分娩以后，新妈妈腹壁（肚皮）很松弛，为了帮助恢复、增进健康，新妈妈可以每天做几分钟健康体操。体操锻炼的重要性并不亚于食品的营养。有资料表明，产后健康体操可以使气血畅通，加强腹壁肌肉和盆底支持组织的力量，有利于新妈妈产后恢复和保持健美的体形。

产后体操从分娩后24小时即可开始。每日

清晨起床前和晚上临睡前，每次15分钟左右。具体的产后保健体操做法如下。

呼吸运动

仰卧在床，双脚平放床上，两腿并拢，屈膝深吸气，然后收腹部肌肉呼气，稍停放松。重复4次，每天两回。可加强腹部肌肉的力量。

足部运动

仰卧，双腿并膝伸直，做屈伸足趾运动，然后以踝部为轴心，两脚做内外活动。收缩腿部肌肉，将双膝向床面下压，重复4次，每天两回。可加强腿部肌肉的力量。

提肛运动

仰卧，屈膝，双脚并拢。收缩肛门，如控制排便样，重复3～4次，每天两回。如果会阴疼痛，可减至1～2次，或推迟1天做。有利于会阴部及阴道肌肉张力的恢复。

舒展运动

俯卧，在头部、腹部和小腿下垫枕头。采用此种姿势放松休息30分钟。可使全身肌肉放松。

腹背运动

保持"呼吸运动"中的姿势，收缩，两臂伸直，两手触碰双膝，保持数秒钟，然后放松。重复3～4次，每天两回。可增强腹肌力量，消除臀部、腿部的脂肪。

下肢运动

仰卧，双腿伸直，左下肢平举，大腿与身体成90°角。然后屈膝，使小腿与大腿成90°

角，再伸直放下，交换右下肢。重复数次，每天两回。有利于下肢肌肉力量的恢复和腿部脂肪的消除。

温馨提示　新妈妈体操锻炼须知

新妈妈在进行体操锻炼时，应注意如下3条：

1. 凡有下列情况的新妈妈不宜做体操锻炼，即：新妈妈体虚、发热者；血压持续升高者；有较严重的心、肝、肺、肾疾病者；贫血及其他产后并发症者；做剖宫产手术者；会阴严重撕裂者；产褥热者。

2. 做产后体操时，应注意如下细则：要循序渐进，从轻微动作开始，逐渐加大运动量；吃完饭后不宜立即做操；做操之前要排空大小便；剖宫产者拆线后在医生同意下方能做操；会阴切开，或有裂伤的新妈妈，在伤口恢复后应在医生同意下方能做操；要量力而行，以不过度疲劳为限；室内温度适宜，空气新鲜，心情要愉快，以良好的心态做操。

3. 在进行产后健身运动时，如果出现恶露增多或疼痛明显，一定要暂停，待身体恢复正常后再开始。

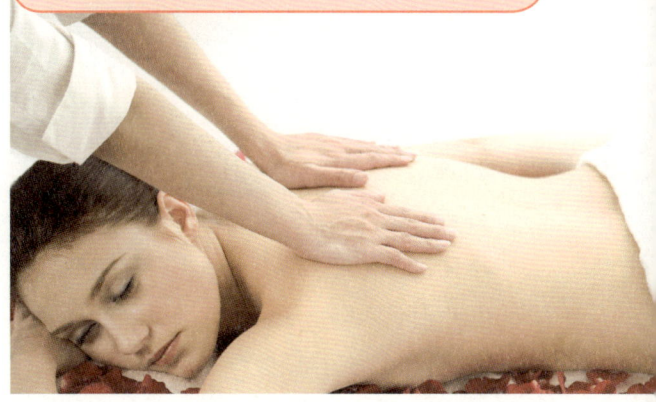

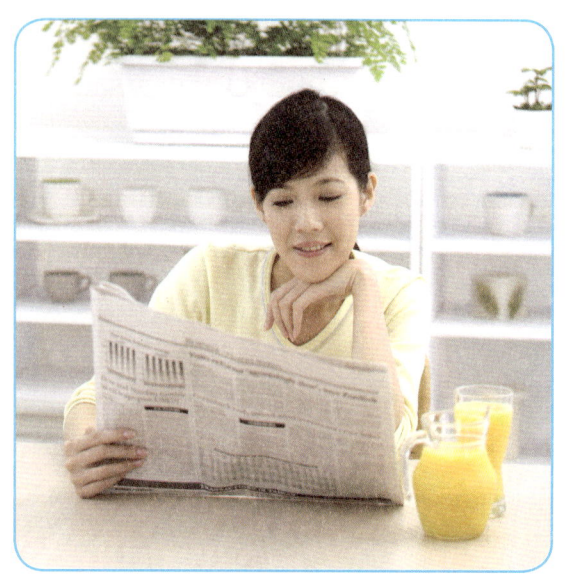
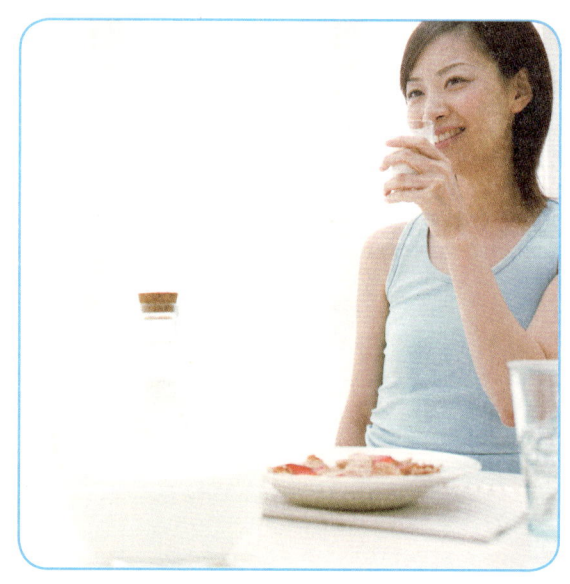

●●有哪些利于身体尽快复原的原则

整个孕程使新妈妈身体的生理变化很大，分娩后如何使自己的身体尽快复原，是每个新妈妈都十分关心的事。有几点康复原则供参考。

注意劳逸适当

分娩时由于用力，新妈妈体力消耗极大，产后一般疲惫、嗜睡。因此，产后最初24小时内，新妈妈应卧床休息，然后，可以起床在室内稍微活动，这样可促进恶露排出，有利于子宫尽快复原，也有利于产后大小便通畅。新妈妈整个产褥期都应保证充足的睡眠和休息，不能从事重体力劳动。也不要因害怕会阴部疼痛，而整日躺在床上，这样对身体复原很不利。

注意排尿

产后不久，一般尿量较多。新妈妈应尽早自排小便，以免膀胱膨胀，妨碍子宫复原。产后6～8小时仍未解小便，家人要鼓励和帮助新妈妈下床排尿，新妈妈也可在下腹部放一个热水袋，或用温开水缓慢冲洗外阴，以刺激和诱导排尿。

防止便秘

分娩时大多进行过灌肠，大便已排空，产后两天内可能无大便。新妈妈由于产后卧床休息，肠蠕动减弱，加上会阴部疼痛而不愿解大便，常常容易形成便秘。家人可鼓励和帮助新妈妈排便，必要时可用"开塞露"塞入肛门帮助排便。有痔疮的新妈妈更应防止便秘。

注意会阴部卫生

产后，特别是产褥期，新妈妈会阴部分泌物较多，应特别注意卫生。新妈妈每天可用温开水或1：5 000的高锰酸钾溶液冲洗外阴部1～3次，并保持会阴部清洁和干燥，勤换会阴垫。

勤换内衣、床单

新妈妈产后出汗较多，在夜里更明显，所以要勤换内衣、内裤和床单，以保持清洁和干燥。

注意饮食的营养

这是新妈妈身体复原的重要条件。

●● 月子期间为什么不宜使用腹带

绝大多数女性在怀孕之后，体形都发生了很大变化，如身体发胖，腹部隆起，臀部变宽，大腿变粗。产后进补过量，活动量减少，体形会变得更加臃肿。所以有不少新妈妈担心自己体形变得难看，刚生下宝宝后，就迫不及待地使用腹带或紧身内裤，把腰部、腹部、臀部裹得紧紧的，以为这样做就能使体形恢复如初。这样做不但不利于恢复，反而会影响生殖器官及盆腔组织的复原，造成疾病。

女性盆腔内生殖器官靠各种韧带及盆底支持组织，以维持正常位置。在妊娠期，随着胎儿的生长发育，母体各个系统均会发生一系列适应性变化，其中生殖系统变化最大，尤其是子宫，容积和重量分别增加至孕前的18～20倍；分娩后，子宫开始复原，10天左右可降入骨盆内，但需6周才能恢复正常大小。而固定子宫的韧带，因孕期的过度伸展，比孕前略松弛；阴道及盆底支持组织，因分娩时的过度伸展、扩张及损伤，使弹性下降而不能完全恢复到产前状态；因受孕子宫膨胀的影响，产后腹壁松弛，需6～8周方可逐渐恢复。

因此，正常分娩的新妈妈，产后用束腹带或穿紧身内裤，不仅无助于恢复腹壁的紧张状态，反而会使腹压增加，而产生后盆底支持组织及韧带对生殖器官的支撑力下降，可导致子宫下垂，子宫严重后倾、后屈，阴道前、后壁膨出等症。由于生殖器官正常位置的改变，会使新妈妈盆腔血液流动不畅，抵抗力下降，从

而更易引起盆腔炎、附件炎、盆腔瘀血综合征等各种妇科疾病，严重影响新妈妈健康。

> **温馨提示**
>
> 如有以下特殊情况，新妈妈可适当使用腹带，即：
>
> 1.如果新妈妈是剖宫产，手术后的7天内用腹带包裹腹部，可促进伤口的愈合，但腹部拆线后，则不宜长期使用腹带。
>
> 2.新妈妈身体过瘦或内脏器官有下垂症状，使用腹带对内脏有托举的功效，但当脏器复位后，应将腹带松解为宜。

●● 怎样防止产后乳房下垂

生孩子后造成乳房下垂，有两种原因：一是哺乳时间过长。一般分娩8个月后，乳汁明显减少，12个月后即可断乳，如果这时仍让孩子吃奶，乳房由于受到过分牵拉，弹性降低，容易发生下垂；二是有一些女性平时不注意锻炼，使支撑乳房的胸大肌和固定乳房的韧带不够发达有力，不能很好地支撑和固定乳房，从而使乳房下垂，影响乳房的健美。为使乳房健美，新妈妈需注意以下几点：

1.哺乳时间不要过长，应在孩子1岁左右断奶。吃奶时婴儿距离乳房不可太远，防止过分牵拉乳房。

2.哺乳期的新妈妈，每天用温水洗乳房1次，不仅有利清洁卫生，促进乳汁分泌，而且能够增加悬韧带的韧性，防止乳房下垂。

3.按摩乳房。孩子每次吃完奶后，新妈妈应轻轻按摩乳房，每次10分钟，这样能促进乳

房的血液循环，增强乳房韧带的弹性，防止乳房下垂。

4.穿戴松紧合适的胸罩，把乳房兜起来，防止乳房下垂。

5.坚持做俯卧撑、扩胸运动，使胸部的肌肉发达有力，对乳房的支撑作用增强。这样不仅能防止乳房下垂，对防止驼背及体形健美都大有好处。

温馨提示

新妈妈洗浴忌用过冷或过热的水刺激乳房。因为乳房周围微血管密布，受过热或过冷的水刺激会使乳房软组织松弛，造成乳房下垂，还会引起皮肤干燥。

亲友探望新妈妈时要注意什么

新妈妈分娩是一件喜事，会有很多亲朋好友到医院探望新妈妈。探望新妈妈会给新妈妈带来欣慰，有利于精神恢复，但是也可能给新妈妈带来不利的影响。

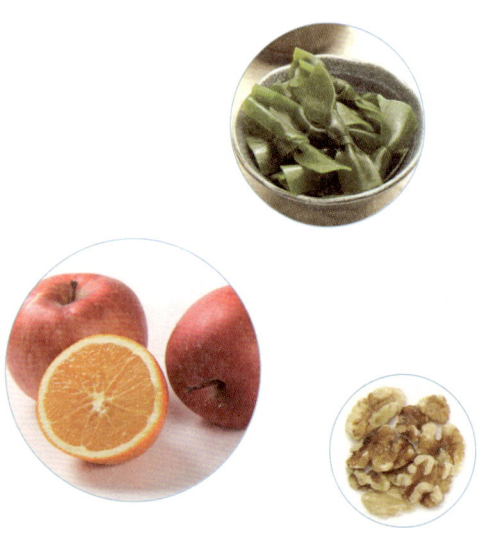

如果探望的人太多、时间太长，会影响新妈妈休息，尤其是会给手术产的新妈妈带来疲劳。因此，医院对家人探望新妈妈有明确规定，其目的是为了让家人照顾新妈妈，进行必要的护理；也是为了让新妈妈有适当的休息时间养好身体，恢复健康。特别是对分娩后不久，经过辛苦劳累的新妈妈以及新生儿更需要休息。一些亲友的探望最好安排在分娩10天以后，待新妈妈出院回家时探望。

新妈妈刚分娩，抵抗力很弱，婴儿也是十分娇嫩的。婴儿从依赖母亲胚胎生活，到出生后的独立生活，需要一个适应过程，对外界的反应能力与抵抗力较差，很容易得病。如果探望的人太多、声音嘈杂、病室环境条件有限，加上新妈妈不太愿意开窗通风，这样势必造成室内空气污浊。若患有感冒等病的亲友进入休养室内看婴儿，那么细菌和病毒将会传染给新妈妈和婴儿，影响母婴健康。

因此，为了避免与减少疾病的发生，为了母婴两代人的健康与安全，必须控制亲朋好友以及家人到医院探望。如果家人为了照顾和护理新妈妈，也必须注意卫生，应先用消毒水清洗双手，必要时戴上口罩方可进入母婴室。

新爸爸必须理清的家务头绪

家有"坐月子"娇妻和初生的宝宝，很多新爸爸也会有一个疲惫不堪、仪表不整、外形憔悴的过程，有人把照顾坐月子新妈妈的新爸爸戏称为"月公子"当不为过——毕竟是家庭添丁加口的大事，难免有些忙乱，重要的是应当忙而不乱，打理清楚家务事里面的头绪。下面这些细节，新爸爸应当时时注意。

回避争吵

有专家认为，夫妻间发生的争吵有一定益处，能帮助新爸爸、新妈妈减轻心理压力。但值得注意的是，如果在月子阶段发生争吵从而使其升级，则会伤害到夫妻感情。因为在坐月子阶段，新爸爸、新妈妈把全部关爱奉献给宝宝，却容易忽略了彼此之间的关爱，容易因一点小事而不愉快。因此，新爸爸、新妈妈要尽量宽容地对待彼此以回避争吵。

注意房间通风

都市人大多数不会注重门窗的"呼吸功能"，特别是新妈妈休养的房间，门窗整天都关得死死的。如果房里还存放着一包一包的垃圾，经过一昼夜，睡在里面的人，势必一大早起来就会头昏脑涨，对自己、对妻儿的健康都不利。因此，新爸爸时时刻刻不要忘记给室内换气通风，畅快地呼吸新鲜空气会使人精神振奋，情绪好转。

丢掉家中包装袋、杂物

虽然只多了一个宝宝，家中一下子会变得像个"垃圾场"一样。要立足于"现在、马上"就做、而不是"再等一等"，只要看到有杂物，立刻把乱放的包装袋或杂物一起收集起来全丢掉，一时不用的用具放进壁橱，不穿的衣服放进衣柜。

家中不要有隔夜垃圾

宝宝最大的特点就是排泄物多，一次性纸尿布、尿裤很快会换下一大包。为了健康，为了新妈妈拥有好心情，一定要每天扔垃圾，及时处理垃圾。

清理出通道

添置儿童床、婴儿车、学步车及各种玩具，家里几乎要变成仓库。在家里走动也要东躲西闪的，不小心还会踢翻垃圾袋。听到电话响，竟然要在奶瓶、水杯、湿纸巾、婴儿油、育儿书等物品中找半天。难怪新妈妈可能会向朋友诉苦、跟娘家人抹泪，新爸爸无论如何也要在家里清理出不会碰撞到各种物件的通道。

待洗衣物不放在卧室

传统风俗认为，新妈妈在月子里不能沐浴。而现代家庭坐月子的环境普遍比较好，新妈妈却总会出一身汗，换下来的衣服，加上宝宝尿湿的衣服和被褥，堆积在卧室内既不好看，气味也不好闻，脏衣物一定要当天洗。要记住，新妈妈"坐月子"的卧室，是影响个人情绪最快速、最大的空间，绝对不要把这个环境弄得杂乱无章，惹得新妈妈生气、哭鼻子。

床头放一杯水

上面要求做到的细节，可能都会有人代劳——慈爱的母亲、勤劳的岳母或手脚利索的家政服务人员。但只有这一点，新爸爸一定要亲力亲为：时时刻刻想着，为妻子准备一杯润喉用的温开水，这体现着做丈夫的关怀和周到。

因为总是惦记着给宝宝换尿布、喂水、喂奶，新妈妈睡眠质量会非常不好。长期缺乏睡眠的新妈妈，一定特别容易生气、动不动就会火冒三丈。如果做丈夫的随时把一杯盛满的温开水放在床头，每天睡觉前都把水换新，有助于缓解新妈妈的情绪。

05 常见病
的防治

月子里常见病，主要有产褥感染、产后大出血、晚期产后出血、产后伤风感冒、子宫复旧不全、产后子宫脱垂、恶露过期不止、产后恶露不下、产后腹痛（另外，还有足跟痛、腰腿痛、颈背痛）、产后盆腔静脉曲张、产后尿路感染（另有排尿困难、排尿不尽、小便不利），以及产后新妈妈的大脑、乳房、会阴部、心血管等部位可能出现的各种病症等等。对于这些疾病，须掌握致病原因，然后对症治疗。由于产后常见病很多，会影响新妈妈的身体健康，因此须高度重视、妥善治疗。下面列举各种常见病的治疗原则，供新爸爸、新妈妈参考。

●●● 怎样预防产褥感染

产褥感染，是病菌侵入生殖器官局部或全身引发的炎症反应，是新妈妈产后较易患的比较严重的疾病，也是引起新妈妈死亡的重要原因之一。新妈妈发生产褥感染后，由于感染部位不同，表现出来的症状也不同，一般分为以下几种感染形式。

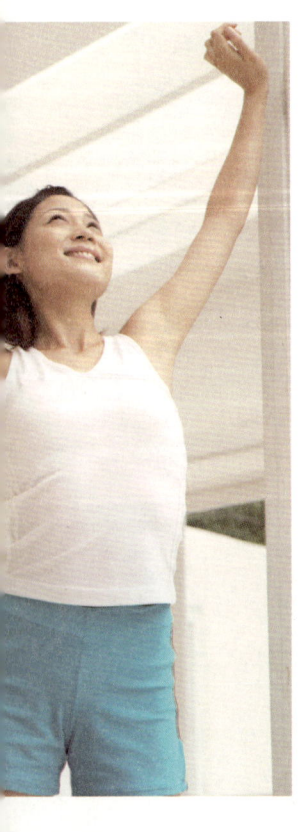

会阴裂伤和缝线伤口感染

会阴裂伤和缝线伤口感染是一种常见的感染，表现为伤口红肿，缝线针头处化脓，患者自觉会阴伤处疼痛，出现小便困难，但一般不会发热，只要及时治疗，炎症会很快消退。

阴道感染

阴道黏膜表现为红肿、溃烂，且带有脓液，常伴有低热。

子宫内膜感染

患者自觉下腹疼痛，白带增多，且多为脓性，有臭味，同时体温升高，可达38℃以上，如能及时治疗，感染会很快得到控制；如果不及时治疗，炎症可继续扩散，侵入子宫肌层或子宫周围组织，患者会感到下腹剧痛，全身不适，体温可升高到40℃，出现寒战；如果炎症再不能控制，会蔓延到腹腔，引起弥漫性腹膜炎，病情表现更为严重，除高热、寒战外，腹痛进一步加剧，出现恶心、呕吐、呼吸急促、神志不清，有少数患者会发生败血症、毒血症，如抢救不及时，则可能造成死亡。

为防止产褥感染，新爸爸、新妈妈要特别注意预防。预防应从怀孕期间开始。怀孕期间要注意清洁卫生，积极治疗原有的感染病症。在怀孕的最后3个月及产后42天中，一定要禁止同房，且不要洗盆浴。分娩时，如果发生胎膜早破、产程延长、产道损伤、产后出血，应及时进行抗感染治疗。新妈妈在分娩时，要尽量多吃食物、多饮水、多休息，以增加身体抵抗力。分娩后，新妈妈要注意饮食营养，尽早下床活动，及时小便，以避免膀胱内尿液潴留，影响子宫的收缩及恶露的排出。同时还要注意产后会阴部的清洁卫生，使用消过毒的卫生纸和会阴垫。

温馨提示

如果已经发生产褥感染，应加强营养，及时补充足够的热量，尽快纠正贫血等病症。躺卧体位采取半卧位，有利于恶露排出，能限炎症于盆腔，减少扩散。要在医生指导下进行抗感染治疗，如果盆腔脓肿形成，需手术切开引流。

发生产褥感染后，一定要及时、彻底地进行治疗，以防炎症扩大、蔓延和留下后遗症。特别是新妈妈在产后出现的体温升高等症状，不要自以为感冒而忽略，一定要及时到医院去检查治疗。产褥感染的治疗原则是抗感染，辅以整体护理，局部病灶处理，手术或中药等治疗，以及增强新妈妈的抵抗力。

●● 怎样预防产后大出血

胎儿娩出后24小时内，阴道出血量超过500毫升即为产后大出血。这是造成新妈妈死亡的重要原因之一，发生率占分娩总数的1‰～2‰，一般多发生在产后2小时以内。如在短时间内大量失血，即会使新妈妈抵抗力降低，就容易导致产褥感染。产后大出血导致失血性休克的时间过长，还可能因脑垂体缺血而坏死，以后出现席汉综合征，甚至危及生命。因此预防产后大出血极为重要。新妈妈分娩时应到有条件的医院，以免发生意外。

温馨提示

席汉综合征，是一种脑垂体疾病。原因为产后大出血而导致垂体前叶功能减退。

预防产后大出血的措施有如下几条。

孕前产前要进行认真全面的检查

如有血液病、肝炎、白血病等疾病，要积极治疗，必要时要及时终止妊娠。否则，分娩时及分娩后会因凝血功能障碍而引起大出血。

妊娠前要注意避孕

因多次人工流产易致子宫内膜受损而导致子宫内膜炎，子宫内膜炎又会引起胎盘粘连而出现产后出血。因此，有多次刮宫史的孕妈妈，应提前入院待产，查好血型，备好血，以防分娩时发生意外。另外要积极治疗妊娠并发症，如胎盘早剥、羊水栓塞、死胎等。

分娩时要克服精神过度紧张

在分娩过程中，因精神过度紧张会引起宫缩乏力，从而导致胎盘滞留，引起产后出血。另外，在分娩时不要使用过多的镇静剂、麻醉剂，以免使宫缩乏力而引起产后出血。

积极处理产程

要及时发现异常头先露或其他阻塞性难产，避免产程延长。产程延长也会引起子宫收缩乏力，引起大出血。

温馨提示

引起产后大出血的常见病因

1.新妈妈精神过于紧张。有些新妈妈在分娩时精神过于紧张，导致了宫收缩不好，这是造成产后出血的主要原因。在正常情况下，胎盘从子宫蜕膜层剥离时，剥离面的血窦开放，会出现少量出血。但当胎盘完全剥离并排出子宫之后，出血迅速减少。但是，如果孕妈妈精神过度紧张及其他原因，造成子宫收缩不好，血管不能闭合，可发生大出血。如孕妈妈精神过度紧张，产程过长，使用镇静药过多，麻醉过深，也可造成子宫收缩无力，出现大出血。又如羊水过多、巨大儿、多胎妊娠时，由于子宫过度膨胀，使子宫纤维过度伸长，产后不能很好恢复；生育过多、过密，使子宫肌纤维有退行性变化，结缔组织增生，肌纤维减少而收缩无力等，也是造成产后大出血的原因之一。

2.胎盘病因。如胎盘滞留、胎盘剥落不全、胎盘粘连等，都可造成大出血。

3.凝血功能障碍。新妈妈患有血液病、重症肝炎，也可造成产后大出血，后果也很严重，必须高度重视。

保养好子宫部位

胎儿娩出后不要过早牵拉脐带或粗暴按摩子宫，否则会引起胎盘嵌顿。

及时排尿

新妈妈要及时排尿，否则充盈的膀胱会影响子宫收缩，阻碍胎盘排出。为防止产后大出血，新妈妈和医生要互相协作，互相配合及时将尿液排出膀胱。

●●● 如何防治晚期产后出血

分娩24小时以后，在整个产褥期内发生的子宫大量出血，称晚期产后出血。以产后1~2周发病最常见，少数延迟至6~8周。表现为阴道间断性或持续性流血，或急剧大量出血。新妈妈常因失血过多而导致严重贫血、失血性休克和感染等。随着剖宫产率的增加，发生术后的晚期产后出血，近几年明显上升。

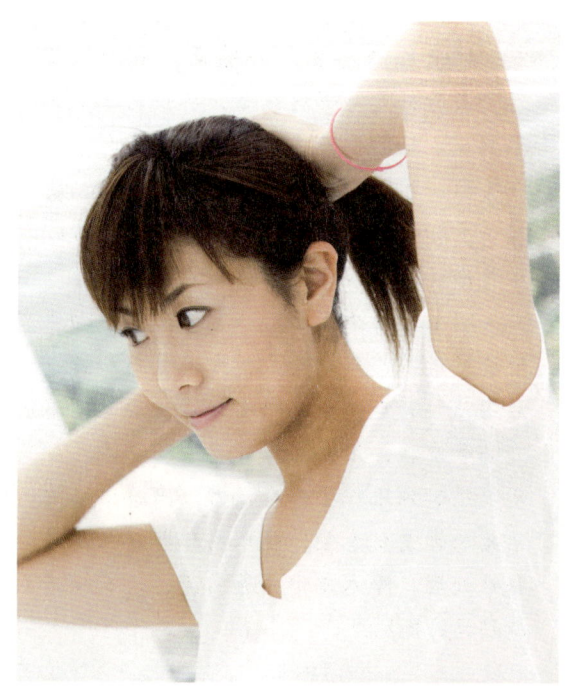

主要病因

一是胎盘胎膜残留，为最常见的原因。二是子宫复原不全、胎盘附着部位复原不全。三是剖宫产术后晚期出血，多发生于术后2～6周。四是多因切口影响子宫收缩，或缝线溶解、松脱；或感染使刀口裂开；或因缝线过密造成局部缺血坏死；或切口选择过低，接近宫颈外口，此处组织结构以结缔组织为多，故愈合能力差，出血较为严重。其他原因还有滋养细胞疾病、子宫黏膜下肌瘤、子宫颈癌、性爱损伤等，均可导致晚期产后出血。

临床表现

一是一般新妈妈在分娩24小时后，都会有少量的血性液体从阴道流出来，且随着时间的推移，这种现象会渐渐消失。但个别新妈妈产后5～6天，仍存在子宫大量出血，这就不正常了。这种晚期出血应引起高度重视。二是晚期产后出血多发生在分娩后数日，甚至20～30天之后，可以表现为产后持续阴道出血，少量、中量或大量出血或于分娩后突然大量出血。三是不同原因所致的出血期临床表现有差别，如剖宫产后的出血者可能发生在产褥末期，多表现为急性反复大出血。胎盘及胎膜残留，或胎盘息肉所致大出血，在发生大出血前可连续有少量阴道出血，恶露增多，一般无腹痛症状，但失血过多、过急，可致休克，应引起高度重视。

预防措施

一是因引起晚期产后出血的原因大多是胎盘及胎膜残留，这要求医护工作人员在胎盘娩出后，必须仔细检查胎盘或胎膜有无残留，胎膜边缘有无断裂的血管残痕等，且及时处理。

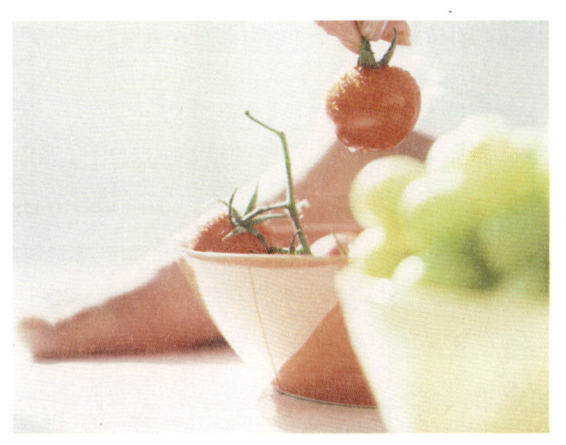

二是剖宫产的子宫切口必须看清楚出血点；结扎后再缝合子宫，缝合松紧间隔要适当。三是对于新妈妈自己来讲，应该警惕如下现象，若产后阴道出血时间较长，或伴有异味等，应及时就医，提高自我防范的能力。

治疗方法

一是产后有少量或中量流血、持续不净者，医生会给予缩宫素、麦角生物碱新碱、益母草膏、生化汤、云南白药等止血，促进子宫收缩；同时适当应用广谱抗生素以抗感染治疗，辅以维生素等支持疗法。二是对疑有胎盘、胎膜残留，或胎膜附着部位复旧不全者，刮宫一般能奏效。三是对剖宫产后止血患者的处理原则，是用宫缩剂和止血药。四是如有滋养细胞或其他肿瘤者，则进行相关治疗。

温馨提示

发生急性大量出血的新妈妈，应及时入院输液、输血治疗，以避免发生休克。剖宫产后子宫切口裂开出血，在治疗无效时需做子宫全切或次全切除术。

●● 如何防治产后伤风感冒

新妈妈分娩后10天内，一般出汗较多，这是因为要通过排汗功能协助排出体内积蓄的废物，此属正常生理现象。但是，出汗过多，毛孔张开，此时如受风寒，极易感冒、咳嗽，不但对产后健康恢复不利，还会引发其他疾病，如果长期不愈，会留下病根，给新妈妈造成许多痛苦。

为了防止感冒，必须抵御风寒，因此新妈妈穿衣要适当，不要穿得过少，也不要穿得过多，更不能一会儿穿、一会儿脱，这会造成对外界抵抗力的降低。夜间或白天盖被子也要适当，不可开始盖得很多，夜间又踢开被子，造成汗后受寒。不要接触感冒患者，以免被传染。卧室要通风，保持室内空气清新。

●● 什么是子宫复旧不全

产后子宫复旧不全表现为腰痛、下腹坠胀、血性恶露淋漓不尽，甚至大量出血。即使恶露停止，白带、黄带增多，子宫位置后倾；子宫稍大且软，或有轻度压痛，如果不及时治疗，还可能导致永久性子宫改变，例如造成结缔组织增生、子宫增大，及哺乳期后月经量多、经期延长。产褥期发生上述现象，新妈妈要及时就医，可通过如下方法进行治疗。

1.服用子宫收缩剂。药方为麦角生物碱流浸膏2毫升，每日3次，或服用益母草流浸膏4毫升，每日3次，3天为一个疗程。有时可停药3天左右再进行一个疗程治疗。中药益母草膏无不良反应，可坚持常服，每日2～3次，每次1汤匙冲服。

2.卧床休息时不要总仰卧，要经常变换体位，防止子宫后倾。

3.子宫后倾者，新妈妈要做保健操，尤其是膝胸卧位运动，以矫正子宫后倾，每日2次，每次10～15分钟。

4.如有炎症，需选择合适的抗生素以控制感染。

5.产后长时间出血或有大出血而怀疑有胎盘滞留者，子宫复旧肯定不好，应当手术刮宫，以清除宫内滞留物，促进愈合。

温馨提示　分娩后子宫复旧的快慢，与新妈妈的年龄、分娩次数、身体健康状况、分娩的性质、是否哺乳等都有关系。新妈妈若年龄大、分娩次数多、身体素质差，则子宫复旧比较慢。另外，产程长或难产者复旧也慢。产后自己哺乳，可以反射性地促进子宫收缩复旧。

●● 如何防治产后子宫脱垂

子宫脱垂的症状

新妈妈发生子宫脱垂，会感到下腹、外阴及阴道有向下坠胀感，并有腰酸背痛的症状，久立、活动量大时，这种感受更加明显，严重者甚至影响活动。属于早期子宫脱垂或症状较轻者，可取平卧位或稍坐一会儿，使阴部恢复常态；重症子宫脱垂则不易恢复，即使用手帮助回纳，起立后仍可能向外脱出。如果子宫脱垂的同时，还伴有膀胱膨胀，往往会有尿频、排尿困难或尿失禁等症；若子宫脱垂兼有直肠膨出，还可出现排便困难。

造成子宫脱垂的原因

一是急产，即产程从子宫规律阵缩到胎儿娩出少于3小时，由于骨盆底组织和阴道肌肉没有经过渐进的扩张过程，而突然被强大胎头压迫撕破，又未及时修补，就会造成子宫脱垂。二是滞产，也容易造成子宫脱垂。

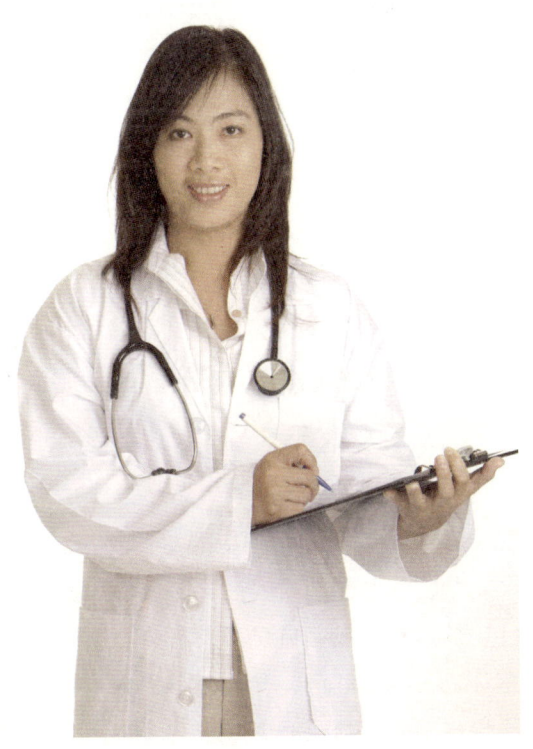

子宫脱垂因程度不同，有轻、中、重之分。轻度子宫脱垂（Ⅰ度），此类患者大多数没有什么感觉，有的可在长期站立或重体力劳动后感到腰酸下坠；中度子宫脱垂（Ⅱ度），部分子宫颈或子宫体脱出体外，在阴道外；重度子宫脱垂（Ⅲ度），即整个子宫颈与子宫体全部暴露于阴道口外。

预防子宫脱垂的方法

不要生育过多、过密，以免影响母体健康。产后如有组织破裂，必须及时修补。产后2周，应开始做膝胸卧位体操，每天2~3次，每次15分钟，这样可使子宫位置尽快复原到正前倾位。充分休息，产后生殖器恢复正常需42天，在此期间应充分休息，避免过早参加重体力劳动，如挑重担、手提重物，以及长时间下蹲等活动。卧床休息时，不要总仰卧，要经常变换休息姿势。

温馨提示

子宫脱垂的治疗

轻度子宫脱垂患者，可以采用服用补气升提药物及体育疗法治疗。

一是服用补气升提药物。如补中益气汤。另外可以采用针灸法，针灸百会、关元、中极、三阴交、大冲等穴位，即可见效。

二是体育疗法。具体方法有如下几种：

缩肛运动：用盆底肌肉收缩法将肛门向上收缩，就如同大便完后收缩肛门那样。每天做数次，每次收缩10~20下。

臀部抬高运动：平卧床上，两脚踏起，紧贴臀部，两手臂平放在身体两侧，然后用腰部力量将臀部抬高与放下。每天2次，每次20下左右，并逐步增多次数。

注意：中、重度子宫脱垂，应到医院妇产科诊治。

●● 产后恶露过期不止怎么办

产后恶露一般持续20天左右即净，若过期仍然不干净，就要采取防治措施。具体防治方法有如下几点：

1.若产后恶露淋漓不止，超过20天仍不干净，量多，颜色淡红，质清稀，无臭气，新妈妈感到疲倦无力，要请医生诊治，同时用下列方法配合治疗：

（1）采用食疗法，如淮药粥、赤豆粥、芡实粥、人参粥、人参山药乌鸡汤等。

（2）应绝对卧床休息，尽量减少活动，避免行走、站立，这会使中气下陷，导致子宫下垂。

（3）要注意保持新妈妈卧室清洁整齐，夏天应做到凉爽通风，不使新妈妈出汗过多，不可吹穿堂风；冬天注意保暖并保持室内湿度。

2.如果新妈妈素来身体强壮，产后恶露多，过期不净，颜色鲜红或紫红，质黏稠，有臭味，自觉发热、口干咽燥等现象，除求医用药外，饮食尤其要注意新鲜、清洁卫生，预防热邪侵袭。

因新妈妈阳气亢盛，血分有热，饮食应清淡，多食新鲜水果，如梨、橙、柚子、苹果等，可洗净切块煮热温食。蔬菜宜多食萝卜、菠菜、藕、冬瓜、丝瓜等，还可常吃冬苋菜粥、藕汁粥、青萝卜粥、菠菜粥等。平时要多饮水，忌吃辛辣、煎炒、油腻之食。

3.若新妈妈在月子中过度悲伤、忧愁，或过度思虑、操劳，从而造成恶露过期不止，除改变外部条件外，还需避免语言刺激，帮助新妈妈排解忧愁，给予开导、安慰。

此外还可采用以下治疗方法：取益母草50

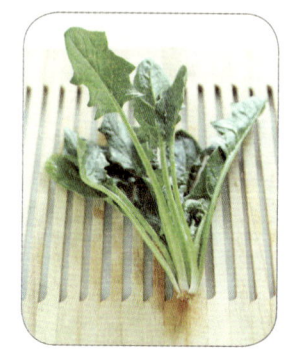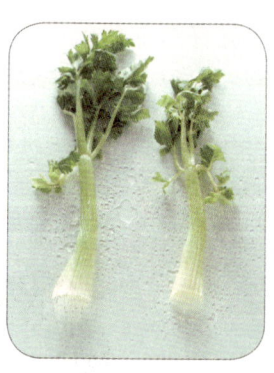

克，煎水，加适量红糖，1日1剂，分3次服，连服1周。

●● 如何防治产后恶露不下

如果分娩后恶露停蓄胞宫不下，或所下甚少，致使浊瘀败血停蓄，引起腹痛、发热等症，称为恶露不下。防治方法如下。

1.注意观察恶露的性状，从而针对病因治疗，如恶露一般可持续20天左右，若恶露始终是红色，或紫红色，有较多瘀血块，量不减甚至增多，时间超过20天或所下极少，均属于病理情况，应引起注意。

2.若分娩时新妈妈感受寒邪、过食生冷而引起恶露被寒所凝滞，产生下腹疼痛，按之更甚，痛处可触及肿块，恶露极少。首先，可采用按摩法，即新妈妈取半坐卧式，用手心从心下搋至脐，在脐部轻轻揉按数遍，再从脐向下按摩至耻骨联合上缘，再揉按数遍，如此反复按摩10～15次，每天2次；其次，可以热熨，可选艾叶、陈皮、柚子皮、生姜、小茴香、桂皮、花椒、葱、川芎、红花、乳香等，任选2～3味适量，炒热或蒸热，用纱布包扎，外熨痛处；再次，多吃醪糟蛋或多吃鲤鱼。另外，卧室应保暖，防止风寒外袭。

　　3.若分娩后新妈妈情志不舒，或操劳过度，或困扰悲伤过度，导致恶露不下，可采用热熨，选用陈皮、生姜、花椒、乳香、小茴香等1～2味，炒热包熨下腹；也可用薄荷6克、生姜2片泡开水当茶饮。同时一定要保持精神愉快，避免各种影响情绪的因素。

●● 如何防治产后腹痛

　　产后腹痛除去产后宫缩痛，还常由如下两种原因引起，治疗方法如下。

血虚引起的腹痛

　　新妈妈在分娩过程中由于失血过多，或者本来身体气血虚弱，因而产生腹痛，表现为：小腹隐隐作痛，持续不断，腹部喜用热手揉按，恶露量少，色淡红、清稀，或兼见头昏眼花、耳鸣、身倦无力，或兼大便燥结、面色萎黄。

　　治疗护理的措施有五条：

　　1. 卧床休息，保证充分睡眠，避免久站、久坐、久蹲，防止子宫下垂、脱肛等发生。

　　2. 加强营养，可选择食用一些药膳，如人参粥、扁豆粥、猪肾粥、枣杞鲫鱼汤、当归生姜羊肉汤、黄芪当归鸡汤、参枣羊肉汤等。

　　3. 大便燥结者可服麻仁丸，另外早晚加服蜂蜜1匙。多吃新鲜蔬菜、水果，如香蕉、番薯、西瓜、西红柿等，以润肠通便。

　　4. 用热毛巾热敷痛处，或用艾条灸关元穴（脐下3寸，即脐下约3横指）、中极穴（脐下4寸，即脐下4横指），或用盐炒热装布袋热熨痛处，或熨关元穴、中极穴。

　　5. 恶露量多或有创伤流血不止者，必须尽快请医生止血。

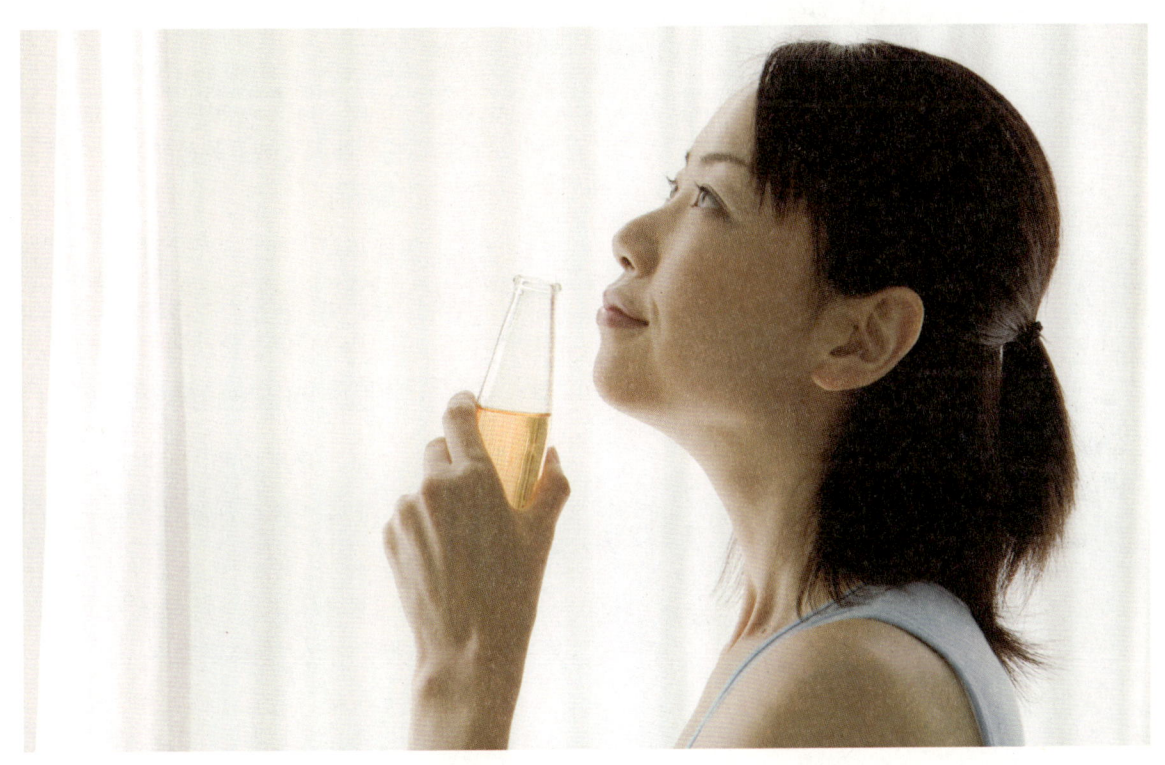

调养不慎引起的腹痛

新妈妈在月子里若起居不慎，饮食生冷，或腹部受侵风寒，冷水洗涤，使寒邪乘虚而入，血脉凝滞，气血运行不畅，不通则痛。有的新妈妈产后因过悲、过忧、过怒，肝气不舒，肝郁气滞，则血流不畅，以致气血瘀阻，也会造成腹痛。也有的因产后立、蹲、坐、卧时间过长，长久不变换体位，引起瘀血停留，而致下腹疼痛坠胀，甚至引起腰酸、尾骶部疼痛。主要症状有产后小腹疼痛、喜温喜按或喜温拒按，热敷则减轻。由情志不畅引起者常失气则痛减，恶露量少、涩滞不畅、色紫暗常夹血块，或兼胸胁胀痛、四肢欠温。

有8条防治措施：

1. 小腹部热敷法，即用热毛巾热敷痛处，或热敷脐下5厘米处的气海穴、脐下10厘米处的中极穴。

2. 按摩法，即用热手按摩下腹部，方法为：先从心下擦至脐，在脐周做圆形揉按数遍，再向下擦至耻骨联合（阴毛处之横骨）上方，再做圆形揉按数遍，然后将热手置于痛处片刻，重复上述动作，但在做圆形按摩时方向应与上次相反，如此反复按摩，每次10~15遍，早、晚各1次。

3. 热熨法，即选用中药肉桂10克，干姜12克，小茴香10克，艾叶20克，陈皮20克，吴茱萸10克，木香15克等温热药适量，以水浸润炒热装袋，趁热温熨痛处，冷再加热，每次熨10~15分钟。

4. 服益母草膏1匙，每日3次，以化瘀止痛。

5. 加强食疗，即可选用生姜红糖汤、醪糟蛋、益母草煮醪糟、当归生姜羊肉汤、羊肉桂心汤。小腹胀痛、胸胁胀满者，可多食橘柑、金橘饼、韭菜，忌食生冷瓜果、饮料。

6. 新妈妈应保持心情愉快，避免各种精神刺激。

7. 注意保暖防风，尤其要保护下腹部，忌用冷水洗浴。

8. 不可久站、久蹲、久坐、一种姿势睡卧，这些体位持久容易造成盆腔瘀血，应注意多改变体位，适当活动。

注意：腹部热敷、热熨应在产后第二天以后进行，以免子宫肌肉松弛造成出血过多。

●● 如何防治产后盆腔静脉曲张

盆腔静脉曲张，是指盆腔内长期瘀血、血管壁弹性消失、血流不畅、静脉怒张弯曲的一种病变。防治方法有以下几种。

1.产后要注意卧床休息，随时变换体位，避免长时间下蹲、站立、坐等姿势。

2.保持大便通畅，若有便秘发生，应早、

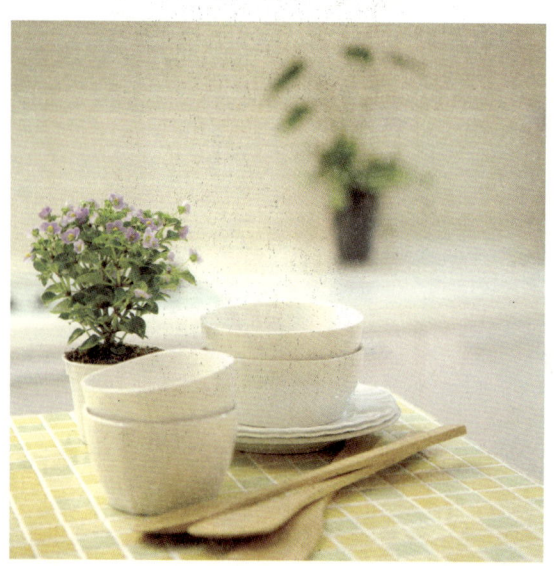

晚服蜂蜜1匙，多吃新鲜蔬菜、水果。

3.经医院确诊为盆腔瘀血后，常按摩下腹部，用手掌在下腹部做正反方向圆形按摩，并同时在尾骶部进行上下来回按摩，1日2次，每次10～15遍。

4.用活血化瘀、芳香理气的药物热熨，可选川芎、乳香、广香、小茴香、路路通、红花等各15克，炒热后装布袋中，熨贴下腹部、腰脊和尾骶周围。

5.做缩肛运动，即将肛门向上收缩，如大便完时收缩肛门一样，每天做5～6次，每次收缩10～20次。

6.平卧床上，两脚踏床，紧靠臀部，两手臂平放在身体的两侧，然后腰部用力，将臀部抬高、放下，每天做2次，每次20遍左右，可逐渐增加。

7.手扶桌边或床边，两足并拢做下蹲、起立运动，每天2次，每次做5～10遍。

8.如果症状较严重者，除做以上锻炼外，还可采用膝胸卧位，即胸部紧贴床，臀部抬高，大腿必须与小腿呈直角，每天2次，每次15分钟左右，可使症状很快缓解。

9.卧床休息时，最好采取侧卧位。

10.在可能的情况下，卧床时可采取头低、脚高的体位。

> **温馨提示**
> 一般来说，产后腰腿疼痛经过几个月到1年左右，病痛会自然缓解。如果长期不愈，可采用推拿、理疗等方法治疗，并遵医嘱服用消炎止痛药。

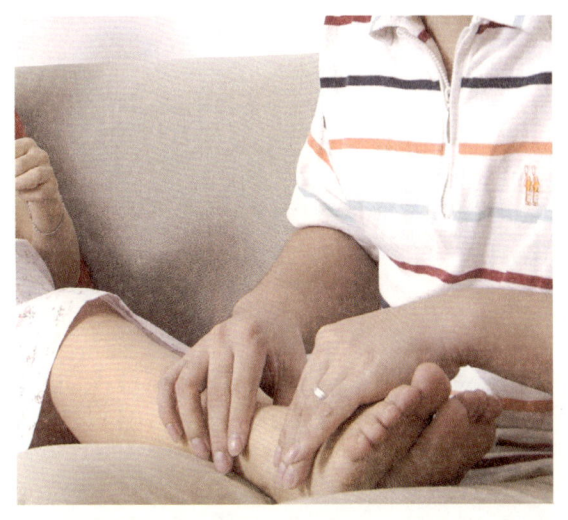

●● 如何预防产后腰腿痛

产后腰腿痛的表现多以腰、臀和腰骶部疼痛日夜缠绵为主，部分患者伴有一侧腿痛。疼痛部位多在下肢内侧或外侧；有的可伴有双下肢沉重、酸软等症。此病因骶髂韧带劳损，或骶髂关节损伤所致。主要原因如下。

1.产后休息不当，过早久站和久坐，致使新妈妈妊娠时已松弛的骶髂韧带不能恢复，造成劳损。

2.在分娩过程中新妈妈会出现骨盆各种韧带损伤，再加上产后过早劳动和负重，增加了骶髂关节的损伤机会，引起关节囊周围组织粘连，妨碍了骶髂关节的正常活动致腰腿痛。

3.产后起居不慎，腰骶闪挫以及腰骶部先天性疾病，如隐性椎弓裂、骶椎裂等诱发腰腿痛，产后更剧。

预防措施有两条：一是新妈妈产后要注意休息和增加营养，不要过早久站和久坐，更不要过早劳动和负重；二是避风寒，慎起居，每天坚持做产后操，能有效预防产后腰腿痛。

●● 如何预防产后颈背酸痛

有一些新妈妈在给孩子喂奶后，常感到颈背酸痛，随着喂奶时间延长，症状会愈加明显，这是哺乳性颈背酸痛症。预防措施有以下几条。

1.及时纠正不良喂奶姿势，避免长时间低头哺乳。

2.在给孩子喂奶过程中，可以间断性地做头后仰、颈向左右转动的动作。夜间不要习惯于单侧睡觉。平时要注意活动颈部。

3.要及时治疗孕期颈椎病，消除诱因。

4.注意颈背部保暖，夏天避免电风扇、空调直接吹头颈部。

5.加强营养，必要时进行自我按摩，以改善颈背部血液循环。

温馨提示

引起颈背酸痛的原因

1.新妈妈不良的姿势。一般哺乳母亲在给小孩喂奶时，都喜欢低头看着小孩吮奶，由于每次喂奶的时间较长，且每天数次，时间长了，就容易使颈背部的肌肉紧张而疲劳，产生酸痛不适感。有的人为了夜间能照顾孩子，习惯固定一个姿势睡觉，造成颈椎侧弯，引起单侧的颈背肌肉紧张疲劳，也会引起颈背酸痛。

2.女性生理因素与职业的影响。由于女性颈部的肌肉、韧带张力与男性相比显得相对较弱，尤其是在产前长期从事低头伏案工作的女性（会计、打字员、编辑、缝纫师等），如果营养不足，休息不佳，加上平时身体素质较差，在哺乳时就更容易引起颈、背、肩等部位的肌肉、韧带、结缔组织劳损，而引发疼痛和酸胀不适。

3.自身疾病的影响。一些人由于乳头内陷、婴儿吸吮时常含不稳乳头，这就迫使新妈妈要低头照看和随时调整婴儿的头部，加之哺乳时间较长，容易使颈背部肌肉出现劳损而感到疼痛或不适。此外，哺乳母亲患有某些疾病，如颈椎病，也会加剧神经受压的程度，导致颈背酸痛。

●● 如何缓解产后手指、腕部疼痛

在分娩时，新妈妈皮肤毛孔、关节打开，加之产后气血两虚，容易使风寒滞留于肌肉和关节中，又因照顾宝宝及家务劳累，使得肌肉关节受到损伤，引起伸腕肌腱炎和腕管综合征。

伸腕肌腱炎

其引起的疼痛，以大拇指和手腕交界处最为明显，特点为腕部酸痛或疼痛，握拳或做拇指的伸展动作时，如写字、握筷子、举杯子及拿奶瓶等活动时会使疼痛加剧，在手臂上能见到条索状肿胀凸起，如不及时治疗和休息，疼痛会日益加剧。

腕管综合征

因手臂正中神经在腕管内受累于发炎肿胀的肌肉，引起手指疼痛麻木。开始仅表现为刺痛，经常在睡眠中痛醒，活动手指会很快消失。但若不及时治疗，数月后还会出现手掌内外肌肉萎缩。

对上述两症，可采取以下方法缓解：

1.月子里注意避免着凉，室内保持干燥通风，温度不可太低。洗浴时应注意水温不要过低，时间不要过长。

2.不要过度劳累，手腕和手指疼痛时必须注意休息，减少家务活动。

3.月子里少吃酸性食物，如鸡肉。同时要少饮啤酒，以免加剧疼痛。

4.疼痛发生应及时去医院就医。在医生的指导下合理用药，千万不要自行用力按摩疼痛处。可适当采用热敷的方法减轻疼痛。热敷用热毛巾，如加上一些补气养血、通经活络、祛风湿的中草药，则效果更佳。

减轻产后身体酸痛的方法

休息；泡热水澡；经常请人按摩，尤其是针对酸痛的肌肉；多吃有营养的食物，补充身体需要的能量；多抱宝宝，别只想着自己身体的问题，要转移注意力。

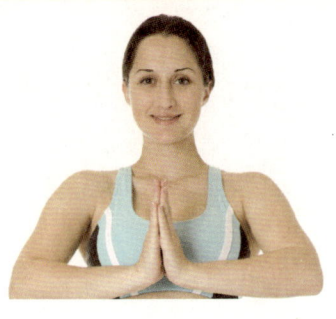

如何预防产后足跟痛

有些新妈妈在产后出现足跟痛，很多人误以为是在月子里受了风寒所致，这种认识是错误的。新妈妈足跟痛，是由于脚跟脂肪垫退化所引起的。足跟部有坚韧的脂肪垫，对体重的压力和行走活动时的振动，能起到缓冲作用。但新妈妈在坐月子期间，由于活动减少，甚至很少下床活动行走，致使足跟部的脂肪垫变薄，甚至出现退化现象。一旦下地行走，由于退化的脂肪垫承受不了体重的压力和振动，即会出现脂肪垫水肿、充血而引起疼痛。由此看来，不常活动才会导致新妈妈足跟痛。

产后要充分休息，但并非必须长时间卧床。产后如无特殊情况，应及早下床活动、散步，并做适量产后保健操等运动。这样既能避免发生足跟疼痛，又有利于产后身体恢复。如果新妈妈不慎患了足跟痛，可以采用热敷等方法缓解。热敷用热毛巾即可，若加上一些补气养血、通经活络、祛风湿的中草药则效果更佳。

产后尿路感染有何症状

由于妊娠时膀胱受压，产后膀胱肌肉的收缩力暂时不能恢复即会引起积尿。如不注意产褥卫生，就容易患膀胱炎和肾盂肾炎。

膀胱炎

产褥期膀胱炎多数由大肠杆菌感染引起，典型症状是尿频、尿急及尿痛。尿液检查有大量的白细胞及细菌，但无蛋白。在尿沉渣中常可见到红细胞，偶尔肉眼可见到血尿。感染可向上蔓延，导致肾盂肾炎。

急性肾盂肾炎

患病率为0.5%～2%，多为双侧性，如为单侧则以右侧肾盂肾炎较多见。常见的是细菌从膀胱向上蔓延或通过血管与淋巴管直接感染的结果。典型症状为发病急，可能先有轻度的膀胱刺激症状或血尿，继而寒战高热，一侧或两侧肾区出现叩击痛。

治疗方法有：静卧休息，纠正便秘，多喝开水，食用易消化少刺激的食物，用抗生素治疗，也可选用清热解毒、利尿通淋的中草药治疗。

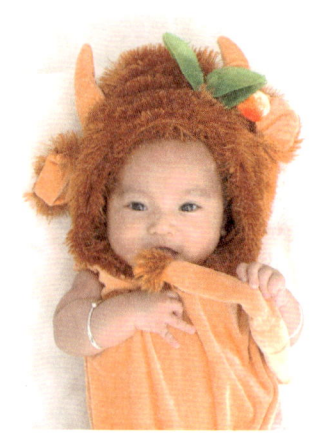

●● 产后排尿困难怎么办

许多新妈妈，尤其是初产新妈妈，在分娩后一段时间内会出现小便困难，有的新妈妈膀胱里充满了尿，但想尿又尿不出来；有的新妈妈即使能尿，也是点点滴滴地尿不干净；还有的新妈妈膀胱里充满了尿，却毫无尿意。

产后排尿困难是一件很难受的事，如果新妈妈产后发生小便困难，可采取以下方法处理：

1.最好在产后2小时主动排尿，不要等到有尿意时再排。排尿时要增加信心，精神放松，平静而自然地去排尿，特别要把注意力集中在小便上。

2.如不能排出尿液，可在下腹部用热水袋热敷，或用温水冲洗外阴和尿道周围，也可用滴水声诱导排尿。

3.在医生指导下做仰卧起坐运动，每天做3～4回，每回重复10～20次，促进血液循环，解除盆腔瘀血，改善膀胱和腹肌的功能。

4.为促进膀胱肌肉收缩，可针灸关元、气海、三阴交等穴位；灸取百会穴；也可用拇指按压关元穴，持续1分钟即可排尿。

5.可取中药沉香、琥珀、肉桂各0.6克，用开水冲服。

6.若以上方法仍无效，就要由医务人员在无菌操作下行导尿术，并将导尿管留置24～48小时，使膀胱充分休息，待水肿、充血消失后，张力会自然恢复，即可自行排尿。

 温馨提示

产后小便困难的原因

在怀孕期，孕妇体内的水分主要靠排尿和出汗等排出体外。但在怀孕晚期，由于增大的子宫压迫膀胱，使膀胱肌肉的张力降低，在分娩时，胎儿的头又长时间紧紧地压迫着膀胱，使膀胱肌肉的收缩力减弱，因此，虽然分娩后子宫对膀胱的压迫减轻，但由于膀胱肌肉张力的下降和收缩功能的减弱，膀胱已无力将其中的尿液排净。

另外，有些新妈妈在分娩时做了会阴侧切术，小便时尿液会刺激伤口引起疼痛，导致尿道括约肌痉挛，也是产后小便困难的原因。也有些新妈妈不习惯在床上小便，也会引起小便困难。如果产后8小时仍排不出尿液，医学上称之为产后尿潴留。

●● 如何防治产后尿失禁

尿失禁表现有：每天排尿8次以上，但总感觉排尿不净；夜尿频繁，忍尿有困难；做一些运动和动作（如跳跃、大笑、咳嗽、打喷嚏）时，会身不由己地有尿液流出。

新妈妈在生活中应多加注意：如果有慢性咳嗽，咳嗽时宜双手抱住腹部，以减轻腹腔压力；平日宜多饮水，增强膀胱肌肉的弹性；要多吃新鲜蔬菜、水果，以改善便秘，减轻腹压对盆底肌肉的压力；有尿时及时排尿，避免经常忍尿而造成膀胱韧性下降，加重尿失禁；产后不要久蹲、久站、坐矮凳，以免加大对盆底肌肉的压力；会阴部有伤口时，应少吃姜、醋等辛辣刺激性食物，避免伤口愈合不良而影响盆底肌。

另外，可以做保健操以纠正尿失禁，促使盆底肌肉和松弛的腹壁恢复张力，促进肌肉弹性复原，增强收缩力，提高膀胱的收缩功能，利于膀胱排空，从而改善尿失禁。

●● 产后为何容易发生便秘，如何防治

新妈妈分娩后最初几天，往往发生便秘，有时三五天不解大便，或者大便困难，引起腹胀、食欲缺乏。严重者，还会导致脱肛、痔疮、子宫下垂等疾病。

引起产后便秘的常见原因有以下几点。

1.由于妊娠晚期子宫长大，腹直肌和盆底肌被膨胀的子宫胀松，甚至部分肌纤维断裂；在产后，腹肌和盆底肌肉松弛，收缩无力，腹压减弱，加之新妈妈体质虚弱，排大便时使不出力气，又不能依靠腹压来协助排便，排大便自然困难。

2.新妈妈在产后几天内因卧床休息，活动减少，影响肠管蠕动，不易排便。

3.新妈妈在产后几天内的饮食单调，往往缺乏纤维素类食物，尤其缺少粗纤维，减少了对消化道的刺激，也使肠蠕动减弱，影响排便。

温馨提示　排尿动作既受神经系统的控制，又需要有很多肌肉群参与，如盆底肌、腹肌。女性在分娩时，无论是自然分娩还是阴道手术助产，盆底的肌肉、筋膜以及腹肌都有较大的伸展，或因撕裂而变得松弛、软弱、弹性下降，特别是会阴有伤痕的新妈妈，肌肉的舒缩使很多新妈妈在分娩后出现尿失禁。

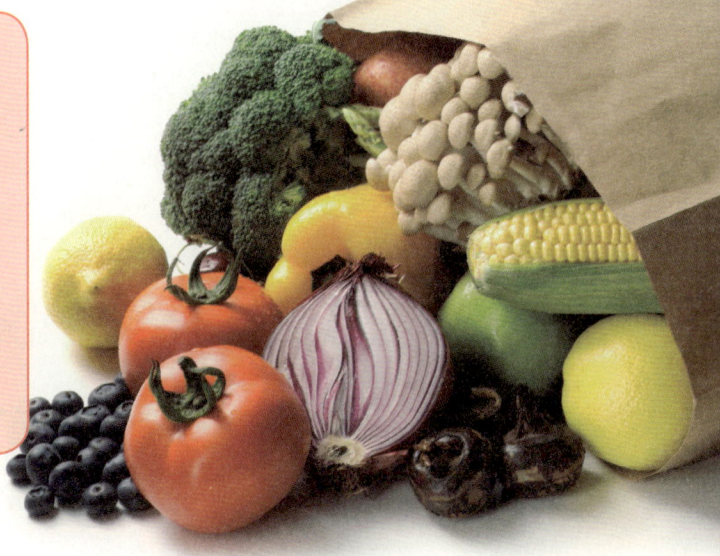

防治新妈妈便秘的措施有如下 5 种方法，请酌情参考运用。

1.新妈妈应适当地活动，不能长时间卧床。产后头两天应勤翻身，吃饭时应坐起来。两天后应下床活动。

2.在饮食上，要多喝汤、多饮水。每日进餐应适当配加一定比例的杂粮，做到粗、细粮搭配，力求主食多样化。在吃肉、蛋食物的同时，还要吃一些含纤维素多的新鲜蔬菜和水果。

3.平时应保持精神愉快，心情舒畅，避免不良的精神刺激，因为不良情绪能使胃酸分泌量下降、肠胃蠕动减慢。

4.用黑芝麻、核桃仁、蜂蜜各60克，制成药剂服用。方法是：先将黑芝麻、核桃仁捣碎，磨成糊，煮熟后冲入蜂蜜，分2次1日服完，能润滑肠道，通利大便。

用上述方法效果不明显者，可服用养血润燥通便的"四物五仁汤"，即：当归、熟地各15克，白芍10克，川芎5克，桃仁、苦杏仁、火麻仁、郁李仁、瓜蒌仁各10克，水煎，分 2 次服用。

温馨提示
一旦发生便秘不要急，可多吃些蔬菜、水果，多喝些水，能使粪便软化，容易排出。也可采取食疗法，润肠通便，如睡前饮1小杯蜂蜜水，每天早晨空腹吃香蕉1～2根，每晚空腹吃苹果1～2个，三餐喝粥，均可缓解便秘。必要时，可在医生指导下服用果导片或用甘油栓、开塞露塞入肛门内，均能见效。

●● 新妈妈为何易发肛裂，如何预防

虽然肛裂不是新妈妈独有的病症，但是产后妇女的肛裂发病率确实很高。肛裂是肛管内的齿状线下部反复损伤和感染，导致皮肤全层裂开后，因未及时处理，裂口反复感染后形成的一种慢性感染性溃疡。虽说肛裂不算大病，但给患者所造成的肉体痛苦和精神负担也是很大的。

新妈妈发生肛裂的原因主要有如下几条：怀孕后由于胎儿逐渐生长发育，子宫体也随之扩大，向下压迫盆腔，使血液在盆腔静脉丛内淤积，血液回流受阻，造成肛门周围组织水肿，抵抗力下降；加之，有的新妈妈活动量很小，胃肠蠕动缓慢，粪便在肠内停留时间过长，水分吸收过多，粪便干硬，排便时容易造成肛裂；还有的新妈妈产后吃鸡蛋过多，胃肠道内由产前的多渣食物突然变为少渣食物，因此出现便秘，大便困难，易发生肛裂。新妈妈发生肛裂一般在产后半个月内。

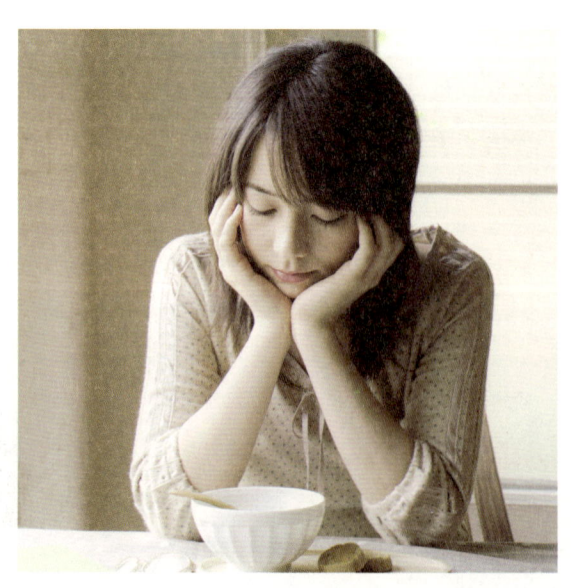

预防肛裂可从以下几个方面着手：

1.产后应保持肛门部位清洁，每次大便后用温水轻轻擦洗肛门，养成良好的卫生习惯。

2.长时间的坐位可因腹中压力向下压迫，使肛门血管瘀血，肛周围组织水肿、脆弱，容易造成损伤，因此孕妇和新妈妈要避免久坐。有条件时可经常做提肛运动，即做连续有节奏的"下蹲—站立—再下蹲"动作，每次做1～2分钟，每日做2～3次，以加强肛门括约肌收缩，促进局部的血液循环，防止瘀血。

3.少吃辛辣刺激的食物，以防加重肛周水肿症。

4.发生便秘，不要强行排便。应先由肛门注入适当的开塞露、甘油栓等润滑药物，以利大便顺利排出，避免造成肛门裂伤。

5.发生肛裂后，每日要进行局部清洗坐浴，尤其在大便后，能防止伤口感染，促使伤口尽快愈合。对肛裂痛者，可用1%普鲁卡因进行局部封闭，久治不愈者，要去医院行手术治疗。

温馨提示

肛裂一般表现为大便时疼痛，便中和便后带血。疼痛的原因是在排便时，粪便通过肛管，刺激肛裂伤口底部的神经末梢所致。痛型为撕裂疼痛或烧灼痛。排便后缓解数分钟，此为疼痛间歇期，为肛裂所独有的特征。然后因内括约肌的痉挛而再度疼痛，常持续数分钟或数小时，直至括约肌疲劳、肌肉松弛而疼痛消失，医学上称为肛裂疼痛周期。肛裂还会出血，但出血量不大。有的在大便表面会发现条索状血迹，有的在大便后会滴数滴鲜血，有的仅在手纸上遗留少量血迹。

如何防治产后外阴发炎

新妈妈外阴部常因局部皮肤损伤和产后调养失宜，引起细菌感染而发炎。急性外阴发炎时，严重的会引起发热、腹股沟淋巴结肿大、压痛等。如果急性期发作较轻，未能引起重视，可能转为慢性，造成局部皮肤粗糙，外阴瘙痒，影响到以后的工作、学习和生活。防治方法有如下9种，请分别对症选用：

1.产后保持外阴皮肤清洁，大小便后用纸擦净，应由前向后擦，最后擦肛门部位。大便后最好用温开水冲洗外阴，每天用1∶5 000的高锰酸钾溶液冲洗1次。

2.恶露未净应勤换卫生巾（或月经带或月经纸），勤换内裤，内裤要穿舒适、透气的棉织品，这对保持外阴清洁非常重要。若局部有创伤、擦损，可用金霉素油膏（或眼膏）、红霉素油膏涂擦局部。

3.在月子里一定要尽早下床活动，这样不但可以增强子宫收缩，促进恶露排出，还可以预防和减少产后发炎，促进康复。

4.讲究月子里的卧姿。对于有外阴部裂伤或有外阴部切口的新妈妈，躺卧时，要卧向没有伤口的一侧，这样可以减少因恶露流入伤口而引起感染的机会。

5.如果发现外阴部有红色小点凸起，可在局部涂碘伏。如果是脓点，可用消毒针头挑破脓点，用消毒棉擦去脓液，再涂上碘伏。

6.如果外阴部出现红、肿、热、痛的症状，可局部热敷。用蒲公英50克，野菊花50克，黄柏30克，大黄10克，煎水，清洗外阴。

7.如果局部化脓，除上述处理外，可用蒲公英30克，大黄15克，煅石膏30克，熬水，坐浴。

8.如果患慢性外阴炎，局部瘙痒时，可用1：5 000的高锰酸钾溶液坐浴。最好不要用热水烫洗，因反复烫洗，有可能使局部皮肤受到损伤而愈来愈痒。

9.患外阴炎后应忌食辛辣厚味、醪糟等类的刺激性食物，宜吃清淡食物。

●● 如何防治新妈妈牙齿松动

由于妊娠后期胎儿在体内迅速生长发育，加上产后哺乳以维持宝宝的生长需求，这两个阶段孕（新）妈妈对各种营养物质，尤其是钙的需求明显增多。母乳中钙的含量比较稳定，当膳食中摄入钙不足时，母体骨骼中的钙将被动用以维持乳汁中钙含量的恒定。此阶段哺乳母亲饮食中营养物质补充不足或缺乏，均会导致哺乳母亲的骨质因钙耗损变软，牙槽骨也会疏松软化，出现牙齿松动、咀嚼无力。此外，若新妈妈在月子里不

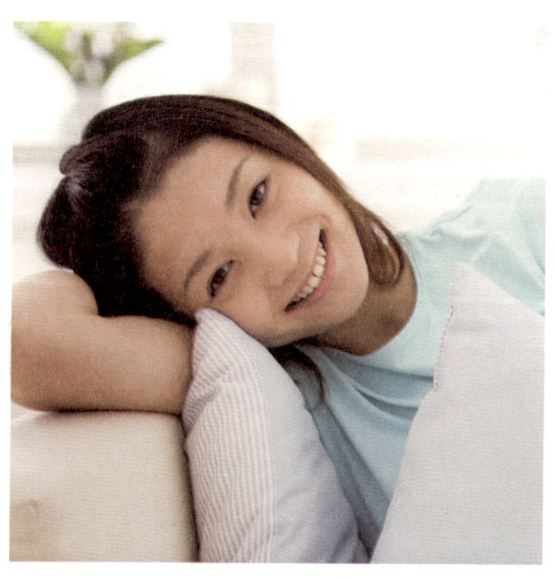

能正常刷牙，牙上的污垢不能及时清除，也会增加龋齿、牙周炎等口腔疾病，从而使牙齿松动加重，甚至造成牙齿脱落。

中医认为"肾主骨，生髓"。骨赖于髓充分滋养而坚固有力。齿为骨之余，齿与骨的生长均需肾精的充分滋养。所以，肾精气充足者，牙齿一般较坚固。如新妈妈禀赋不足，加上妊娠后期及产后哺乳需要更多营养物质，如果补充不足，此时会更加亏虚，因而发生新妈妈牙齿松动。

临床上可给予归肾丸加味，水煎服，每日1剂，共1～2周。饮食中要增加钙的摄入量。多吃含钙多的食物，如牛奶及乳制品、虾皮、海带、豆类、贝壳类、芝麻酱等，并注意口腔清洁卫生，必要时补充钙剂及维生素D等，并进行适当的户外活动。这样就可以防止牙齿松动。

●● 产后脱发怎么办

产后脱发现象在医学上叫作分娩性脱发。有35%～40%的妇女，在坐月子中会有不同程度的脱发现象，这是因为头发也像人体其他组织一样，需要进行新陈代谢，不必忧虑。一般来说，人的头发每隔5年就要全部更换一次，由于头发的更换是分期、分批进行的，所以人们往往察觉不到。

产后脱发是一种暂时的生理现象，旧发脱落之后，新发就会长出，脱发也就不治自愈，新妈妈不必有思想负担。如果为此忧心忡忡，反而会加重脱发的程度。为预防和减少脱发，孕（新）妈妈怀孕期和哺乳期应当心情舒畅，保持乐观情绪，注意合理饮食，多吃富含蛋白质的食物，多吃新鲜蔬菜、水果、海产品、

豆类、蛋类。还可以经常用木梳梳头，或有节奏地按摩头皮；经常洗头，以刺激头皮，促进头部的血液循环。一旦发生产后脱发，可在医生指导下适当服用一些药物，如何首乌、覆盆子，以及谷维素、B族维生素、钙剂、养血生发胶囊等药物。

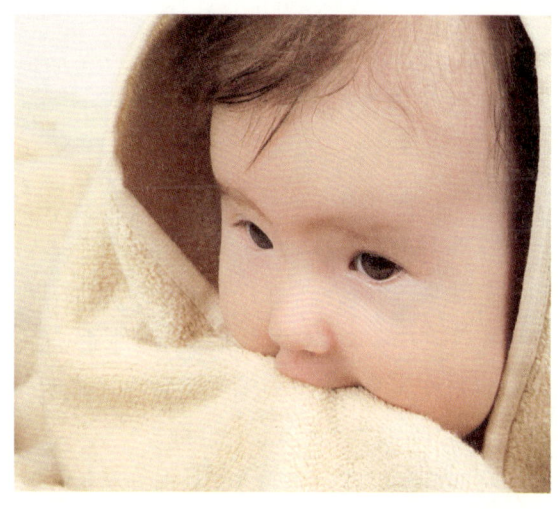

月子期间脱发

女性头发更换的速度与体内雌激素水平的高低密切相关。雌激素增多，脱发的速度减慢；雌激素减少，脱发的速度加快。怀孕以后，体内雌激素增多，头发的寿命延长了，部分头发便"超期服役"，分娩以后，体内雌激素恢复正常，那些"超期服役"的头发就纷纷"退役"。另外，有的初产新妈妈分娩后精神上受到不良刺激，情绪低落、消沉，也会诱发产后脱发。还有的人在怀孕期间饮食单调，加上母体和胎儿对各种营养素的需要量增多，如不及时补充，在分娩后会造成体内蛋白质、钙、锌、B族维生素的缺乏，会影响头发的正常生长与代谢，使头发枯黄、易断和脱落。

可通过以下办法预防乳汁淤积。

1.产后30分钟内及早喂奶。

2.要有正确的喂养姿势，使宝宝"含接"良好，这样既能使宝宝吃到更多的奶，又解决了乳房胀痛的问题。

3.提倡按需喂养，宝宝肚子饿和母亲感到乳房胀满时就进行哺乳，不规定喂奶次数和时间。

4.如果宝宝实在不能吃空，多余的奶可以吸出来。

5.尽早纠正可造成哺乳困难的乳头内陷、内翻等症。

6.掌握新妈妈发奶食物，如鱼汤、鸡汤等的进食量。

●● 什么是乳汁淤积，怎样预防

新妈妈乳房肿胀、疼痛常给身体带来不适，并因而失去母乳喂养的信心，出现这种状况需及时寻找原因。当乳腺不断分泌乳汁时，如遇到乳腺管不够通畅，使乳汁不能及时排出而郁积在乳房内，就会导致乳房充盈、硬结、胀痛，有时在乳房部可摸到大小不等的硬块。

温馨提示
乳汁淤积的原因有：乳汁分泌过多；产后未能哺乳；喂养姿势不正确导致乳头皲裂，不敢喂奶，乳房就更膨胀，乳汁蓄积在乳房中，孩子也吃不饱；每次喂奶让孩子吃后，乳房仍有许多的存奶，使乳房不能经常排空；未按需喂养，盲目按时喂养，使乳房蓄奶过多。

●● 如何防治乳头皲裂

一般来说，乳头皲裂是喂养姿势不正确造成的。孩子未把乳晕都含到嘴内，仅把乳头放到口中，即所谓"含接"不好所致。含接不好，用嘴摩擦乳头的皮肤，持续以这种不正确的姿势哺喂就会使乳头皮肤破裂——发生"乳头皲裂"。由于乳头破损，每次哺乳后新妈妈都会感到乳头疼痛，不敢哺乳而会引起乳汁淤积。细菌由裂口进入乳房，还会导致乳腺炎。

预防乳头皲裂，应当在孕期时开始做起。一般妊娠5个月左右，就要每天用温开水擦洗乳头，再滴几滴乳汁，让乳汁自然风干。这样不仅能保持乳头清洁，更主要的是使乳头皮肤受到锻炼而长得结实，以免哺乳时破裂。如果乳头凹陷，应及时纠正，试着向外拉出。喂奶要有正确姿势，乳头及大部分乳晕要含入婴儿口中。喂奶后要用一滴奶液涂在乳头上，使其自然干燥。

喂奶时，乳头虽尚未破裂，但感到十分疼痛，此时就要引起注意。发生轻微皲裂不须终止哺乳，每次喂奶前先做乳房按摩，先喂没有皲裂的一侧，再喂有皲裂的一侧，保持正确的哺乳姿

势。如果皲裂太严重，应暂停乳头皲裂乳房的喂奶，用吸奶器将奶吸出后再进行哺喂。

乳头皲裂必须及时治疗。先在乳头上涂以复方安息香酊，每间隔2～3小时搽1次，效果要比单纯用抗生素油膏好。千万不要把乳头皲裂当小事而延误治疗。防治乳头皲裂最好的办法是要有正确的喂养姿势。

哺乳后，可用乳汁涂抹皲裂部位。局部可用1%浓度的复方安息香酊或10%浓度的鱼肝油剂涂抹，下次哺乳前要洗净。若皲裂严重，可用乳头罩间接哺乳，或将乳汁挤出用小勺喂给宝宝。

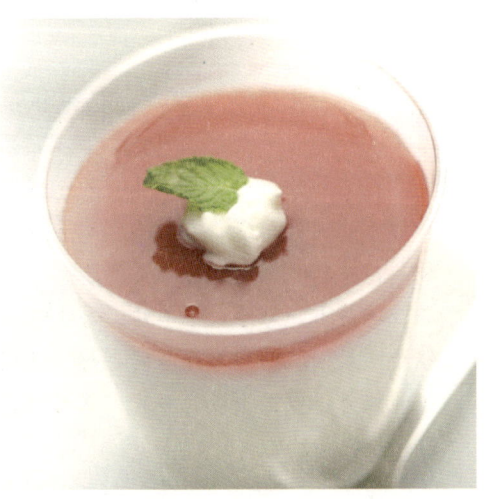

温馨提示

乳头皲裂的治疗

珠黄散适量敷破裂处。局部涂以抗生素软膏或复方安息香酊。

莲房（莲蓬外皮）适量，洗净，炒熟研为细末，外敷乳头上。

鲜苎荸适量，洗净捣汁频涂患处。

橄榄核仁适量，烧成炭灰状，研成细末用香油调匀，涂敷患处。

红萝卜叶、籽适量，焙黄研成细末，用香油调敷患处。

南瓜蒂适量，晒干，烧成炭灰状，研成细末，用香油调敷患处。

南瓜藤须1把，食盐少许，将南瓜须同盐捣烂，加少许水煎汤顿服。

茄子花（经霜打）、香油各适量，将茄子花焙干，研成细末，用香油调成糊状涂于患处。

荸荠5个、冰片0.3克，将荸荠捣烂，用纱布挤汁，汁内放入冰片调匀，涂搽患处。

如何减轻乳房胀痛

减轻乳房胀痛的方法：一是发生乳房胀痛时，尽快使乳腺管通畅，将淤积的乳汁尽快吸出。因此，一旦出现奶胀要及时处理。

二是乳房胀痛能挤出乳汁的，采取正确的喂奶姿势后，频繁地让孩子吃奶，这样可使乳房变软，如果孩子实在不能吃空多余的奶，可以用吸奶器吸出。

三是乳房胀痛不能挤出乳汁的，可采取以下办法：

1.哺乳前热敷乳房，轻轻从四周向乳头方向按摩、挤捏，使乳汁排出。

2.用吸奶器吸奶，帮助畅通乳腺管。

3.让婴儿吸奶，吃不尽的奶汁，用吸奶器吸尽。

4.两次哺乳间冷敷乳房，减轻充血。

5.用发酵面团150～200克，均匀地敷布在乳房上，盖上热毛巾敷半小时，然后除去乳头周围的面团，用手向乳头方向挤捏，并用吸奶器吸出乳汁。

温馨提示

如果乳房胀痛明显，伴有持续体温超过38℃以上，乳腺局部有红肿，伴有头痛，就应注意有发展成乳腺炎的可能，应及早就医。

如果有疾病或其他原因不能喂奶，应在产后24小时内开始回奶。口服己烯雌酚5毫克，每日3次，连服3天。或用生麦芽水煎服代茶饮亦可。如果乳房胀痛明显，可用芒硝500克分包敷在乳房上。尽量少饮汤水，以协助回奶。

如未见好转，且出现畏寒、突发高热等症，很有可能已发展为急性乳腺炎，需要到医院就诊。

为什么初产新妈妈易患乳腺炎，如何防治

急性乳腺炎又常被人们称作"奶疖"，一般来说，第一次生孩子的新妈妈容易在产后患急性乳腺炎。乳汁淤积是发生急性乳腺炎的根本原因。导致乳汁淤积的主要原因是乳汁分泌多，婴儿吸吮少，不能一次排空。其次是因为初产新妈妈的乳头皮肤娇嫩，耐受不了婴儿吸奶时对乳头的刺激，常造成乳头组织损伤，形成乳头皲裂。尤其是乳头短，乳头状况不良的，更容易出现乳头裂口。裂口后因婴儿吸吮乳头时引起剧痛，所以喂奶时间就短，甚至不敢再让婴儿吸吮乳头，这便使大量乳汁淤积在乳腺内，以致乳汁在乳腺内逐渐分解，分解后的产物最适合细菌生长。此时假如外面的化脓性细菌从乳头裂口侵入，将会在乳腺内迅速大量繁殖，便引起乳腺炎。

新妈妈患了乳腺炎后，要及时进行治疗，尽早控制，使其不发展至化脓。这样不但哺乳母亲少受苦，婴儿的喂养也会得到保证。治疗方法如下。

暂停喂奶

用吸奶器或手挤出奶汁，避免奶汁残存引起新的感染。

采取有效的验方治疗

这方面的验方在民间流传得比较多，有些有效，有些则缺乏科学道理，如果不慎，采用

的验方无效，就会贻误患者。这里介绍几个经过临床实验疗效较好的验方，可供使用。

1.干蒲公英20～25克（或鲜草50克），瓜蒌15克，没药15克，连翘15克，青皮15克，共煎水内服，发高热时第1天服2剂，从第2天起，每天1剂。同时用鲜蒲公英捣烂成泥，外敷硬块处，外敷每隔12小时换1次。

2.蒲公英鲜草50克，煎水内服，一剂煎3次，开始每天服2次，从第3天起每天服1次。同时用鲜蒲公英鲜草捣烂外敷。

3.刚开始畏寒发热时，可用瓜蒌仁、陈皮、花粉、黄芩、生栀子、连翘（去心）、皂角刺、金银花、甘草（生）各10克，青皮、柴胡各5克，煎水，服时加白酒或黄酒一小杯，饭后1次服，1日1剂。

4.当乳腺炎出现硬块时，可用青皮10克，陈皮10克，瓜蒌仁7克，穿山甲10克，金银花15克，连翘15克，甘草10克（半生半炙），煎水内服，每天1剂。同时外敷鱼石脂软膏。

5.如果已发生跳痛，说明已经开始化脓。这时可用党参20克，穿山甲10克，白芷10克，升麻10克，甘草5克，当归15克，黄芪20克，皂角刺5克，青皮（炒）5克，煎水内服，每天1剂。

西药治疗

可注射或口服青霉素、头孢类等抗生素，但必须在医生指导下用药。如已化脓，应到医院请医生切开乳腺排脓。

热敷

当发现有乳腺炎时，要进行热敷，用干净毛巾，在热开水中泡过，试着热敷，无论乳腺炎发展到何种程度，此法都有消炎去肿的效果。

理疗

红外线可促进局部血液循环，有利于炎症的吸收消散。

乳腺炎预防措施

产后30分钟内及早喂奶。

防止乳头皲裂。乳头皮嫩、内陷、扁平和不洁是造成乳头皲裂的主要诱因。妇女妊娠后一定要每天用温开水擦洗乳头，使乳头皮肤变厚。如果乳头发育不好、内陷，在擦洗乳头后，需将乳头轻轻往外提拉。这样，可增强乳头皮肤的耐力，使乳头外突，保持乳头清洁。产后每次喂奶前，用温开水擦洗乳房及乳头，要有正确的哺乳姿势，婴儿应将乳头及大部分乳晕含入口中，每次喂完奶后，将乳汁涂于乳头上。此外，不要让宝宝含着乳头睡觉，否则乳头被浸软也易破。

防止乳汁淤积。每次哺乳时，必须让宝宝吸尽乳汁。新生儿食量小，乳汁吸不完，应用吸乳器吸尽或挤掉。如果乳房有硬块，需作局部热敷，促使软化，再用吸乳器将乳汁吸出。

提倡按需喂养，不规定喂奶次数和时间。

断乳前先逐步减少哺乳次数，再行断乳，防止乳汁淤积而发炎。

●● 如何防治产后漏奶

有的新妈妈产后不久，乳汁成天不断外流，民间俗称"漏奶"。

漏奶是指乳房不能储存乳汁，随产随流的意思。医学上称为产后乳汁自出，属于病理性溢乳，需要治疗。这种漏乳不但使宝宝得不到母乳喂养，而且给新妈妈带来很多苦恼，新妈妈常常穿不了干净的衣服，还容易发生感冒。但有的新妈妈因气血旺盛，乳汁生化有余，乳房充满，盈溢自出，则不属病态，应当分辨清楚。

产后乳汁自出的原因，多为气虚、中气不足，不能摄纳乳汁，而致乳汁自出；或因产后情志不畅，过于忧愁、思虑、悲伤，使肝气抑郁、气郁化火、肝经火盛，迫使乳汁外溢。应根据病因采取不同的方法。

1.若因气虚不固者，宜加强食疗，可选用补气、益血、固摄的药膳。如芡实粥、扁豆粥、人参山药乌鸡汤、黄芪羊肉粥、黄芪当归乌鸡汤等。

2.若属于情志不畅、乳汁自出者，新妈妈尤当注意调理情志，宜慎怒、少忧思，避免各种刺激因素等。

3.乳汁自出者，除求医治疗外，还应当注意勤换衣服，避免湿邪浸渍。冬天可用2～3层厚毛巾包扎乳房；或用煅牡蛎粉均匀地撒于两层毛巾中间，使药粉厚如硬币时以包扎乳房，加强吸湿的作用。

●● 怎样预防产后抑郁症

有些新妈妈在分娩后，精神状态发生了很大变化，往往表现为烦躁、容易激动、焦虑不安、失眠、情绪低落、忧郁、爱哭，即使平时

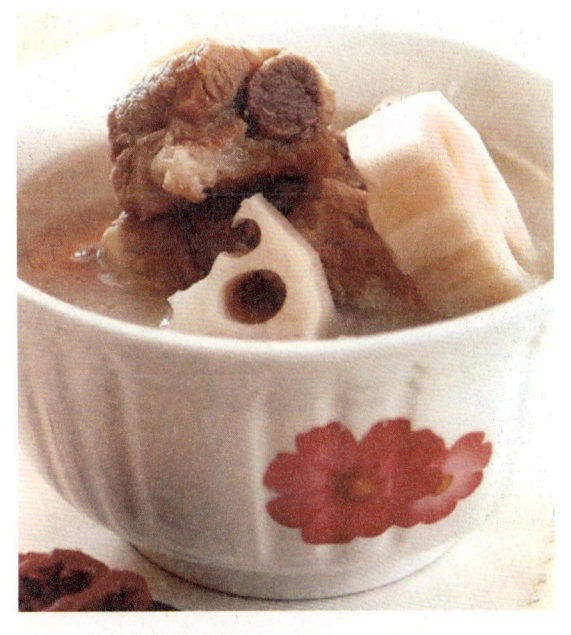

很坚强的人，此时也极易为一件小事而伤心落泪。这种现象以产后3～4天最明显，因而称为"产后抑郁症"，以初产新妈妈最为多见。

预防产后精神抑郁症的主要方法有如下几种，可供对症选用：

1.提高新妈妈的心理素质，了解到妊娠、分娩、产褥是女性正常的生理过程。当妊娠时，帮助其了解妊娠方面的有关知识，指导进行产前检查和咨询。

2.妊娠期保持心情愉快，对新妈妈特别重要。因为妊娠期有焦虑表现的孕妇，产后有发生产后抑郁症的倾向。因此，产前应消除焦虑、恐惧和紧张情绪，避免各种精神刺激，即可减少或减轻产后抑郁症的发生。

3.家人，尤其是丈夫应多给予新妈妈以照顾或安慰，并保证新妈妈足够的营养和睡眠，要尽量分担新妈妈分娩所承受的痛苦，同时给予必要的关怀和照顾，避免用刺激性语言。总之，要使新妈妈在愉悦的家庭氛围中坐好月子。

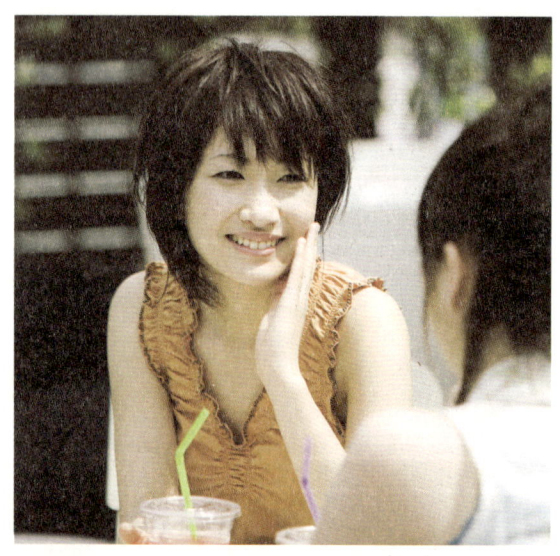

产后抑郁症

容易发生产后抑郁症的新妈妈主要有：产后身体状况不好的初产新妈妈；因哺乳和家务活压力过大的新妈妈；性格内向、神经敏感的新妈妈；性格过分认真、崇尚完美的新妈妈；与丈夫关系不好的新妈妈；妊娠中或分娩过程中状态不佳的新妈妈；自幼在父母宠爱下长大的新妈妈；凡事爱计较的新妈妈；不希望怀孕的新妈妈；曾患过产后抑郁症的新妈妈。

增加钙质可预防产后抑郁症。在怀孕期间，如能注意补充足够的钙质，较其他没有补充钙质的新妈妈患上产后抑郁症的机率少一半。研究人员认为，新妈妈每天摄取1000毫克以上的钙质，除有助于预防产后抑郁症外，也能降低怀孕期患高血压或出现惊厥症状的情况。孕期每天饮2杯牛奶，对母子有一定的益处。

若抑郁症状严重且持续时间长，就要在医生指导下，使用三环类抗抑郁药物进行治疗。

●●远离产后抑郁症的秘诀是什么

产后抑郁症应该特别重视，虽然用药物治疗一段时间后会有所改善，但仍会影响新妈妈的身心健康和宝宝的生长发育，最好还是靠新妈妈自己做好以下几方面的防护安排，以使自己远离产后抑郁症。

重新规划自己的生活

规划好每天生活的时间和内容，新妈妈可将一天要做的事统统写出来，再按照轻重缓急加以分类，提高效率，少花时间多办事。培养宝宝生活作息有规律，充分利用宝宝的睡眠时间，处理一些自己的事。生活简单化，不要做不实际的完美主义者，尽量放松心情，自得其乐，知足常乐。

多方吸取育儿信息与经验

在照顾宝宝的过程中需要学习大量的新知识，如奶瓶如何消毒、尿布怎么包裹等，尤其是初产新妈妈更加需要学习，所以应多阅读相关书籍与资料，多请教长辈或有经验的朋友，照顾宝宝才能更得心应手。

寻求支援

疲倦会使抑郁症加重，以致较难克服。哺乳期，新妈妈可将孩子托给丈夫、婆婆、亲友、邻居或保姆暂时照看，自己喘口气。产后腰腿酸痛的情况相当常见，新妈妈别过分担忧，不妨多外出散步，放松自己，多结识新朋友。

放松自己，开阔胸怀

千万不要强迫自己做不想做的或可能惹自己生气的事。如在心情欠佳时，就不要去收拾脏乱不堪的房间，暂时停止做家务，待情绪稳定时才处理，切勿将不愉快情绪藏在心里。要多与丈夫、亲人们交流、沟通，争取他们的帮助。

●● 新妈妈哺乳期用药的原则是什么

处于哺乳期的新妈妈，如果在此期间必须用药，则必须按照医嘱服用，并且要严格遵守如下几条原则：

1.要避免应用禁用药物，如必须应用，应停止哺乳。

2.要谨慎用药，应在临床医生的指导下应用，并密切观察宝宝的反应。

3.确定哺乳母亲用药指征，并选择疗效好、半衰期短的药物。使用剂量大或疗程长的药物时，应检测宝宝的血药浓度。

4.用药方式，以局部或口服用药最好。尽可能应用最小有效剂量，不要随意加大剂量。

5.避开乳汁中药物浓度较高时哺乳，服药前哺乳比服药后哺乳为好。

6.哺乳母亲必须用药，但该药对宝宝的安全性又未能证实时，应暂停哺乳或改为人工喂养。

另外，哺乳母亲患病后，用药治病还要坚持以下原则：能用物理疗法的不用化学疗法；能用食物疗法的，不用药物疗法。总之，哺乳期的母亲用药治病一定要十分慎重，不可随便用药，并坚持在医生指导下合理用药。产褥期应减少不必要的用药，以避免药物不良反应影响母婴健康。

●● 新妈妈应忌服哪些西药

新妈妈分娩后生病用药要特别慎重。大多数药物都能通过血液循环进入乳汁，或使乳汁量减少，或使宝宝中毒、影响宝宝；会损害宝宝的肝功能、抑制骨髓功能、抑制呼吸、引起皮疹等。总体而言，对宝宝影响较大的药物主要有以下几类：

1.抗生素，如红霉素、氯霉素、四环素、卡那霉素等。

2.镇静、催眠药，如苯巴比妥、地西泮、安定、氯丙嗪等。

3.镇痛药，如吗啡、可待因、美沙酮等。

4.抗甲状腺药，如碘剂、甲巯咪唑片、丙硫氧嘧啶等。

5.抗肿瘤药，如氟尿嘧啶等。

6.其他药物，如磺胺类药物、异烟肼、阿司匹林、水杨酸钠、泻药、利血平等。

总之，新妈妈（哺乳母亲）用药、打针要在医生指导下进行。如果治疗需要上述药物，新妈妈应暂停哺乳，改为人工喂养。

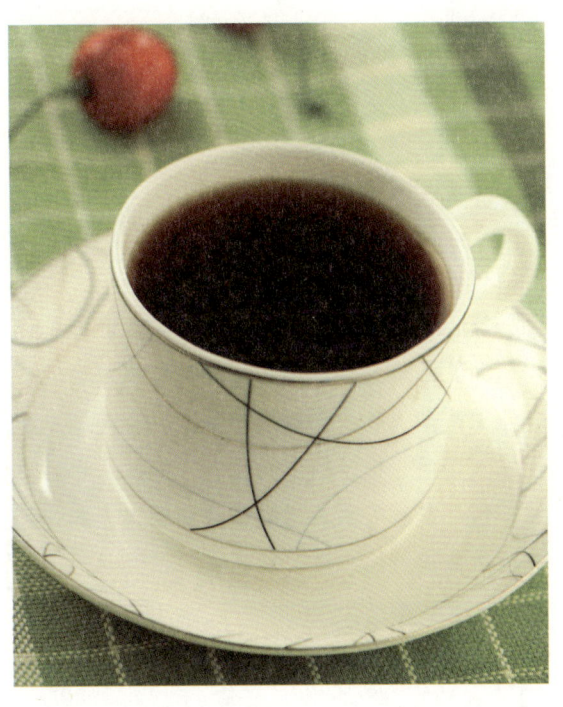

哺乳母亲服用红霉素后，每毫升乳汁中含有0.4～0.6微克红霉素，会引起宝宝的肝脏损害，出现黄疸；哺乳母亲服用氯霉素，通过乳汁，可使宝宝腹泻呕吐、呼吸功能不良、循环衰竭及皮肤发灰，形成"灰婴综合征"，此症影响宝宝的骨髓造血功能。

哺乳母亲使用四环素可使宝宝牙齿发黄；链霉素、卡那霉素可引起宝宝听力障碍；哺乳母亲服用磺胺类药物可产生新生儿黄疸；长时间使用巴比妥，可使宝宝产生高铁血红蛋白症；氯丙嗪和地西泮，也能引起婴儿黄疸。

哺乳母亲使用灭滴灵，则使宝宝出现厌食、呕吐等；麦角生物碱，会使宝宝恶心、呕吐、腹泻、虚弱；利血平则使宝宝鼻塞、昏睡；避孕药会使女婴阴道上皮细胞增生。

●● 新妈妈应忌服哪些中药

新妈妈如哺喂母乳，应忌用以下中药，否则对新妈妈健康及婴儿的身心发育等均会造成有害影响。

1.大黄、芒硝、枳壳、枳实、甘遂、大戟、芫花、青皮、牵牛子、车前子等，易伤新妈妈正气，影响乳汁分泌。

2.山楂、神曲、麦芽等，均有一定回乳作用，哺乳母亲不宜吃。

3.黄芩、黄连、黄柏、金银花、连翘、栀子、大青叶、板蓝根、玄参、生地黄、熟地黄等，过于苦寒或寒凉滋腻，损伤脾胃，影响哺乳母亲食欲，不利于下乳。

4.牛膝能引血、引热下行，亦有回乳作用。

5.栀子金花丸、回清丸、消积丸、跌打丸、七厘散等，为作用峻猛的中成药，新妈妈哺乳应慎用。

●● 月子里为什么不宜立即服用人参

新妈妈不要在产后立即服用人参，原因如下：

1.人参含有多种有效成分，如作用于中枢神经及心血管的人参皂苷、降低血糖的人参多糖、人参多肽，以及作用于内分泌系统的配糖体等。这些成分能对人体产生广泛的兴奋作用，其中对人体中枢神经的兴奋作用，能导致服用者出现失眠、烦躁、心神不宁等不良反应。而刚生完孩子的新妈妈，精力和体力消耗很大，十分需要卧床休息，如果此时服用人参，新妈妈反而会因兴奋难以安睡，影响精力的恢复。

2.人参是一大补元气的药物，服用过多，可促进血液循环，加速血液流动。这对刚刚生完孩子的新妈妈十分不利。因为新妈妈在生孩子的过程中，内外生殖器的血管多有损伤，服用人参，有可能影响受损血管的自行愈合，造成流血不止，甚至大出血。

健康新妈妈在生完孩子的一个星期之内，不要服用人参，在产后3周左右服用为宜，因为此时伤口已愈合，新生的子宫内膜基本覆盖，恶露也基本干净，此时服用人参有利于身体的恢复。

但要注意产后服用人参每天应为3克，不要服用过量，也不要长期服用，因为人参性味温热，会导致上火或引起婴儿湿热。

06 剖宫产新妈妈的 护理和康复

●● 剖宫产产后恢复有哪些不同

剖宫产毕竟是手术，与正常的经阴道分娩相比，术中出血量增多，术后易发生感染；剖宫产术后，新妈妈不能很快恢复进食，可能会使泌乳量减少，使哺乳的时间推迟，不能及时给宝宝喂奶；通常，自然分娩的新妈妈一般4天后即可以出院，剖宫产的新妈妈6～7天伤口才能愈合、拆线；选择剖宫产，新生儿因为没有经过产道挤压的过程，并发症发生的机率会比自然分娩的新生儿高，尤其是新生儿湿肺等呼吸系统疾病发生率增高。至于对未来的夫妻性生活，不论是剖宫产还是自然产，均不会造成明显的影响。

目前，大多数医院对新妈妈施行的是子宫下段剖宫产。因为子宫下段肌层薄，出血少，再次妊娠出现子宫破裂的概率低，临床大多采用这种剖宫产方式。当然，也有不少医生采用"横切口"，这样新妈妈即使做过剖宫产手术，康复以后还可以穿新潮泳装、时装，满足女性爱美的需求。

随着手术技术不断提高，剖宫产伤口愈合越来越好，但毕竟是手术，不可能不留下疤痕。伤口的大小，疤痕的深浅与手术当时的情况、胎儿的大小、新妈妈皮肤的素质等许多因素有关。

●● 剖宫产后怎样护理

尽量少用止痛药

剖宫产术后，麻醉药作用逐渐消退。一般在术后数小时，新妈妈的伤口开始出现疼痛。为了让新妈妈能很好地休息，医生在手术当天或当天夜里会用一些止痛药物。在此之后最好不要再用止痛药物，因为它会影响新妈妈的身体健康，尤其是影响肠蠕动功能的恢复。所以，新妈妈要做好忍耐疼痛的思想准备。

多翻身促排气、排恶露

无论是局部麻醉还是全身麻醉的新妈妈，手术后24小时内都应卧床休息，但是要忍住疼痛，每隔三四个小时在家人或护理人员的帮助下要翻一次身。这是因为，多翻身不仅能避免褥疮，还有助于肠道功能恢复，尽早排气，解除腹胀，避免肠粘连。

宜取半卧位

采取半卧位较平卧更有好处，

这样可以减轻身体移动时对伤口的震动和牵拉痛，会觉得舒服一些。同时，半卧位还可使子宫腔内积血排出。半卧位的程度，以上半身抬高20°～30°为宜，可以使用摇床，或者垫上被褥。

多哺乳，促进伤口复原

剖宫产新妈妈子宫收缩相比顺产的会慢一些，而宝宝的吸吮可以促进子宫收缩。有些新妈妈担心哺乳会影响伤口愈合，实际上恰恰相反，哺乳会减少子宫出血，子宫收缩得越快，伤口复原得也越快。

产后尽量排尿

手术后，医生会在新妈妈身上留置导尿管。一般在术后24～48小时、膀胱肌肉恢复收缩排尿功能后除掉导尿管，否则，保留导尿管容易引起尿路感染。拔管后，要尽量努力排解小便。

定时查看刀口及恶露

剖宫产新妈妈及家属应该定时查看腹部

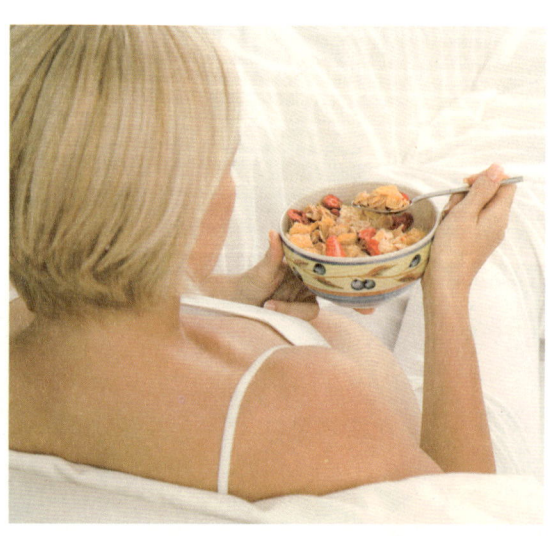

刀口的敷料有无渗血渗液。手术后应有恶露排出，量与月经量接近或略多，流血过多或者无恶露排出均属于不正常现象，应及时告知医生。

拆线后再出院

一般来说剖宫产术后拆线时间根据切口不同而定，如果新妈妈身体没有异常，横切口的新妈妈一般术后5天拆线，纵切口的新妈妈术后7天拆线。但是如果是比较胖的新妈妈，腹压会比较高，就要延长拆线时间了，具体时间可遵从医生建议，以免拆线过早，引起伤口裂开。

下床活动要循序渐进

剖宫产新妈妈产后第二天就可以在床上活动或扶着床边走，之后可以下床活动。下床活动时，新妈妈会有些疼痛，但是对于恢复消化功能很有好处。新妈妈可以先在床上坐一会儿，再移到床边坐一会儿，然后在家人的帮助下，在地上站立一会儿或扶着床边走几步，每天坚持3～4次。如果刀口太疼无法站立，新妈妈也要时不时地在床上坐一会儿，不要一直躺着，避免内脏器官粘连。

温馨提示　剖宫产新妈妈下床活动时，要预防伤口撕裂。下床活动前可用束腹带（医用）绑住腹部，或者活动时用双手捂住伤口两侧，这样，走动时就会减少因震动而引起的伤口疼痛。

●● 剖宫产新妈妈的饮食怎样安排

剖宫产新妈妈不同于顺产新妈妈，尤其表现在饮食上，要跟顺产新妈妈的饮食区分开来。

术后6小时内禁食

剖宫产手术，由于肠管受到刺激而使肠道功能受损，肠蠕动减慢，肠腔内有积气，术后易有腹胀感。剖宫产术后6小时内应禁食，待术后6小时后，可以喝一点温开水，刺激肠道蠕动，等到排气后，才可进食。

少吃易产气的食物

剖宫产新妈妈能够进食后，可以先吃一些促进排气的食物，如萝卜汤等，以增强肠蠕动，促进排气，减少腹胀，并使大小便通畅。易发酵、产气多的食物，如糖类、豆类、淀粉类等，要少吃或不吃，以防腹胀。

排气后先以流食为主，再过渡到正常饮食

大量排气后，术后的剧烈疼痛会影响到新妈妈的食欲，胃肠功能还没恢复，肠蠕动仍然很缓慢，很有可能会便秘。所以在排气后，应选择流质食物，比如稀粥、米粉、藕粉等，然后改为半流质，如蛋汤、粥、面条等，可根据新妈妈的体质而定，饮食逐渐恢复到正常。应禁止过早食鸡汤、鲤鱼汤等油腻肉类汤和催乳食物。

不宜过饱

剖宫产手术时肠道不免要受到刺激，胃肠道正常功能被抑制，肠蠕动相对减慢。如多食会使肠内代谢物增多，在肠道滞留时间延长，

这不仅可造成便秘，而且还会使新妈妈产气增多，腹压增高，不利于康复。

导尿管拔除后要增加饮水量

因为留置导尿管本身就可能引起尿道感染，再加上阴道排出的污血很容易污染到尿道，通过多饮水、多排尿，可冲洗尿道，以防泌尿系统感染。

温馨提示

多吃一些有利于伤口愈合的食物

蛋白质及胶原蛋白，能促进伤口愈合，减少感染概率。含蛋白质丰富的食物有各种瘦肉、牛奶、蛋类等。维生素A能够逆转皮质类固醇对伤口愈合的抑制作用，促进伤口愈合，它主要存在于鱼油、胡萝卜、西红柿等食物中。维生素C可以促进胶原蛋白的合成，促使伤口愈合，它主要存在于各种蔬菜、水果中。

●● 剖宫产要注意哪些生活细节

剖宫产的新妈妈，在生活细节上要注意饮食、个人卫生。

饮食

实施剖宫产手术后第二天，可以吃清淡的流质食物，如蛋汤、米汤，切忌进食牛奶、豆浆、含大量蔗糖等物的易引起胀气的食品；待肠道恢复排气后，则可进半流质食物，如稀粥、汤面、馄饨等；以后再恢复正常饮食。

卫生

剖宫产后除了和自然分娩的新妈妈一样要

注意卫生，要勤刷牙、洗脸，勤换衣，每天冲洗外阴1～2次以外，还要注意保持腹部切口的清洁。

产后性生活

在产褥期内，绝对禁止性生活。产褥期结束，也就是产后42天以后，新妈妈恶露已经干净，可以逐渐恢复性生活，但要采取适当的避孕措施，防止再次怀孕做人流手术，而导致子宫疤痕破裂，引起子宫穿孔，发生危险。常用避孕方法以工具避孕为主。

产后避孕

剖宫产以后6个月，可以考虑放置宫内节育环。如果尚在哺乳，要慎用避孕药物，以免影响宝宝，最好请教专业医生后再使用。

●● 剖宫产后的疤痕怎样护理

产后疤痕，是手术后伤口上留下的痕迹，一般呈白色或灰白色，光滑、质地坚硬。在手术刀口结疤2～3周后，疤痕开始增生，局部发红、发紫、变硬，凸出皮肤表面。疤痕处有新生的杂乱无章的神经末梢。疤痕增生期持续3个月至半年左右，纤维组织增生逐渐停止，疤痕也逐渐变平、变软，颜色变成暗褐色，然后疤痕就会出现痛痒，以刺痒最为明显，特别是在大量出汗或天气变化时，常会感到刺痒到非抓破疤痕表皮见血的程度。天气变化时，由于冷热温差和干湿的变化比平时强烈，疤痕内的神经末梢能敏感测出这种变化，以痒和疼为信号，人们谐称为"天气预报"。不过，新妈妈不要恐惧，疤痕的刺痒会随着时间的延长逐渐自行消失。剖宫产后需注意的是：

1.手术后刀口的结痂，不要过早揭除，过早硬行揭痂会把尚停留在修复阶段的表皮细胞带走，甚至撕脱真皮组织，刺激伤口而出现刺痒。

2.涂抹一些外用药如醋酸氟轻松软膏、复方醋酸地塞米松乳膏（去炎松）等止痒。

3.避免阳光照射，防止紫外线刺激形成色素沉着。

4.调整饮食结构，多吃水果、鸡蛋、瘦肉、肉皮等富含维生素C、维生素E以及人体必需氨基酸的食物，能够促进血液循环，改善表皮代谢功能。切忌吃辣椒、葱、蒜等刺激性食物。

5.保持疤痕处的清洁卫生，及时擦净汗液，不要用手搔抓，用衣服摩擦疤痕或用水烫洗的方法止痒，以防局部刺激促使结缔组织炎性反应，引发难忍的刺痒。

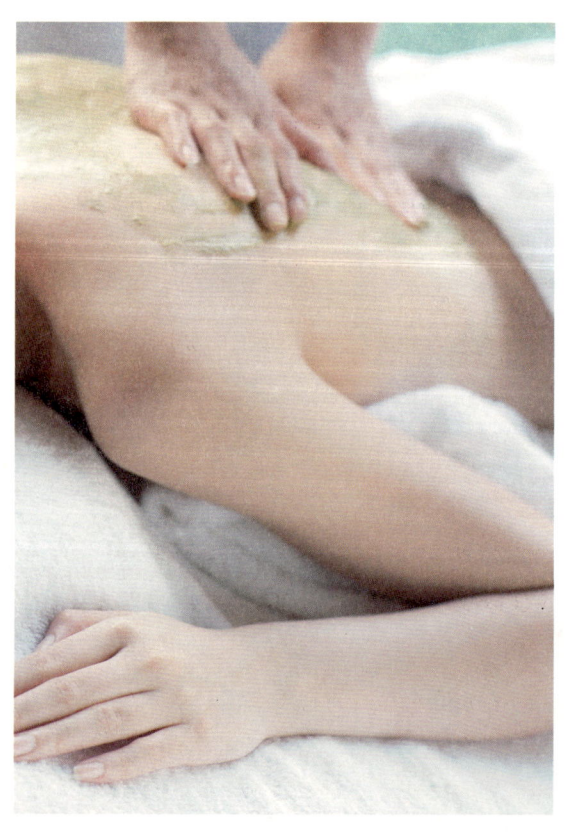

●● 剖宫产后初乳少怎么办

初乳中营养十分丰富，是出生72小时内宝宝的天然食品，能确保宝宝的最初营养需求。

与自然阴道分娩相比较，剖宫产不利于新妈妈早期乳汁分泌，影响因素有：剖宫产的新生儿不能做到出生后30分钟内吸吮新妈妈的乳头，从而延缓建立生乳反射和泌乳反射；新妈妈手术前后饮食受到限制，未能补充足够营养；新妈妈伤口疼痛和补液，影响新妈妈情绪和有效哺乳，疼痛产生肾上腺素有抑制乳汁分泌作用；剖宫产缺乏阴道分娩时应激反应所引起5-羟色胺分泌增加的应激过程，从而使泌乳素及催产素分泌减少。

从临床实践中看，经产后24小时、48小时、72小时组的调查对比，均显示剖宫产要比阴道产的新妈妈泌乳量少或无乳汁的比例高，使得多数剖宫产出生的宝宝在生后3天内得靠人工喂养或混合喂养来获取营养。随着时间推移，3天后母乳量渐增，宝宝才能从母亲那里获取营养。对施行剖宫产手术的新妈妈，要加强早期母乳喂养指导，尽可能提高早期泌乳量，使宝宝能尽早吃上母乳，促进早期发育及健康。

●● 剖宫产新妈妈怎样哺乳

剖宫产的分娩方式有别于自然分娩，新妈妈身体受损和体内泌乳素的迟至都会使剖宫产新妈妈乳汁分泌不及顺产新妈妈快，所以剖宫产新妈妈更要让宝宝频繁吸吮乳头，这是加快乳汁产出的最有效的办法。宝宝的吸吮还可以促进子宫收缩，使伤口尽快复原。

剖宫产新妈妈常常会为如何哺乳发愁。由于伤口的原因，起初很难像顺产新妈妈一样采

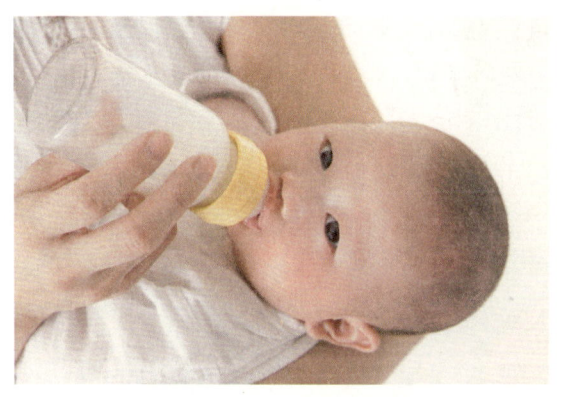

取横抱式的哺乳姿势，同时也很难采取标准的侧卧位，因此对于剖宫产的新妈妈，学会正确的哺乳姿势，才能既有利于新妈妈恢复，也有助于宝宝吸吮，下面两种哺乳姿势就非常适合剖宫产新妈妈。

床上坐位哺乳

新妈妈背靠床头坐或取半坐卧位，让家人帮助新妈妈将背后垫靠舒服，把枕头或棉被叠放在身体一侧，其高度约在乳房下方，新妈妈可根据个人情况自行调节。将宝宝的臀部放在垫高的枕头或棉被上，腿朝向新妈妈身后，新妈妈用胳膊抱住宝宝，使宝宝胸部紧贴新妈妈的胸部。新妈妈用另一只手以"C"字形托住乳房，让宝宝含住乳头和大部分乳晕。

床下坐位哺乳

新妈妈坐在床边的椅子上，尽量坐得舒服，身体靠近床沿，并与床沿成一夹角，把宝宝放在床上，用枕头或棉被把其垫到适当的高度，使宝宝的嘴能含住乳头，新妈妈就可以环抱住宝宝，用另一只手呈"C"字形托住乳房给宝宝哺乳。

其实，采取什么样的姿势并不重要，只要新妈妈和宝宝觉得舒服就可以了。哺乳更大的

意义就是让宝宝对乳头进行有效的吸吮，以促进射乳反射和泌乳素的分泌，同时也让宝宝适应和习惯新妈妈的乳头。更重要的是，正确舒适的哺乳体位还能够增强剖宫产新妈妈哺乳的信心，从而达到泌乳——哺乳——泌乳的良性循环，让新妈妈和宝宝都能感受到哺乳的美妙。

温馨提示

剖宫产后两年内不宜生二胎

　　剖宫产后，医学上建议是至少两年之后才可以生二胎，这样能较少地影响曾经受损的子宫。过早的怀孕，会由于胎儿的发育使子宫不断增大，子宫壁变薄，尤其是手术刀口处是结缔组织，缺乏弹力。在怀孕晚期或分娩过程中很容易破裂，造成腹腔大出血甚至威胁生命。因此，再次怀孕最好是在手术两年以后较为安全。因此，剖宫产新妈妈在术后两年内要严格做好避孕措施，否则有疤痕的子宫容易在进行刮宫术时发生穿孔，甚至破裂。

●● 剖宫产后恢复操

　　剖宫产手术后10天左右，如果一切正常，可以做下面五种运动：

　　仰卧，双腿交替举起，先与身体垂直，然后慢慢放下来。双腿分别各做5次。

　　仰卧，两臂自然放在身体两侧。屈曲抬起右腿并使大腿尽力靠近腹部，使脚跟尽力靠近臀部。左右腿交替，各做5次。

　　仰卧，双膝屈曲，双臂交合抱在胸前，然后慢慢坐起成半坐位，再恢复仰卧位。

　　仰卧，双膝屈曲，双臂上举伸直，做仰卧起坐。

　　俯卧位，两腿屈向胸部，大腿与床垂直，臀抬起，胸部与床紧贴。每次持续时间从2～3分钟，逐渐延长到10分钟，早晚各做1次。

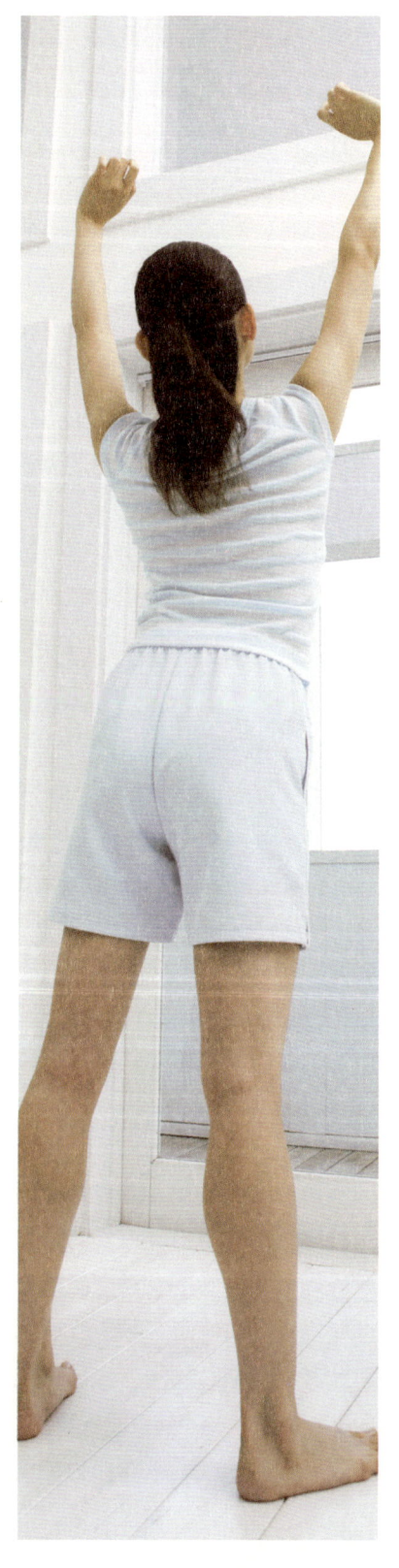

07 产后康复，
做健美新妈妈

　　生育过程中，女性的身体各器官都要经受一次重大考验。生完宝宝之后，能否恢复到自己产前的靓丽、苗条状态，自然是每一位妈妈关注的头等大事。

　　坐完月子以后，顺利度过了产褥期，新妈妈怎么继续使身体康复，让自己更加健美、风姿婀娜呢？

●● 产后要做哪些健康检查

　　怀孕期间，为适应胎儿成长，新妈妈身体会有很多变化。分娩以后，这些变化会慢慢地恢复，经过"坐月子"和产褥康复期，身体究竟恢复得怎么样？及时进行产后检查，就是由医生检查这些生理变化是否已经回到正常状况；还会有一些产后可能碰到的健康问题，是产后检查时的重点。另外，一些出月子以后才会碰到的问题，包括哺乳问题和避孕方式的选择，也是产后检查时要考虑的重点。

　　产后检查，一般在产后6~8周之间为佳。

产科问诊

　　产后42天左右，要到医院做一次产后检查，了解身体恢复状况。发现异常情况，可以及时得到医生指导和治疗。

　　通过产后检查，能及时发现新妈妈的多种疾病隐患，能避免患病的新妈妈对宝宝健康造成影响。

　　询问生产史时，医生会问新妈妈一些问题，如分娩时是否使用产钳或吸引器，分娩方式是剖宫产、还是自然分娩，是否患有某些疾病，如高血压、糖尿病等。

　　另外，产后无奶或奶水少的新妈妈，则应当请医生进行饮食指导，或者给予食疗指导、药物治疗。

产科检查

　　产后检查的具体项目有很多，除了全身一般健康情况检查外，还有专业的妇产科检查。

量体重 如果发现体重增加过快，就应当适当调整饮食，减少主食和糖类食物摄入量，增加含蛋白质和维生素较丰富的食物。同时，体重增加过快者应该坚持锻炼，体重较产前偏低者则应当加强营养。

体重在分娩后会减轻5~6千克，由于排尿的影响，会再减轻2~3千克，在产后的前3个月，每周大约可以减少0.5千克体重。新妈妈在生产完6~8周后可以开始进行有氧运动，一星期做4~5次，可以促进心肺功能的复原。产后6个月，大部分新妈妈会回到正常体重，但实际上比孕前增重约1.5千克。而且，腹部的肌肉还得靠运动来缩紧小腹，否则即使身体瘦下来，肚子还是会凸出来。

测血压 如果血压尚未恢复正常，应该及时查明原因，对因治疗。

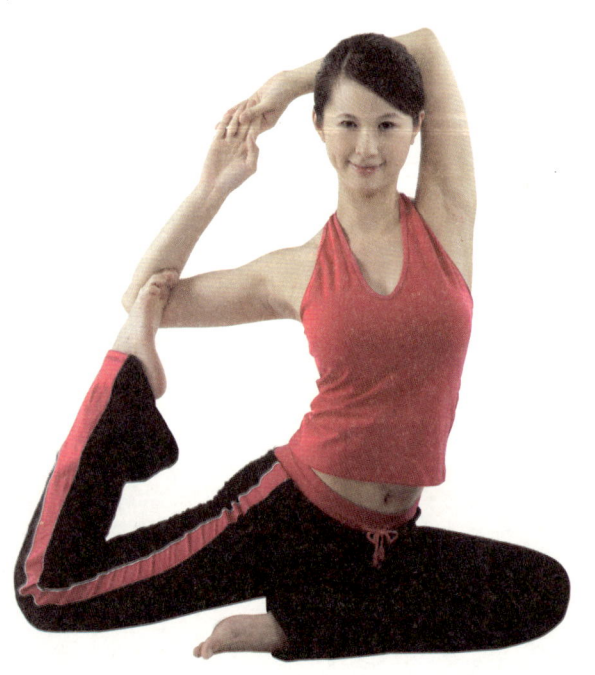

妇科检查 医生需要检查盆腔器官，看子宫是否恢复正常、阴道分泌物的量和颜色是否正常、宫颈有无糜烂、会阴和阴道的裂伤或缝合口是否愈合等。这项检查有利于母体康复状况的评价，及早、及时发现因生产遗留的问题引发的疾病，为新妈妈的健康保驾护航。

产后检查的重点

产后检查主要内容是康复情况，排除异常，重要的是及早发现异常，及时对症治疗。检查医师还要对新妈妈产褥期的健康情况做一个总体评价，同时还需要医生从哺乳、月经复潮、性生活恢复和避孕情况，因人而异地提供指导。

1.子宫复原及产痛。刚分娩后，子宫大约在肚脐的位置；分娩完后两天，子宫会急剧地缩小；大约两个星期后，子宫就沉到骨盆腔内，摸不到；四个星期后就能恢复到原本的大小。如果子宫收缩不好，就容易有大量的出血。

分娩过后，子宫仍然会收缩，生第一胎的新妈妈感觉还不强烈。生第二胎以上的新妈妈，产后收缩所造成的不舒服，有时候比分娩还难受，称为"产后痛"。这种疼痛通常到第三天会比较缓和，但是哺喂母乳时，乳房受到刺激，子宫还是会有一阵阵地收缩，不过强度没有那么强了。

如果产后疼痛越来越厉害，或腹部、会阴伤口有红、肿、热、痛的现象，伴随发烧或有严重异味的分泌物，可能就是"产褥热"的前兆，这是一种细菌性的感染，只要早期发现，加上抗生素治疗，恢复效果会较好。

2.尿滞留及尿失禁。刚分娩后的膀胱，敏感性会比较差，膀胱过胀和排尿不净是常见的现象。尤其生产完后的2~5天，新妈妈会有利尿现象，身体多余的水分正在排出，若没有注意到，膀胱很容易胀坏和导致泌尿道感染。所以，即使没有想要解小便，也要定时上厕所；若解得不是很顺利，要使用导尿的方式，才不会有长期的后遗症。

尿失禁的现象和产后阴道松弛有关，随着时间的推移会慢慢恢复。大约产后3个月，大部分新妈妈都会复原。做一做骨盆腔的收缩运动（即凯格尔运动）有助于缩短复原时间，让松弛的肌肉恢复，不仅对产后的复原有帮助，对年纪渐增长后所导致的子宫脱垂和应力性尿失禁都有预防的作用。所以，最好能把做这些运动当成习惯，坚持做下去。

3.产后并发症。对于有产后并发症的新妈妈，如果患有肝病、心脏病、肾炎等，应该到内科检查。对于怀孕期间有妊娠高血压疾病的新妈妈，则需要检查血和尿是否异常，检查血压是不是仍然有继续升高趋势。如果有异常，则应当积极治疗，以防止转为慢性高血压。

4.哺乳情况。哺喂母乳的新妈妈，一般在产后的3~5天，乳房会开始胀痛，有10%的新妈妈甚至会痛到产后14天。胀奶太厉害会发烧，甚至会高到39℃，但一般不会持续超过16个小时，只要排空乳汁就不易造成乳腺炎。如果有寒战、高烧不退、心跳过快，都要注意是否有乳腺炎的现象，需要找医生检查，以便早期治疗。

持续哺喂母乳可以6个月内都不需要添加副食品，只有在以下状况不适合哺喂母乳，如新妈妈有毒瘾或酒瘾、有开放性肺结核和艾滋病等病史、接受过癌症治疗、服用过一些特殊的药物、婴儿有半乳糖血症。饮食上还是要特别避免一些会导致过敏的食物。

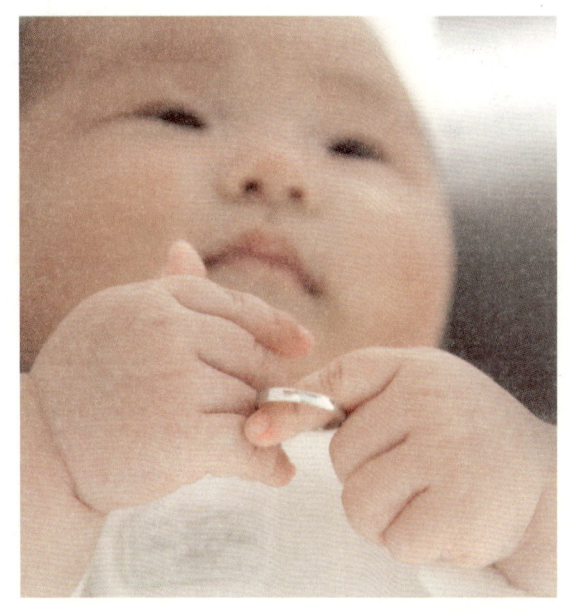

5.月经复潮、性生活及避孕。如果没有哺喂母乳，月经在产后6~8周就会复潮。哺乳的新妈妈则不一定，早则产后两个月，晚到一年半都有可能。但产后不来月经，不意味着没有排卵，所以有的新妈妈在哺乳期同样可以怀孕。认为哺乳期是"安全期"的说法是不科学的，所以哺乳期妇女在恢复性生活后，一定要避孕，以免造成意外怀孕。

避孕方法可以选择用宫内节育器或避孕药，节育器在产后6~8周就可以放入，若太早放入节育器担心会被排出或造成子宫穿孔。

避孕药可以挑选只有黄体素成分的避孕药，不影响乳汁分泌，生产后第2~3周就可以开始服用。至于一般的避孕药，则建议要产后6周再开始服用比较好，以免影响喂奶。

6.产后抑郁。从临产的兴奋期待，到分娩后身心俱疲，又担心不会照顾孩子、失去对丈夫的吸引力，如果再加上伤口的疼痛，新妈妈就很容易患产后抑郁症。大部分新妈妈在2~3天后就会慢慢好转，虽然有些人会持续到10天左

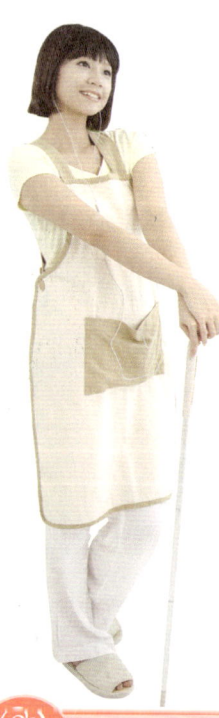

右。家庭、社会的支持系统良好，可帮助新妈妈顺利度过低潮期。如果忧郁心情持续时间过长，或是合并有饮食、睡眠的异常，甚至有自杀倾向，就需要寻求精神科医生的帮助了。

温馨提示　产后阴道松弛怎么办

女性生产时阴道通常都会受到不同程度的拉扯，松弛的阴道使性生活的质量大打折扣。阴道的极度扩张导致性交时摩擦力减弱，对阴茎的"紧握"力下降，夫妻双方的性快感都会降低，严重时还会导致夫妻间感情淡漠。为了改善阴道松弛，可以从以下两点做起：

1.中断排尿法。即新妈妈在小便中途有意憋住，暂停几秒钟，之后再继续排尿，如此反复，经过一段时间的锻炼后，阴道周围肌肉张力提高，阴道就变紧了。

2.收肛提气法。此法能很好地锻炼盆腔肌肉。方法是先深吸气后再闭气，同时如忍大小便状收缩肛门，如此反复60次以上。习惯了以后，随时随地都可以进行锻炼。经过一段时间的训练，盆腔肌肉的张力就会大大改善，阴道周围肌肉也就变得丰实、有力。

新生儿产后检查

新生儿产后检查，包括出生后的健康检查和满月后的检查。

宝宝降生后72小时内，医院会为宝宝采血，筛查宝宝是否有遗传疾病、苯丙酮症等。

在宝宝满月以后，新爸爸和新妈妈要带上宝宝去医院，进行保健检查。

检查项目包括测量身长和体重在内的全身体格检查、脐部的愈合情况、婴儿的营养状况和智力发育等方面。对婴儿做一个全面、系统的健康评估，也能为家庭育儿提供具体的指导。

同时，根据是采取母乳喂养、人工喂养，还是混合喂养等具体情况，请医生确定是否需要补充维生素或其他营养剂。

●●● 产后瘦身要注意些什么

产后瘦身与健康恢复，是相辅相成的关系。适时适度运动、保持营养摄取平衡和为宝宝哺乳，都是瘦身健美的较佳选择。

常常能听到哺乳妈妈埋怨，自己生过宝宝以后身材走样，简直无奈到"喝凉水也长肉"。要恢复到产前的体重，有几个瘦身减重的关键。

少吃盐和调味品

一般说来，母体在怀孕全程中，增加的体重约有12千克。这些重量如何减掉，成为产后新妈妈们关注的焦点。计算一下，婴儿连同胎盘的重量约5.5千克，其中水分占到60%以上。换言之，因为怀孕各种因素而产生的水分，必须在分娩后慢慢地排出体外。因此，在哺乳期间，吃太咸的食物或含有很多调味品食物，或食用腌渍食品、罐头食品等，会使身体内的水分滞留，不易排出，体重自然不容易下降。

阶段性食补

产后第一周的主要目标是"利水消肿"，使恶露排净，因此绝对不能大补特补。正确的进补原则，应当先排恶露、后补气血，恶露越多，越不能补。需要掌握阶段性食补的概念，简单地说，就是生完孩子前两周，由于恶露未净，不宜大补，饮食重点要放在促进新陈代谢，排出体内过多水分上。

此外，整个哺乳期在饮食上要力求清淡、少盐，忌高脂肪，趁热吃饭、细嚼慢咽、少吃零食等，如能遵守这些原则，进补后就不会有发胖之虞。

及时运动

分娩后，虽然要避免过劳，但适度运动，量力而行地做一做肢体健美操，以消除腰部、臀部的赘肉、恢复弹性很有必要。一般来说，分娩两周以后就可以开始进行腹肌收缩、仰卧起坐等运动，喜欢有氧舞蹈的新妈妈，则要等到六周以后才可以重新开始。产后运动要持之以恒，效果才能明显。

亲自哺乳

母乳喂养不仅有利于宝宝健康成长，也有利于新妈妈身体恢复。哺乳新妈妈的身体为了分泌乳汁，会一点一点消耗掉怀孕期间所储存的脂肪组织。哺乳新妈妈每天要分泌乳汁，消耗500～800千卡（注：1千卡=4.186千焦）的热量，一个月累计下来，会比不哺喂母乳的妈妈多消耗15 000～24 000千卡热量，换算成脂肪的话，就是将近2千克的多余赘肉。

医学研究证明，哺乳新妈妈较能早日恢复身材，并且能降低乳腺癌、卵巢癌的发生率。

把握产后瘦身的关键要素，能帮助分娩后的新妈妈迅速恢复身材，甚至会比以前更轻盈、苗条、体态婀娜，让自己以全新的绰约风姿重返职场。当然，怀孕期间也须注意控制，不至增加过多体重，产后瘦身则会容易。

●● 产后怎样美胸健乳

无论是否用母乳哺喂婴儿，产后新妈妈的乳房健美和康复，都是受到普遍关注的大问题，甚至有不少新妈妈因为惧怕自己的乳房变成难看的"口袋"，而拒绝为宝宝亲自哺乳。

什么样的乳房才算得上漂亮？

健美的乳房，呈水滴状或眼泪状，乳头朝前方，上面比较平，下面比较圆润丰厚，乳头直径约1厘米，高8毫米左右，乳晕的直径不超过4厘米，且乳头的颜色粉红者漂亮。

挺拔翘然的乳房，是女性的第二性征，也是众多女性引以为自豪的靓丽之本。

产后是女性胸部保健的绝佳时机，只要护胸、健胸方法得当，不仅可以恢复乳房原貌，还能使乳房变得更加丰满、结实。

疏通乳房

哺乳新妈妈乳房出现变形、病变主要是因为打回奶针、停止哺乳等原因。如果新妈妈能在断奶后3个月内及时到专业机构施行乳房疏通，就完全可以避免这种状况，还会有事半功倍的效果。

乳房疏通方法，称为"绿色健胸"，疏通原理是通过有氧运动，既达到深层疏通，避免乳汁留在腺管内可能造成的堵塞、感染等病变，又能使乳房恢复到哺乳前的形状，还能兼具修护子宫、卵巢等功能。

女性在怀孕前，也应该做一做乳房疏通，能防止生育之后因乳腺堵塞而不能哺乳，还能给自己和宝宝的健康加一份"保险"。

哺乳使乳房再发育

不少人误以为，给宝宝哺乳是导致乳房下垂、松弛的主要原因。其实，母乳喂养并不会影响乳房原貌，如果按照医生指导正确哺乳，女性的乳房在哺乳期后会变得更加丰满、结实。

哺乳过程中，宝宝吸吮乳头的动作，能不断刺激母亲乳房内分泌乳汁的乳腺组织，乳腺组织接受外界刺激越多，就会越发达，这和肌肉运动越多便越结实的道理一样。因此，坚持母乳喂养的母亲在哺乳期后，乳房会变得更大、更坚挺，并非出现松弛、下垂现象。

即使个别新妈妈在给孩子断奶后出现松弛下坠的情况，通过体操健胸等手段，乳房完全可以恢复。

运动美胸

哺乳期结束后，新妈妈去专业机构健胸的同时，也可以在家中配合做一些简单的扩胸运动，以帮助锻炼胸部肌肉。

健胸运动，并非一日之功，需要长期坚持，才能使乳房看上去更坚挺、结实和丰满。当然，如果哺乳期能及时做产后恢复操配合，则效果更好。

做运动时，一定要根据自己的身体恢复情况来做，产后6个月内，一定要注意运动强度，不要做太过激烈的运动。锻炼要从轻微运动开始，循序渐进，必要时咨询妇产科医生。如果哺乳期内进行健胸计划，应当尽量在锻炼前哺乳，避免过度剧烈的手臂运动，还要多喝水以防止脱水。

不宜节食减肥

注意适度胸部保养，再配以合理的营养饮食，肯定会给新妈妈带来挺拔和惊喜。

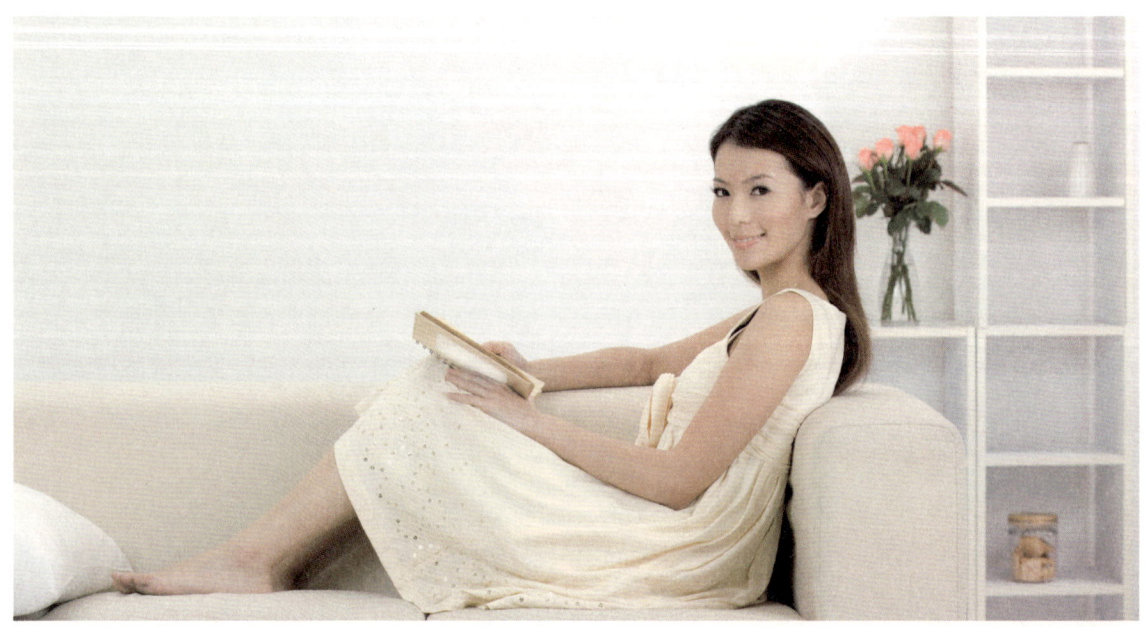

哺乳新妈妈不能节食减肥。有一些新妈妈面对自己发胖的身体，急于节食减肥，后果会使乳房的脂肪组织也随之受累，乳房随之变小。对于产后的女性来说，体重需要1年左右的时间才能逐渐恢复，因此，不宜急于节食减肥。

女性体内雌激素分泌增加，能使乳房更加挺拔、美丽，B族维生素是体内合成雌激素的必需成分，维生素E则是调节雌激素分泌的重要物质。因此，应该多吃一些富含这类营养的食物，如瘦肉、蛋、奶、豆类、胡萝卜、莲藕、花生、麦芽、葡萄、芝麻等。

此外，大小适中的胸罩、愉悦的心情、正确的喂奶方式、经常按摩乳房、沐浴乳房等方式，都有助于产后新妈妈再度拥有挺拔、健康的胸部。

那么，如果出现产后乳房松弛的情况该怎么办呢？

其实，大多数妈妈产后并不会出现乳房松弛。

影响胸部挺拔的情况有：

生育多胎后，乳房会变得松弛；

年龄增长，乳房会因重力的作用变得松弛，是不可避免的；

哺乳时间过长，比如一般提倡喂6～12个月，有一些妈妈哺喂孩子到2岁；

每次哺乳时间过长，有一些妈妈让孩子含着乳头睡觉，一喂就是很长时间，拽扯使乳房变形；

有的人乳房较大，哺乳后变得更松弛。

哺乳期美胸

哺乳期内，采取正确的保养方法，能使乳房保持健美。

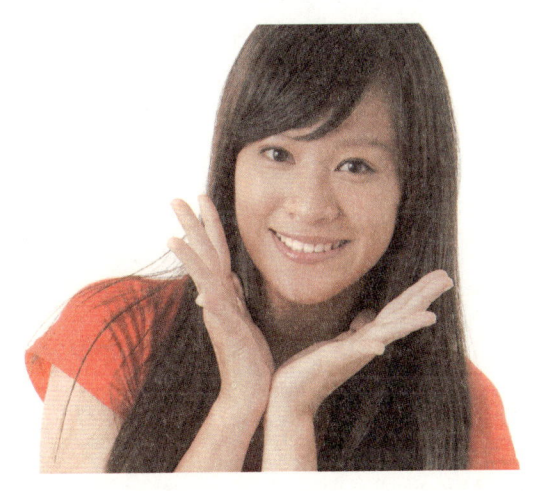

1.健胸操：产后只要及时进行胸部肌肉锻炼，就能使乳房看上去坚挺、结实、丰满，但健胸运动需要长期坚持，效果才明显。

2.穿戴合适的胸罩：从哺乳期开始，新妈妈就要坚持戴胸罩。如果不戴胸罩，增加重量后的乳房会明显下垂。胸罩要选择大小合适、有钢托支撑的款式，且一定要用纯棉质地的胸罩。

3.正确哺乳：哺乳时，不要用手指夹住乳房往下拽扯。应当两只乳房交替喂奶，每次时间不超过20分钟。

4.经常按摩：用一只手的食指、中指、无名指并拢，放在对侧乳房上，以乳头为中心，顺时针由乳房外缘向内侧划圈。每天两侧乳房各做10次，能促进局部的血液循环，增加乳房的营养供给。

5.沐浴乳房：哺乳新妈妈每天用温水清洗乳房，不仅有利清洁卫生，促进乳汁分泌，而且能够增加悬韧带的韧性，防止乳房下垂。

此外，新妈妈平时注意多吃富含维生素E和B族维生素的食物，如瘦肉、蛋、奶、豆类、芝麻等，有利于平衡营养，保持乳房的健美。

美胸美乳，是每一位女性的愿望。新妈妈产

后哺乳期注重保养，能够充分利用乳腺的"第二次发育"机会，轻松拥有傲然挺立的乳房。

●●康复期秀发怎样保养

拥有一头秀发，是女性美丽、飘逸的标志之一，然而，生育宝宝后身体机能需要恢复的女性，烦恼问题真不少：按照老辈人的传统观念，女性在坐月子时不能洗头；生完孩子后，秀发为什么不停脱落？为什么生完宝宝后，会长出白头发？

这里针对产后困惑人的秀发和头皮问题，解答相关护发方法和原则。新妈妈只要懂得保养头发，就可重现秀发的美丽风姿。

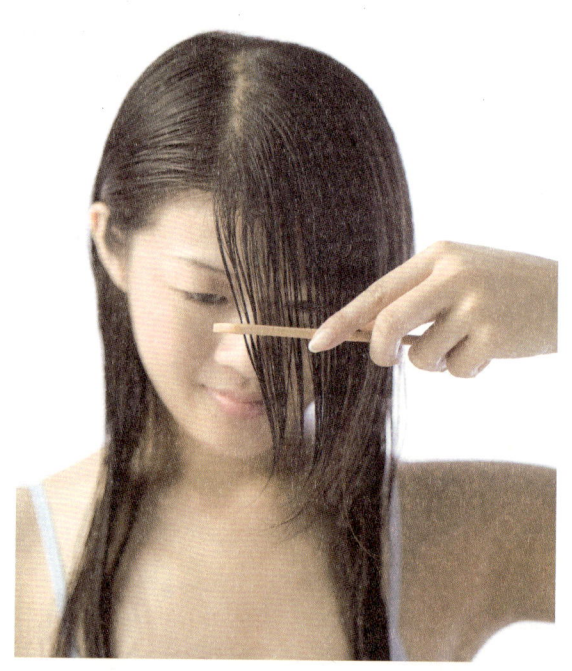

产后秀发常见问题

生完宝宝后，头发变白：有一些哺乳新妈妈在产后不仅大量落发，甚至会出现头发变白的现象，这一方面是因为头发老化，色素逐渐缺失，使发色变淡；另一方面因为产后照顾宝宝，精神压力太大或情绪不好，导致脱发，甚至使秀发颜色变灰、变白。如果产后头发变白，伴有局部头发大量掉落的情况时，可以到医院请皮肤科医生做进一步的诊断和治疗。

坐月子洗头：新妈妈们最关心的是坐月子期间能否洗头。如果在夏季生产，要遵循传统的坐月子方法，那可太难受，因为不仅不能洗头，还要把头捂得严严的。传统方式中要求坐月子不洗头，是因为怕新妈妈受风寒。其实，只要洗完头不吹风，适度的清洁是有益的。

保养秀发注意事项

洗完头以后，不要用吹风机过度地久吹头皮和头发。

选择合适的工具。

选择较为温和的洗发水，尽量不要染发、烫发。

饮食方面，注意多摄取富含B族维生素、维生素C、锌和铁等物质的食物。

新妈妈如果发生脂溢性皮炎、毛囊炎、干癣，或有系统性疾病，如红斑性狼疮、甲状腺亢进等患者，要请皮肤科医生诊断和治疗。

每次洗完头发后，适当使用适合自己发质的护发素。

在整个妊娠期和哺乳期中，都要注意保持心情愉快，这一点最重要。

生育期头发变化原理

正如每一个人都要经历青少年期、中年期和老年期一样，人的头发生长也分为成长期、退化期和休止期。

在一头乌黑靓丽的秀发中，每一根头发所处的年龄阶段也不一样。一般说来，平均每100

根头发中，约有85根头发处在成长期，这个时期一般为2～3年；有2～5根头发处在退化期，一般能持续2～3天；其余10～13根头发处在休止期，一般情况下，持续2～3周会逐渐脱落。

激素的改变使孕期发量增多，在妊娠阶段，因为激素的变化，头发生长期延长，使大部分头发处于生长期，相对休止期的头发变少，因此，怀孕期间女性头发衰老掉落的变得很少。怀孕期间头发的直径还会变粗，皮脂腺的分泌比较旺盛，血流量增加，因此头皮会感觉比较油腻，也比较敏感。

分娩之后，头发恢复正常，生育后的半年内，因为体内激素的变化，使处于生长期的头发快速老化，直接走向老年期。快速老化的这些头发在2～3周后，会大量脱落，从而引起产后新妈妈们的恐慌。其实新妈妈们完全可以放心，头发只是恢复到原本正常的数量，这种情况到宝宝1岁左右后，就会逐渐改善。

生育期女性头发的变化

头发的数量变多，而且很少脱发；

头发的直径变粗，秀发变得比原先漂亮得多；

头皮变得比较容易出油，一头秀发会更显得乌黑明亮；

头皮会变得比较敏感，不再有困扰人的头皮屑；

生完宝宝后的6个月，有一些新妈妈会大量掉发，有一些人则会出现头发变白的现象。一般到1年左右，头发就能恢复正常。

洗发、梳发技巧

洗发　选用适合头发的洗发剂；洗发时，用适量洗发剂倒入掌心加水轻搓，起泡沫后才接触头皮和头发；双手接触头发时，不要过分用力搓擦头发，因为湿发脆弱易受损伤。若能顺头发自然下垂姿势，洗发则更佳；洗完后一般要加用护发素，必要时加用滋润素。

干发　湿头发脆弱易损，干发时宜用干毛巾按压拍干，不宜用毛巾搓揉；电吹风的高热风对头发有损伤作用，使用时吹风温度宜低不宜高，注意还在滴水和已干的头发都不宜吹风烘干；最好让头发自然风干。

梳理头发　选用宽齿木质或角质梳，不要用易产生静电的塑料梳；顺头发自然下垂方向分段梳理。分段是指先梳理远端发梢段，最后梳理近端发根附近头发，以方便解开纠缠在一起的头发。

避免或减少烫发、染发　烫发剂和大部分染发剂中含有化学物质，有损伤发质的不良作用，频繁使用会使头发干燥无光泽、发"毛"不柔滑、纠缠易打结、脆弱易折断，受伤害程度会随着烫染次数的增加而加重，因此建议尽

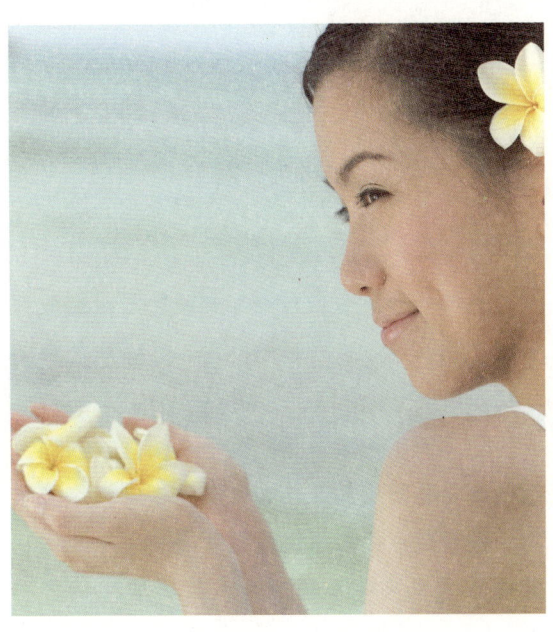

量不要烫发、染发，或至少要增加间隔时间，减少烫染次数。

温馨提示 新妈妈烫发、染发不但会损伤自己的头发，而且这些化学物质一旦被宝宝接触、吸收，还会影响宝宝正常的生长和发育。所以在哺乳期内最好不要烫发、染发。

●● 产后怎样保养皮肤

妊娠期和产后女性的皮肤，无论如何保养，都难免会有一些变化。

经历过怀胎十月的种种不适和分娩的痛楚，一般女性在产后都会把所有的注意力放到宝宝身上，很少有人会注意到自己皮肤是否恢复如初。

在产褥期间，新妈妈应当好好休养，恢复精力体力和保养身材，同时呵护皮肤。

妊娠期间最常见的皮肤变化

色素沉淀，是最明显的皮肤变化。因为体内雌性激素的改变，会使体表部位的色素变黑，在颈部、腋下、乳晕、腹部中线、腹股沟或手脚关节处部位，都会发生色素沉淀。

另外，还会有黑眼圈加深或色素斑形成。黑眼圈的加深与长期睡眠不足、妊娠期色素沉淀和血管淤积有关。

色素斑的形成，是所有生育女性的烦恼，包括原有的斑纹加深，如雀斑、晒斑等，会产生一些新斑点，如黑斑或颧骨斑。黑斑又称妊娠斑，通常在怀孕后产生，属界限不明显的

网状或片状色素斑，分布在双颊、额头、上唇等部位。妊娠斑的产生和体质、生活压力、日晒、激素水平变化有关。

赘疣的产生，属一种体质性变化，常发生在颈部，有些人在眼皮皱褶部位或胸部、腹部、乳晕处，是一些约1厘米的小突起，颜色多为深肤色、咖啡色或黑色。这些赘疣除了美观上的问题外，与身体健康无关，所以不用太担心，可以通过激光法去除。

湿疹和过敏性皮炎 人的T细胞免疫反应分两类：Th_1及Th_2型。Th_1与对抗病毒细菌等免疫力有关，而过敏反应和Th_2有关。这两类在体内原本平衡，妊娠期母亲的免疫力为适应胎儿的存在，会偏于Th_2型细胞反应。因此，有过敏体质的孕妈妈会有一些皮肤瘙痒等不适的症状产生。

痘痘增加 因为怀孕初期黄体激素的分泌，再加上睡眠不好或生活压力等因素，有一些孕妈妈会有长痘痘的问题。因为无法使用口服药物治疗，加上妊娠期容易发生色素沉淀，所以痘痘会长在脸上。

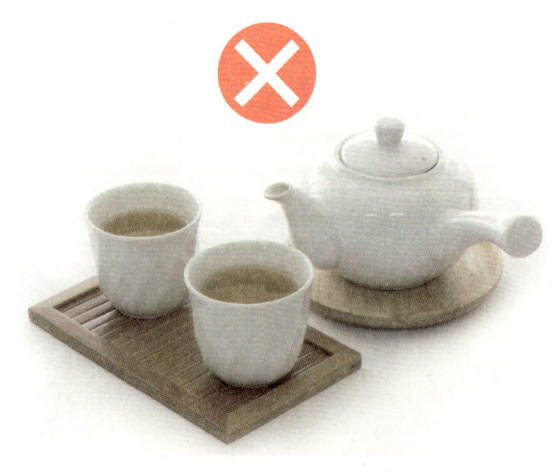

产褥期皮肤呵护重点

新妈妈在怀孕、生产过程中，因为体内激素分泌水平的变化，加上孕期的长期不适、睡眠不足，会使胶原蛋白流失增加，色素沉淀，皮肤老化较快。

产褥期间，是新妈妈照顾宝宝和恢复精力体力、保养身材的时机，也是好好呵护皮肤的最佳契机，所以新妈妈们不要轻易错过。呵护好皮肤的重点包括：

保障充足睡眠，营养均衡；

做好皮肤基础护理；

适度选用抗老化产品和美白保养品；

适时恢复医学美容疗程。

让皮肤光彩靓丽

产褥期不但应好好休息，恢复精力、体力和保养身材，更是呵护皮肤的不可多得的好时机。

首先，应保证充分的休息，这能让新妈妈较快地恢复体力和精力。

其次，饮食清淡，适量摄入膳食纤维，帮助肠道蠕动，促进排便。

再次，适当运动，促进新陈代谢。

最后，还需要选择更加温和的适合自己的护肤品。

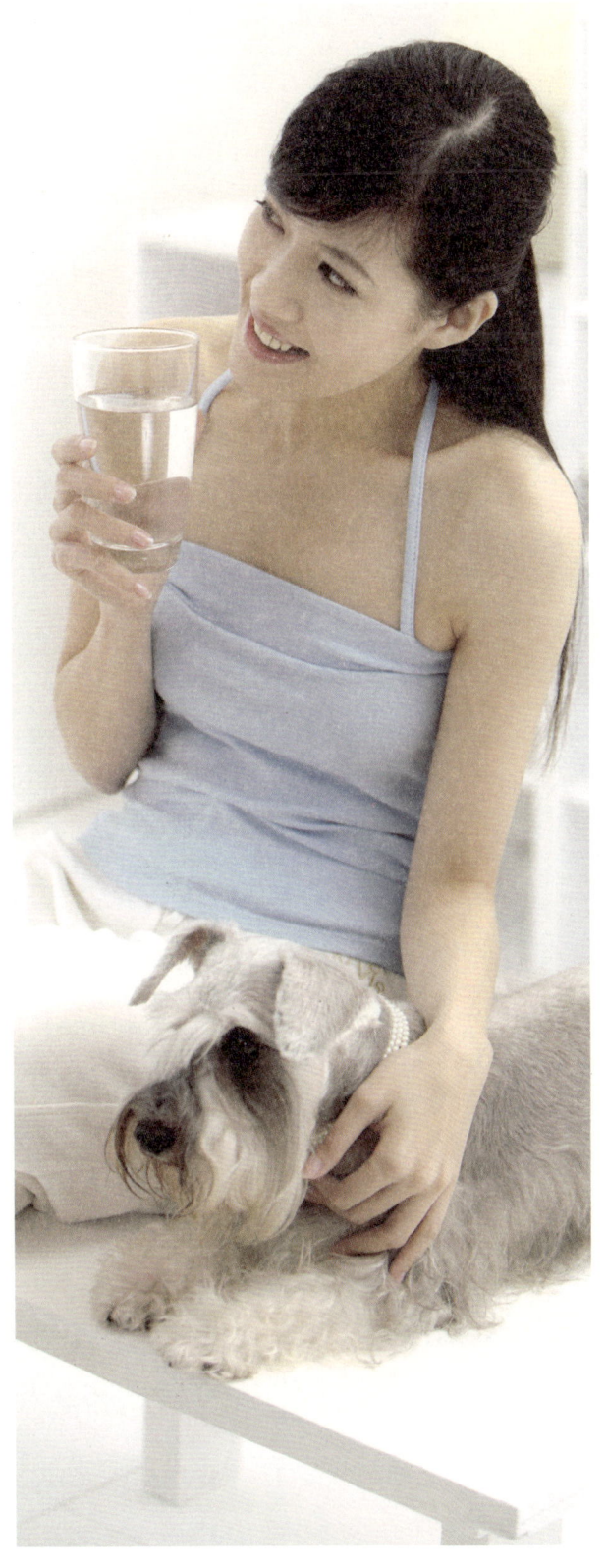

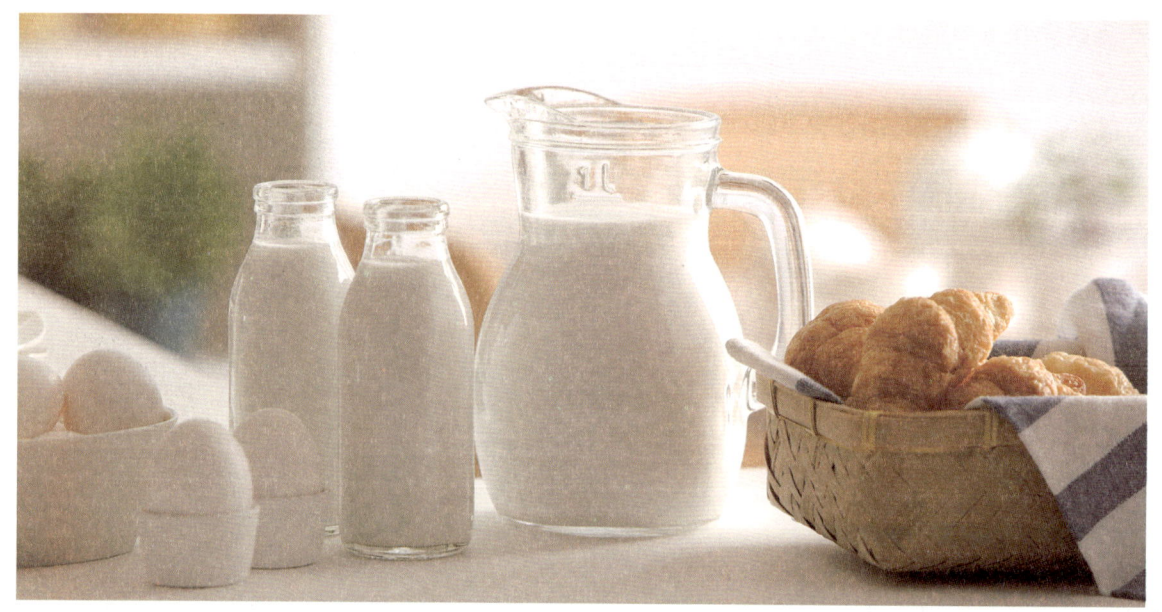

●●康复和瘦身，饮食要注意些什么

每一位新妈妈都希望自己能在产后快速恢复身材，当然，适时运动瘦身、坚持母乳喂养是恢复的基本途径，而产后恢复期内的合理饮食搭配，也是保证体力、精力和健美身形的重要因素。

新妈妈产后恢复期的饮食应注意：

如果不给宝宝哺乳，则注意每天的食物成分，要摄取与怀孕前相同的热量，既能帮助减去身上的赘肉，又要保证维持足够的体力。

每天喝两杯牛奶。牛奶中的脂肪含量仅3%，喝牛奶后人容易产生饱腹感，不易发胖，还能得到充足的蛋白质、钙质和B族维生素、维生素A等营养素。当然，选用脱脂奶更好，脱脂奶与全脂奶中的蛋白质含量一样，却有助于控制脂肪过量摄取。

每天至少吃够500克深绿色蔬菜。深绿色蔬菜中富含膳食纤维、胡萝卜素、维生素C、钙、铁等营养素，如芥蓝、青花菜、豆苗、白菜、空心菜等。餐前先吃蔬菜，可以增加热量消耗。

每天最少要吃150克主食。不吃主食，固然能消耗身体脂肪，却会产生过多代谢废物，对健康不利。主食中最好要有粗粮，如燕麦、玉米、小米、甘薯、豆类等。粗粮富含膳食纤维和B族维生素，吃后能使人不易产生饥饿感，也不会吃得太多。

寄希望于猛吃水果的方式来满足食欲，这属于认识误区。水果中含糖分8%，有的含糖量达20%，也有不少含有很高的淀粉。因此，每天吃水果的量要注意控制，去皮、去核后的水果摄取量，最好控制在300克以下，每天吃香蕉不多于两只。

吃水果的时间，对控制过多热量摄取很重要。不要在餐后吃水果，餐前吃水果才正确，等到吃正餐时腹中已有食物，不会太饿，不宜过多进食，有助于控制体重。

多吃新鲜水果，少饮果汁。吃水果后饱腹感要比喝果汁明显，有水果时最好不吃沙拉，水果拌上沙拉酱和糖会使热量加倍。有新鲜水果，尽量不吃干果，干果去掉水分后热量更高。

常吃需要多咀嚼才能下咽的食物。人在咀嚼300次时，就会开始产生饱感，多咀嚼有助于控制进食量。

选择既营养又能控制热量的食物，多吃低脂肪、低蛋白的食品，如豆制品、牛奶、鸡肉、鱼等；多吃新鲜蔬菜、海产品。同类食物应选择脂肪少、热能低的品种，如用鸡肉代替猪肉。

多吃天然食品，少吃加工食品。加工食品往往加入人工色素和化学添加剂，不仅污染母乳，没有多少营养，还增加肝肾负担。如吃炸薯条就不如吃新鲜土豆。

食物原料和调味品的用量应定量，新妈妈应在家中备一个电子秤，随时称一下食物和调料的分量，以帮助控制用量。

少吃甜食，包括在水果和麦片上撒糖，蛋糕、饼干、面包、奶油派等，都会让人在不经意中摄取过多糖分。有些食物从表面上看并不含糖分，如沙拉酱、热狗、汉堡包、罐头和冷冻蔬菜，但其中可能含有蔗糖、葡萄糖、蜂蜜或玉米糖，新妈妈应当留心看包装标注，防止不明不白摄取过多糖分。

少吃煎炸食品。煎炸加工要在食物外面挂浆，挂浆要薄，减少吸油。注意控制进食过多动物油，植物油也要限量，最好选用橄榄油、玉米油等。

炒菜时，注意尽量不要用时太长，以免水分流失。让菜肴保留较多水分，可以增加菜肴的体积，吃后能起到饱腹的作用。

注意控制做菜用油，多选择清蒸、煮、烩、汆、熬、拌等省油的方法，每天烹调用油量不超过30克。炖汤时，要注意把漂在汤上面的油撇掉。最好炖清汤而不是浓汤，浓汤含热量更高。

不要以为土豆是发胖食品。土豆中固然含有不少淀粉，但水分约占总量70%，还含有大量能令人产生饱腹感的膳食纤维。因此，用土豆代替主食，具有减肥瘦身作用。但却不能用土豆当蔬菜，土豆的热量虽然比主食少，比蔬菜却高得多。人们进餐时习惯多吃菜，如果把土豆当菜吃，又不减少主食，则易摄入过多热量。

每天清晨起床后，喝一点温开水，有助于降低食欲，减少进食量，新妈妈如果能坚持在三餐前都饮用温开水，会有更好效果。

不宜饮水过量，以喝水后胃不胀、不恶

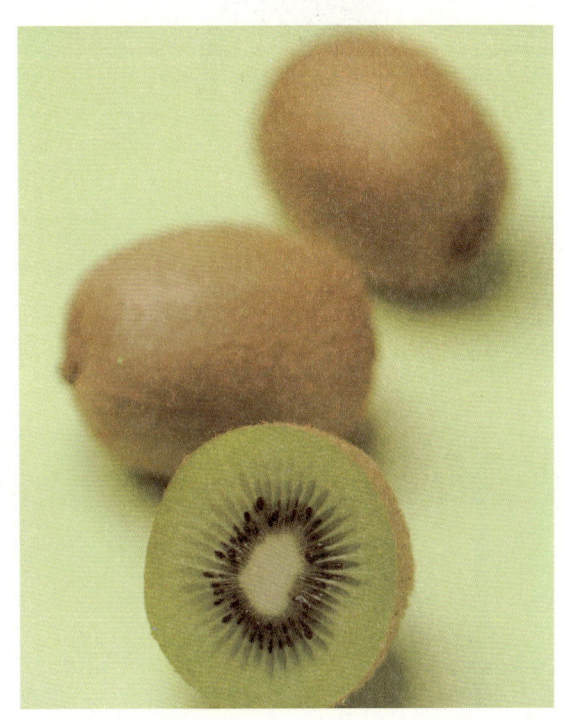

心、不影响食欲为佳，否则会诱发饥饿感，增加进食量。

一日三餐定时、定量，注意营养均衡。不要吃得过饱，三餐进食量要均匀，进餐时要有科学的顺序，如餐前先上汤，吃饭时先吃体积大、热能低的清淡食品和蔬菜。每餐做饭，只做够量的食物，盛上饭后去掉一口，避免克制不住食欲而过多进食。

进餐过程要专心致志、细嚼慢咽食物，咀嚼时手不要碰别的食物。餐后马上刷牙漱口，以免残留的食物气味，诱惑想再吃的欲望。

进餐最好不喝佐餐饮料，平时注意少喝饮料。饮料与水区别虽不大，不节制饮用却会使人在无意之中长胖。实在想喝时，可选低热量或无热量的饮品。

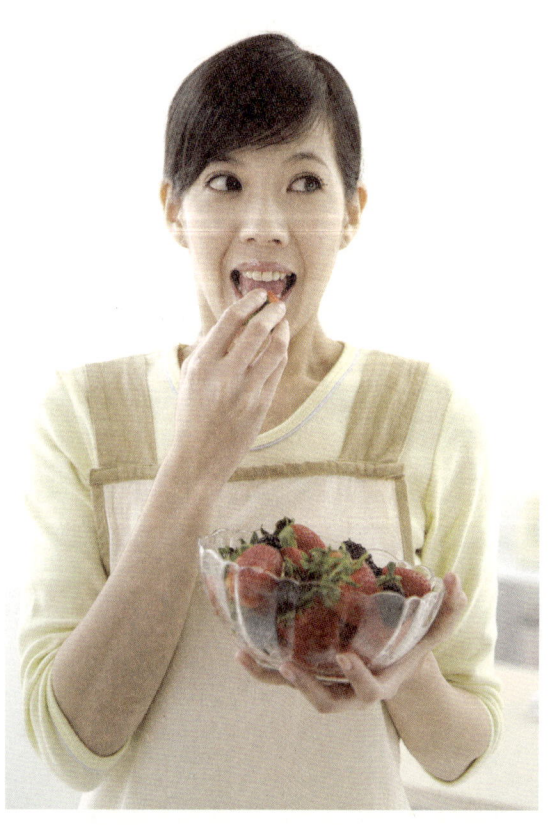

水果、蔬菜、谷物类食品热量较低，动物性蛋白质及脂肪类食物热量较高。加工谷类食物如饼干、面包、干果的热量也相当高。烹调时注意降低食谱的热量，从宏观上控制、降低总热量摄入。

吃低热量的食物通常不耐饿，在饭后2～3小时会产生饥饿感。可以在正餐间加一些低热量小零食，如萝卜条、芹菜条来充饥，这样吃不会增肥。

不要为瘦身而一天只吃两顿或一顿，甚至某一天不吃饭。也不要遇到喜欢吃的食物多吃，下一顿再减肥，没有爱吃的食物就不吃。这样不能充分利用食物燃烧释放的热量，过多储存热量，会使脂肪堆积。

注意远离食物的诱惑，平常要把食品放在看不见、不易拿到的地方。

无论新妈妈是否哺乳宝宝，都要按时称体重。了解热量摄取量的情况，如果没有达到理想效果，就要随时调整摄取饮食的热量。

温馨提示 产后恢复期内的合理饮食搭配，也是保证体力、精力和健美身形的重要因素。

●● 产后运动怎样做

无论是自然生产还是剖宫生产，新妈妈产后恢复有氧运动，订立减肥、美体计划，最好都要在产褥期以后进行。

不论使用运动、饮食还是其他瘦身疗法，都必须先确定自己的健康没有问题，器官的功能也完全恢复后，才能考虑减肥瘦身。

经过特别设计的产后运动，能帮助新妈妈恢复身材，对因怀孕而增大的子宫所长期压迫到的周围的器官，如胃肠、膀胱及血液循环系统都有复原的作用。

在做产后运动时，新妈妈务必要依照循序渐进、量力而为的原则，产后伤口较大或剖宫产的新妈妈运动前最好先请教医生的意见。

下面介绍几种适合新妈妈产后的运动，供大家参考。

脚踝运动　平躺在床上，后脚跟贴床面，伸长脚尖，两脚底对碰，弯起两脚底。

呼吸运动　平躺，全身放松，膝盖弯曲，用腹肌力量从鼻子深呼吸，以口缓缓吐气。

腹直肌分离矫正　同呼吸运动，吐气时把头抬高，但不要抬肩，同时用交握的双手将腹直肌向中线推挤，吸气时回复原姿势，并松弛腹部，不要把肩抬高。

骨盆摇摆　平躺床上，稍稍弓起背部，使骨盆腔向上悬起并左右摇摆。可矫正脊柱前弯及下背痛。

颈部运动　平躺，四肢伸直，头向前屈，使下额贴近胸部，再慢慢放下头。

胸部运动　仰卧床面，身体和腿伸直，慢吸气，扩大胸部，收缩腹肌，背部紧压床面，保持一会儿后放松，重复5～10次。能帮助胸部肌肉收缩，预防乳房下垂，产后第3天开始。

乳房运动　两臂左右平伸，然后上举至两掌相遇，保持手臂伸直数秒后，再回到左右平伸，重新开始，每天做10次。能帮助乳房肌肉收缩及富有弹性，防止乳房下垂。

臀部运动　1.平躺在床上，双腿屈起，慢慢地把臀部向上抬起离地，以脚跟及肩部支持片刻，然后慢慢地放下还原，重复数次。产后第10～15天开始做，每天10次。

2.平躺在床上，右膝屈起，使足部尽量贴近臀部，然后再伸直放回原位，左右两腿交替动作。帮助臀部肌肉的收缩，产后第15天开始做，每天做10次即可。

腿部运动　平躺床上，轮流抬高双腿与身体成直角，待产后体力稍有恢复时，可同时抬起双腿，重复5～10次。帮助腿部及会阴部肌肉收缩。

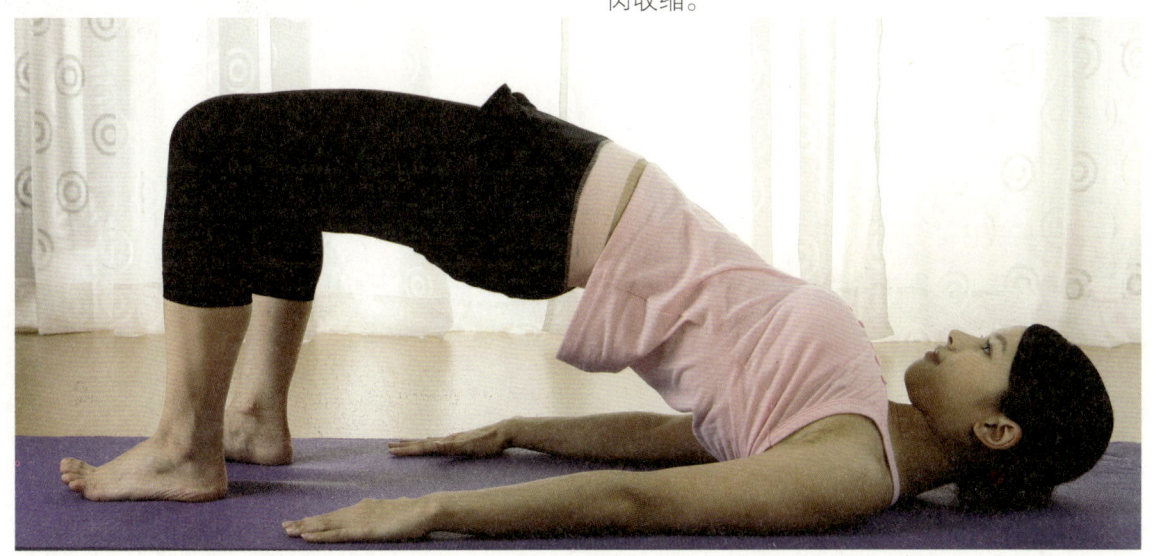

腹部运动　平躺在床上，两手交叉于胸前，慢慢坐起，同时保持双腿并拢，待体力完全恢复后，双手可放置在头后再坐起，似仰卧起坐的动作，重复数次，每天2次。帮助腹部肌肉收缩，产后半个月后开始做。

凯格尔运动　仰卧在床上，身体放松，专注于提肛收缩的动作。特别要注意双腿、双臀、腹肌不能用力；体会骨盆底肌的收缩动作后，把收缩的动作专注在阴道和尿道上，持续重复一缩一放的频率。每天做骨盆底肌运动1～2次，每次10分钟，产后1周开始做。练习持续6～8周后，不但阴道肌肉会呈现较为紧绷的状态，阴道的敏感度也会有所增进。等到熟练之后，做此运动可以随时随地进行，坐、站或躺着都可以。

产后恢复有氧运动　产前有运动习惯者，在产褥期结束休养后，可以继续自己喜欢的运动，如果平常没有运动习惯者，可以先从较静态的柔软操或散步类较温和的运动开始进行。如果从事有氧舞蹈这一类较为激烈的运动，一次的运动量不宜过大，以免身体一时负荷过大，产生不良反应。喜爱游泳的新妈妈，也要事先请教医生，检查阴道生产的伤口是否痊愈，以免下水后感染。

●● 产后减腹健美操

腹部肌肉属支持性肌肉，在日常生活中很少活动，不能做紧张性收缩，而腹腔、腹壁又易于堆积脂肪，所以容易显得大腹便便。要使腹部健美，必须使腹肌发达，并保持一定的紧张度，消除腹部多余的脂肪，避免形成悬垂腹和腹部赘肉的状态。

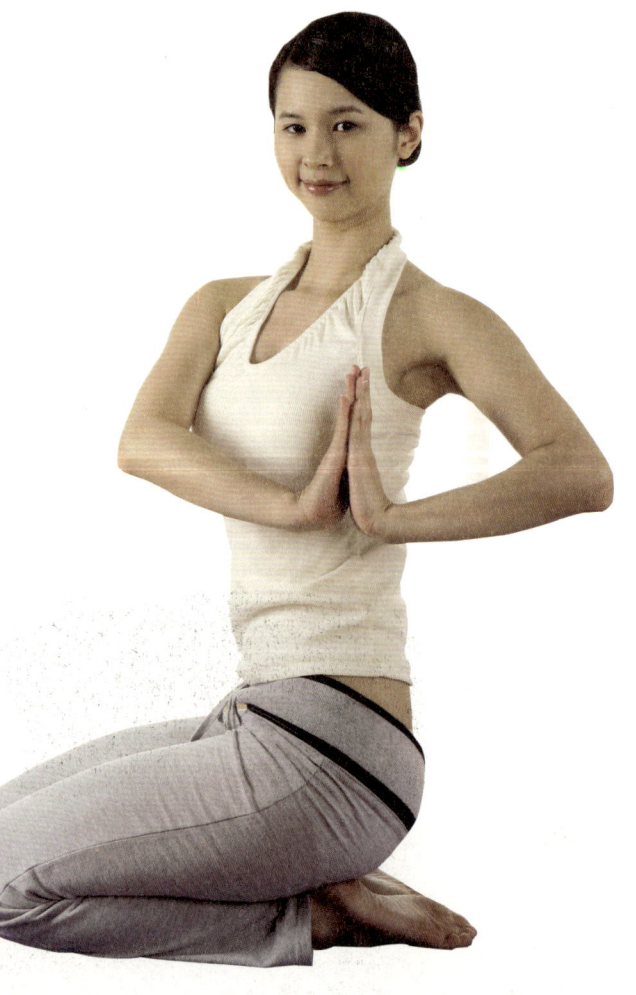

温馨提示　产后适时、适度运动，不仅是为了迅速恢复体力和精力，还有助于恢复曼妙的身材，对因怀孕而受影响的器官，如胃肠、膀胱及血液循环系统都有复原的作用。

常用的减腹运动，除做仰卧起坐以外还有以下几种方法。

仰卧床上，两膝关节屈曲，两脚掌平放在床上，两手放在腹部，进行深呼吸运动，腹部一鼓一收。

仰卧床上，两手抱住后脑勺，胸腹稍抬起，两腿伸直上下交替打动，由幅度小到幅度大，由慢到快，连做50次左右。

仰卧床上，两手握床栏，两腿一齐向上翘，膝关节不要弯曲，脚尖绷直，两腿和身体的角度最好达到90°，翘上去后停一会儿再落下来，反复进行，直到腹部发酸为止。

两手放在身体的两侧，用手支撑住床，两膝关节屈曲，两脚掌蹬住床，臀部尽量向上抬，抬起后停4秒钟落下，休息一会儿再抬。

手放在身体两侧，两腿尽量向上翘，翘起来后像蹬自行车一样两脚轮流蹬，直到两腿酸沉为止。

站立在床边，两手扶住床，两脚向后撤，身体成一条直线，两前臂屈曲，身体向下压，停两三秒钟后，两前臂伸直，身体向上起，反复进行5~15次。

一条腿站立支撑整个身体的重量，另一条腿弯曲抬起，用支撑身体的那条腿连续蹦跳，每次20~30下，双腿交替进行，直到腿酸为止。

跪在床上，两手扶床，胸部尽量向下压，腹部尽量收缩，同时深呼吸。然后挺起胸来，用力鼓腹部同时深呼气，每天起床后和睡觉前各练5~10次。

仰卧床上，脱去外衣，两手搓热以后，趁热在腹部按摩，直到局部发红、发热为止，每天早晚各一次。

●● 产后塑形美腿操

平躺在床上，先做深呼吸，放松心情与身体，开始缓缓抬起头，看着自己向前伸展的脚尖，再放下；把双腿举到45°的高度，在空中略停几秒后，再重复；把腿再抬到约90°，再慢慢地向内弯曲腿，然后伸直腿后，缓缓放下。

平卧在床，运用腹部的力量，同时把头部及腿部向上抬起，双手往前伸展；轮换抬起左右腿，配合着韵律节奏；举起双腿在空中做踩脚踏车的动作。

整个流程约需20分钟一个循环。

另外，每天睡前抬高腿，与墙壁贴合，保持10~15分钟，即可放下。也是简单有效的腿部塑形运动。

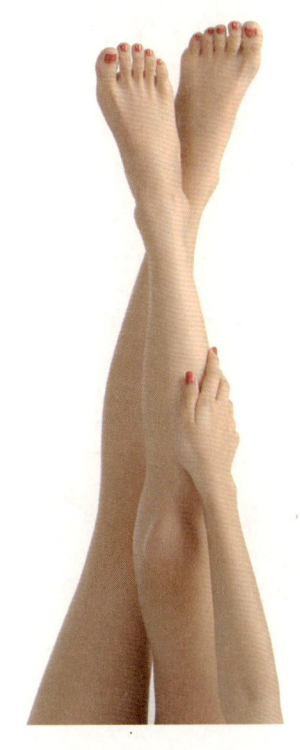

●● 产后怎样再造平坦小腹

再造平坦的小腹，运动量要大一些，新妈妈一定要等到体力恢复之后再做，至少，要在出月子以后再考虑。

变形仰卧起坐运动法

躺在床尾，臀部以下留在床外，然后弯起膝盖使大腿到腹部上方。双手伸直于身体两侧，手掌朝下放在臀部的下方。接下来腹部用力，以慢慢数到10的速度，把腿往前伸直，脚尖务必朝上，使身体呈直线，然后再以数到5的速度弯曲膝盖，大腿回到原来的位置。注意背部、肩膀和手臂都要放松，感觉到仅仅腹部在用力。

坐椅腹部练习操

坐在靠背椅边上，双手反抱椅背，感觉人体好像要从椅子上滑下来，放松地弓背踏腰，腰部要尽量贴上椅面。这组操方便、轻松、收效快，适合天天做或隔天练。

第一组 双脚轮流做踩自行车的动作，腿部肌肉要放松，要求一只脚向下伸到越低越好，但不能触地，另一只脚弯曲向上，越高越好，反复练习，每天坚持做20下。

第二组 同前面姿势，双腿同时向上弯曲，再同时向下伸展，注意腰部不能上顶，尽量使腹部与胃部收缩，然后再尽量接近，达到腹部亦紧亦舒，每天坚持做20下。

腹部按摩

腹部按摩是一种最常用的腹部减肥法，利用揉捏的动作加上按摩霜，改善脂肪结构。按摩可以提高皮肤的温度，大量消耗能量，促进

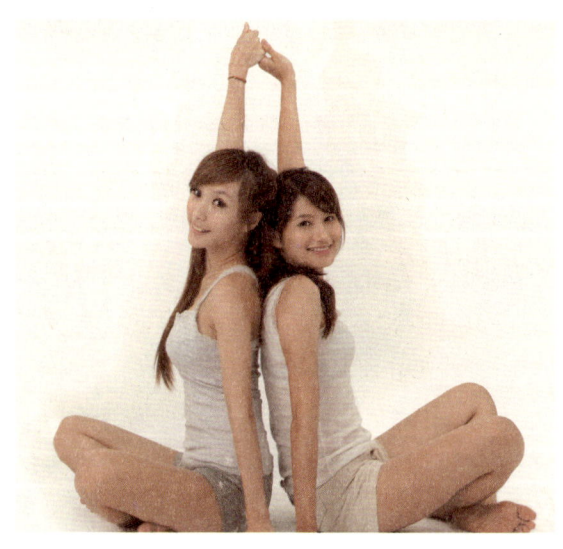

肠蠕动，减少肠道对营养的吸收，促进血液循环，把多余水分排出体外。

做法 以肚脐为中心，在腹部打一个问号，沿问号按摩，先右侧，后左侧，各按摩30~50下，每天按摩1次。

缩腹走路

先学习呼吸，吸气时，肚皮胀起；呼气时，肚皮缩紧。对练瑜伽或练发声的人来说，这是一种基础训练，有助于刺激肠胃蠕动，促进体内废物排出，顺畅气流，增加肺活量。

做法 平常走路和站立时，要用力缩小腹，配合腹式呼吸，让小腹肌肉变得紧实。刚开始做的头一两天会不习惯，只要随时提醒自己"缩腹才能减肥"，几周下来，不但小腹趋于平坦，走路的姿势也会更优。

游泳减肥

游泳30分钟，可以消耗175千卡的热量。即使人已不在水中，代谢速度依然非常快，能比平时更快地消耗脂肪。这种方法是最科学、最无可否认的。游泳不仅能收腹，还能全面塑造体形。

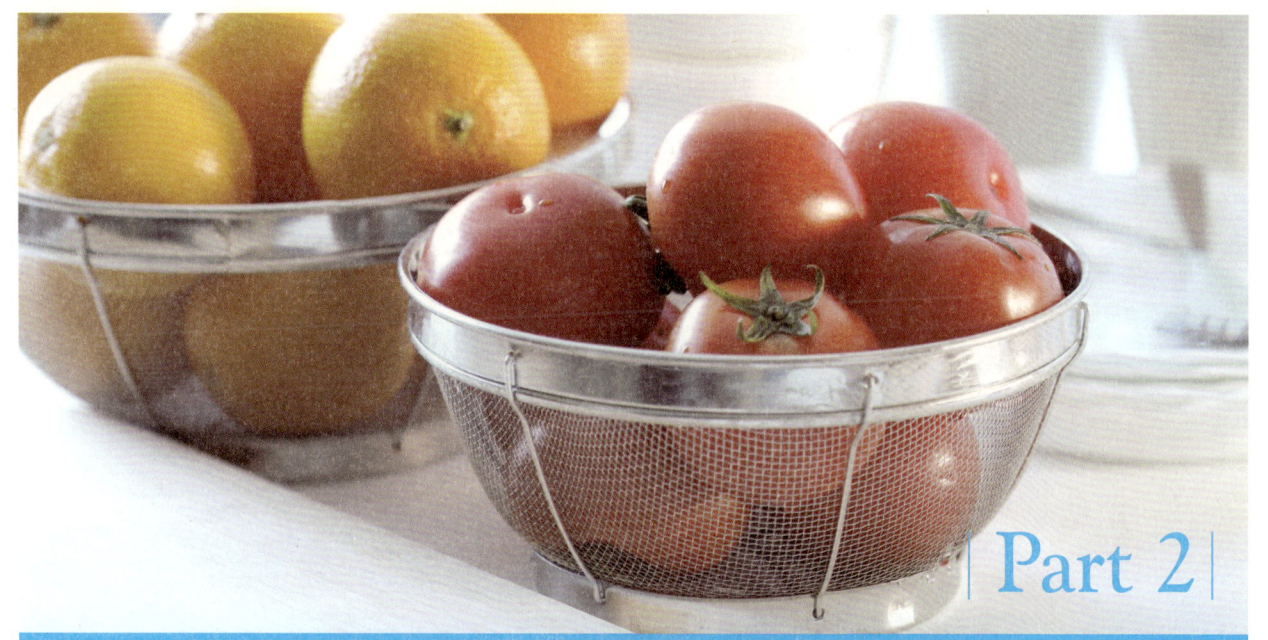

Part 2

坐月子饮食全程指导

阅读关键提示

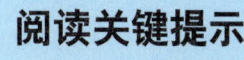

- 月子期饮食营养要点
- 月子期饮食宜忌
- 第一周　活血化瘀，恢复新妈妈元气
- 第二周　补肾养腰，调理新妈妈脾胃
- 第三周　补气养血，强健新妈妈身体
- 第四周　强筋壮骨，增强新妈妈体质
- 第五周　补充奶源，确保新妈妈哺乳
- 第六周　美容瘦身，复原新妈妈身体
- 特殊调养，饮食妙方帮大忙
- 产后不适，饮食调养有良方

01 月子期饮食营养要点

●● 月子期的饮食要求是什么

通常产后饮食应以精、杂、稀、软为主要原则。具体地说，就是指饮食要"精炼"、食物品种要多样化、水分要多一些、食物要细软易消化。下面就来为新妈妈们仔细讲解一下。

食物要松软可口，易消化吸收

新妈妈刚刚生产完毕，身体还很虚弱，肠胃消化功能也没有完全恢复，并且很多新妈妈产后会有牙齿松动的情况，过硬的食物一方面对牙齿不好，另一方面不利于消化吸收，因此新妈妈的饭要煮得软一些，少吃油炸或坚硬带壳的食物。可以选用东北绿色有机大米，在烹饪之前用清水泡30分钟，可以为新妈妈煮出松软可口的米饭。

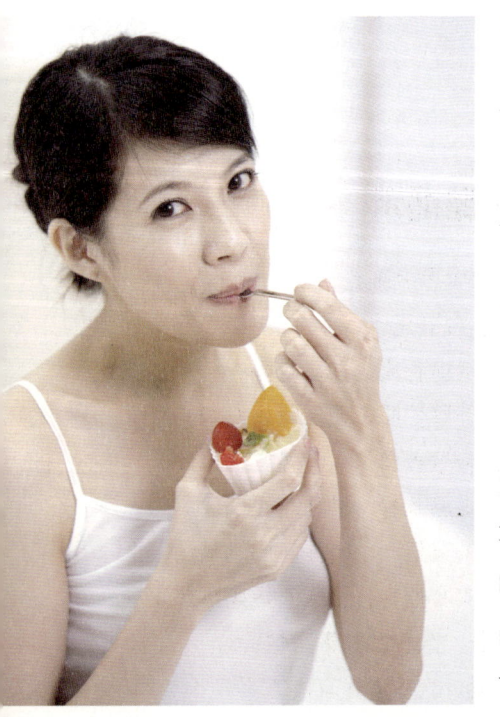

少量多餐，荤素搭配营养好

虽然新妈妈需要比平常多的热能食物来为孩子提供足够的乳汁，但是饮食搭配要均衡，切勿太油腻，否则新妈妈的胃口会变坏，宝宝会患脂肪泻，大便呈泡沫状。新妈妈在月子里以一日六餐为宜。

多食用汤类食物，利于哺乳

产后最初几天，新妈妈常常会感到口渴、食欲不佳，这是因为产后胃液中盐酸分泌减少、胃肠道的肌张力及蠕动能力减弱。皮肤排泄功能变得极为旺盛，特别爱出汗，还增加了给宝宝哺乳的任务。因此，新妈妈在月子当中补充大量的水分就特别重要。果汁、牛奶、汤等都是很好的选择。产后几天，新妈妈严禁喝有下奶功能的营养汤。宝宝出生后几天内，胃口很小，新妈妈的母乳无论是营养还是量都足够。如果喝下奶汤的话，新妈妈乳汁太多，容易导致乳房胀痛，严重者还会患奶痂。

慎食生冷食物

新妈妈产后体质较弱，抵抗力差，若食用过于生冷的食物，容易患上胃肠炎等消化道疾病。新妈妈产后饮食宜温，不宜多吃过于生冷的食物，如冷饮、冷菜、凉拌菜等，从冰箱里拿出来的食物最好热过再吃。

一定要忌食辛辣

如果产后大量食用辛辣食物，如辣椒、胡椒、茴香、酒等食物及性味辛辣的饮品，可使新妈妈内热上火，口舌生疮，便秘或痔疮发作，而且奶水还会有问题，宝宝吃奶后会引起口腔炎、流口水等毛病。所以，以上辛辣之品作为调剂是可以的，但不能多吃。

尽量选择有益于身体恢复的食物

蔬菜类：大白菜、芜菁、牛蒡、凉薯、莴苣、菱角、大白菜、金针菜、油菜、荸荠、龙葵、白萝卜、瓜类、莲藕、菠菜、芹菜、慈姑、龙须菜、豆瓣菜、水芹菜、珍珠笋、大头菜、蒟蒻、丝瓜、西红柿。

水果类：西瓜、柚子、水梨、杨桃、山竹、草莓、枇杷、香蕉、哈密瓜、橘子、火龙果、葡萄柚。

其他类：薄荷、绿豆、小麦、大麦、荞麦、薏苡仁。

不宜快速进补，以免得不偿失

宝宝呱呱坠地后，新妈妈就开始着急催奶，怕饿到宝宝，事实上，新妈妈乳腺管还未完全通畅，产后前两三天不要太急着喝催奶的汤，不然奶水有了，乳腺管还没通，胀奶期可能会让新妈妈痛得想哭，也容易患乳腺炎等疾

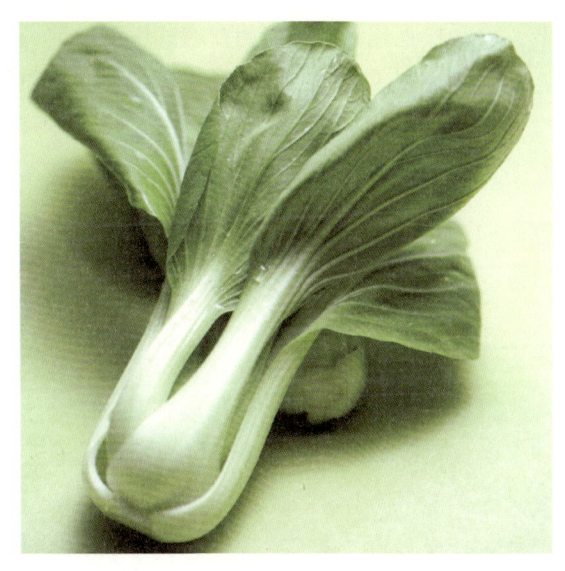

病。此时可以喝蛋汤、鱼汤等较为清淡的汤，汤也不要过咸。剖宫产后的新妈妈排气之前，只能喝白开水。

要保证摄入充足的钙

孕妇需要补钙，新妈妈更需要补钙，产后牙齿松动就是缺钙的表现之一。尤其是哺乳新妈妈更需要保证摄入充足的钙，以满足母婴二人的生理需要，否则，不仅新妈妈自身可能会产生腰酸腿痛的症状，宝宝也会因为奶水中的钙质不足而出现问题。如果新妈妈本身缺钙，还进行哺乳喂养的话，还可能使哺乳妈妈体内的钙量消耗过多，造成骨质疏松等问题。这里向新妈妈推荐一道好菜——韭菜炒虾皮，味道好，做法简单，营养非常丰富，尤其含钙量高，还含有维生素C和纤维素，对产后新妈妈和母乳喂养的新生儿预防缺钙有很大帮助。

多吃含胶质的食物

女人爱美，然而经过生育，加上自然的衰

老，皮肤松弛是很多新妈妈面临的生理难题。在月子中，新妈妈的体内营养消耗较大，新妈妈如果不注意补充营养，脸色也会变得很难看。这时，要多吃含胶质的食物，比如猪蹄、骨头汤等，以补充肌肤所需要的胶原蛋白，维持女人的美丽容颜。

别忘了适量补充盐

传统观念认为，新妈妈在月子里不能吃咸的东西，所以饭菜、汤里一点盐也不放。事实上，这样做反而会导致新妈妈身体虚弱，适量地补充盐对新妈妈是很有益处的。由于新妈妈产后出汗较多，乳腺分泌旺盛，体表水分蒸发大于平时，体内的钠很容易随着汗水流失。因此，适量地补充盐分有助于产后新妈妈体力的恢复。

每日热量要固定

虽然新妈妈因为哺乳消耗了大量的能量，但是也不能任意地增加饮食。通常，新妈妈的饮食量大致应比怀孕前增加30%左右。月子里，为了自己跟宝宝的健康，新妈妈要按时吃饭，粗粮细粮搭配，菜谱也需要考虑营养的均衡，要荤素搭配，多样化，尽量不挑食、不偏食。无须所谓的"大补"，只要饮食合理、营养丰富就可以满足新妈妈的正常需要。从营养的角度看，产后新妈妈每天需要2 700～2 800千卡热量。

坐月子是新妈妈不可避免的事情，月子餐更是新妈妈调养生息的重要营养来源。然而，新妈妈如今再也不用为坐月子大伤脑筋，只要掌握上面的饮食方法，掌握均衡营养的饮食原则，就能在月子期间吃得营养又吃出健康。

●● 月子期营养如何跟进

费力不讨好的"错妈妈"

新妈妈有两种不可取：一种是在分娩后为补充营养和保证充足的奶水，过分重视产后的饮食滋补。然而产后滋补过量再加上少运动就会导致肥胖。与之相反的第二种就是节食，有些新妈妈在产后为了尽快恢复怀孕前的身材在产后马上节食，这样做有伤身体，尤其是哺乳的新妈妈更会由于节食导致奶水不足。过多或者过少都会导致新妈妈营养过剩或者营养不良，新妈妈的营养如何跟进，其实是有诀窍的。

生产方式不同，营养跟进方式不同

顺产新妈妈：第一餐补充糖类有利于恢复能量；蛋白质可以快速修复身体；维生素C和铁

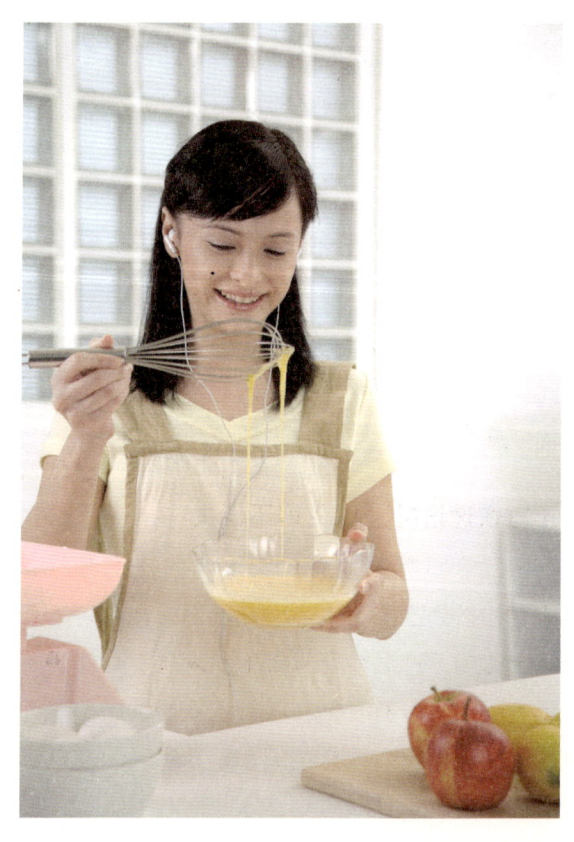

也是必需的营养素，可以帮助身体恢复生产时失去的血液。产后一周内注意多吃少渣饮食，避免硬便和便秘；不吃辛辣和刺激性食物；适当吃一些粗粮；伤口愈合前要少吃鱼类。

剖宫产新妈妈：通常术后6小时内禁食、禁水，6小时后可以喝一点水，以刺激肠道蠕动。待胃肠道功能恢复后可以吃流食，但不要喝牛奶、豆浆、红糖水等胀气食物。

体质不同，营养跟进方式不同

◎ 寒性体质妈妈

自我判断：寒性体质的女性通常面色苍白，经常会怕冷或四肢冰冷，口淡不渴，大便稀软，总有尿频的现象，痰涎清，涕清稀，舌苔白，平常容易感冒。

应对方式：对于体质偏寒的新妈妈来说，可以食用一些温补的食物或药物，达到养血补气的目的。如麻油鸡、烧酒鸡、四物汤、四物鸡或十全大补汤等，补充营养时不能太油，以免腹泻。食用水果时不要吃寒凉水果，如柚子、梨子、杨桃、西红柿、香瓜、哈密瓜、西瓜、木瓜、葡萄柚等；但是可以吃些荔枝、龙眼、苹果、草莓、樱桃、葡萄等水果。

◎ 热性体质妈妈

自我判断：面红目赤，怕热，四肢或手足心热，经常口干或口苦，大便干硬或便秘，痰涕黄稠，尿量少色黄赤、味臭，舌苔黄或干，舌质红赤，易口破，皮肤易长痘疮或痔疮等。

应对方式：对于体质偏热的新妈妈来说，注意滋补的食品不要太热，可以吃山药鸡、黑糯米、鱼汤、排骨汤等；蔬菜类可选丝瓜、冬瓜、莲藕等；汤类可以选择如木瓜、鱼尾煲花生汤、章鱼、花生煲瘦肉汤，通草、黄芪煲猪

脚。但是不适合吃荔枝，可少量吃些柳橙、草莓、樱桃、葡萄等。

◎ 中性体质妈妈

自我判断：不热不寒，不特别口干，身体状况良好。

应对方式：对于中性体质的新妈妈来说，饮食上比较容易选择，可以食补与药补交叉食用，没有什么特别问题。如果补了之后口干、口苦或长痘，就停一下药补，可以吃些降火的蔬菜，也可喝纯橙子汁或纯葡萄汁，但要注意果汁的温度一定要温热，不能喝冰的。

季节不同，营养跟进方式不同

春、夏、秋、冬四季由于温度差异大，不仅新妈妈坐月子的方式必须有所调整，月子餐也要根据季节改变，否则会有不良反应发生。一般传统的坐月子饮食，性质温热，适用于冬季、春秋时节，月子餐中的生姜和酒都可稍稍减少，若是夏天盛热之际，可不用酒烹调食物，但是姜片仍不可完全不用，每次用2~3片即可。

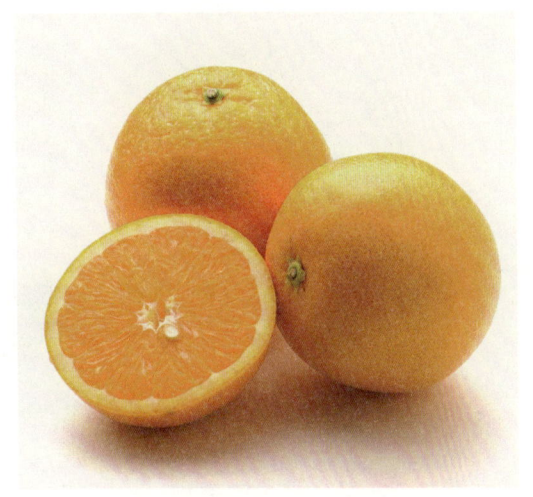

产后症状不同，营养跟进方式不同

新妈妈产后身体虚弱，经常会有一些不适症状，影响新妈妈的顺利康复。对此，新妈妈可以有针对性地进行食补和药补。例如，贫血的新妈妈可多吃高铁质食物，包括肉类、黑糯米粥、红豆汤等。若是胀奶，可用50克麦芽糖、9克蒲公英、9克王不留行，加入食物中制成药膳，促进排乳。新妈妈若便秘则可吃香蕉、蜂蜜、芝麻糊促进排便。若腰背部、手肘及手腕疼痛难忍，可炖煮杜仲猪腰汤，恶露干净后可吃十全大补汤，对解除筋骨酸痛都有不错的效果。

十大食补秘诀

补血： 山药2份、大枣1份、适量粳米煮粥。

补心（神）： 小麦1份、生甘草1份、大枣3份，加水煎服。

补气： 党参9克、白术18克、黄芪15克、粳米60克，前三味先煎汤，再入粳米煮粥。

补肾： 花生、黑豆（炒过）、黑枣、黑糖、冬瓜皮各1份，煮汤。

补奶： 清水煮泥鳅的汤、瘦肉汤、猪蹄汤、冬瓜汤、豆腐汤等。

补脾胃： 栗子、大枣各30克，山药60克，南瓜50克，生姜6克，大米100克，加水煮稀粥。

血瘀伤痛： 山楂60毫克，煮水加红糖。或者桂皮6克、丹参15克、少量甘草姜煮水，一日一次。

乳腺炎： 蒲公英根30克、忍冬藤30克、水及黄酒适量加入，煎服浓汁，一日分两次服。

排恶露： 生化汤（前10天）。

补精气神： 四物汤、八珍汤、十全大补汤，10天以后才喝。

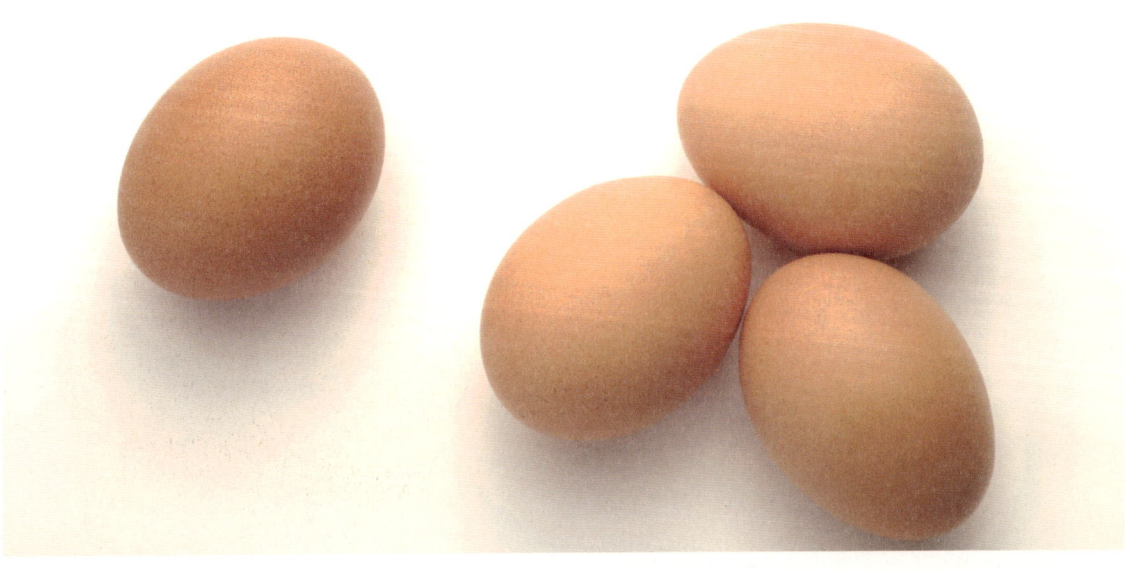

●● 月子期营养素如何摄取

整个月子期间，新妈妈需要足够的营养来满足自身需要和哺乳需要，于是很多新妈妈鸡蛋、红糖吃不停，顿顿少不了鸡、鸭、鱼肉。然而，这种做法并不科学，过量摄取营养，会使新妈妈的身体肥胖起来。严重者还会导致体内糖和脂肪代谢失调，使得糖尿病、冠心病等疾病的发生率增高。所以新妈妈需要吸收营养，更需要正确地吸收所需的营养。

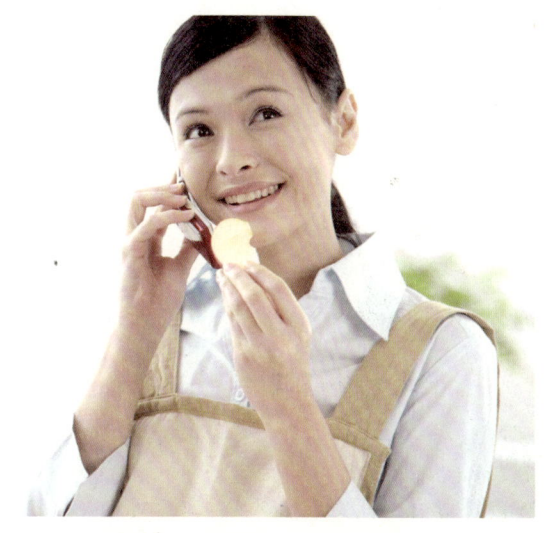

月子里的营养补充原则

适量增加蛋白质的摄入量　因为在怀孕分娩过程中，女性自身丢失的蛋白质较多；分娩后，如果哺乳的话，蛋白质也会随着奶水流失。所以月子里需要较多的蛋白质，一般哺乳期新妈妈每天比普通人要多摄入20克蛋白质。如蛋白质不足，既影响母体康复，又影响泌乳质量。当然一定要注意适量，过量摄入反而适得其反。

增加钙的摄入　月子里的新妈妈需要补钙，因为妈妈本人和宝宝都需要钙，通常情况下，在哺乳期的新妈妈普遍都会发生骨密度低下，甚至骨质疏松的情况，为了改善这种情况，新妈妈每天需要1 200毫克钙。

适当的能量摄入　大鱼大肉的饮食会令新妈妈身材变形，营养过剩，月子餐一定要控制能量的摄入，具体摄入量要视是否哺乳来决定，如不哺乳就不需要太多的能量，按一般的能量就可以了，如哺乳则每天应比正常人增加500千卡。

水分也是营养　新妈妈在分娩过程中因失血等原因，流失的体液比较多，而且分娩后子宫内膜、宫腔内壁都需要修复。同时，在哺乳期，新妈妈乳汁的分泌也要有充足的液体，刚分娩的新妈妈基础代谢高，体质较弱，出汗较多，每天需要补充不少于1 200毫升水。

微营养素少不了　矿物质、微量元素及各种维生素统称为微营养素，月子里新妈妈由于本人康复及哺乳，需要比常人更多微营养素，月子里新妈妈必须摄入充足的各种维生素，所以月子餐必须多种多样，合理搭配荤素。

营养元素从哪里获取

◎ 蛋白质

瘦肉、鱼、蛋、鸡、鸭和乳制品等都含有大量的动物蛋白质；花生、豆类和豆类制品含有大量的植物蛋白质。总体来讲，从蛋白质的质量、被消化吸收的程度来看，海鲜要优于禽畜肉类。

温馨提示
鸡蛋中蛋白质、氨基酸、矿物质含量高，消化吸收率高，是传统的月子食物，新妈妈每天吃两三个鸡蛋就足够了。

◎ 脂肪

肉类和动物油含有动物脂肪；豆类、花生仁、核桃仁、葵花子、菜籽和芝麻中含有植物脂肪。

◎ 糖类

所有的谷物类、白薯、土豆、栗子、莲子、藕、菱角、蜂蜜和食糖中含有大量的糖类。

温馨提示　要注意红糖是粗制糖，杂质较多，应将其煮沸再食用。

◎ 矿物质

含钙较多的食物：豆类、奶类、蛋黄、骨头、深绿色蔬菜、米糠、麦麸、花生、海带、紫菜等。

含磷较多的食物：粗粮、黄豆、蚕豆、花生、土豆、坚果、肉、蛋、鱼、虾、奶类、肝脏等。

含铁较多的食物：以肝脏中含铁最丰富，其次为血、心、肝、肾、木耳、瘦肉、蛋、绿叶菜、芝麻、豆类、海带、紫菜、杏、桃、李等。

含锌较多的食物：海带、奶类、蛋类、牡蛎、大豆、茄子、扁豆等。

含碘较多的食物：海带、紫菜等。

含硒较多的食物：海产品、肝、肾、肉、大米等。

◎ 维生素

维生素A：鱼肝油、蛋、肝、乳都含有较多的维生素A；菠菜、荠菜、胡萝卜、韭菜、苋菜和莴苣叶中含胡萝卜素量较多。胡萝卜素在人体内可以转化成维生素A。

B族维生素：小米、玉米、糙米、麦粉、豆类、肝和蛋中都含有大量的B族维生素，青菜和水果中也富含B族维生素。

维生素C：各种新鲜蔬菜、柑橘、橙、柚、草莓、柠檬、葡萄、苹果、西红柿中都含有维生素C，尤其鲜枣中含量高。

维生素D：鱼肝油、蛋类和乳类中维生素D含量丰富。

温馨提示　维生素最好通过饮食获取，天然维生素与人造维生素使用途径不同，通常人造维生素应用于疾病治疗，日常补给一定要选择天然维生素。

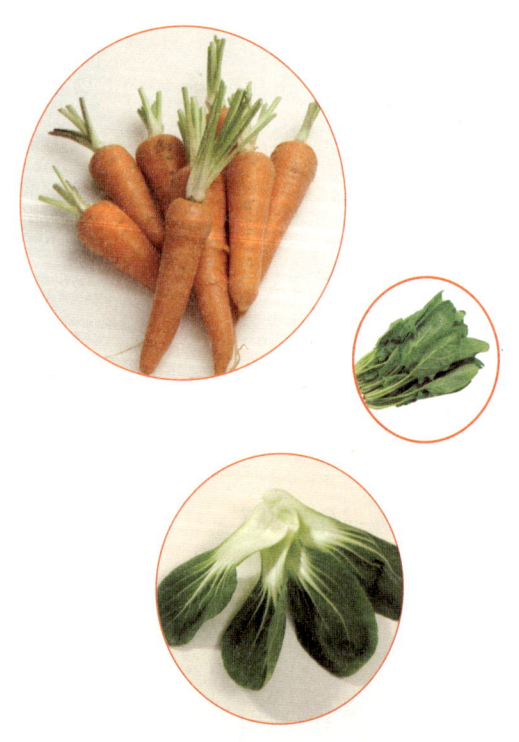

月子期的正常进餐顺序

对于新妈妈来说，保证月子餐的食物种类很重要，但如何最大限度地吸收月子餐的营养更重要。因此，新妈妈在进食的时候，最好按照一定的顺序摄入食物，因为只有这样，营养才能更好地被人体消化吸收，更有利于身体的恢复。

正确的进餐顺序应为：汤→青菜→饭→肉，半小时后再进食水果。

◎ 饭前先喝汤

饭后喝汤的最大问题在于冲淡食物消化所需要的胃酸，月子时本来就吃得比平时多一点，更需要大量的胃酸，所以一定要注意喝汤的时间。月子餐最忌讳吃饭时边吃饭边喝汤；或以汤泡饭；或吃过饭后，再来一大碗汤，这样容易影响食物的正常消化。

米饭、面食、肉食等淀粉及含蛋白质成分的食物需要在胃里停留1~2小时，甚至更长的时间，所以要在汤后吃。

在各类食物中，水果的主要成分是果糖，果糖无须通过胃来消化，而是直接进入小肠就被吸收。如果新妈妈进食时先吃饭菜，再吃水果，消化慢的淀粉、蛋白质就会阻塞消化快的水果，食物在胃里会搅和在一起。如果新妈妈饭后马上吃甜食或水果，最大的害处就是会中断、阻碍体内的消化过程。胃内的食物会被细菌分解，产生气体，造成胃胀气，形成肠胃疾病。同时新妈妈要注意，吃水果一定要先将水果加热，比如蒸煮后再吃，或用开水泡温了再吃。

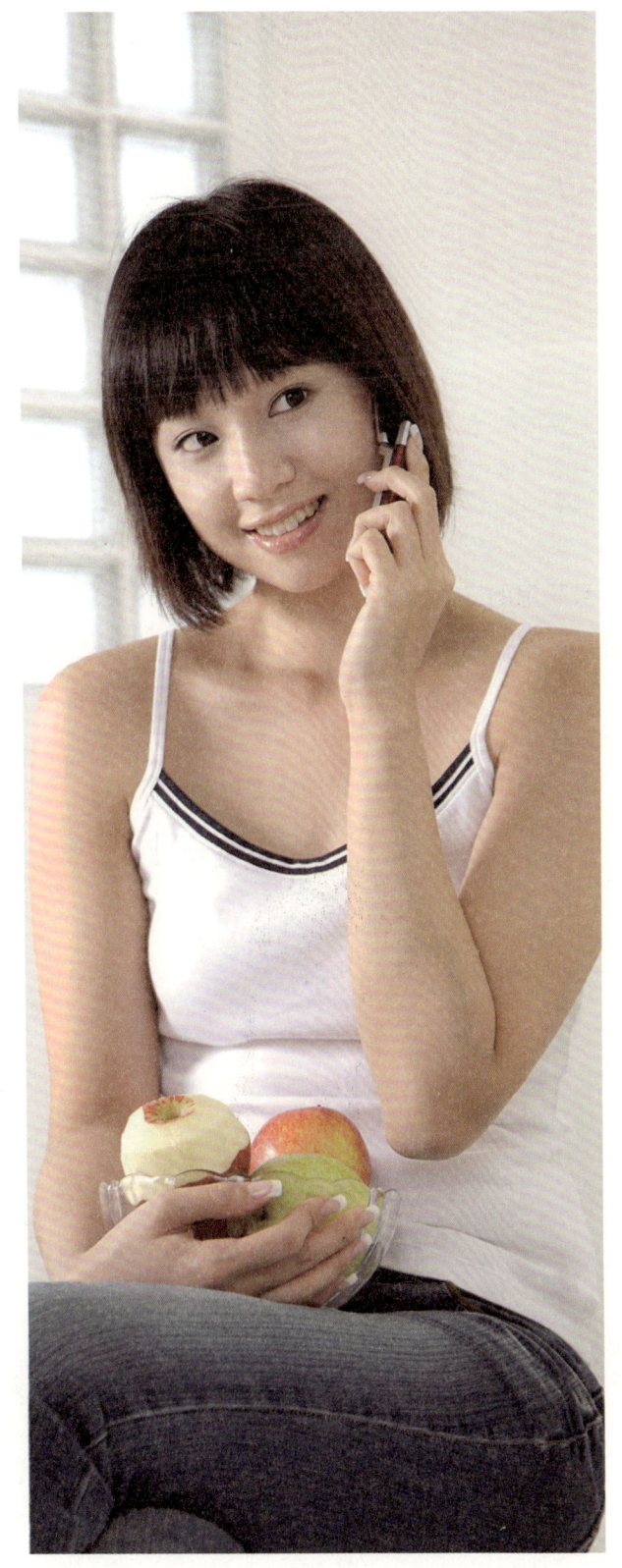

●● 坐月子如何才能做到科学饮食

分娩对女人来说是一场重体力劳动，对于新妈妈来说，不仅生宝宝的时候消耗体力，照顾新生儿又颇费精力。俗话说："人是铁，饭是钢。"新妈妈确实需要通过合理的饮食来调补身体。然而，饮食调理并不代表着坐月子时就一定要整锅整锅地喝汤，或者每天一只老母鸡、七八个鸡蛋往肚子里塞。新妈妈月子餐最重要的就是"科学"二字。那么，如何在坐月子的时候做到科学饮食呢？那就一定要先掌握三大任务、五大重点了。

月子里的三大任务

女人刚生完孩子，身体虚弱，不能一味地进补，进补一定要有针对性，要分阶段，分个体情况，一边调理一边进补。下面介绍的三大任务可以帮助新妈妈结合自己的具体情况进补。

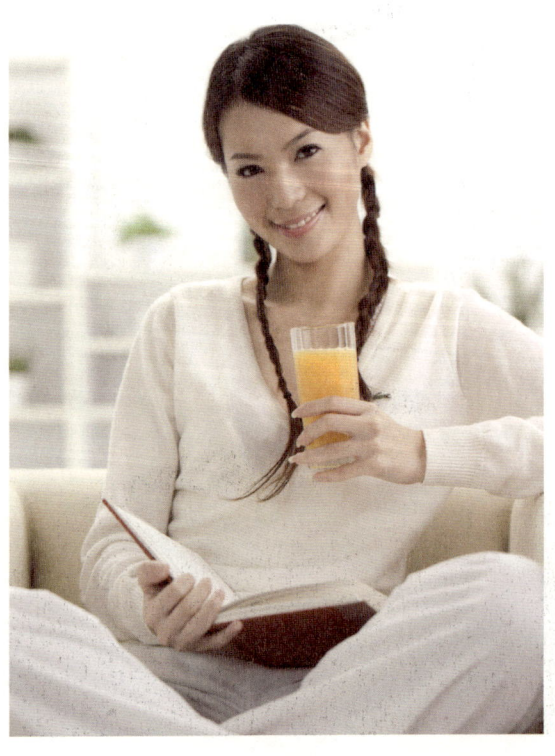

第一任务，生产后的1~2周　排净恶露，愈合伤口（排净各种代谢废物及瘀血等，使分娩过程中造成的撕裂损伤愈合）。

第二任务，生产后的3~4周　怀孕期间承受巨大压力的各个组织器官在这个阶段需要调理与修复，进补的目的就是为了调理器官。

第三任务，生产后的5~6周　增强体质，滋补元气（调整人体内环境、增强体质，使机体尽早恢复到健康状态）。新妈妈要在这一阶段，进一步增强自己的体质，提高抵抗力。

月子里的五大重点

重点1　新妈妈的月子饮食要富含蛋白质。一般来说，除了特定体质，新妈妈应比平时多吃蛋白质，尤其是动物蛋白，比如鸡、鱼、瘦肉、肝、血等。豆类也是必不可少的佳品，但一定要注意摄取量，每天摄入95克即可，过度摄入，会加重肝肾负担，反而对身体不利。

重点2　主食不仅仅是小米，粗粮和细粮都要吃。很多新妈妈在月子餐里都是小米唱主角，其实很多其他的粗粮也有其营养价值。比如玉米粉、糙米、标准粉，它们所含的B族维生素都要比精米、精面高出好几倍。

重点3　多吃蔬菜和水果。水果跟蔬菜既可提供丰富的维生素、矿物质，又可提供足量的膳食纤维素，新妈妈在月子期容易便秘，纤维素可以改善这种情况。

重点4　汤类食品易消化吸收，还可以促进乳汁分泌。如红糖水、鲫鱼汤、猪蹄汤、排骨汤等，但须汤肉同吃。并且喝汤量要适度，以防引起新妈妈胀奶。

重点5　不吃酸辣食物及少吃甜食。酸辣食物会刺激新妈妈虚弱的胃肠而引起诸多不适，

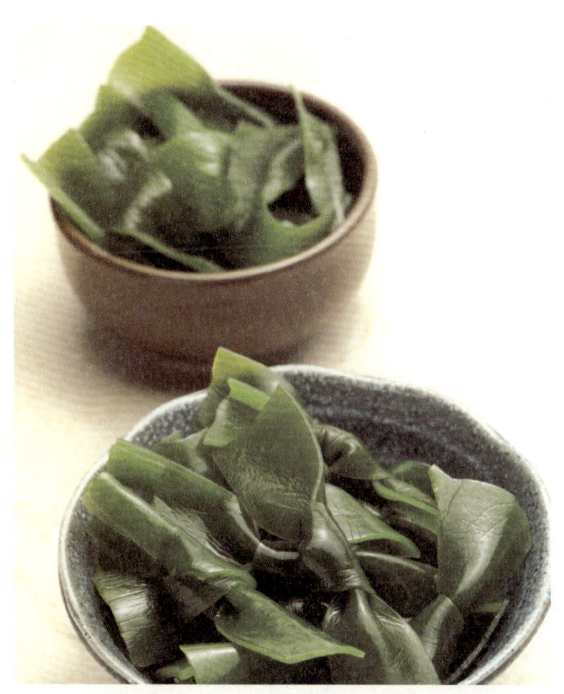

并且还会降低奶水的质量。吃过多甜食不仅会影响食欲，还可能使过剩的热量转化为脂肪，引起身体肥胖。

具体操作大揭秘

◎ 第一周，拒绝油腻，口味要清爽

不论是顺产还是剖宫产，新妈妈在刚刚生产完毕的最初几日里都会感觉身体虚弱、胃口比较差。如果这时强行填下油腻的"补食"，只会让胃口更加减退，并且不容易吸收"补食"。在产后的第一周里，新妈妈可以吃些清淡的荤食，如瘦猪肉、瘦牛肉、鸡肉、鱼肉等，配上时鲜蔬菜一起炒，少油、少盐，口味清爽，营养均衡。本阶段的重点是开胃而不是滋补，有了好胃口，才会吃起来有滋有味，有利于吸收。

推荐菜式：芦笋牛柳、菠萝鸡片、青椒肉片、茄汁肉末这类家常小炒不仅味道可口，而且

热量低、不油腻，就非常合适。若能少吃白米，改吃糙米、胚芽米、全麦面包就更好了。

◎ 第二周，补血为主

进入月子的第二周，新妈妈的伤口基本上愈合了。经过上一周的精心调理，胃口应该明显好转。这时可以开始尽量多食补血食物，调理气血。苹果、梨、香蕉富含铁质，动物内脏更富含多种维生素，是完美的维生素补剂和补血剂。

推荐菜式：麻油炒猪心、大枣猪脚花生汤、鱼香猪肝等，加入少许枸杞、山药、茯苓等都是不错的补血、补充维生素的食谱。

◎ 第三、四周，催奶好时机

宝宝长到半个月以后，吃奶量比刚出生时多了不少，很多新妈妈开始担心母乳不够吃，这个时候就可以开始吃催奶食物了。汤类食品最适合用来催奶，也是传统的补奶方法。现代科学证明，坚果中富含蛋白质、维生素和钙、铁、锌等矿物质，特别适合作为新妈妈的营养食品。将坚果粉碎后冲水喝，不添加任何成分的坚果粉如杏仁粉，就是很好的催奶食物。

推荐菜式：鲫鱼汤、昂子鱼汤、猪手汤、排骨汤都是公认的、很有效的催奶汤。如果加入通草、黄芪等中药，效果更佳。

◎ 第五、六周，恢复状态

新妈妈的身体已经渐渐恢复，此时的饮食主要以增强体质、滋补元气为主。可以适当多吃一些富含蛋白质、维生素A、维生素C、钙、铁、锌、硒的食物，能有效增强体质。

推荐菜式：麻油虾、土豆烧牛肉、鱼头汤、大枣糯米粥等，这些食物都可以有效地滋补身体，帮助新妈妈恢复元气。

02 月子期饮食宜忌

●● 产后不宜立即喝母鸡汤

常见情景

不论是我们的现实生活中，还是电影电视剧当中，家中有了宝宝，登门道贺的客人或是关怀备至的家人都会为新妈妈准备一只老母鸡，熬一碗汤汁浓郁、营养丰富的老母鸡汤。

传统思想

新妈妈在生产之后，由于流失了血液和体液，加上分娩中需要耗费很大的体力，产后体力极度虚弱，急需进补。在人们的观念里，老母鸡汤是营养丰富的滋补佳品，尤其是经过慢火细炖之后，再加上爱心这个"调料"的搭配，必定对新妈妈有着事半功倍的进补功效。之所以会有这种观念，主要是因为鸡肉含有丰富的蛋白质和脂肪，这些人体所必需的重要营养素，对人体营养的补充大有裨益，特别是对于产后需要催奶、补血的女性来说，更被认为是进补佳品。

正确观念

女性在生产之后不宜立即进补母鸡汤。

科学解释

很多人对此抱有疑问，传承了几千年的传统习俗怎么就行不通了呢？这就要从新妈妈生产之后的体质和母鸡汤的性质两个方面进行分析。

◎ 新妈妈身体状况

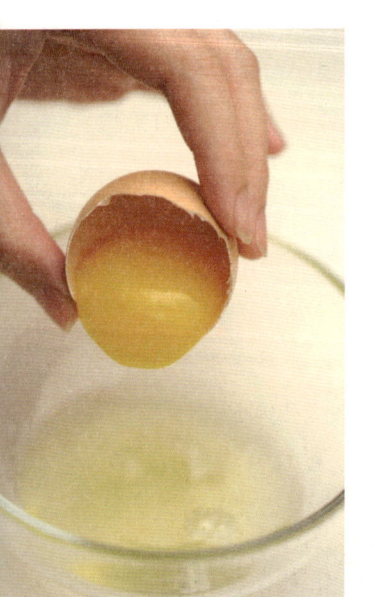

新妈妈分娩后，血液中的雌性激素和孕激素大幅度下降，此时，泌乳素开始发挥自身的作用。顾名思义，泌乳素主要是帮助新妈妈分泌乳汁的一种激素，而泌乳素与雌性激素是女性体内完全对立的两种激素，两者可以说是此消彼长的关系。正因为女性产后雌性激素分泌减少，泌乳素才有机会开始走上"工作岗位"，发挥一己之责——分泌乳汁。

◎ **母鸡汤性质**

身为雌性动物的母鸡，它的肉质中含有相当丰富的雌性激素，对于未分娩的女性，它是一道进补佳品，但对于刚刚分娩、急需乳汁的新妈妈来说，母鸡汤可就不是滋补佳品了。

母鸡肉质中的雌性激素通过炖煮之后会渗透到汤汁当中，新妈妈喝完母鸡汤之后，后果可想而知：母鸡汤中的雌性激素会将新妈妈体内的泌乳素"击退"。这样，非但起不到促进乳汁分泌的作用，反而会产生"回乳"现象，使新妈妈的乳汁减少。

◎ **进补母鸡汤容易导致新妈妈发胖**

除了会导致新妈妈出现"回乳""断乳"的现象，服用母鸡汤还会导致新妈妈身体发胖。鸡肉中含有丰富的蛋白质和脂肪，特别是经过慢火细炖之后，鸡肉中的这两大营养成分完全溶解到汤汁中，如果汤中再添加其他的一些进补食材，新妈妈在饮用之后，势必会导致营养过剩、脂肪摄入过多的情况，进而导致身体发福，加重产后肥胖的现象。爱美之心人皆有之，特别是初为人母的女性，更希望自己的身材可以恢复如孕前一般纤细、美丽，如此，就要对母鸡汤这类油脂含量过高的食物敬而远之了。

◎ **乳汁脂肪含量高，对宝宝不宜**

新妈妈进食了母鸡汤，即便不影响乳汁分泌，也会对宝宝产生不良影响。像上面提到的，新妈妈们体内脂肪含量过高，乳汁的脂肪含量就会相应增加，新出生的宝宝消化吸收能力很弱，吃了这样的乳汁，很可能会导致肠胃问题的出现。

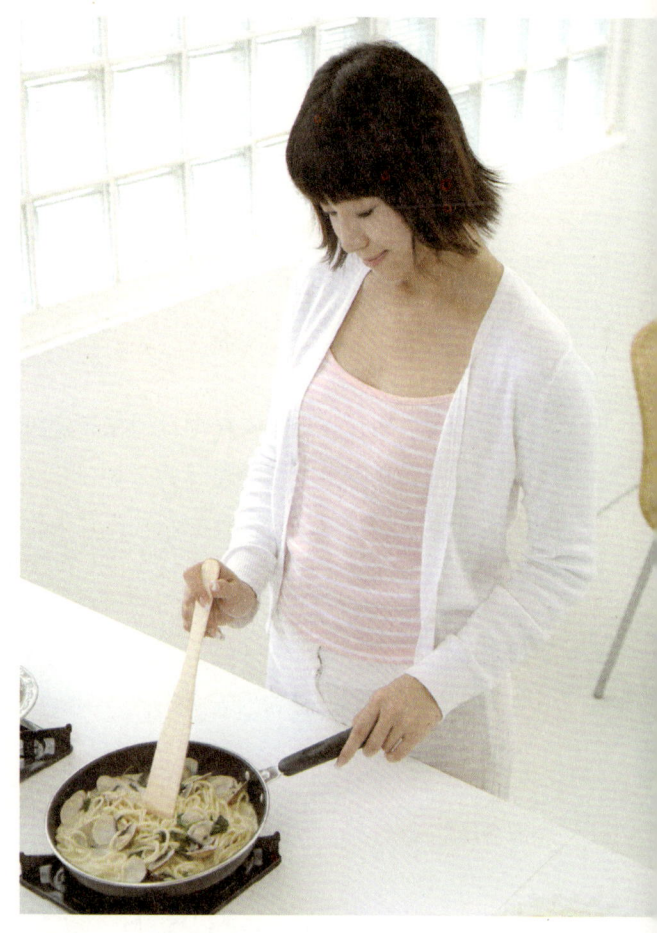

进补指导

在产后一周，新妈妈的乳汁分泌正常之后，喝一些母鸡汤就有益而无害了。

温馨提示

如果要为新妈妈催乳，选择仔鸡或者是公鸡做汤都是不错的选择，一来鸡肉的营养含量丰富，二来仔鸡和公鸡中的雄性激素含量丰富，脂肪含量较之母鸡也少。因此，如果新妈妈对鸡汤情有独钟，那就推荐家人们为新妈妈用仔鸡或者公鸡煲一碗爱心汤吧。

●● 产后不宜久喝红糖水

常见情景

红糖水，可以说是女性非常看重的一种物美价廉的滋补品，不管是生理期的女性，还是孕产期的新妈妈，都喜欢用一杯热气腾腾、香气四溢的红糖水来暖身。

传统思想

红糖营养丰富，从中医角度讲，属于温补之物。女性，特别是产后的新妈妈多喝一些红糖水有助于产后恢复，对于补血、补充体力也很有裨益。

正确观念

刚刚经历过分娩之痛的新妈妈可以喝红糖水，但不宜长时间饮用。

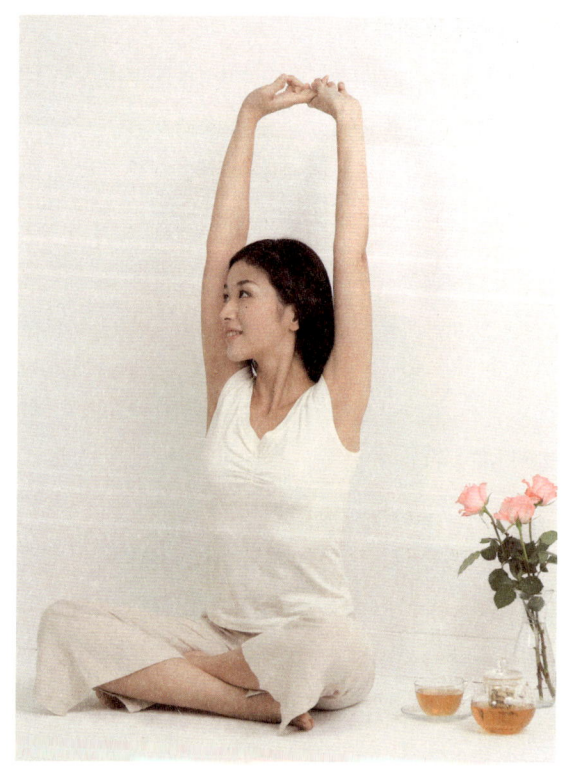

科学解释

◎ **红糖的性质**

红糖含有丰富的微量元素和蛋白质，每100克红糖大约含钙90毫克、铁4毫克，还含有少量的核黄素及胡萝卜素。另外，红糖中的葡萄糖含量也很丰富，而且都能为人体直接吸收。从中医角度讲，红糖具有健脾暖胃、益气养血、祛风散寒、活血化瘀的功效。

◎ **新妈妈适当饮红糖水有益复原**

新妈妈的体质特征：分娩以后，体力大减，元气受损。产后，阴道还会流出"恶露"，血性恶露持续时间最多为3天，浆性恶露持续时间较长，大约20天。

红糖的补益作用：在中国民间，红糖被誉为女性最物美价廉的滋补品。产后的新妈妈适

当饮用，有利于促进子宫早日复原，同时有助于排出恶露，促进乳汁分泌。

由于葡萄糖含量较高，适当饮用红糖水，能提高新妈妈的排尿功能，使新妈妈的泌尿系统保持通畅。

◎ **红糖水不可贪杯多饮**

适当饮用红糖水，在一定程度上能帮助新妈妈们更好地复原身体，但也要做到适时适量，尤其是对于夏季生产的新妈妈，红糖水更是不宜多饮。夏天，人体本身由于温度的升高就会排出汗液，而红糖性温，这时如果新妈妈贪嘴或是进补心切，多喝上几杯红糖水，就容易加速汗液的排出，使身体变得虚弱，甚至会导致中暑。

进补指导

◎ 适时饮用

红糖水对排出产后恶露具有很好的促进作用。因此，可以根据恶露的排出情况来适当地饮用红糖水：产后的前五天，一般是血性恶露排出的时间，这时就可以开始饮用红糖水了；当恶露变成黄色或白色的浆性时，就应该停用了，否则，反而会因为红糖活血化瘀的作用适得其反，使血性恶露的排出时间延长。

◎ 根据新妈妈体质适当进补

患有糖尿病的新妈妈，或者是在产前经常吐酸水、患有胃溃疡的新妈妈，应该不用或者少用红糖水，以免加重病情。

◎ 白糖也是好补品

白糖的提纯度较红糖相对更高一些，炎炎夏日，新妈妈不能多喝红糖水，但是对有着润肺生津作用的白糖水，却可以多喝一些，尤其是那些出汗较多、手心脚心潮热、阴道流血不止、口干舌燥的新妈妈，可以适当多饮用几杯。

温馨提示

适合新妈妈的山楂荔枝饮：山楂肉、荔枝壳、观音串、米酒、红糖各适量。

将山楂肉、荔枝壳、观音串加入十倍米酒水中，烧开烧滚，然后过滤。加红糖搅拌均匀，在容器中冷藏。饮用前加热即可。此饮开胃健脾，利尿消肿，建议在产后第3周开始饮用，每天饮用量不超过500毫升。

●● 产后不宜吃巧克力

常见情景

巧克力，几乎是每个女人都难以割舍的美味甜品，嚼一块在嘴里，甜一片在心头。特别是刚刚生产完的新妈妈，由于体力大量耗损，通常都会吃些巧克力来补充体力。

传统思想

巧克力虽然苦涩，但是却含有很高的脂肪，能为人体提供大量的热量。因此，很多人就认为，对于产后身体虚弱的新妈妈们来说，吃几块巧克力无伤大雅，而且还能起到补充能量、恢复体力的作用。另外，有一部分新妈妈尽管新添了宝宝，但产后忧郁的情况也随之而来，巧克力能缓解情绪低落，使人兴奋。心情烦躁的新妈妈吃上几块，对舒解心情具有帮助作用。正因为巧克力具有这么多的优势，也就成了非常受新妈妈追捧的零食。

正确观念

新妈妈产后不宜吃巧克力。

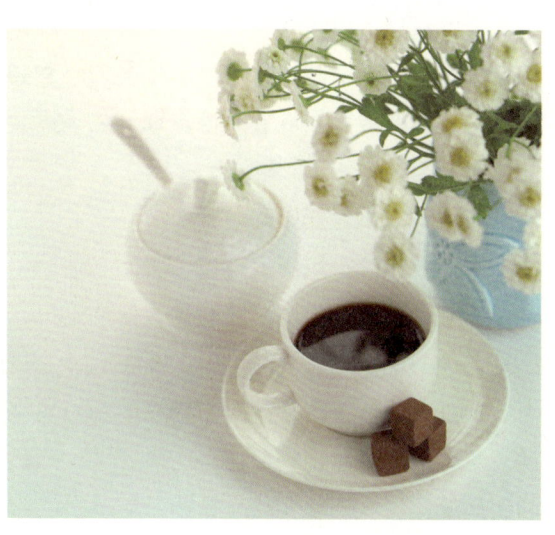

科学解释

◎ **巧克力营养分析**

巧克力含有大量的可可碱，浓度、纯度越高的巧克力中可可碱含量越高，比如一块黑巧克力，其可可碱含量可达到50%，甚至更高。

巧克力含有丰富的糖类、脂肪、蛋白质和各类矿物质，人体对其吸收消化的速度很快。

◎ **新妈妈热衷巧克力，宝宝身体不健康**

新妈妈产后进补不仅是为了帮助自身体力的恢复，另一方面，由于产后对宝宝的母乳喂养，就使得新妈妈不得不考虑宝宝的健康问题，自己每吃一种食物，都不能只贪图"口舌之快"，更要考虑这种食物对宝宝有何影响。

在哺乳期的新妈妈不论是为了补充体力，还是为了满足食欲，吃上几块巧克力，尽管自己身体不会感觉有何变化，但对宝宝来说，这却是有重大影响的。

从巧克力的成分来看，它含有大量的可可碱。可可碱进入母体后，会随着母乳沉积在新生宝宝的体内，日积月累，会使宝宝处于一种兴奋状态，损伤宝宝的神经系统和脆弱的心脏。

新妈妈摄入过多巧克力，还会导致宝宝肌肉松弛，排尿量增加。对于年小体弱的新生婴儿来说，这些因素足以导致他出现消化不良、睡眠不稳、哭闹不停的情况。

◎ **巧克力对新妈妈的影响**

对于待产的孕妈妈们来说，脂肪、蛋白质含量丰富的巧克力无疑是很好的"助产士"，产前吃一块巧克力，能增加孕妇分娩时的体力，使生产顺利。但是，对于产后的新妈妈来说，这些脂肪、热量就显得有些多余了。产后的新妈妈几乎每天都在补充营养，如果再吃一些热量高的巧克力，就是画蛇添足、多此一举的行为了，这些多余的热量只能转化成脂肪堆积在新妈妈身体中，造成产后肥胖。

常吃巧克力，还容易产生饱腹感，影响食欲，妨碍了正常营养成分的摄入，这对于新妈妈和宝宝都是十分不利的。

进补指导

如果实在难以抵挡巧克力的诱惑，新妈妈可以选择吃一些可可含量低的巧克力来满足自己，但也不可多量。

> **温馨提示**
>
> 新妈妈如果产后想吃甜食的话，可以选择大枣、黑枣、龙眼、葡萄干之类的蜜饯食用，但也要注意食用不能过量，毕竟新妈妈还是要注意身材的恢复的。

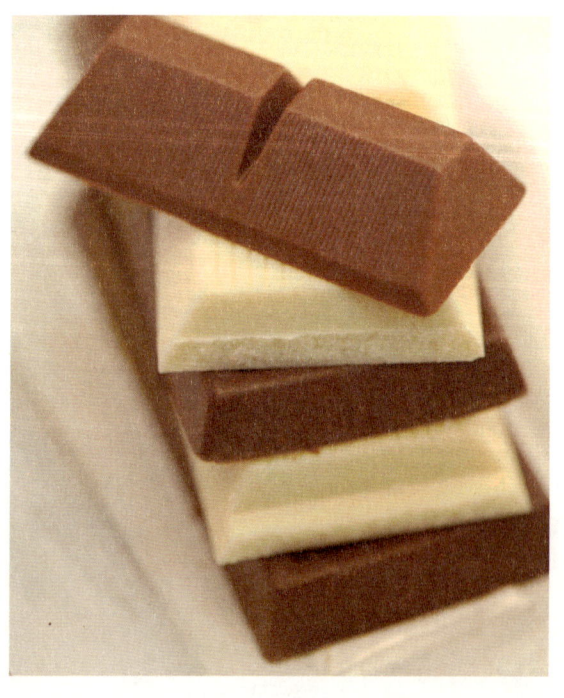

●● 产后吃鸡蛋要适量

常见情景

　　家中添丁，另一样食物也会随之多起来，那就是鸡蛋。亲朋好友上门道贺，几乎人手必备一份鸡蛋作为贺礼。关怀备至的家人们也就把鸡蛋作为新妈妈每日必食的滋补品，而且认为新妈妈鸡蛋吃得越多对身体越有好处。

传统思想

　　鸡蛋被认为是营养丰富的食品，不仅含有极易被人体吸收的高质量蛋白质，而且还含有多种维生素和微量元素，对产后身体极度虚弱的新妈妈来说，这无疑是一种集多种补益功能于一体的最佳补品。既然营养如此丰富，那必然是多多益善了，蒸鸡蛋、煮鸡蛋、炒鸡蛋、煎鸡蛋……成了新妈妈每天必不可少的食物。

正确观念

　　新妈妈吃鸡蛋要适量，不可贪多。

科学解释

◎ 鸡蛋的营养分析

　　鸡蛋含有丰富的蛋白质，比牛肉、猪肉等人们日常食用的肉类中的含量都要高，并且含有卵黄素、卵磷脂、胆碱等有助于身体发育、促进细胞再生的成分，以及钾、钠、镁等多种对人体有益的微量元素，可以说是一种既简单易得，又物美价廉的滋补佳品。

◎ 新妈妈吃鸡蛋的好处

　　新妈妈产后身体羸弱，需要补充营养，以促进身体复原和乳汁的分泌，鸡蛋中充足的蛋白质和多种营养成分可以很好地为新妈妈的身体增加能量。

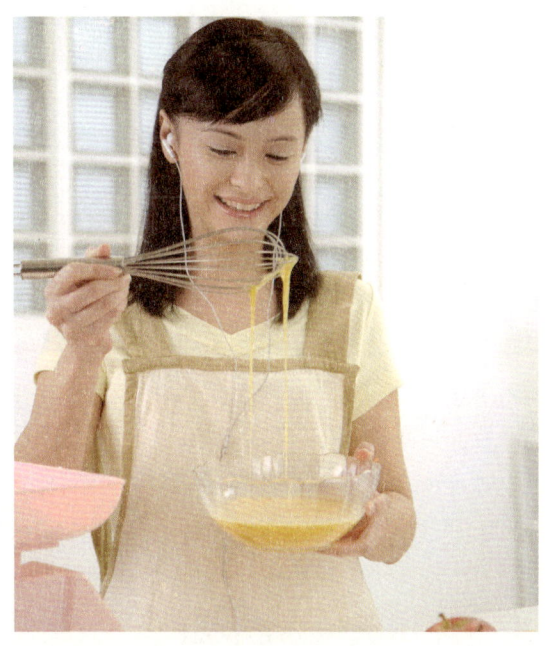

　　尤其是处于哺乳期的新妈妈，适量吃鸡蛋，鸡蛋中的卵磷脂等促进大脑发育、增强记忆的成分，也会随着乳汁传送给宝宝，能够很好地促进宝宝的大脑和智力的发育。

◎ 鸡蛋，并非多多益善

　　如果因为新妈妈的体质虚弱，就让她们进补大量的鸡蛋，可能会适得其反。因为这时，如果让新妈妈大量进食鸡蛋，不但起不到补充营养的作用，反而有可能会出现"蛋白质中毒综合征"。所谓蛋白质中毒综合征，是指人在短时间内，在消化吸收能力不允许的情况下，摄入过多蛋白质而出现的腹部胀闷、头晕目眩、四肢无力的症状。主要是因为新妈妈在分娩的过程中耗费了大量的体力，身体各个系统的功能也随之降低，消化能力尤其虚弱，如果这时吃大量鸡蛋，会增加消化系统的负担，使得体内蛋白质含量过高却又无法吸收，这些蛋白质在肠道内腐败之后，会产生羟、酚、吲哚等对人体毒害极大的化学物质，进而出现蛋白质中毒的症状。

进补指导

鸡蛋的营养如此丰富，新妈妈当然不能舍弃不吃，但也要吃得科学合理。

◎ 新妈妈吃鸡蛋要看时间

新妈妈在分娩后的几个小时之内不要吃鸡蛋，这时吃鸡蛋，很容易由于胃肠消化吸收功能衰减而出现蛋白质中毒的现象。

◎ 新妈妈吃鸡蛋要适量

新妈妈在产褥期间，每天需要的蛋白质大约85克，因此，每天吃2~3个鸡蛋就足够了。

◎ 新妈妈吃鸡蛋要用对方法

鸡蛋不可生吃。生鸡蛋中含有大量细菌，不仅新妈妈不能吃，普通人群也不要生食鸡蛋。

蔬菜配鸡蛋，补铁好帮手。为了避免新妈妈产后出现贫血症状，可以将鸡蛋与含有维生素C、铁的蔬菜、肉类搭配着吃，能很好地促进鸡蛋中铁的吸收。

新妈妈产后不宜食用过油腻的食物，因此，煎鸡蛋、炒鸡蛋都不太适合作为新妈妈的盘中餐，而蒸、煮的鸡蛋，人体对其消化、吸收率都在90%以上，因此，推荐新妈妈选择这两种方法来吃鸡蛋。

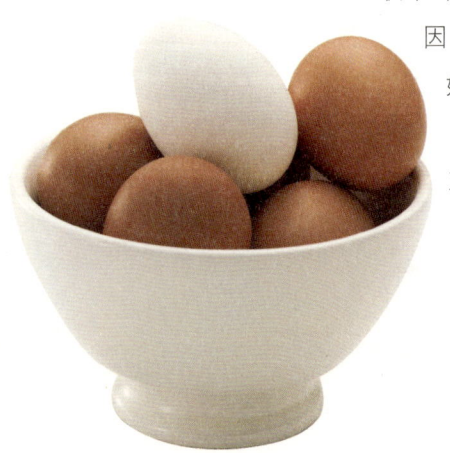

●● 产后不宜多吃腌制食品

常见情景

从十月怀胎到宝宝呱呱坠地，这期间，新妈妈不仅要承担孕育一个新生命的重任，还要忍受口味变化和各种食物禁忌，在生产之后，加上分娩中体力的耗损，新妈妈往往会出现食欲不佳的现象，腌制的蔬菜在这个时候便派上了用场，清凉、爽口的腌菜似乎很适合新妈妈的口味，每顿饭都要来上一小盘佐餐。

传统思想

腌菜没什么不好，特别是对于消化系统脆弱的新妈妈来说，吃些腌菜，喝碗清粥，既开胃，又滋补，是个不错的饮食选择。

正确观念

新妈妈在分娩之后可以少量进食一些腌制食品，但不可进食过量。

科学解释

◎ 腌制蔬菜缺乏维生素C

为什么人们会对腌制蔬菜爱不释"口"，主要在于其味道鲜美、清凉爽口，从而成为人们都非常喜爱的一类下饭菜。但是，由于经过了长时间的腌制，维生素C几乎被破坏殆尽。如果新妈妈产后将腌菜作为主打菜肴，一方面难以获取到充足的维生素C；另一方面，腌菜，特别是新妈妈喜爱的酸菜中草酸钙的含量很高，新妈妈如果长时间食用，很有可能造成泌尿系统结石。

◎ 盐分过高，不利于新妈妈消除水肿

腌制食品为了保证成品后味道鲜美和不腐败，会在腌制过程中大量放盐。新妈妈如果过

量食用腌制食品，会使体内钠盐含量超标，增加肾脏负担，不但不利于身体浮肿的消退，还会加重浮肿，甚至导致产后高血压。

◎ 高盐分的腌菜会使新妈妈脆弱的消化系统雪上加霜

我们反复强调，新妈妈分娩后消化系统是十分脆弱的，盐分含量过高的腌制食品会刺激新妈妈原本就很虚弱的肠道黏膜，严重的还会出现胃溃疡的情况。

◎ 腌制食品中的隐形杀手——亚硝酸盐

蔬菜、肉类等在经过长时间腌制之后，不但其中的营养成分被破坏，添加的盐分中还有一种叫作亚硝酸盐的成分。亚硝酸盐随着腌制时间增加，含量也会随之增长。当人体长期摄入亚硝酸盐或一次性摄入量在300～500毫克的时候，亚硝酸盐就会在胃酸的作用下转化为亚硝酸胺——一种足以致癌的有毒物质。本身身体就很虚弱的新妈妈在大量食入腌菜后，不仅对自身没有任何营养，还会使乳汁中的亚硝酸盐含量显著提高，当宝宝吸吮了这样的乳汁之后，就可能会发生中毒症状，例如，口唇、指甲以及全身皮肤发绀，并出现嗜睡或烦躁不安、呼吸急促、恶心呕吐、腹痛等症状，情况严重的宝宝甚至会休克或者死亡。

进补指导

腌制食品的这些危害一定让新妈妈有点毛骨悚然，但腌制食品也并非完全不能进食。特别喜好腌菜的新妈妈，可以让家人帮忙腌制一些。腌制时，大约每千克腌菜中放入400毫克维生素C片剂，这样，不仅能弥补蔬菜维生素C的损耗，更重要的是可以阻断亚硝酸胺在人体内的形成，其阻断率可达到75.9%。另外，腌菜的盐水浓度不要低于12%，腌制的时间也不能少于8天。因为，新鲜蔬菜中含有硝酸盐，但如果腌制的时间不够长，硝酸盐会被细菌转化为亚硝酸盐。

温馨提示

新妈妈要少量多餐，尽量不要经常让肚子处于饥饿状态。

对于那些味道重的食物要避而远之。

新妈妈最好不要进厨房去烹饪油腻的食物，要与油烟保持一定距离。同时，胃口不佳的新妈妈不要吃油腻的食物。

新妈妈一定要保持愉快的心情，饭后有条件的话可以适当多休息。

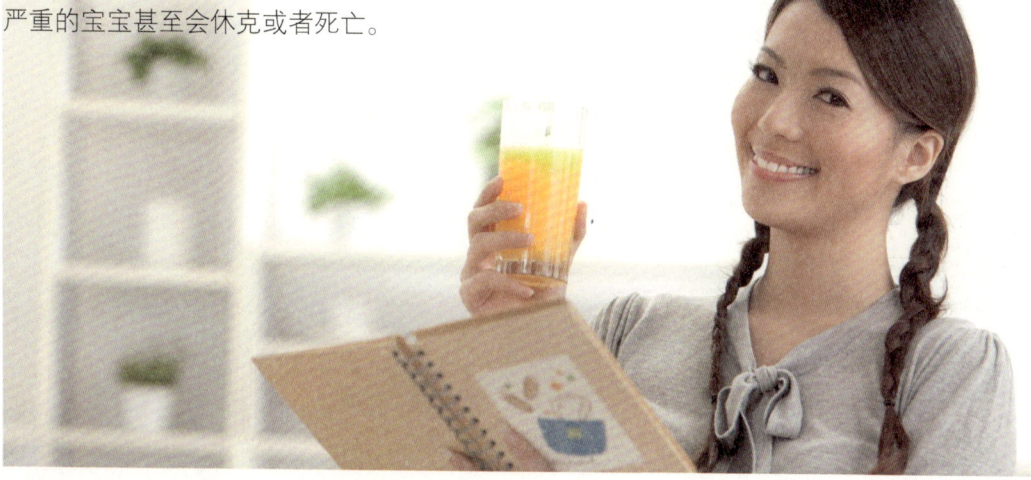

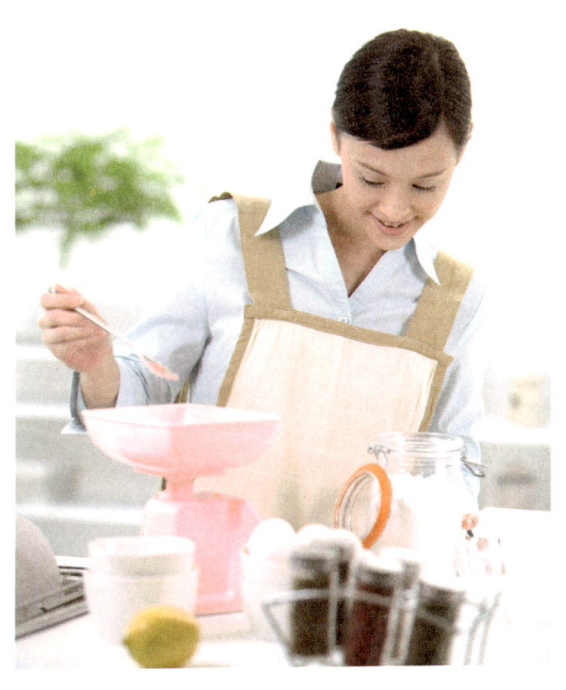

●● 产后不要忌盐

常见情景

我国民间有这样一个习俗，新妈妈在分娩后坐月子，甚至是哺乳期间，食物中不能含有盐分，受传统观念的影响，很多新妈妈在老人的指导下过着漫长的"无盐"生活。

传统思想

从古至今，产后的新妈妈都是不能吃盐的，否则会引发新妈妈本身的一些旧日的疾患，还会导致奶水不足，影响对宝宝的哺乳。

正确观念

新妈妈完全不必遵循古法，在产褥期和哺乳期间，无须过那种淡而无味的生活，像分娩之前一样正常摄入盐分就可以。

科学解释

◎ 限制盐分摄入的不良影响

如果过分限制新妈妈摄入盐分，势必会影响新妈妈体内的电解质平衡，导致新妈妈食欲不振、胃口不佳，这样，新妈妈对那些必需的食物和营养品就会"难以下咽"，不仅阻碍了新妈妈身体的复原，还会造成身体营养不良，乳汁减少，影响对宝宝的哺育。

食盐的主要成分是氯化钠，钠是人体必需的营养物质，如果人体内钠的摄入量不足，就会出现低血压、恶心呕吐、头晕眼花、四肢乏力、食欲不佳的情况。新妈妈分娩之后，体液耗损较多，乳腺也开始进入分泌阶段，体内很容易缺水、缺盐，因此，更需要摄入足够的盐分。

◎ 盐分不可摄入过多

孕妇在分娩前期，体内会有多余的水分潴留，因此，在产后就需要适当地限制盐分的摄入来促进体内水分和钠的排出。新妈妈不可不吃盐，但也要适当控制摄入量。

不管是普通人群还是初为人母的新妈妈，过多摄入盐分都会导致肾脏负担加重，血压升高。新妈妈每天的盐量摄入过多，会加重肾脏的负担，反而不利于体内潴留水分的排出。

◎ 进补指导

名医陶弘景曾经说过："五味之中，唯此（盐）不可缺。"由此可见，盐分对于人体是十分重要的物质，不可或缺。但对于身体状况特殊的新妈妈来说，盐分的摄入就要严格妥善"规划"，适时适量地摄入食盐。

在产后的前3天，新妈妈要与家人保持同步，每天盐分的摄入量在5～6克就可以。3天之后，为了促进体内潴留水分的排出，可以适当减少吃盐量，过几天低盐生活。

> **温馨提示** 适合新妈妈的钾盐：新妈妈产后水肿比较严重，需要控制盐分的摄入，如果新妈妈觉得饭菜口味清淡，可以将钠盐换成口感相对重一些的钾盐。这样，两全其美，既可以控制盐分摄入，又能使新妈妈不至于在吃饭时感觉味同嚼蜡。

●● 母乳喂养的新妈妈不宜喝浓茶

常见情景

从古至今，茶水都是人们十分推崇的一种饮品，尤其是女性，对于绿茶、普洱茶等茶叶情有独钟。很多女性平常习惯了喝茶，在孕期和分娩之后也对茶叶的味道念念不忘，总会拿起紫砂壶，冲一壶功夫茶来细品慢尝。

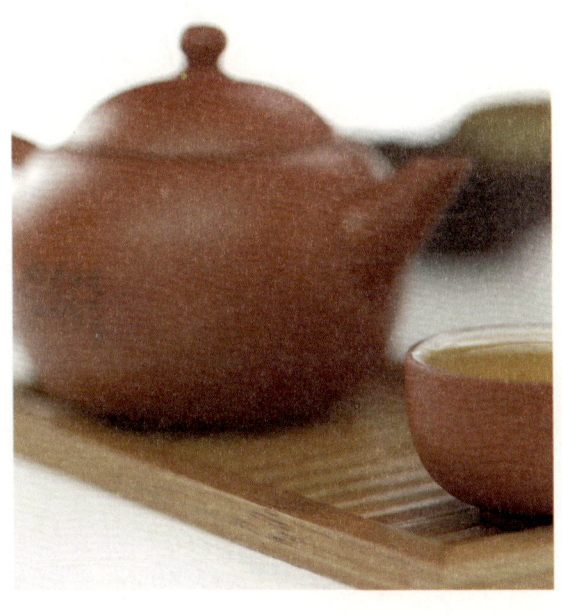

传统思想

茶具有清热、解毒的功效，而且味道清香，沁人心脾，经历了分娩之痛的新妈妈在产后喝一杯淡雅的茶水，无可厚非。

正确观念

新妈妈在生产后不宜饮浓茶，特别是进行母乳喂养的新妈妈，可以适当饮用清淡的茶水。

科学解释

◎ **新妈妈不宜饮茶的原因——鞣酸**

众所周知，茶叶中含有一种叫鞣酸的物质，当鞣酸与食物中的铁元素"邂逅"，就会影响新妈妈对铁的吸收，在这个急需补血的时期，这种情况就很容易致使新妈妈发生缺铁性贫血。

茶水的浓度越高，鞣酸含量也就越大。茶中高浓度的鞣酸进入血液循环后，就有可能抑制乳腺分泌，造成新妈妈乳汁分泌不足。

◎ **新妈妈不宜饮茶的原因——咖啡因**

之所以很多人喝完一杯茶，如沐春风，精神百倍，正是因为茶叶中含有一定量的咖啡因。哺乳期的新妈妈喝茶的话，体内的咖啡因就会随着乳汁进入到接受母乳喂养的宝宝体内，影响宝宝的神经系统和心脏，使宝宝产生兴奋，哭闹不停，难以入睡，甚至还会发生胃肠痉挛的情况。

咖啡因的兴奋作用，对于需要卧床静养的新妈妈，也有一定的不良影响。

进补指导

家人可以帮新妈妈准备一些既有滋补功

效，又甜美可口的饮品，例如，山楂茶、大枣茶等。

温馨提示

自制适合新妈妈的山楂茶

准备山楂干12克，生姜3片，红糖30克。

1.将山楂、生姜片清洗干净，备用。

2.把砂锅洗净，放入清水适量，置于火上，旺火煮沸，加入山楂干、生姜片、红糖，约煮30分钟，即可饮用。

●● 新妈妈不宜吃味精

常见情景

新妈妈分娩过后，总少不了要吃一些鲜美可口的食物，这些食物中味精这种调味品不可避免。

传统思想

食物要鲜美，除了食材的选择，味精这样的调味品也是必不可少的，况且新妈妈产后胃口不佳，用鲜美的味精来提高食物的鲜味也未尝不可。

正确观念

新妈妈对味精一定要慎之又慎，切不可过多、过量食用，最好是不吃为妙。

科学解释

◎ 味精的危害

新妈妈在产褥期和哺乳期，一定是像女皇一样，接受一切营养食品的滋补，如果这时再

过多食用一些含有味精的食物，对宝宝则十分不利。味精的主要成分是谷氨酸钠，新妈妈摄入味精之后，谷氨酸钠会随着乳汁进入到宝宝体内，与宝宝血液中的锌发生特异性结合，生成一种不能被宝宝机体吸收的谷氨酸锌，谷氨酸锌会随尿液排出体外，从而导致宝宝缺锌。

宝宝缺锌，味觉就变差，自然食欲不振，而且还会造成智力发育迟缓、生长减慢、性晚熟等长远的、不良的影响。

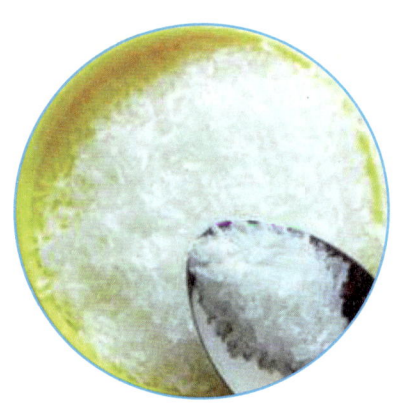

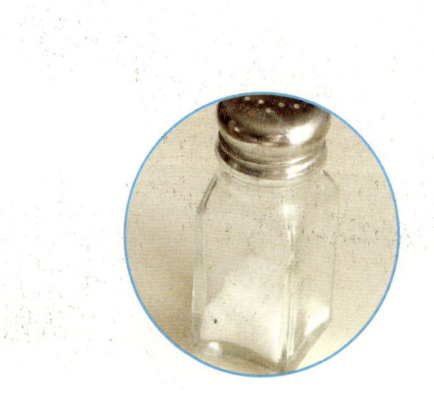

进补指导

如果新妈妈想要吃一些鲜美的食物，可以用蘑菇等本身就味道清香的食材来煲汤，而不是单纯为了追求味觉享受，一味地靠味精来提鲜。特别是在分娩后的3个月内，新妈妈一定要少吃或者不吃味精。

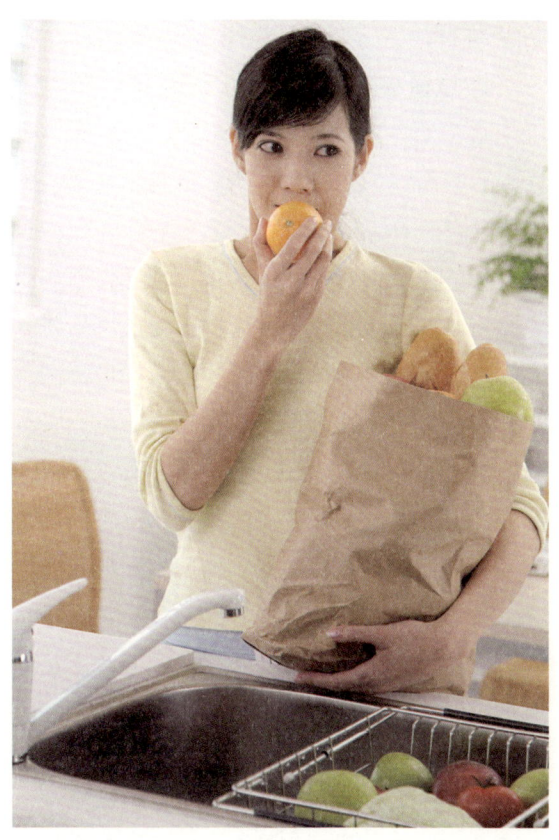

宝宝如果缺锌的话，通常会出现以下症状：

1.食欲不振、虚汗、盗汗等。

2.乱吃奇怪的东西。比如指甲、衣物、玩具、硬物、头发、纸屑、生米、墙灰、泥土、沙石等。

3.成长发育迟缓，1岁以内的婴儿，每个月都会至少增长2～3厘米，前半年甚至会每个月长高4～5厘米，如果宝宝的成长速度与这个标准相差甚远，那家长就要特别关注了。

4.多动、反应慢、注意力不集中、学习能力差。

5.经常感冒发烧，反复呼吸道感染，如扁桃体炎、支气管炎、肺炎等。

品把新妈妈团团包围，生怕新妈妈的身体不够健康。新妈妈通常也是怡然自得地躺在床上，每天都进补着形色各异的补品。

传统思想

新妈妈分娩时体力消耗大，产后自然需要大量滋补品，况且，新妈妈还担负着母乳喂养小宝宝的重任，更是不能缺滋补品。因此，进补各种山珍海味，对于任重道远的新妈妈来说并不过分。

正确观念

新妈妈不可不补，但也不可滋补过量。

●● 产后滋补忌过量

常见情景

新妈妈经历了十月怀胎和痛苦的分娩之后，为家庭中增添了一位新成员，自然是受到家人的万分礼遇，一切有营养价值的食材、补

科学解释

◎ 过量滋补导致新妈妈产后肥胖

每个女性对自己的身材都是十分在意的，分娩后的新妈妈更是看重产后身材的恢复。然而各种营养补品的摄入，彻底打破了新妈妈恢复身材的梦想，营养的过量摄入会导致新妈妈体内脂肪大量沉积，产生肥胖。而肥胖所带来的除了体型走样之外，对身体健康也很不利，肥胖会使新妈妈体内糖和脂肪代谢失调，引发糖尿病、高血脂等所谓的"富贵病"。

◎ 滋补过量也会使宝宝超重

新妈妈的营养过剩了，母乳喂养的宝宝自然也不可避免。如果新妈妈乳汁中的脂肪含量增多，且宝宝的消化吸收能力好，那就会使宝宝体重超标；如果宝宝的消化能力不好，反而会使宝宝出现腹泻，长期慢性腹泻，必然会使宝宝营养不良，影响其正常的生长发育。

进补指导

新妈妈滋补不可过量，那该如何进补呢？

◎ 均衡膳食，不挑食

尽管眼前是堆积如山的美味佳肴，新妈妈还是不能像贪嘴的孩子那样随着自己的喜好进食，而应该根据自身的身体状况合理、均衡膳食。新妈妈产后每天需要2 700～2 800千卡热量和85克蛋白质，饮食量比怀孕之前要增加30%。这时，合理膳食、不挑食，比大补特补更能保证新妈妈的营养供给。主食可以比怀孕晚期适当增加一些，蛋白质丰富和维生素含量充足的食物也必不可少。总之，就是要做到合理膳食、均衡营养。

◎ 滋补汤水有讲究

在产褥期和哺乳期，新妈妈多喝一些营

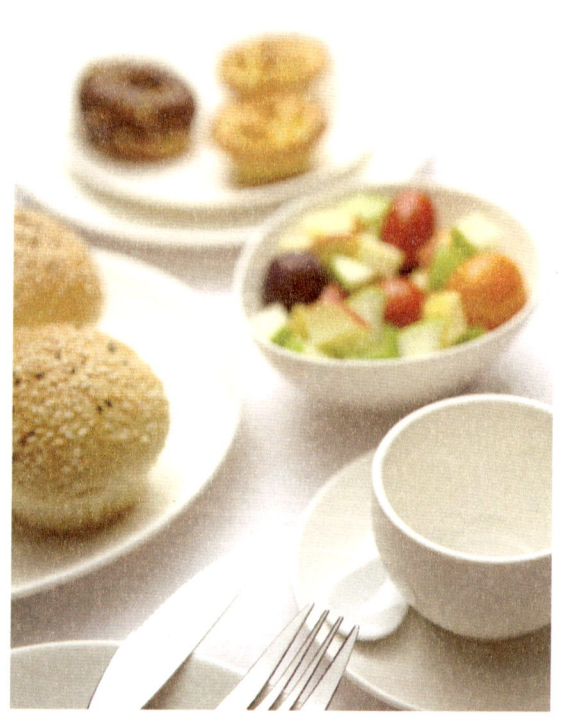

养丰富、容易吸收的肉汤是很有好处的，对于自身身体恢复和乳汁的分泌都有很好的促进作用。但是喝汤也不是一味地乱喝，若新妈妈产后乳汁分泌过少，家人应当及早为新妈妈熬制一些清淡的肉汤，以起到催乳的作用。如果新妈妈乳汁丰富，就可以迟一些再喝肉汤，否则容易造成乳汁分泌过多，乳汁瘀滞的情况，甚至会导致乳腺炎的发生。

> **温馨提示**
>
> 新妈妈不要急于减肥：在正常的情况下，女性怀孕后体重会增加9～13.5千克，而宝宝降生后，体重还要比怀孕前重5千克左右，这些重量在度过产褥期（产后的42天）和哺乳期后会逐渐消失，所以新妈妈分娩后无须急于将这部分增加的体重"减肥"，只要注意合理饮食、适当运动就可以了。

●● 月子里吃不吃水果

常见情景

由于新妈妈身体弱，容易受凉，所以人们普遍认为不应该给新妈妈吃凉的水果，否则会伤到新妈妈们的肠胃，即使很多水果里含有各种维生素和微量元素，人们还是认为新妈妈在月子里不碰水果为好。其实这种想法是不正确的，新妈妈月子里可以吃水果，但要吃对。

传统思想

传统观念认为水果属于生冷食物，吃了会导致乳汁减少、腰酸腿痛、月经不调等不良反应。

正确观念

水果里含有各种维生素和微量元素，且不油腻，是一种健康的补充营养的方法。除产后3～4天里不要吃寒性水果，如梨、西瓜等，在接下来的日子里，应该每天吃2～3个水果。

科学解释

水果含丰富的维生素、矿物质、纤维素、果胶和有机酸等成分。新妈妈坐月子期间适当

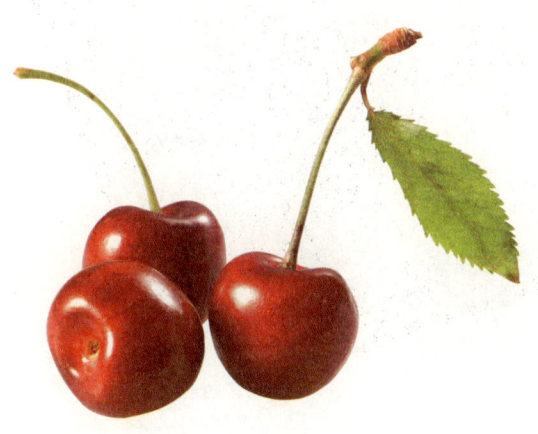

吃些水果，不仅可增加食欲，预防便秘，还可以促进泌乳，从而帮助养育宝宝。

然而水果虽好，但也不要吃得过多，以免影响其他食物的摄入，导致营养的摄入不全面。当然新妈妈不同于常人，吃水果需要注意以下问题：

1.在产后的最初几天，脾胃虚弱，不要吃太多偏寒凉性的水果，如西瓜等。

2.吃水果要有规律，最好在饭后或两餐间吃水果，这样不会增加消化道的负担。

3.要避免吃凉的东西。刚从冰箱拿出来的水果，要放在室温里过一会儿再吃。为了避免水果温度偏低，也可切成块，用开水烫一下再吃。但是最好不要煮沸，以免破坏水果中的维生素。

4.刚生产的新妈妈肠胃虚弱，吃水果时要更加注意清洁，彻底清洗干净或去皮后再吃，以免发生腹泻。

坐月子宜吃的10种水果

知道了吃水果的注意事项，那么坐月子吃什么水果最好呢？下面就为新妈妈推荐10种适合坐月子吃的水果。

◎ 苹果

苹果含有丰富的苹果酸、鞣酸、维生素、果胶及矿物质，可预防和治疗坏血病、癞皮病，使皮肤润滑、光泽。其黏胶和细纤维能吸附并消除细菌和毒素，有涩肠、健胃、生津、开胃和解暑等作用，苹果还能降低血糖及胆固醇，有利于患妊娠高血压疾病、糖尿病及肝功能不良的新妈妈的产后恢复。苹果里包含一种被叫作神奇物质的"苹果多酚"，是水溶性多酚类物质，所以易被人体所吸收。这类"苹果

酚"可以防止新妈妈早衰；还可以消除异味，可去鱼腥、口臭与恶露的腥味；同时可抑制黑色素、酵素的产生，防止新妈妈脸上长斑。

◎ 橘子

橘子营养丰富，每100克橘子果肉含糖类12.8克，蛋白质0.9克，粗纤维0.4克，脂肪0.1克，钾154毫克，钙35毫克，磷15毫克，铁0.2毫克，维生素C 34毫克，胡萝卜素0.55毫克，维生素B_2 0.3毫克，烟酸0.3毫克以及橘皮苷、柠檬酸、枸橼酸、苹果酸等营养物质。这些物质对剖宫产的新妈妈恢复非常有帮助。另外，橘子还有和胃利尿的作用，可以帮助新妈妈排出恶露，能够缓解产后排便不畅的症状。

另外，橘子也是孕产妇补钾的不二选择。

◎ 大枣

大枣对于脾虚、久泻、体弱的新妈妈有好处。因大枣营养丰富，含有大量蛋白质、脂肪、粗纤维、糖类、有机酸、黏液质与钙、磷、铁等，又包含多类维生素。每100克鲜枣里含维生素C高达380～600毫克、维生素PP 33毫克。维生素C与维生素PP有利于提高人体的免疫功能，以起到养血安神、健脾和胃、防病抗衰和养颜益寿的功效。

新妈妈在坐月子恢复身体时需要许多的糖类与蛋白质，大枣里就包含许多的糖类与蛋白质，常吃大枣对新妈妈的身体恢复有非常大的帮助。大枣里还含有大量多类维生素，这对新妈妈生产时的伤口愈合有增进作用，还能防

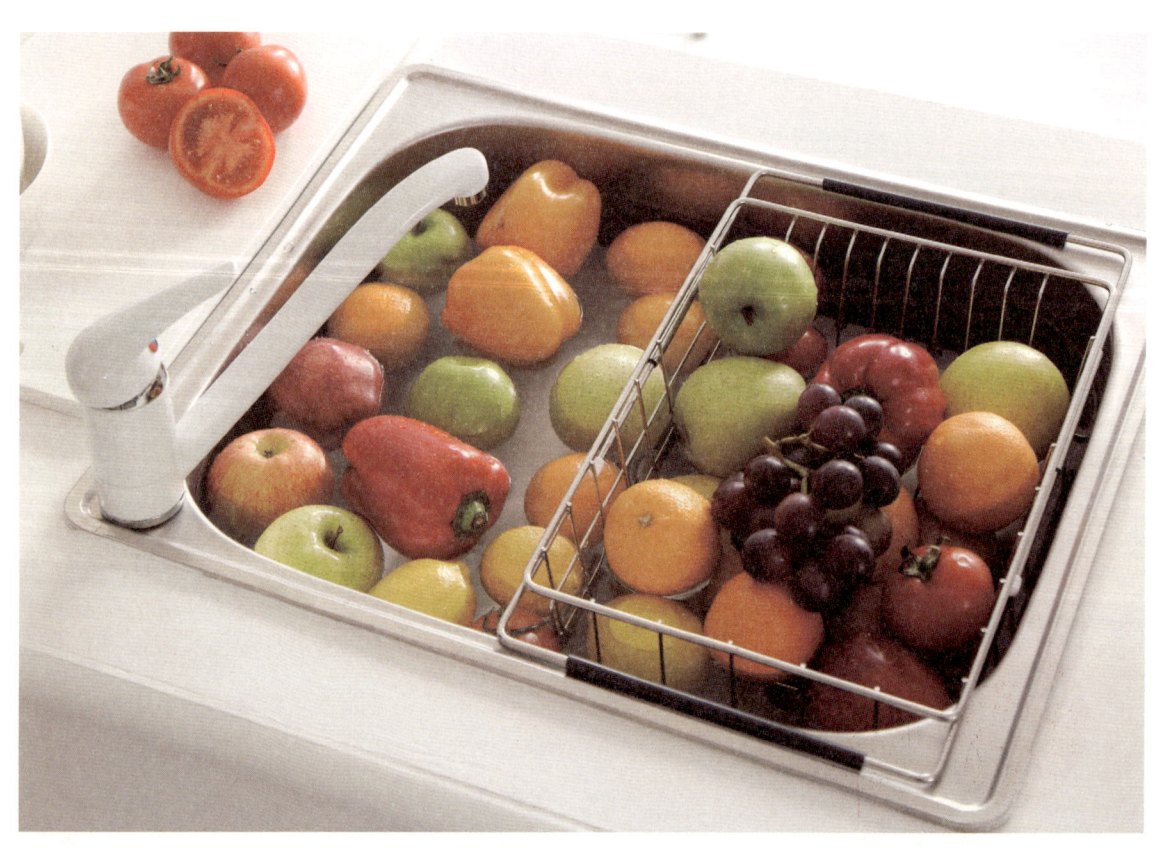

止新妈妈在产后出现出血的现象。中医学家认为，大枣是新鲜水果里最好的补药，它对人体具有益气生津、补脾活胃、调整血脉的功效，特别适合产后出现脾胃虚弱、气血不足的新妈妈食用。

大枣的味道很香甜，既可以口嚼生吃，亦可熬粥、煮饭。新妈妈在坐月子的时候，最好将大枣熬成粥或煮成饭，这样可以避免生吃大枣对新妈妈肠胃引起的一些不适情况。

◎ 荔枝

荔枝味甘，性温，有补脾益肝、止咳养神和止渴解乏作用。可减少生产恶露，对产后肝脾虚弱者尤佳。

◎ 香蕉

香蕉有清热、润肠的功效。香蕉果肉每100克里含糖15%以上，果酸0.2%～0.3%，蛋白质1.5%，还有磷53毫克、钙19毫克、钾400毫克、维生素C 24毫克。香蕉还含有果胶、多酶类物质及微量元素等，这些均是产后新妈妈必需的营养元素。

产后食用香蕉，有催眠作用，可使人心情舒畅安静，甚至使疼痛感减弱。香蕉中含有大量的纤维素和铁质，有通便补血的作用，可有效防止新妈妈因卧床休息时间过长，胃肠蠕动较差而造成的便秘。因其性寒，新妈妈月子里不可多食。

◎ 山楂

山楂含大量糖类、维生素及钙、磷、铁等，其中钙含量为诸果之冠。还含有山楂酸、柠檬酸、苹果酸、果糖及黄酮类，有散瘀消积、化痰解毒、提神清脑、止血清胃和增进食欲的作用，能降低血压及血胆固醇的含量。对脾胃虚弱、肝功能不良和厌油纳差的新妈妈有

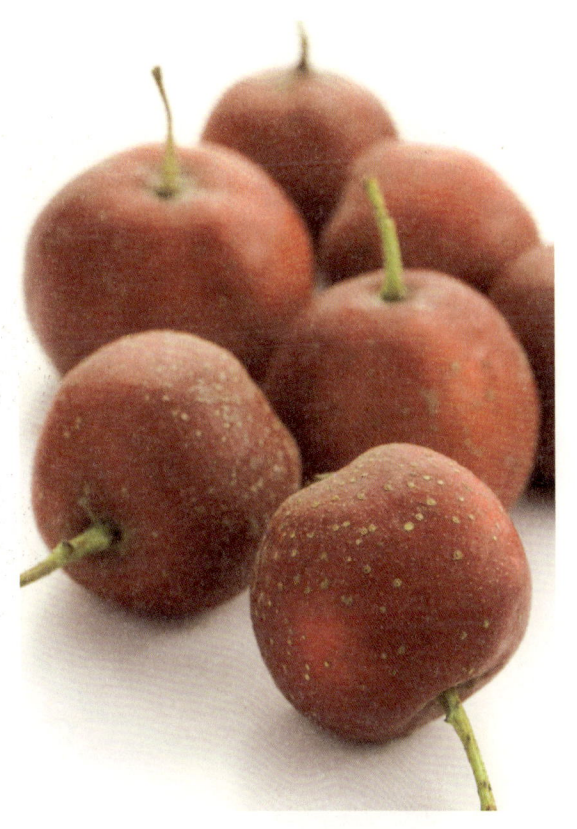

辅助治疗作用。

◎ 奇异果

奇异果又称猕猴桃，味甘性冷，维生素C含量极高，有解热、止渴、利尿、通乳的功效，常食可强化免疫系统，对剖宫产术后恢复有利。因其性冷，新妈妈每日以食用一个为宜。

◎ 木瓜

木瓜的功效很多，降压、解毒、消肿驱虫、帮助乳汁分泌、让胸部更丰满、消脂减肥等。木瓜的营养成分主要有糖类、膳食纤维、蛋白质、B族维生素、维生素C、钙、钾、铁等，我国自古就有用木瓜来催乳的传统。木瓜中含有一种木瓜素，有高度分解蛋白质的

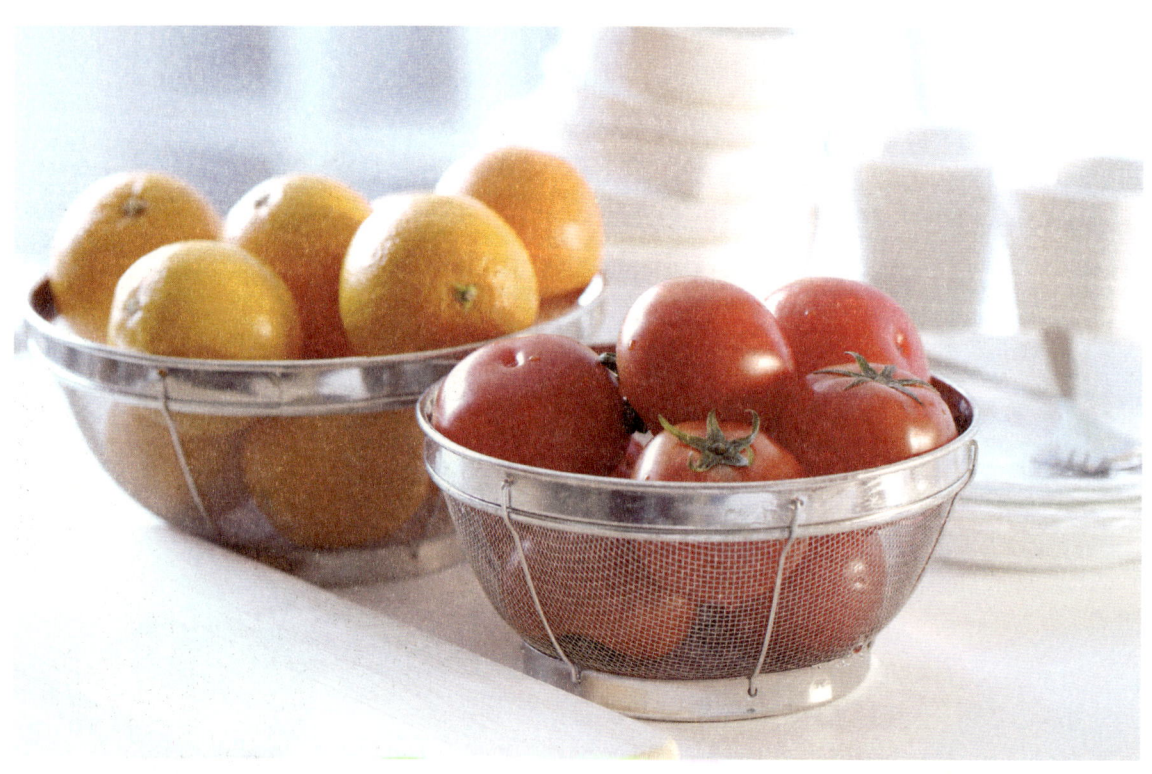

能力，鱼肉、蛋品等食物在极短时间内便可被它分解成人体很容易吸收的养分，直接刺激母体乳腺的分泌。同时，木瓜自身的营养成分较高，故又称木瓜为乳瓜。新妈妈产后乳汁稀少或乳汁不下，均可用木瓜与鱼同炖后食用。

◎ **橄榄**

橄榄味甘，略酸涩，性平。有清热解毒、生津止渴之效。孕妇及哺乳期新妈妈常食橄榄，可使宝宝更聪明。

◎ **葡萄**

葡萄味甘酸，性平。含糖量高达10%～30%，以葡萄糖为主。葡萄中的大量果酸有助于消化，适当多吃葡萄，能健脾和胃。葡萄中含有矿物质钙、钾、磷、铁、蛋白质以及多种维生素，如维生素B_1、维生素B_2、维生素B_6、维生素C和维生素PP等；还含有多种人体所需的氨基酸，常食葡萄对神经衰弱、疲劳过度大有裨益；此外它还含有多种具有生理功能的物质。此外，葡萄有补气血、强筋骨、利小便的功效。因其含铁量较高，所以可补血。制成葡萄干后，铁占比例更大，可当作补铁食品，常食可消除困倦乏力、形体消瘦等症状，是健体延年的佳品。新妈妈产后失血过多，可以葡萄作为补血圣品。

03 第一周
活血化瘀，恢复新妈妈元气

●● 饮食与宜忌

食物宜清淡、稀软、易消化

在分娩当天，应以进食清淡、温热、易消化的稀软食物为宜。建议顺产新妈妈的产后第一餐应以温热、易消化的半流质食物为宜，如藕粉、蒸蛋羹、蛋花汤等；第二餐可基本恢复正常，但由于产后疲劳、胃肠功能差，仍应以清淡、稀软、易消化食物为宜，如挂面、馄饨、小米粥、面片、蒸（煮）鸡蛋、煮烂的肉菜、糕点等。

补充足够的液体

新妈妈要多吃些汤类食物，这样会利于哺乳。乳汁的分泌是新妈妈产后饮水需求量增加的原因之一；此外，新妈妈大多出汗较多，体表的水分挥发也大于平时，因此要多喝汤、粥等水分较大的菜肴。

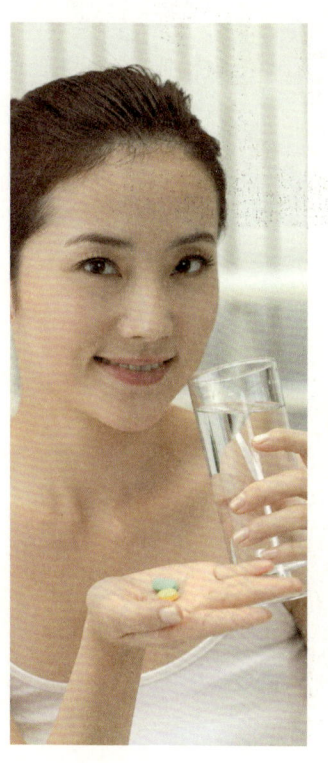

不宜食生、冷食物

新妈妈产后体质较弱，抵抗力差，容易引起胃肠炎等消化道疾病，产后第一周尽量不要食用寒性的水果，如西瓜、梨等。

不宜快速进补，以免得不偿失

新妈妈大多乳腺管还未完全通畅，产后前2~3天不要太急着喝催奶的汤，不然胀奶期可能会让新妈妈痛得想哭，也容易得乳腺炎等疾病。

温馨提示

为何可以用米酒烹调月子餐

米酒并不是一般意义上的酒精饮品，其主要原料是糯米或玉米，以天然微生物纯酒曲发酵而成，含有丰富的葡萄糖、维生素、氨基酸等营养成分，具有活气养血、活络通经、补血生血以及润肺的功效。因此，在烹调中适量添加是有益于新妈妈的，但不应大量饮用，以免影响乳汁的质量。

●● 本周重点食谱推荐

◆ 花生大枣小米粥

原料： 小米150克，大枣10枚，花生米少许。

做法：

1.小米淘洗干净，用清水浸泡30分钟；大枣洗净，去核，枣肉切碎备用。

2.取汤锅，加入适量清水，烧开后放入小米、花生米，转小火慢慢熬煮。

3.小米粒粒开花时放入大枣，搅拌均匀熬煮至枣肉软烂后即可。

功效： 将花生米连红衣一起与大枣配合使用，既可补虚，又能止血，此粥能加快新妈妈的身体恢复速度。

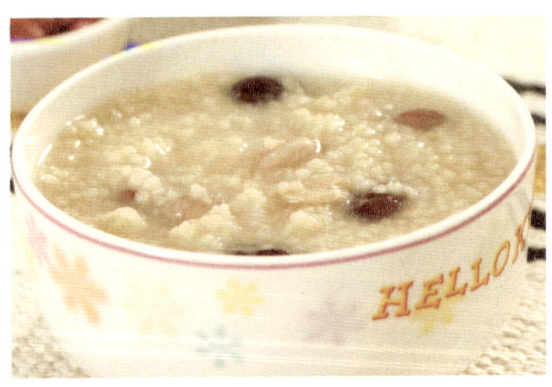

◆ 牛奶大枣粥

原料： 牛奶200毫升，大米50克，大枣10枚。

做法：

1.大米淘洗干净，用清水浸泡30分钟；大枣洗净，取出枣核，枣肉备用。

2.锅内加适量清水，将浸泡后的大米放入，大火煮开后，转小火煮20分钟至米烂汤稠。

3.加入牛奶、红枣煮10分钟即可。

功效： 可补气血，健脾胃，适用于过劳体虚，气血不足等证。

◆ 枸杞鸡丁

原料： 鸡胸脯肉500克，枸杞30克，鸡蛋清1个，水淀粉、米酒水各适量。

做法：

1.枸杞洗净放入碗中，上屉蒸30分钟。

2.鸡胸脯肉切成小方丁，放入鸡蛋清、水淀粉搅拌均匀备用。

3.锅内倒入米酒水烧至五成热，放入拌好的鸡胸脯肉丁，快速翻炒几下，放入枸杞再翻炒几下即可。

功效： 枸杞与鸡肉同食，有益气、滋肾、补肝之功效，对于新妈妈身体恢复很有好处。

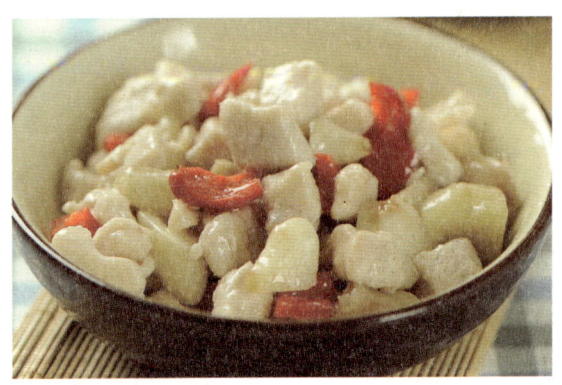

◆ 甜糯米粥

原料： 糯米150克，龙眼肉100克，米酒水2 000毫升。

做法：

1.将糯米与龙眼肉放入米酒水中，加盖泡8小时。

2.将已泡过的食材以大火煮滚后，加盖改以小火煮1小时即成。

功效： 养心安神，健脾补血。

◆ 紫菜鸡蛋汤

原料：鸡蛋2个，紫菜少许，虾皮5克，葱花、盐、麻油各适量。

做法：

1.先把紫菜撕成片状备用；鸡蛋打成蛋液，加一点盐。

2.锅里倒入清水，水沸后放入虾皮略煮，再把鸡蛋液倒进去搅拌成蛋花。

3.放入紫菜，继续煮3分钟。出锅前放入盐，撒上葱花、滴入麻油即可。

功效：紫菜所含的营养素可扩张血管，保护神经、维持皮肤和黏膜健康。

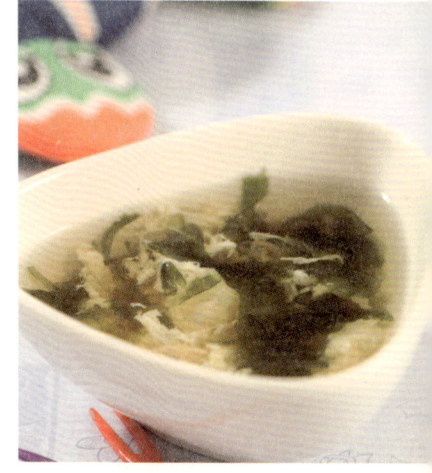

◆ 香菇土鸡煲

原料：土鸡300克，香菇100克，火腿、姜、盐、香油各适量。

做法：

1.土鸡洗净切块，余烫后捞出。

2.香菇洗净，去蒂泡软后切片；火腿洗净切片；姜去皮切片。

3.将上述所有原料放入锅中，加入适量水煮滚，改小火煮至熟软，下盐、香油调味即可。

功效：补气血、养颜、提高免疫力。

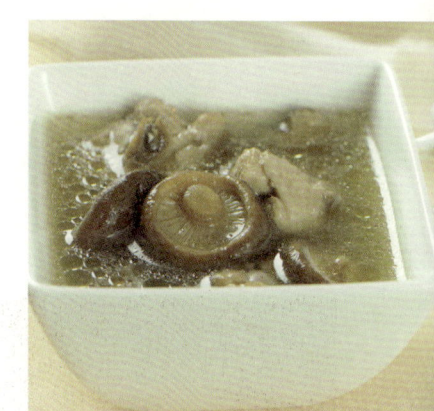

◆ 蛋丝清汤面

原料：切面条100克，豆苗10克，鸡蛋1个，葱花5克,酱油、精盐、湿淀粉、麻油各适量，鲜汤300毫升。

做法：

1.将鸡蛋磕入碗内，加入少许精盐、湿淀粉搅匀。

2.平锅置小火上，抹上麻油，倒入鸡蛋液，摊成蛋皮，取出，切成细丝。

3.将切面条下入沸水锅内煮熟，捞入汤碗内。

4.汤锅置旺火上，放入鲜汤烧沸，加入酱油、精盐、麻油、葱花、豆苗，调好味，再烧沸后倒入面条碗中，撒上蛋皮丝即成。

功效：润燥、明目，增强机体免疫力。

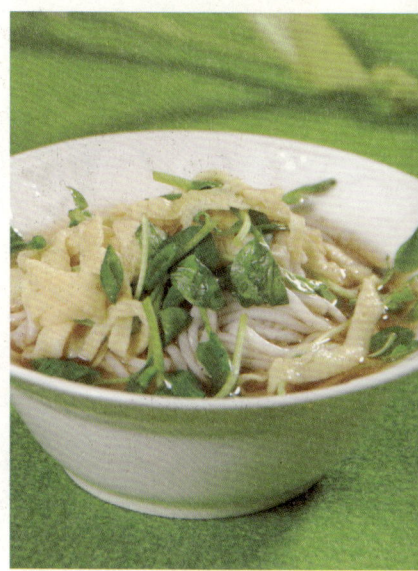

◆ 青椒肉片

原料：青椒200克，猪肉（瘦）100克，料酒10克，大葱10克，姜10克，盐4克，白砂糖2克，酱油5克，淀粉5克，花生油50克。

做法：

1.将青椒洗净切成片，猪肉（瘦）洗净切成片，大葱、姜洗净切成末备用。

2.锅内加花生油烧热，放入肉片煸炒，至熟时烹入料酒，加姜葱末、酱油、青椒片翻炒，再放入盐、白砂糖，用旺火炒至青椒微熟，用湿淀粉勾15克（淀粉5克加水）薄芡入锅炒匀，出锅装盘即成。

功效：此菜色泽碧绿，脆嫩清香。具有增进食欲，帮助消化，促进肠蠕动，防止便秘之功效。

◆ 麻油鱼

原料：鲜黄花鱼120克，带皮老姜15克，麻油60毫升，米酒水500毫升，葱花5克。

做法：

1.鲜黄花鱼用米酒水洗净，带皮老姜刷干净，连皮一起切成薄片。

2.将麻油倒入锅内，用大火烧热。

3.放入老姜片，转小火，爆香至姜片的两面均"皱"起来，呈褐色，但不焦黑。

3.转大火，加入鱼及米酒水煮开，加盖转小火再煮5分钟后熄火，上面撒点葱花即成。

功效：此菜具有发汗解表、温中止呕、温肺止咳、解毒的功效，适合新妈妈虚弱的身体。应注意新妈妈所使用的姜须爆透，否则易造成上火、咳嗽等症状。

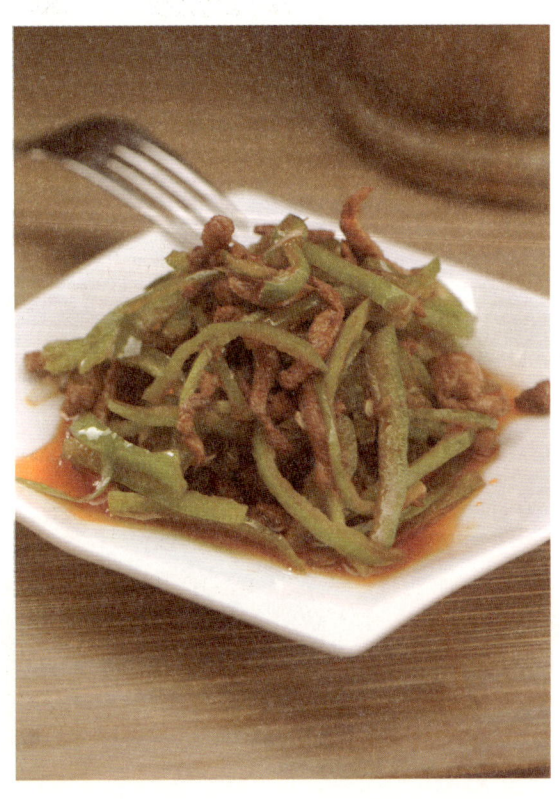

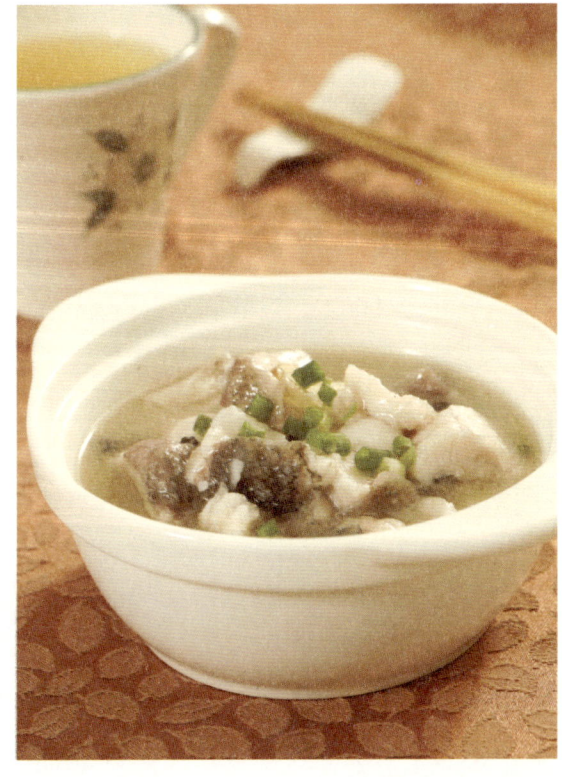

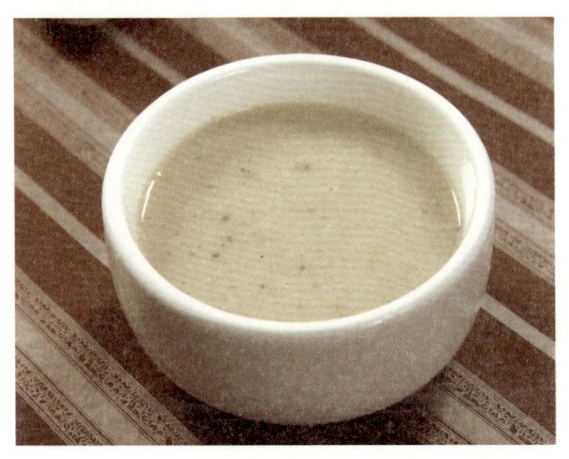

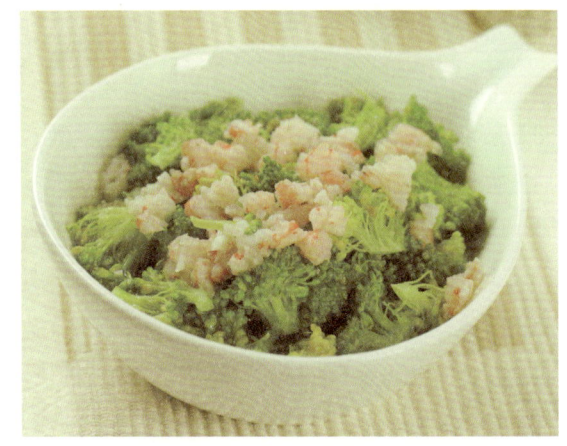

◆ 豆浆芝麻糊

原料：豆浆300克，黑芝麻30克，蜂蜜100克。

做法：

1.将黑芝麻炒香，研碎备用。

2.将豆浆、蜂蜜、黑芝麻末一同放入锅内。

3.边加热加搅拌，煮沸一会儿即可。

功效：养肝明目。

◆ 虾末菜花

原料：菜花40克，虾10克，白酱油、盐各少许。

做法：

1.将菜花洗净，放入开水中煮软后切碎。

2.把虾放入开水中煮后剥去皮，切碎，加入白酱油、精盐煮，使其具有淡咸味，倒在菜花上即可食用。

功效：虾肉营养高，松软易消化，是产后调养的佳品。

◆ 白菜鲜肉馄饨

原料：大白菜3片，猪肉馅150克，大馄饨皮150克，香菜1棵，葱1根。

调料：(1)盐1/2茶匙，香油1/2大匙，淀粉1/2茶匙；(2)高汤1碗，盐、香油少许。

做法：

1.大白菜洗净，先汆烫过再冲凉、切碎，然后挤干水分。

2.猪肉馅再剁细，连同调味料(1)一起加入切碎的大白菜中调匀成馅料。

3.每张大馄饨皮包入少许馅料，捏成长枕形馄饨，再放入开水中煮熟至浮起。

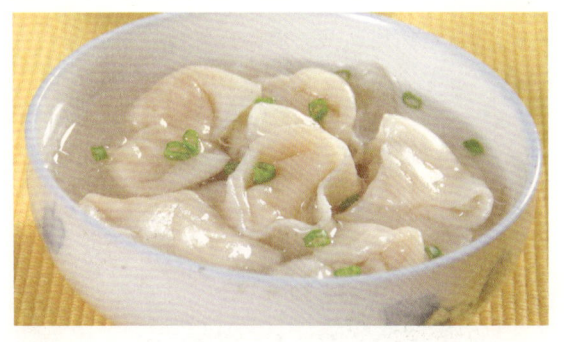

4.调味料(2)放碗内，盛入煮好的馄饨，再撒入洗净、切碎的香菜末及葱花即成。

功效：通利肠胃，润泽肌肤。

◆ 冬笋雪菜黄鱼汤

原料：冬笋、雪菜、猪肉各30克，黄鱼1条约500克，葱、姜、花生油、麻油、清汤、料酒、胡椒面、盐各适量。

做法：

1.将黄鱼去鳞、除内脏，洗净；冬笋发好，切片；雪菜洗净，切碎；猪肉洗净，切片备用。

2.将鱼放花生油锅煎片刻，另起锅加入清汤，放入冬笋、雪菜、猪肉片、黄鱼和料酒、盐，大火烧开后改用小火烧15分钟，再改用大火烧开，拣去葱、姜，撒上胡椒面，淋上麻油即成。

功效：此汤补气开胃、填精安神。适用于体虚食少的产后新妈妈营养滋补。

◆ 莲藕青花菜奶汤

原料：莲藕300克，五香花生50克，青花菜2小朵，奶油、牛奶各半杯，杏仁、白糖适量。

做法：

1.将莲藕切去藕节，削去皮，从中间纵长切开，再切块。

2.青花菜洗净切碎；五香花生剥去外皮。

3.锅中加奶油熔化，加入杏仁、适量清水、牛奶，待所有原料煮沸，撒入白糖拌匀即可。

功效：健脾开胃，益血生肌。

◆ 麻油猪肝

原料：猪肝150克，黑麻油30毫升，姜4片，米酒200毫升，生粉少许。

做法：

1.猪肝洗净，切薄片，滴几滴米酒，加入少许生粉抓匀，腌5分钟，再冲一下水，沥干。

2.锅中倒入黑麻油加热，文火爆透姜片。

3.放入猪肝翻炒几下，倒入米酒水，不上盖，煮沸后即可。

功效：此菜有破血功效，可将新妈妈子宫内的血块打散以利排出。

◆ 糯香炖鸽

原料：乳鸽1只，人参20克，糯米100克，高汤1碗，生姜2片，红花汁、食用油、食盐各适量。

做法：

1.将糯米洗净，加水蒸15分钟后，放入乳鸽内置于锅中。

2.锅内再加高汤、人参、生姜片、红花汁、适量食用油，大火煮至汤开收小火，再炖90分钟至鸽软汤浓加适量的食盐调味即可。

功效：护眼润肤，增进人体机能。

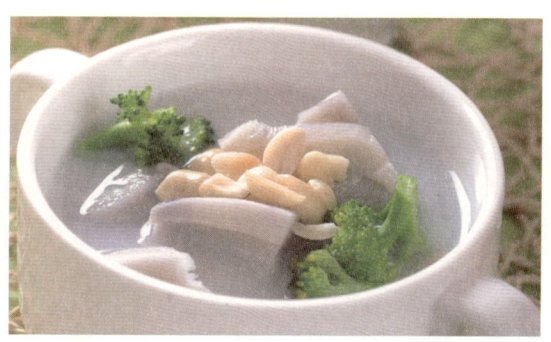

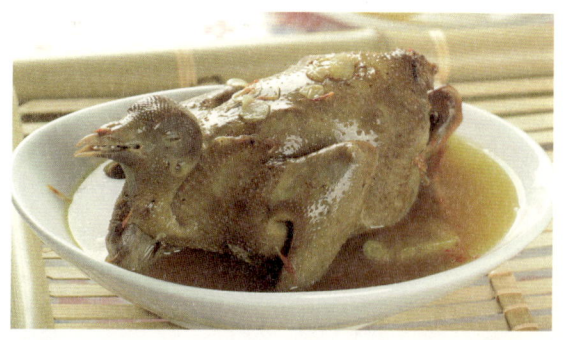

◆ 奶汤芹蔬小排骨

原料： 猪小排500克，胡萝卜、鲜蘑菇各100克，香芹200克，鲜牛奶500毫升，黄酒、花生油、干淀粉、精盐、米醋各适量。

做法：

1.猪小排洗净，逐根切成长3厘米、宽1.5厘米的条块，用开水烫一下，沥干水分后，放入盆内，加干淀粉和少量黄酒、精盐拌匀，鲜蘑菇洗净，每个蘑菇切成4小块。

2.锅置火上，倒入花生油，烧至八成热，将排骨放入，炸至淡黄色、稍酥，然后将排骨捞至砂锅内。

3.砂锅内倒入少量清水，然后用大火煮开，加入半量鲜牛奶和少许米醋，用小火焖煮至排骨软熟，然后放入切成条块状的胡萝卜、香芹、鲜蘑菇块和另半量鲜牛奶，继续用小火焖煮至排骨酥软，至香气外溢时加入适量精盐即成。

功效： 护牙固齿，补充钙质。

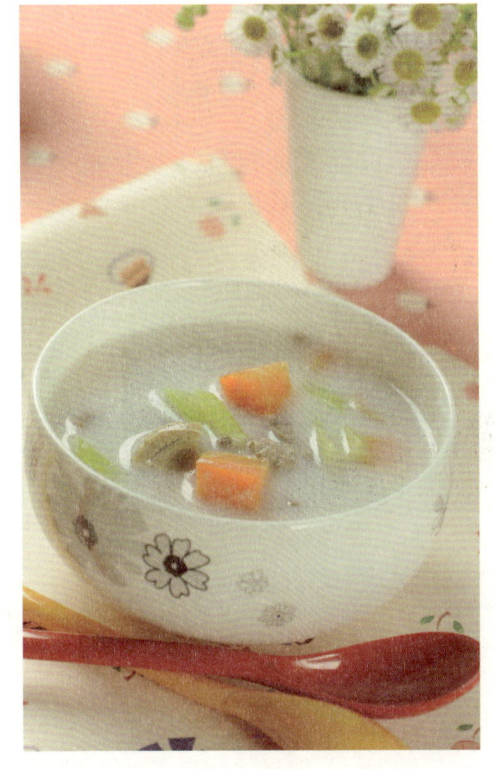

◆ 生化汤

原料： 米酒水1000毫升（事先煮好的），生化汤一帖（中药房有售）、当归24克，川芎18克，桃仁（去心）、烤姜、蜜甘草各2克。

做法：

1.米酒水没过生化汤、当归、川芎、桃仁、烤姜、蜜甘草，小火加热煮30～60分钟，倒出第一碗汤汁。

2.第二次再加入米酒水，做法一样，倒出第二碗汤汁。

3.将第一、二次汤汁混合拌匀即可。

功效： 此汤养血化瘀，祛旧生新，为产后营血内虚常用方。主要用于产后恶露不行、小腹疼痛等。

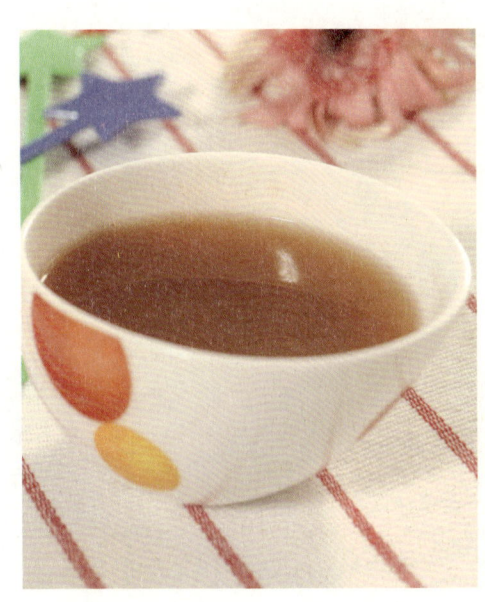

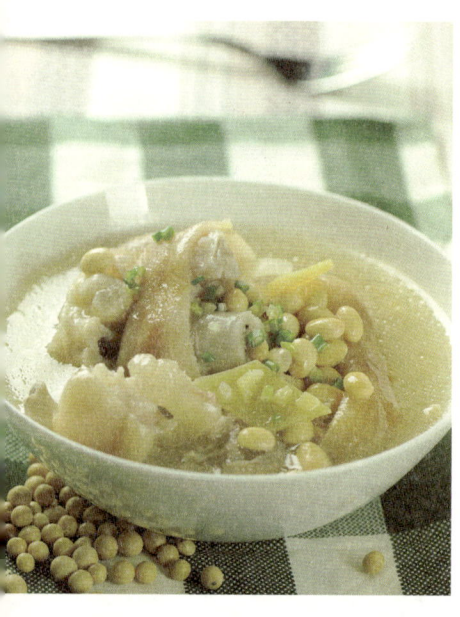

◆ 猪蹄黄豆汤

原料：猪蹄2只（约700克），大青黄豆100克，生姜、葱、黄酒、精盐各适量。

做法：

1.将猪蹄刮洗干净，每只猪蹄剁成4块，放入开水锅内煮开，捞起用清水再洗一次；葱一半打结，一半切末；生姜切片。

2.大青黄豆拣净杂质，冷水浸泡膨胀，淘净后倒入砂锅内，加水1000毫升，盖好盖，用小火煮2小时左右，放入猪蹄烧开，撇去浮沫，加入姜片、葱（打结）、黄酒，改用微火炖至黄豆、脚蹄均已酥烂时，放精盐并用旺火再烧约5分钟，拣去葱结、姜片，撒入葱末即成。

功效：补脾益胃，养血通乳。

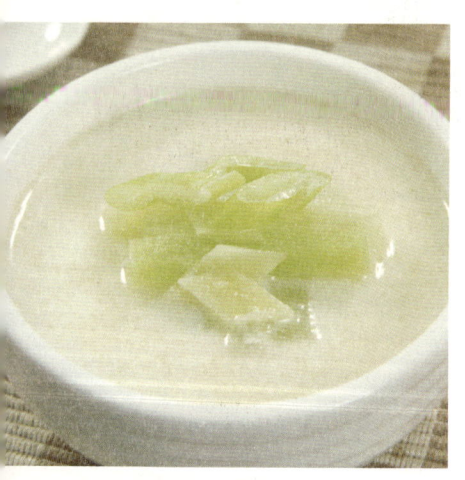

◆ 豆浆莴笋汤

原料：莴笋300克，豆浆750克，盐、猪油、葱、姜各适量。

做法：

1.将莴笋去皮，切成长7厘米、筷子头粗的条，洗净；姜切片、葱切段待用。

2.锅置火上，下猪油烧至六成热，下姜、葱稍炸出香味，下莴笋条、盐炒至断生，拣去姜、葱不要，冲入豆浆，煮开即可。

功效：豆浆具有平补肝肾、增强免疫力的功效。莴笋具有利五脏、通经脉等功效，适用于乳汁不通等症。

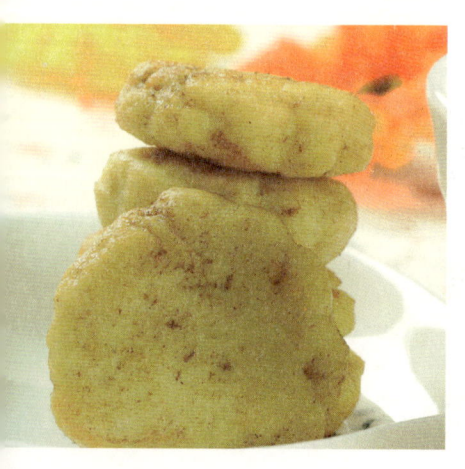

◆ 香煎小鱼饼

原料：鱼肉50克，鸡蛋1个，牛奶50克，洋葱少许，油、盐、淀粉各适量等。

做法：

1.鱼肉去骨刺，剁成泥；洋葱洗净，切末备用。

2.把鱼泥加洋葱末、淀粉、牛奶、鸡蛋、盐搅成糊状有黏性的鱼馅，制成小圆饼。

3.平底锅置火上烧热、加少量油，将小圆饼放入锅里煎熟即可。

功效：暖胃平肝，温中补虚。

04 第二周
补肾养腰，调理新妈妈脾胃

●● 饮食与宜忌

量不宜过多

产后过量的饮食除了能让新妈妈在孕期体重增加的基础上进一步肥胖外，对产后的恢复无益。如果新妈妈是母乳喂养宝宝，奶水很多，食量可以比孕期稍增，但是也要注意食量最多增加之前1/5的量；如果奶量正好够宝宝吃，则与孕期等量亦可；如果没有奶水或是不准备母乳喂养，食量和非孕期差不多就可以了。

品种多样化

产后饮食虽有讲究，但不宜忌口，荤素搭配还是很重要的。新妈妈进食的品种越丰富，营养越平衡、越全面。除了明确对身体无益的和吃后可能会过敏的食物外，荤素菜的品种应尽量丰富多样。

水分多一些

乳汁的分泌是新妈妈产后水的需要量增加的原因之一，此外，新妈妈大多出汗较多，体表的水分挥发也大于平时。因此，新妈妈饮食中的水分可以多一点，如多喝汤、牛奶、粥等。

以细软为主

新妈妈的饭要煮得软一点，要少吃油炸的食物，少吃坚硬、带壳的食物。由于新妈妈产后体力透支，很多人会有牙齿松动的情况，过硬的食物一方面对牙齿不好，另一方面也不利于消化吸收。

温馨提示

少喝油汤

油汤最好要少喝，汤中的油多了，奶水中的脂肪量也会增加，新生儿的消化功能还不完备，奶中过多的脂肪有可能会导致宝宝拉肚子。

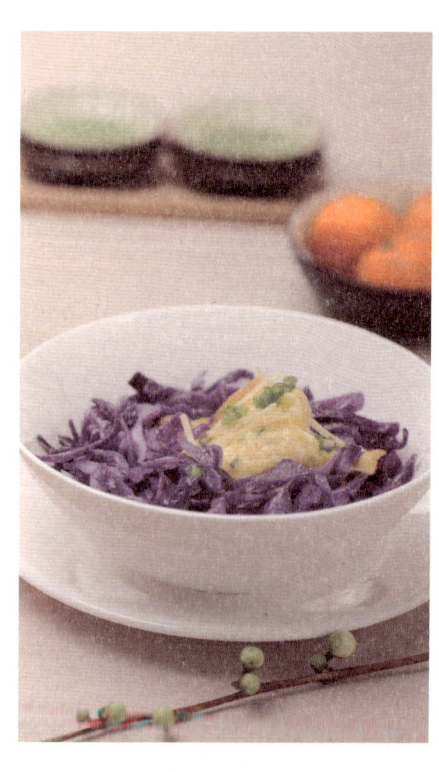

●● 本周重点食谱推荐

◆ 紫甘蓝滑蛋

原料： 紫甘蓝150克，鸡蛋3个，生姜、葱、胡椒粉、鸡粉、芝麻油、油、盐各少许。

做法：

1.先将紫甘蓝切成丝，再洗净沥干，生姜切成丝，葱切花。

2.鸡蛋打散成蛋液，加入葱花与少许盐、胡椒粉与几滴芝麻油搅拌均匀。

3.热锅放油，放入紫甘蓝与姜丝，大火翻炒3分钟左右，如感觉太干可洒入少许的水，加入适量的盐将其炒匀，再放入少许鸡粉与葱花炒匀后将其舀入盘中。

4.再将锅洗净后置于火上，烧热后放入适量的油，倒入鸡蛋液，快速将其划炒成小块状，舀出放入紫甘蓝中间即成。

功效： 改善血液循环，增强大脑活力。

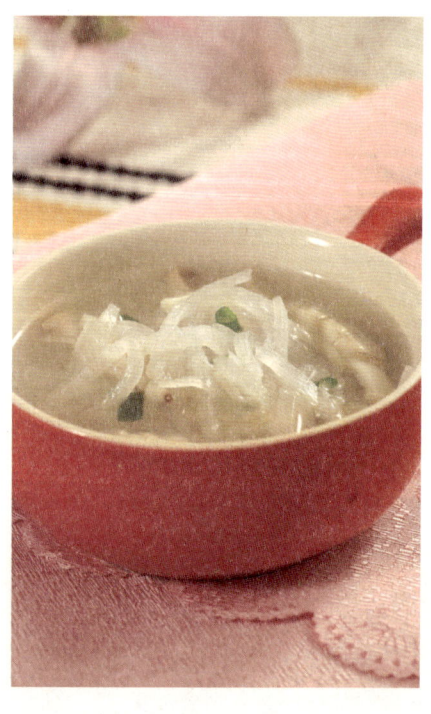

◆ 白萝卜蛏子汤

原料： 蛏子500克，白萝卜150克，鲜汤500毫升，料酒、精盐、大葱、生姜、大蒜、胡椒粉、猪油、淡盐水各适量。

做法：

1.将蛏子洗净，放入淡盐水中泡约2小时，下入沸水锅中略烫一下，捞出，取出蛏子肉。

2.白萝卜削去外皮，切成细丝，下入沸水锅中略烫去苦涩味，捞出，沥净水分。

3.大葱洗净切段，生姜洗净切片，大蒜切碎花。

4.将葱段、姜片爆香，倒入鲜汤，加入料酒、精盐烧沸，放入蛏子肉、白萝卜丝烧沸，拣去葱、姜，盛入汤碗内，撒上蒜花、胡椒粉即成。

功效： 此汤可以有效增强新妈妈的食欲，蛏子肉含钙量很高，是帮助新妈妈补钙的好食品。

◆ 腰花木耳汤

原料： 猪腰150克，水发木耳15克，笋花片20克，高汤500毫升，葱、姜少许。

做法：

1.将猪腰切成两半，除去腰臊，洗净，切成兰花片，清水泡一会儿。

2.将猪腰、水发木耳、笋花片放入锅中煮熟后捞出，放在碗内，将高汤入锅烧开后加入葱、姜倒入汤碗即可。

功效： 此汤有养胃、润肺、补益功效，对肺、胃、肾诸内脏有很好的滋补功效。

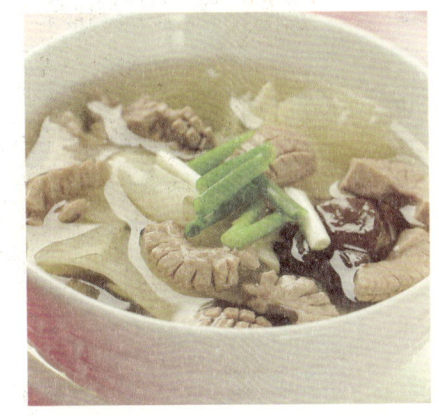

◆ 油菜木耳鸡片

原料： 油菜200克，鸡肉150克，发好的黑木耳30克，葱花少许，油适量，白糖、盐、鸡精、淀粉、香油各1小匙。

做法：

1.将油菜洗净，切段；鸡肉切片，用淀粉抓匀，焯水备用；发好的黑木耳洗净，去蒂，焯水。

2.锅中倒油烧热，煸香葱花，放入油菜、鸡片、焯好的黑木耳快速翻炒，加白糖、盐、鸡精调味，淋香油出锅。

功效： 促进血液循环，补充钙、铁、蛋白质等。

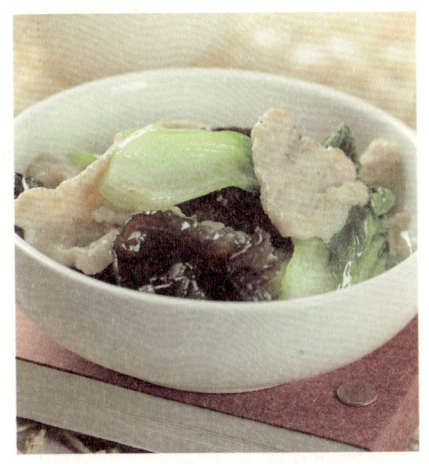

◆ 什锦蔬菜

原料： 各式节令蔬菜（胡萝卜、青椒、玉米笋、青菜、绿豆芽、黄豆芽、冬瓜、苦瓜、丝瓜等，选四五样即可）400克，麻油3汤匙，米酒水4汤匙。

做法：

1.将各式节令蔬菜洗净切成薄片或者小块。

2.用2汤匙麻油炒香蔬菜1分钟，加入少许米酒水，炒约2分钟，至蔬菜熟透或汁黏稠即可。

功效： 新妈妈久坐，易便秘，多吃蔬菜可促肠道蠕动，大便顺畅。一次食用不必过多，保证每种蔬菜摄入即可。

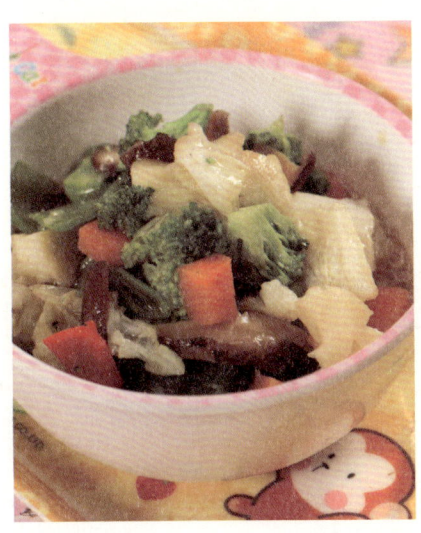

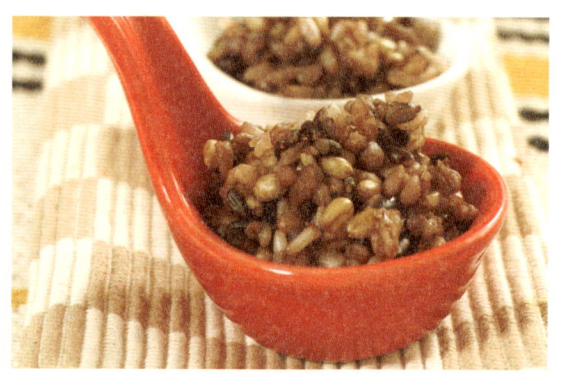

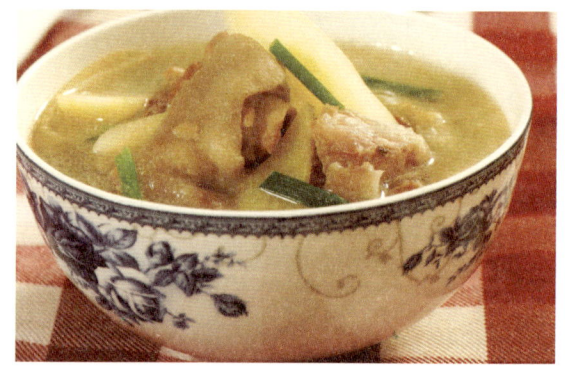

◆ 五谷杂粮饭

原料： 糙米、薏苡仁、小麦、大麦、黑糯米、高粱、燕麦、麻油、米酒水各适量。

做法：

1.将全部杂粮混合洗净，用米酒水浸泡8小时。

2.将杂粮放入电饭锅内，另加一匙麻油，加热至电饭锅开关跳起后，再多焖半小时。

3.若一次吃不完，可先用食品袋装好放入冰箱保存，待食用时用微波炉加热即可。亦可用米酒水煮成稀饭。

功效： 此饭营养丰富，所用原料中各种维生素、蛋白质等含量都比较多。因此，很适合新妈妈的产后调补。

◆ 猪蹄茭白汤

原料： 猪蹄250克，茭白（切片）100克，生姜2片，料酒、大葱、食盐各适量。

做法：

1.将猪蹄于沸水烫后，刮去浮皮，拔去毛，洗干净。

2.将猪蹄放净锅内，加清水、料酒、生姜片及大葱，旺火煮沸，撇去浮沫，改用小火炖至猪蹄酥烂，最后投入茭白片，再煮5分钟，加入食盐即可。

功效： 此汤益髓健骨，生精养血，可有效地增强新妈妈乳汁的分泌，促进乳房发育，适用于新妈妈产后乳汁不足或无乳等。

◆ 西红柿胡萝卜鸡肉丁

原料： 鸡脯肉、胡萝卜丁各100克，鸡蛋清20克，嫩豌豆25克，西红柿丁50克，高汤500毫升，淀粉、牛奶各少许。

做法：

1.将鸡脯肉剁成肉泥。

2.将少许淀粉用牛奶调和成汁。

3.把鸡蛋清和鸡肉泥放在一起搅拌均匀。

4.将高汤倒入锅中煮开，下嫩豌豆、胡萝卜丁、西红柿丁，用筷子把鸡肉从碗边一点一点拨进锅内，每个鸡肉泥和豌豆大小一样，待拨完后将锅烧开，最后把淀粉汁倒入锅中勾芡，煮开即可。

功效： 此菜可补气血，养肝明目，健脾开胃，能促进产后新妈妈更快康复。

◆ 糖醋鳝鱼

原料：鳝鱼400克，葱段、姜末、蒜泥各少许，白糖2大匙，西红柿酱1大匙，水淀粉2大匙，料酒1大匙，淀粉、白醋、盐、香油、油各适量。

做法：

1.鳝鱼宰杀干净，切段，加料酒、盐、葱段、姜末浸渍起来，然后再逐个拍上淀粉。

2.将西红柿酱、白糖、白醋、水淀粉一起放入碗内，加适量水调成芡汁。

3.起锅热油，油烧至八成热，将鳝鱼抖散入锅炸至金黄色，捞出装盘。

4.锅内留余油，投入蒜泥煸炒出香味，倒入调好的芡汁烧沸后淋入香油。

5.起锅浇在鳝鱼上即成。

功效：鳝鱼富含DHA和卵磷脂，可以通血脉、利筋骨，很适合新妈妈食用。

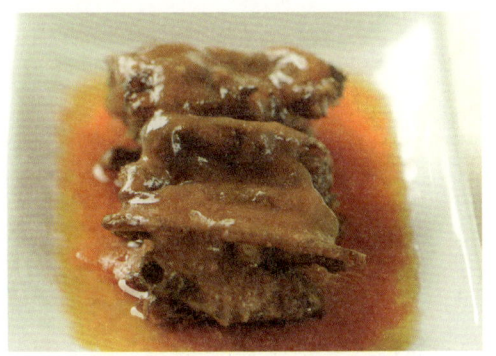

◆ 萝卜鱼片汤

原料：鲜鲫鱼3尾（约500克），萝卜250克，西红柿半个，鸡蛋清1个，姜、葱各25克，盐5克，绍酒15克，干豆粉50克，猪油50克，汤1000克。

做法：

1.姜拍破；葱切段；西红柿去皮、去子，切薄片；萝卜去皮，切片，用水煮至六成熟捞起；鸡蛋清加干豆粉，调成蛋清豆粉。

2.鲜鲫鱼整治干净，去头、刺，片成0.4厘米厚的片，盛碗内；放盐1克，绍酒15克，姜、葱各15克拌匀，腌几分钟。

3.锅置旺火上，放猪油烧热，下姜、葱各10克炒香，再下鱼头和骨刺合炒；掺汤，熬至汤色白浓时，打起姜、葱和骨渣；然后加盐4克、萝卜片再煮。

4.鱼片碗内拣去姜、葱，加蛋清豆粉拌匀；放入汤内轻轻滑散，加西红柿略煮起锅。

功效：通乳下奶，补虚。

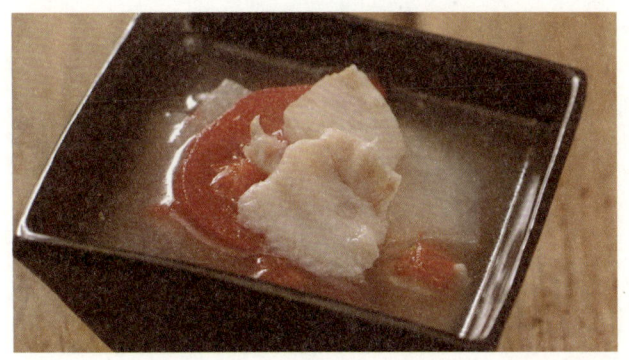

◆ 三丁豆腐羹

原料：豆腐250克，猪肉丁150克，西红柿250克，青豆米50克，精盐、湿淀粉、葱、麻油、鲜汤各适量。

做法：

1.先将豆腐切成丁，下沸水焯一下，沥干水；西红柿烫去皮、去子，切成小丁。

2.将葱爆香，放入鲜汤、豆腐丁、猪肉丁、西红柿丁、青豆米、精盐，烧沸，淋上湿淀粉，出锅装碗淋上麻油即成。

功效：此羹味道鲜美，可以滋阴润燥，补中益气，还有补脾健胃功效。

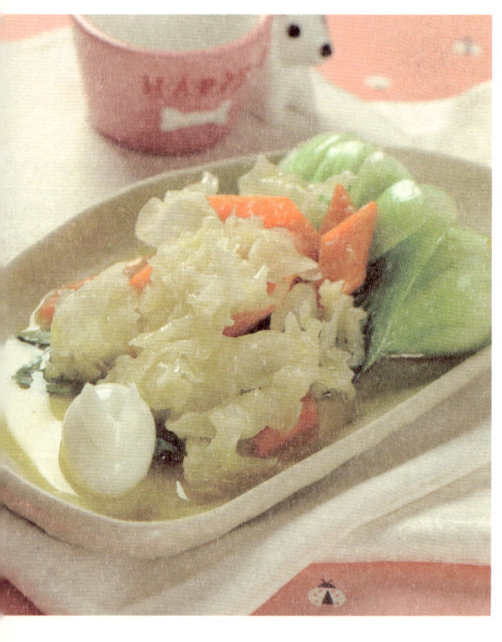

◆ 青菜银耳炒胡萝卜

原料： 青菜200克，银耳1朵，胡萝卜半根，盐、鸡精各适量，白糖半小匙，水淀粉、油适量。

做法：

1.胡萝卜去皮洗净，切成片；青菜洗净。

2.银耳浸水发透，去杂质洗净，放入沸水锅中煮熟后，捞出沥干。

3.起锅烧适量水，待水开后放入青菜，用中火煮至八成熟，捞出沥干。

4.起锅热油，放入银耳稍炒，加盐、白糖、鸡精，烧开后改小火焖烧，再放入胡萝卜片、青菜拌炒均匀，最后用水淀粉勾芡即成。

功效： 润肠明目，预防产后骨质疏松。

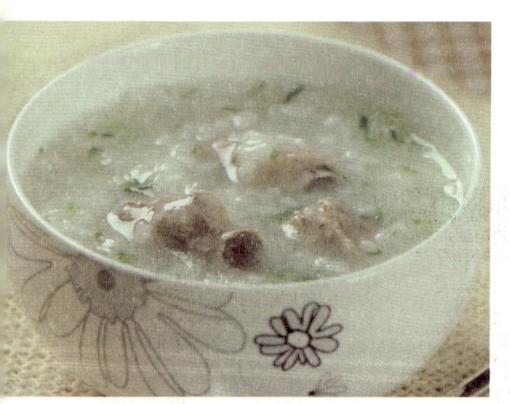

◆ 排骨菠菜粥

原料： 白米80克，水1000毫升，排骨2小块(约100克)，菠菜60克，盐少量。

做法：

1.白米洗净后，放入水中浸泡30分钟。

2.在浸泡的白米中放入排骨，用最小火慢熬约1小时。

3.将菠菜切细末放入粥中，并加入盐拌匀，稍放凉后即可。

功效： 通便补血，补虚润燥。

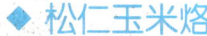

◆ 松仁玉米烙

原料： 甜玉米粒100克，松仁50克，蛋清1个，植物油、淀粉各适量。

做法：

1.将甜玉米粒放入开水锅中焯烫，捞出，沥干水。

2.将玉米粒、蛋清、淀粉混合搅匀；松仁过油炸至微黄。

3.锅上涂一层植物油，置火上，均匀摊上玉米粒，撒上松仁，煎至底面微黄即可。

功效： 强壮筋骨，消除疲劳。

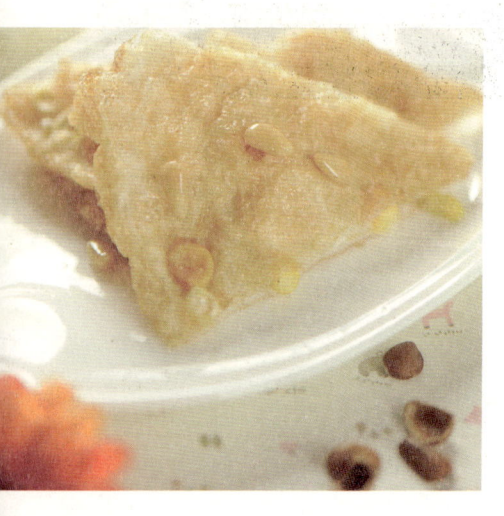

◆ 鲫鱼牛奶汤

原料： 鲫鱼1条，葱1根，姜2片，牛奶、盐、油各适量。

做法：

1.鲫鱼剖洗干净；葱洗净，切成末；姜洗净。

2.锅置火上，放油烧热，放入鲫鱼，煎至两面微黄，捞出控净油。

3.汤锅内放入适量清水，烧开，放入煎好的鲫鱼，大火烧沸，转小火，加入姜片。

4.煮至汤味浓香，倒入牛奶，略煮，撒上葱花，加入盐即可。

功效： 吃鲫鱼对乳汁少、乳泌不畅的新妈妈有增加乳汁分泌的效果。

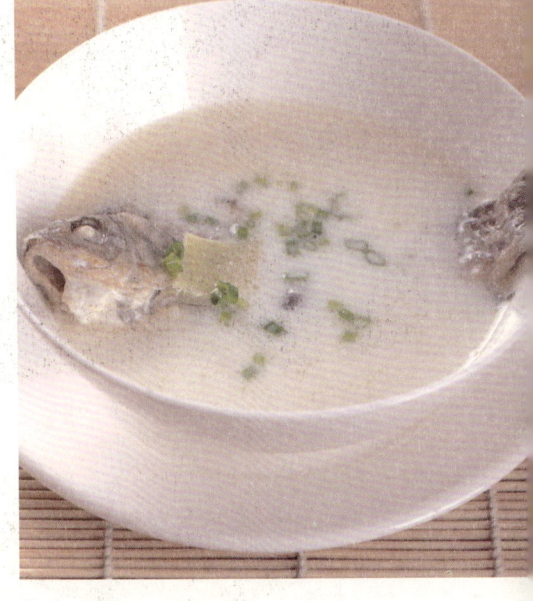

◆ 虾仁蛋炒饭

原料： 米饭150克，豌豆、净虾仁各50克，火腿20克，鸡蛋1个，葱花10克，盐2小匙，鸡精1小匙，油适量。

做法：

1.将火腿切丁；鸡蛋用油炒熟备用；豌豆洗净，煮熟。

2.锅中放油烧热，煸香葱花，放净虾仁炒变色，再放米饭翻炒，加入火腿、豌豆、鸡蛋、盐、鸡精翻炒均匀即可。

功效： 通乳开胃，养血固精。

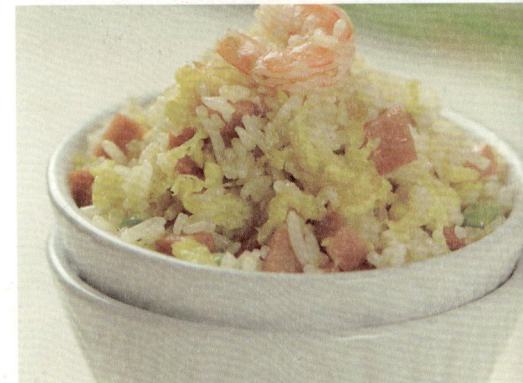

◆ 香菇黑枣粥

原料： 大米75克，香菇150克，黑枣10个，盐适量。

做法：

1.香菇用适量水泡软后，挤掉水分，切块备用；黑枣去核。

2.锅中加水烧开，放入大米煮成粥后，再加入香菇、黑枣同煮，最后加盐调味即可。

功效： 调理脾胃，排毒养颜，强身健体。

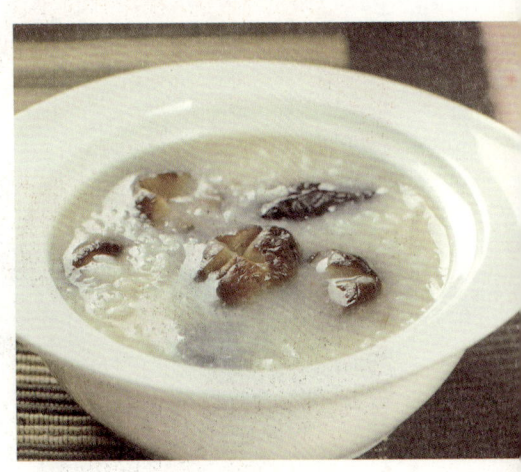

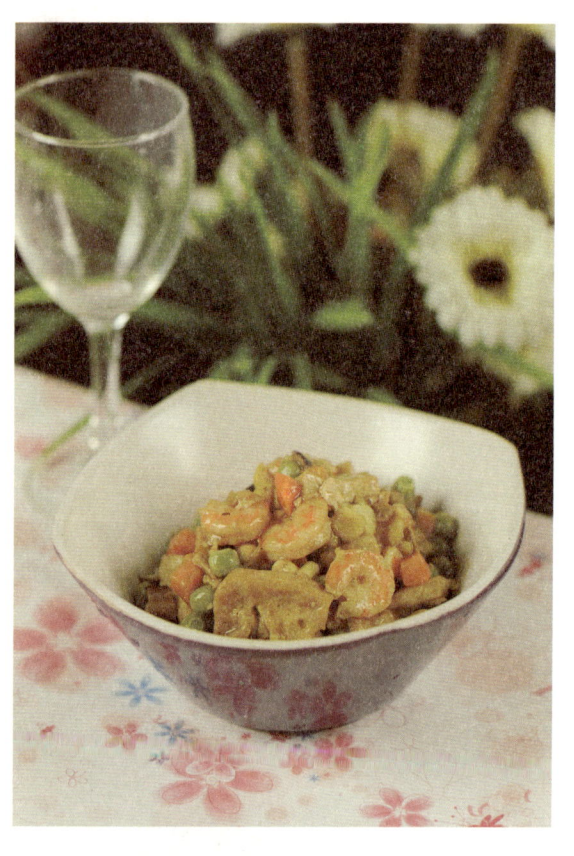

◆ 鲜味豆腐

原料： 豆腐200克，鸡肉、虾仁、玉米粒各30克，胡萝卜半根，豌豆仁1大匙，姜末少许，香菇10克，盐、油适量，淀粉1小匙。

做法：

1.豆腐切成小方块；鸡肉、胡萝卜洗净切成小粒。

2.香菇泡发、洗净以后切成小粒；虾仁、玉米粒、豌豆仁洗干净。

3.起锅热油，把姜末放入锅里炒香。

4.鸡肉、香菇、胡萝卜、玉米、豌豆仁一起下锅快炒，七成熟的时候起锅，备用。

5.重新起锅，油热放豆腐，煎至颜色微黄，加入虾仁和炒好的菜，加少量清水，焖5分钟，用淀粉勾芡，放盐调匀即可装盘。

功效： 健脾开胃，预防骨质疏松。

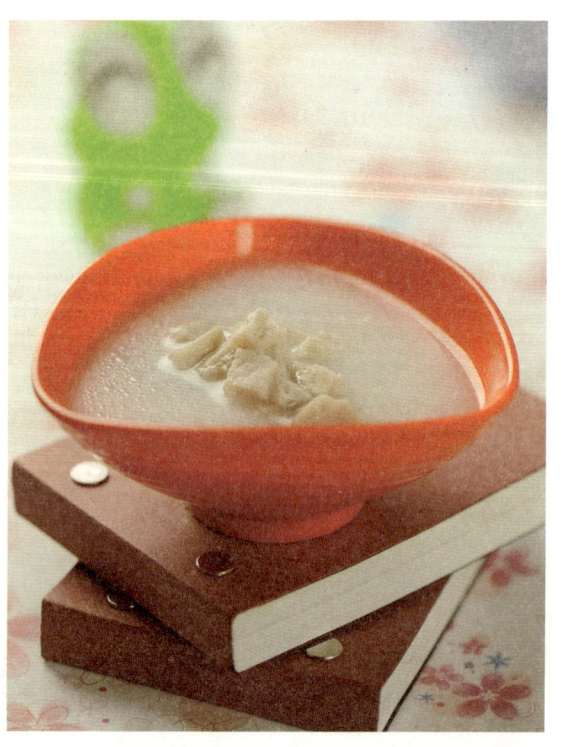

◆ 鲜奶鱼丁

原料： 净青鱼肉150克，蛋清1只，精制油、盐、白糖各少许，葱姜水、牛奶及水淀粉各适量。

做法：

1.将净青鱼肉洗净制成鱼蓉后，放入适量葱姜水、盐、蛋清及水淀粉，搅拌均匀。上劲后，放入盘中上笼蒸熟，使之成鱼糕，取出后切成丁状。

2.锅置火上，放入少许精制油，烧熟后将油倒出；再加少许清水及牛奶，烧开后加少许盐、白糖，然后放入鱼丁，烧开后用水淀粉勾芡，淋少许熟精制油即可。

功效： 补充钙、铁、锌及维生素等。

05 第三周
补气养血，强健新妈妈身体

●● 饮食与宜忌

吃催奶食物

◎ 乳汁少的新妈妈要多吃催奶食物

宝宝长到半个月以后，胃容量增长了不少，吃奶量与时间逐渐建立起规律。新妈妈的产奶节律日益与宝宝的需求合拍，反而觉得奶不胀了。其实，假如宝宝尿量、体重增长都正常，两餐奶之间很安静，就说明母乳是充足的。免不了有些新妈妈会担心母乳不够吃，这时完全可以开始吃催奶食物了。

◎ 催奶不应只考虑量，质也非常重要

传统习惯认为，新妈妈应该多吃蛋白质含量高的汤，最近的研究发现，被大家认为最有营养，煲了足足8小时才成的广东靓汤，汤里的营养仅仅是汤料的20%左右！所以科学的观点是汤汁要喝，料更不能舍弃。营养其实在汤料里，所以不用煲一大锅汤；煲的时间也不要太长，不然会让汤料变得粗糙难咽。

◎ 要根据宝宝大便性质调整饮食

因为宝宝的消化能力差，母乳成分发生变化时，宝宝的大便性状相应就会发生改变。比如乳母吃了豆制品，肠胀气明显，排气多，宝宝就会排气多，大便呈稀黄水样；若宝宝大便泡沫多且酸味重，与乳母进食过多甜食，糖类在宝宝肠内发酵产气有关，此时就要控制摄入甜食的量。

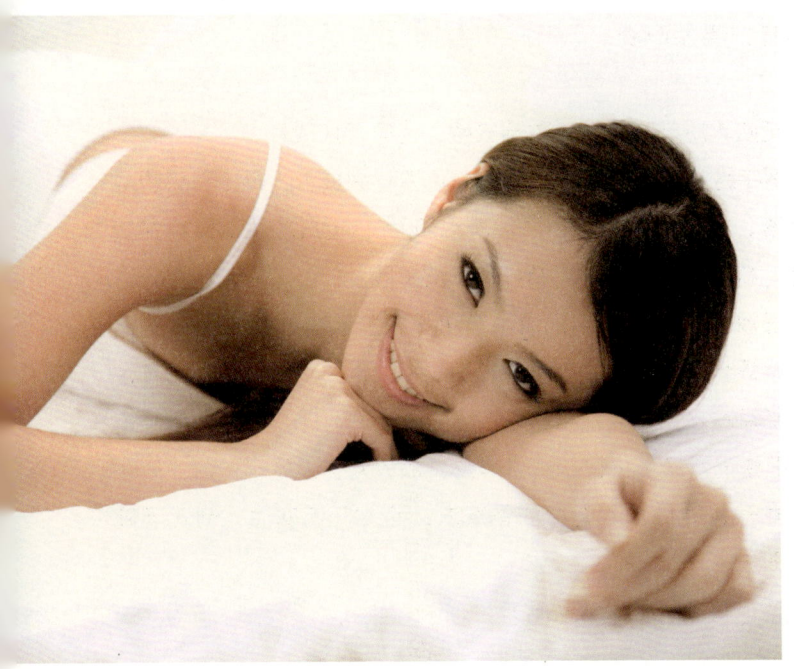

●● 本周重点食谱推荐

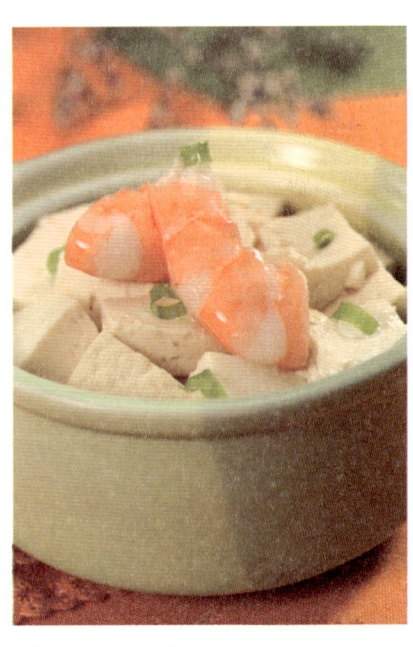

◆ 明虾炖豆腐

原料：豆腐（北）250克，河虾200克，精盐8克，胡椒粉2克，料酒30克，姜片3克，大葱5克，香葱粒10克，鲜汤适量。

做法：

1.将河虾去须、除杂，用清水洗净，切成两段，豆腐（北）切成长条状。

2.大葱去根须洗净后切成粒；锅内放水置火上烧沸，将虾段和豆腐条放入焯一下。

3.锅内倒入鲜汤，放入虾段、豆腐条、料酒、葱段和姜片，炖至虾肉熟透时拣去葱和姜，撒入精盐、胡椒粉和香葱粒即成。

功效：此菜营养丰富，且其肉质松软，易消化，对产后新妈妈身体虚弱需要调养有效。

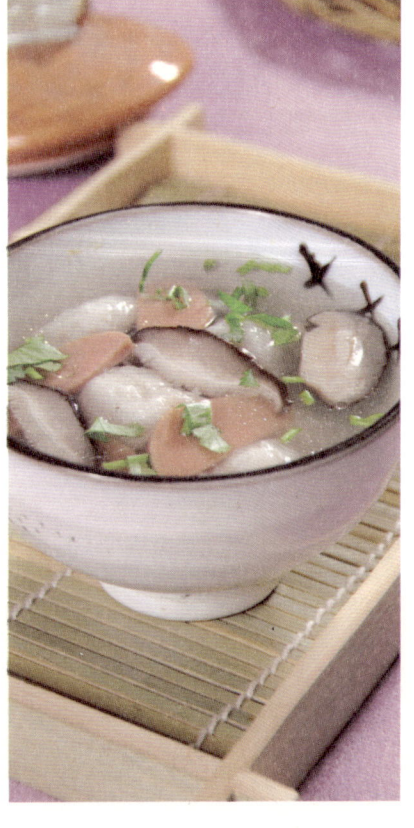

◆ 三鲜鱼圆汤

原料：花鲢鱼（净肉）300克，熟火腿肉30克，香菇6个，香菜末10克，熟猪油、盐、料酒、鸡精、姜汁、鲜汤、麻油各适量，清水600克。

做法：

1.把熟火腿肉切成片。香菇去蒂，洗净，切成片。

2.把花鲢鱼（净肉）放案板上，用刀背剁成蓉，再用刀刃斩成细蓉，放盆内先加盐，再加清水600克，搅成糊状，然后加姜汁、料酒、熟猪油和鸡精拌和即成鱼胶。

3.把炒锅上火，放半锅清水，用手将鱼胶挤成桂圆大小的鱼丸，逐个放入锅里，待水烧开后改小火，并用勺将鱼丸翻身，再加点冷水，鱼丸余熟后盛入汤碗。

4.把原锅洗净上火，放适量鲜汤，加鱼丸、火腿、香菇，用旺火煮开，然后加入洗净的香菜末，滴入几滴麻油，倒入汤碗里即成。

功效：润泽肌肤，增强脑力。

◆ 当归生姜羊肉汤

原料： 羊肉500克，当归15克，陈皮6克，桂枝4.5克，枸杞9克，大枣5枚，姜少许。

做法：

1.羊肉可直接入水汆烫或另外爆香使用。

2.另起一锅，将除羊肉外的所有原料加水熬煮20分钟后，可捞出可不捞出，放入羊肉一同炖煮1小时。

功效： 此汤适用于妇女血虚寒凝之月经不调、乳胀、习惯性流产，产后腹痛、头晕、面色苍白等。

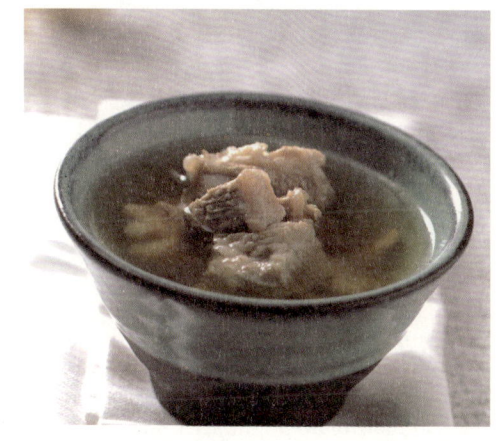

◆ 姜枣枸杞乌鸡汤

原料： 乌鸡1只，生姜20克，大枣20克，枸杞10克，盐适量。

做法：

1.将乌鸡宰杀，煺净毛，开膛，去内脏，洗净；大枣、枸杞洗净；生姜洗净去皮，拍破。

2.将大枣、枸杞、生姜纳入乌鸡腹中，放入炖盅内，加水适量，武火煮开，改用小火炖至乌鸡肉熟烂。

3.汤成后，加入适量盐调味即可。

功效： 此汤补血扶羸，适用于产后贫血、体质虚弱的新妈妈。

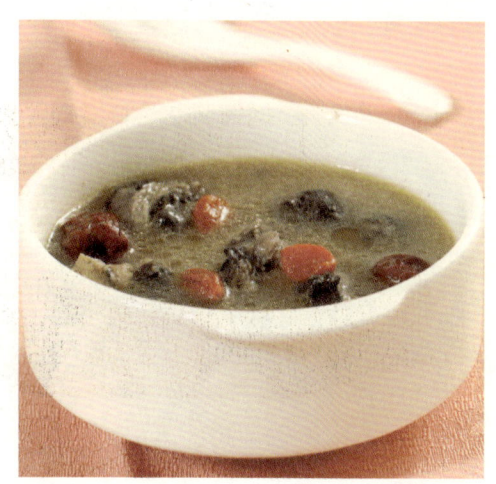

◆ 杏仁白糖粥

原料： 杏仁10克，粳米100克，白糖30克，米酒水500毫升。

做法：

1.杏仁洗净去皮，用纱布包裹。注意杏仁按规定量配制，不可多放。

2.粳米洗净放入锅中，加入杏仁、米酒水适量，煮至米开花，粥汁浓稠时，取出杏仁，白糖调味，离火，稍凉后即可食用。

功效： 此粥益气养血，润肠通便，可预防产后便秘。

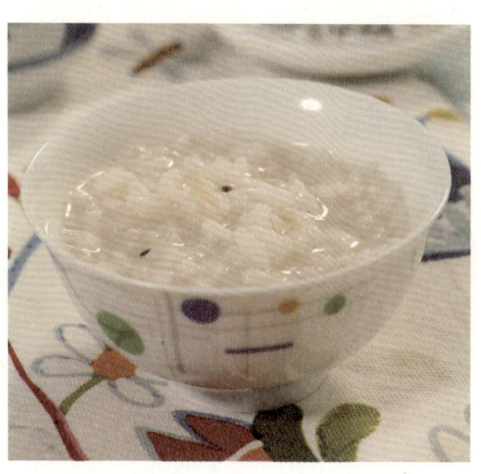

◆ 烧牛蹄筋

原料： 生牛蹄筋250克，青菜心25克，米酒水800毫升，姜片2片，麻油适量。

做法：

1.生牛蹄筋入水余烫，去血水，捞出沥干。

2.牛蹄筋放入炖锅，加入米酒水，小火煮至八成熟捞出，切成2厘米长条状，原汤留用。

3.锅内倒入麻油烧热，姜片爆至褐色，但不能焦黑，先炒青菜心，再把牛蹄筋、姜片及煮蹄筋汤倒入，煮开后即可食用。

功效： 益气补虚，强壮筋骨。

◆ 什锦腐竹

原料： 腐竹50克，胡萝卜100克，青花菜400克，黄瓜200克，盐少许，橄榄油适量。

做法：

1.腐竹用温水泡软，用刀切成小段，胡萝卜、黄瓜洗净切片，青花菜洗净掰成小块。

2.锅中放入橄榄油烧热，煸炒腐竹段、胡萝卜片、青花菜块。

3.最后在锅中放入盐，快出锅时放入黄瓜片即可。

功效： 补血固齿，保护骨髓。

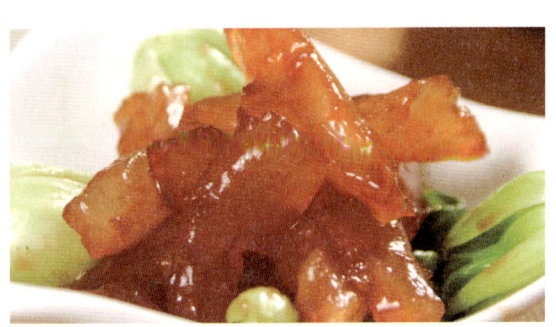

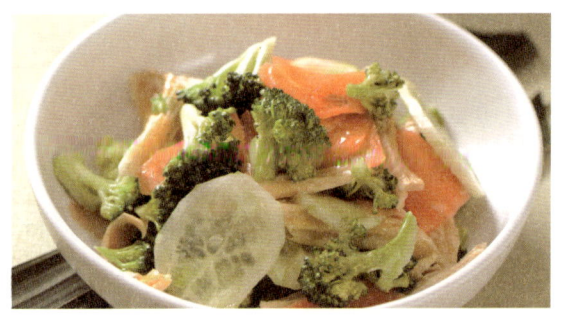

◆ 白玉黄花菜

原料： 黄花菜20克，豆腐50克，香菇5朵，葱花、盐、植物油各适量。

做法：

1.将黄花菜洗净，用水浸润，去蒂切段；豆腐切块；香菇去蒂、切丝。

2.锅内植物油烧至八成热，爆香葱花。

3.放入黄花菜和香菇丝同炒，加盐调味，再加少许水，放入豆腐略焖即可。

功效： 此菜可益气、补血、通乳，适合产后补益食用。此菜三餐都可食用，也可当零食。

◆ 蒸三素

材料： 鲜香菇150克，胡萝卜100克，白菜100克，盐1茶匙，香油、色拉油各少许。

做法：

1.将胡萝卜去皮，切丝煮熟；鲜香菇去蒂后留一片，其余去蒂切成丝；白菜切成丝，都用开水烫软。

2.取一小碗，抹少许色拉油，碗底中间放香菇，再加入胡萝卜丝、白菜丝、香菇丝均匀撒上盐，放入蒸锅中，蒸10分钟。

3.蒸好后加香油调味，扣入盘中即成。

功效： 护肝明目，促进消化道蠕动。

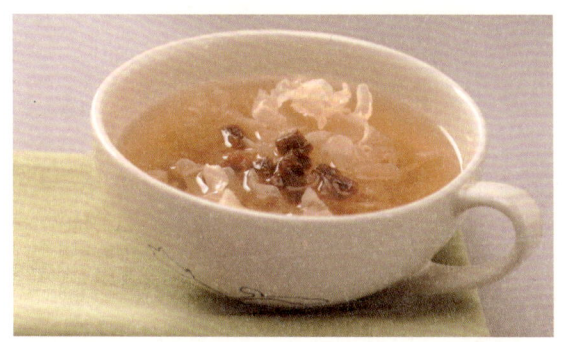

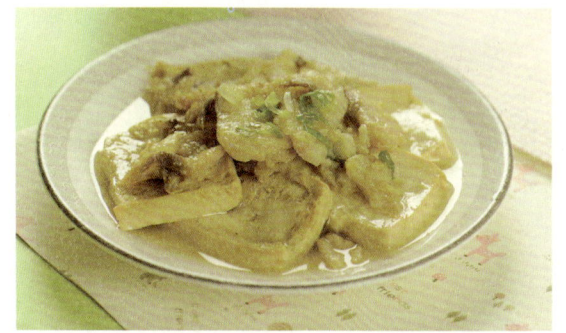

◆ 冰糖银耳汤

原料：水发银耳250克，山楂糕25克，冰糖200克，糖桂花适量。

做法：

1.将水发银耳择干净，切成小片。

2.山楂糕切成与银耳大小相同的片状。

3.将冰糖放盆内，加开水溶化后倒入锅内，再加500克水，烧开后撇去浮沫，倒入砂锅内，加入银耳、山楂糕片，移至微火煨糕，倒入碗内，加入糖桂花，搅匀即成。

4.如果不用砂锅煨，可将银耳放入一个大碗内，加冰糖及500克水，上笼蒸烂，其效相同。

功效：此汤具有滋阴止咳，润肺化痰，润肠开胃的功效。

◆ 咖喱鱼肉豆腐

原料：豆腐1块，鱼肉200克，葱1根，盐2小匙，料酒1大匙，咖喱粉2大匙，淀粉1小匙，植物油适量。

做法：

1.葱洗净，切末；豆腐切块；鱼肉洗净，切片，放入碗中加盐、料酒、淀粉拌匀，腌10分钟备用。

2.锅中倒入3大匙植物油烧热，放入鱼肉炒熟，盛出。

3.锅中加入盐，咖喱粉继续煮开，再加入豆腐煮熟，最后放入炒好的鱼肉拌匀，盛入盘中，撒上葱末即可。

功效：美白，养颜，补虚。

◆ 黄芪炖鸡汤

原料：黄芪50克，枸杞15克，大枣10枚，母鸡1只，葱1根，生姜2片，盐、米酒适量。

做法：

1.将黄芪装入滤袋内，母鸡洗净，余烫、冲凉、切块，葱切段备用。

2.以上原料一起加入清水，小火炖焖1小时后加盐、米酒即可食用。

功效：此汤适用产后体虚，面色萎黄，乳汁过少，易出虚汗等症。

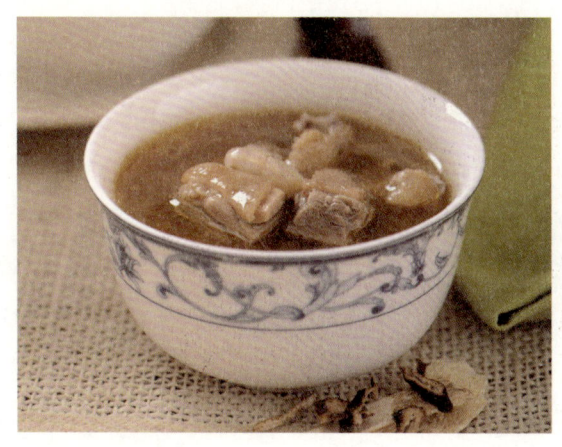

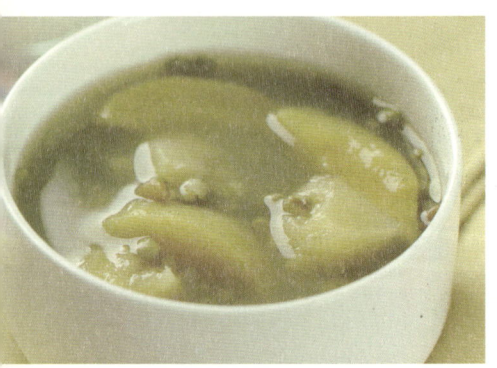

◆ 绿豆鲜果汤

原料：水蜜桃、菠萝、枇杷各20克，绿豆汤100毫升。

做法：

1.水蜜桃、枇杷去皮、去核，切小块；菠萝去皮，切小块。

2.将以上小块与绿豆汤一起放入锅中煮沸，晾凉即可。

功效：美容养颜，润肠通便。

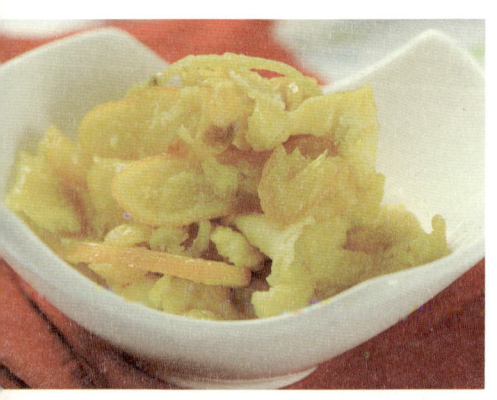

◆ 橘饼炒蛋

原料：橘饼50克，鸡蛋1个，老姜15克，白糖、油各适量。

做法：

1.老姜切丝；鸡蛋打匀、橘饼切片状备用。

2.起锅放油、加入姜丝爆香后，放入切片的橘饼翻炒至橘饼变软。

3.最后再一起将蛋液倒入锅中加白糖适量炒熟即可。

功效：对产后体虚有一定的补益作用。

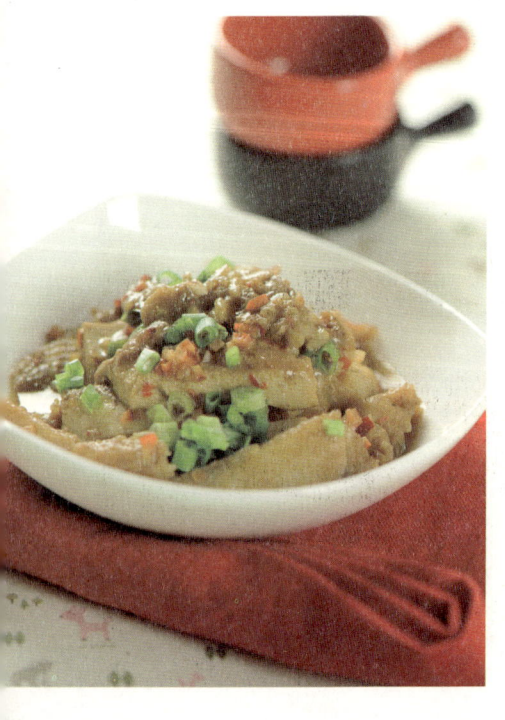

◆ 米酒豆腐烧鱼

原料：鱼1条，豆腐1块，姜末、蒜末、米酒各1大匙，豆瓣酱2大匙，葱花半大匙，油适量，水淀粉少许。

调料：（1）料酒1大匙，酱油2大匙，盐半小匙，白糖2小匙；（2）醋半大匙，香油1小匙。

做法：

1.锅中烧热油，将鱼的两面稍微煎一下，盛出。放入姜、蒜末爆香，再放入豆瓣酱和米酒同炒，淋下调味料（1）一起煮滚。

2.放入鱼和豆腐，一起烧煮约10分钟。

3.见汁已剩一半时，将鱼和豆腐盛出装盘。

4.水淀粉勾芡，并加调味料（2）炒匀，把汁淋在鱼身上，撒上葱花即可。

功效：通乳，补虚。

◆ 花生大枣蛋花粥

原料： 鸡蛋2个，糯米100克，花生50克，大枣5枚，蜂蜜适量。

做法：

1.鸡蛋打入碗内，搅匀。

2.花生去衣，与大枣、糯米煮成稀粥，加蜂蜜，随即打入蛋液，煮熟即可。

功效： 补血养肝。

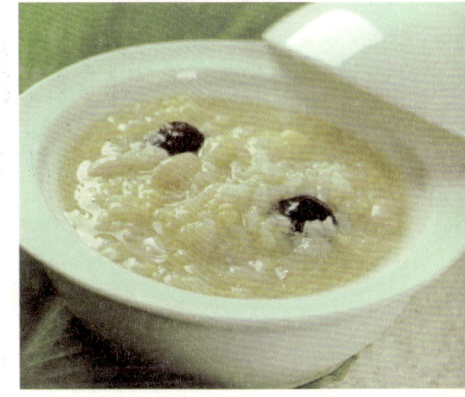

◆ 大枣金针菇汤

原料： 金针菇、大枣各100克，姜片、料酒、盐、鸡精各适量，花生油少许。

做法：

1.将金针菇去根蒂，洗净；大枣用温水泡发，洗净。

2.砂锅洗净置于灶上，将澄清的浸泡金针菇的水倒入砂锅内，放入金针菇、大枣、料酒、盐、姜片、适量清水和少许花生油，加盖，以中火炖1小时左右，出锅前加鸡精调味即可。

功效： 安五脏，补心志，明目，安神。

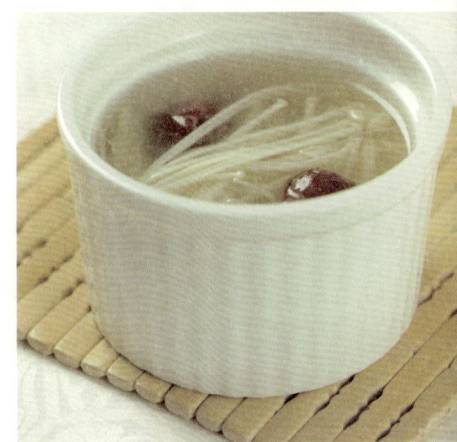

◆ 海带排骨汤

原料： 排骨200克，莲藕、海带结各100克，姜片、葱白段、葱花各少许，料酒、胡椒末、盐、油各适量，香油少许。

做法：

1.排骨切段，汆烫后去血水，捞出沥干水分；莲藕削去外皮，切滚刀块；海带结洗净。

2.锅内放油少许，加入姜片、排骨煸炒至白色，烹料酒，加清水用大火煮开，撇去浮沫，倒入高压锅内，放入葱白段、胡椒末，加盖煮6分钟，关火放气。

3.拣去姜、葱，放入藕块、海带结，用中火炖至藕熟、排骨离骨，加入盐调味，撒葱花，滴香油即可。

功效： 益精补血，补碘补钙。

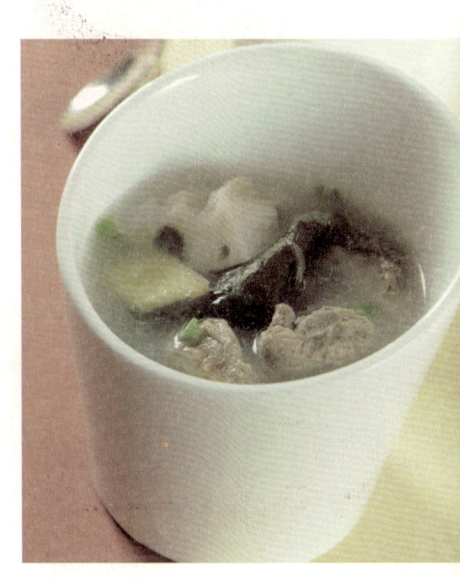

06 第四周
强筋壮骨，增强新妈妈体质

●● 饮食与宜忌

可补充红糖，但不可过多

医学认为，红糖性温入脾，具有益气及化食之功，能健脾暖胃，散寒活血。此外，红糖还含有丰富的胡萝卜素及一些微量元素，这些都是新妈妈必不可少的营养。

但是，无限制地食用红糖会适得其反，造成慢性失血性贫血，反而影响子宫复原和新妈妈的健康。所以新妈妈食用红糖的时间以半月为宜。新妈妈不要长时间食用红糖。

不要过多食用鸡蛋

鸡蛋营养丰富也容易消化，适合新妈妈食用，但并不是吃得越多越好。有许多新妈妈一天吃一二十个，吃这么多不但吸收不了，还会影响其他种类营养素的摄取。

喝汤吃肉同时进行

产褥期应该常喝鸡汤、排骨汤、鱼汤和猪蹄汤，以利于泌乳，但同时也要吃肉。肉比汤的营养要丰富得多，那种"汤比肉更有营养"的说法是不科学的。

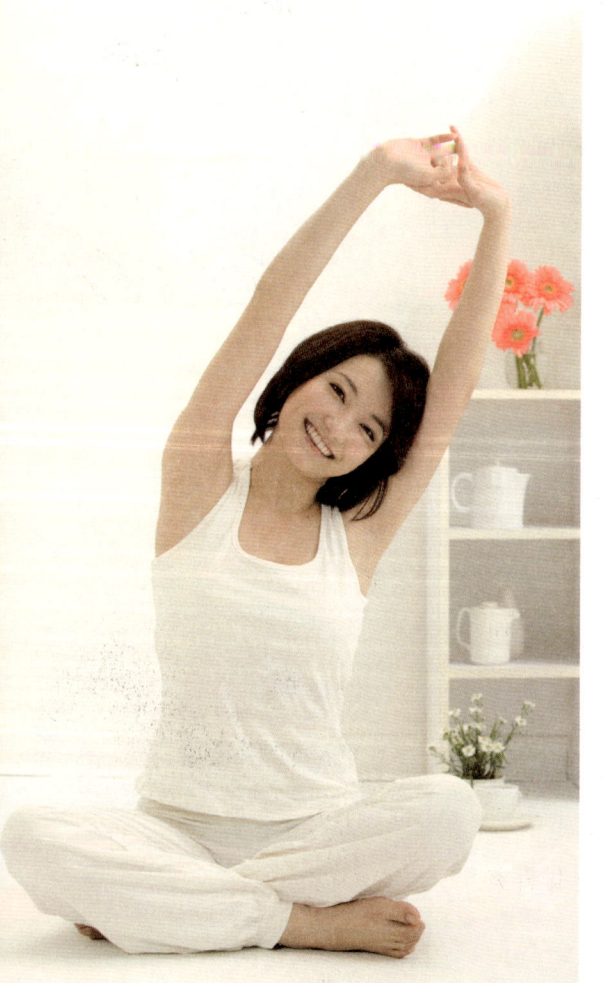

●● 本周重点食谱推荐

◆ 黄鱼参羹

原料：大黄鱼肉、水发海参各125克，火腿10克，鸡蛋40克，肉汤、料酒、精盐、熟猪油、香油、葱末、水淀粉、胡椒粉各适量。

做法：

1.将火腿切末；大黄鱼肉及水发海参切成小方厚片；鸡蛋打入碗中。

2.将葱末爆香，加入料酒、肉汤、海参片及黄鱼片、胡椒粉，煮开后放入精盐略煮，缓慢倒入鸡蛋，待全熟时倒入水淀粉勾成薄芡离火，倒入碗中，淋上熟猪油，撒上火腿末。食用时，加香油适量即可。

功效：此羹益气养血、养肝明目、补肾填精、和肝理气。

◆ 麻油煎鸭蛋

原料：鸭蛋2个，姜丝、麻油各适量，盐少许。

做法：

1.取平底锅一只，生火后倒入少许麻油，待锅烧热，放入适量的姜丝，将之炒热，即取出盛于碗内，备用。

2.倒少许油，煎沸后，把鸭蛋两个分别敲破放入，用煎匙弄开蛋黄，成为圆饼状，然后把炒好的姜丝分成两份，连同少许的食盐，倒在两个蛋黄上面，用煎匙合起来，如荷包蛋一样，连翻2～3次即可。

功效：此蛋可补气养血、强化体质，适合产后补益食用。中、晚餐都可，可连续食用两周。

◆ 栗子黄鳝煲

原料：黄鳝200克，栗子50克，姜、盐、料酒各适量。

做法：

1.黄鳝去肠及内脏，洗净后用热水烫去黏液，再进行加工。

2.将处理好的黄鳝切成4厘米长的段，放盐、料酒拌匀，备用；栗子洗净去壳，备用；姜洗净切成片，备用。

3.将黄鳝段、栗子、姜片一同放入锅内，加入清水煮沸后，转小火再煲1小时，出锅时加入盐调味即可。

功效：此菜滋阴补血，对生产前后的孕（新）妈妈筋骨酸痛、浑身无力、精神疲倦、气短等有很好的食疗作用。

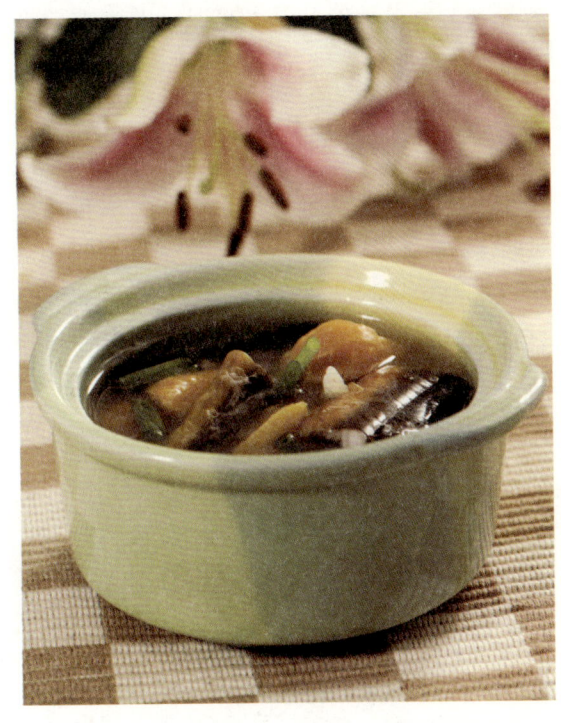

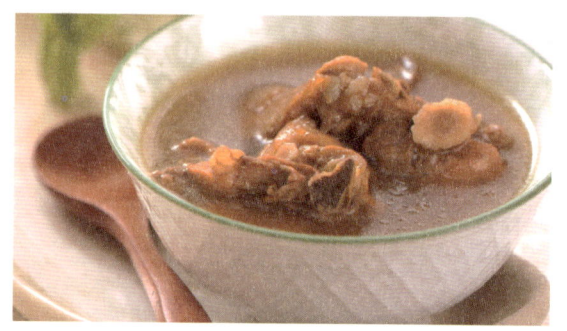

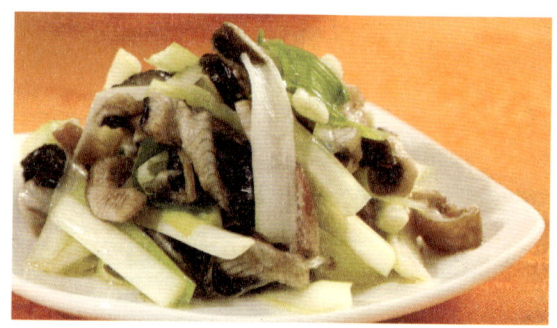

◆ 炖母鸡

原料： 小母鸡1只，姜片10克，葱段、料酒各50克，油、盐适量。

做法：

1.小母鸡宰后去毛、内脏及骨，剁成3厘米见方的块，放入开水内烫，去血水，捞出。

2.炒锅烧热，加油，烧至六分热时放入葱段、姜片，炒出香味后，再下鸡块，炒一下，烹入料酒，加水，下盐，旺火烧至汤汁成白色时，拣去姜、葱，再用小火烧，炖至肉烂汤浓即可。

功效： 此菜可养五脏，益精髓，补气血，健脾胃。

◆ 鸡蛋玉米羹

原料： 罐头玉米160克，鸡蛋2个，蘑菇40克，淀粉5克，牛奶100克，净冬笋、料酒各25克，鲜豌豆20克，精盐、葱、姜、热碱水、油各适量。

做法：

1.鲜豌豆放入热碱水中泡一下，捞入凉水中泡凉。

2.炒锅烧热，加油用葱、姜、料酒煸锅，倒入豌豆、蘑菇、净冬笋，稍烩后，加水，倒入罐头玉米、鸡蛋、牛奶和精盐，开锅后加入淀粉，勾芡即可。

功效： 鸡蛋能补阴益血，除烦安神，补脾和胃。玉米有开胃、健脾、除湿、利尿等功效。

◆ 韭黄炒鳝鱼

原料： 鳝鱼、韭黄、植物油、酱油、姜丝、香菜、葱花、麻油、水淀粉、蒜末、胡椒粉各适量，白糖、料酒各少许。

做法：

1.将韭黄洗净，切段；鳝鱼洗净，切段，备用。

2.将葱花爆香，倒入鳝鱼翻炒，再加入白糖、料酒、酱油、胡椒粉和适量清水。

3.大火翻炒后加入韭黄，炒约2分钟，淋上水淀粉及麻油，再将蒜末、香菜、姜丝倒入炒熟即可。

功效： 鳝鱼含有多种营养成分，可补虚损、去风湿、强筋骨，与韭黄同炒，有健胃、提神、保暖功效。

◆ 三丝银耳

原料： 银耳20克，猪瘦肉丝100克，火腿丝、鸡肉丝各50克，姜丝、蛋清、盐、黄酒、淀粉、麻油各适量。

做法：

1.将银耳放入温水中泡开，加水蒸1小时，猪瘦肉丝、鸡肉丝分别加盐、黄酒、淀粉、蛋清拌匀。

2.将姜丝爆香，加入猪瘦肉丝和鸡肉丝翻炒，炒至肉丝变色时倒入银耳、火腿丝及少量水，加盐调味后煮沸，用淀粉勾芡并淋上麻油即可。

功效： 此菜具有补虚增乳的功效。适合产后新妈妈食用。

◆ 山药枸杞炖牛肉

原料： 牛肉250克，山药10克，枸杞子20克，桂圆肉10克，盐3克，料酒10毫升，葱10克，植物油30克。

做法：

1.将山药、枸杞子、桂圆肉洗净，放入炖盅内。将牛肉洗净放入沸水锅中焯一下捞出，切片。

2.锅烧热放植物油，烧六成热，倒入牛肉爆炒，加入料酒、葱，炒匀后放入炖盅内，隔水蒸炖2小时，至牛肉熟烂时拣去葱，放入盐调味即成。

功效： 牛肉富含蛋白质，多吃牛肉更利于新妈妈身体恢复。

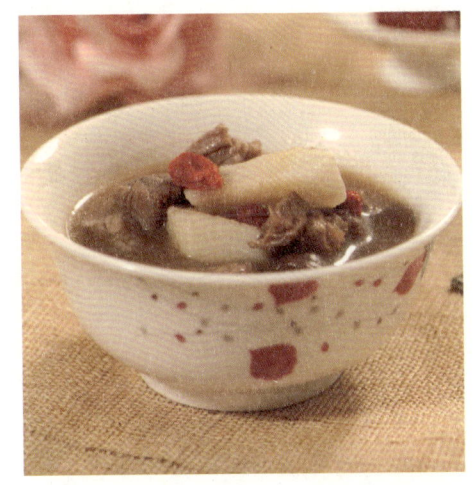

◆ 白汁牛肉

原料： 牛肉、马铃薯、姜片、葱各适量，料酒、盐各适量。

做法：

1.牛肉洗净切方块，用滚水先烫煮1分钟捞起。

2.马铃薯去皮，切方块洗净。

3.先放葱、姜片炒香，再放牛肉翻炒3分钟后，加水、料酒、盐、马铃薯，用小火续煮20～30分钟后，即可盛食。

功效： 白汁牛肉含有丰富的蛋白质和钙质，非常适合产后新妈妈食用。

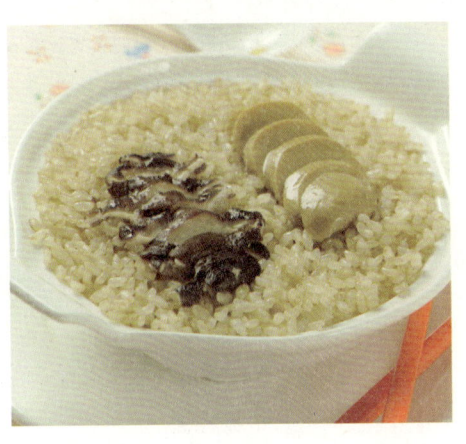

◆ 双菇糙米饭

原料： 糙米200克，香菇4朵，蘑菇100克，生抽、料酒、精盐、植物油各适量。

做法：

1.糙米浸泡4小时，香菇、蘑菇洗净、切片。

2.将糙米放入锅中，倒入适量清水，放入香菇片、蘑菇片，调入少许料酒、精盐、植物油、生抽，焖煮成饭。

功效： 菌类营养价值较高，有利于产后身体的快速恢复。

◆ 黄豆糙米卷

原料：黄豆20克，糙米饭40克，白米饭40克，海苔片1片，胡萝卜10克，小黄瓜10克，素肉松30克。

做法：

1.胡萝卜和小黄瓜均切成条状，入沸水中烫熟后备用。

2.竹帘上先铺上保鲜膜，再依序排入海苔片、素肉松、黄豆、糙米饭、白米饭、胡萝卜条及小黄瓜条，卷成圆桶状，切段即成。

功效：黄豆中的蛋白质，能有效修复分娩时损伤的组织。

◆ 麻油猪腰

原料：新鲜猪腰1对，老姜1块，米酒水200毫升，黑麻油3大匙，盐适量。

做法：

1.将新鲜猪腰用米酒水擦干后剖成两半，剔除里面的白色臊腺，在猪腰表面切花刀，再切成约3厘米宽的小片。

2.老姜先用黑麻油炒香，使其成浅褐色，放在锅边待用，再放入猪腰，用大火快炒，再倒入米酒水煮开，马上将火关上，放少量盐（或不加）趁热吃。

注：老姜要连皮一起切片，且厚薄一致，才不会爆黑，以免吃后火气上升，口干舌燥。

功效：此菜可帮助产后新妈妈子宫收缩，促进机体的新陈代谢。

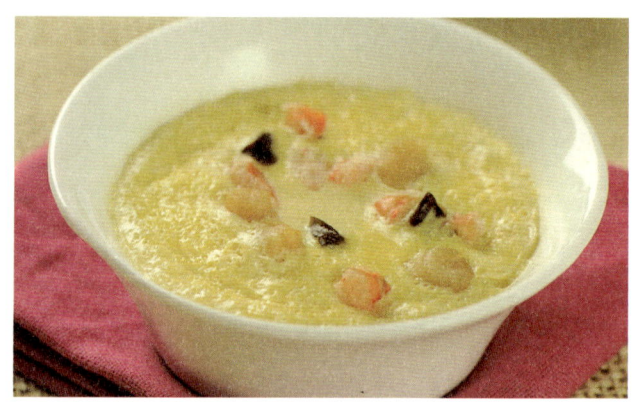

◆ 海鲜鸡蛋羹

原料：鸡蛋2个，虾仁30克，水发海参30克，净鲜干贝30克，盐1小匙。

做法：

1.将虾仁去沙线、洗净；水发海参去内脏、洗净，切小块。

2.将鸡蛋打入碗中，加盐、温开水打匀，放虾仁、海参、鲜干贝。

3.蒸锅烧开，将蛋羹碗放入蒸锅，大火蒸10分钟即可。

功效：海鲜属高蛋白食物，适当食用，有利于身体的恢复和刀口的愈合。

◆ 桂圆糯米粥

原料：糯米1杯，桂圆30克（约3大匙），米酒2杯半，老姜3片，红糖60克（约半碗）。

做法：

1.糯米洗净沥干后，用米酒浸泡一晚，沥干水分；老姜切末备用。

2.锅内加糯米、桂圆、老姜、米酒，大火煮滚后改小火加盖煮1小时，最后加入红糖拌匀即可。

功效：此粥能改善胃肠下垂，并预防便秘，也有助于改善产后新妈妈气虚造成的多汗现象。

◆ 桂圆炖乳鸽

原料： 乳鸽1只，新鲜桂圆10颗，百合50克，姜1块，精盐、鸡精各适量。

做法：

1.将乳鸽宰杀剖洗干净，新鲜桂圆去壳，百合用温水略泡后洗净。

2.将乳鸽、百合、桂圆入炖锅，加入清水适量，放入拍破的姜块，大火烧开以后转小火炖至鸽肉熟烂。

3.拣去姜块不用，调入精盐、鸡精炖至入味，盛入盆中即可。

功效： 桂圆性温补，具有补血补气功效，对身体恢复很有好处。

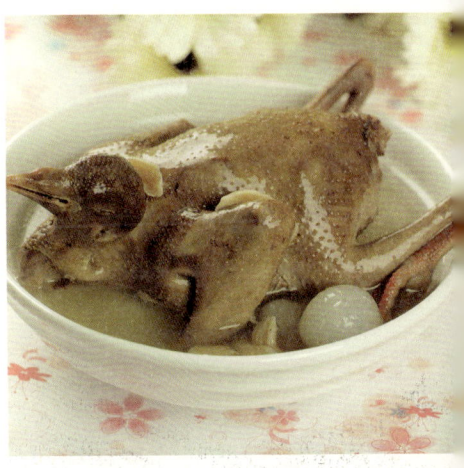

◆ 黄豆银耳鲫鱼汤

原料： 黄豆100克，白果适量，银耳2朵，鲫鱼1条，姜2片，油、盐各适量。

做法：

1.黄豆洗干净；白果去壳、衣心，清洗干净。

2.银耳用水浸20分钟，冲洗干净，然后剪碎。

3.鲫鱼去鳞、内脏、清洗干净，用油把鲫鱼略煎，盛起。

4.烧滚适量水，下黄豆、白果、银耳、鲫鱼和姜片。

5.水滚后改小火煲约90分钟，下盐调味即成。

功效： 此汤可补虚通乳，是促进奶水分泌的佳品。

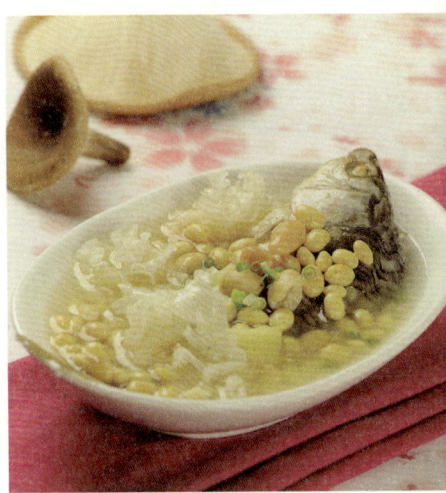

◆ 豆腐鲫鱼汤

原料： 豆腐200克，鲫鱼1条，火腿30克，葱、姜末适量，料酒、醋、盐、食用油少许。

做法：

1.将鲫鱼洗净，鱼身抹少许盐，可防止粘锅。

2.锅中放入食用油烧至七成热，放入鲫鱼稍煎一下，再放入豆腐、火腿、姜末、料酒、醋，加清水煮沸后加入豆腐，再煮10～15分钟，待汤色乳白时，撒上葱末即可。

功效： 此菜富含奶水中不可缺少的各种营养物质。

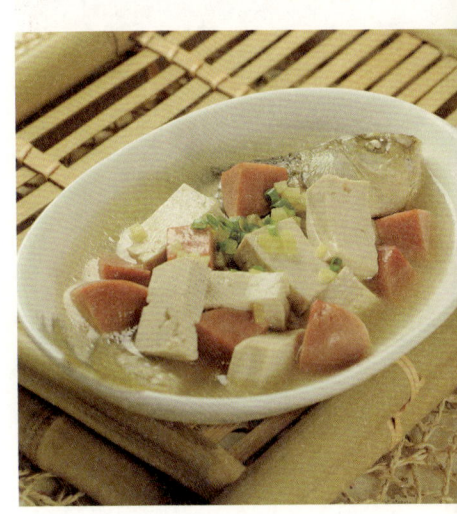

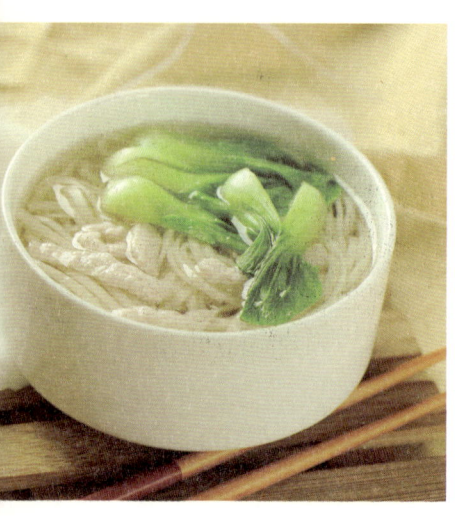

◆ 菜心肉丝面

原料： 龙须面100克，猪里脊、油菜心各50克，葱花少许，酱油1大匙，淀粉、香油、盐、鸡精各1小匙，油适量。

做法：

1.猪里脊洗净，切丝，用淀粉抓匀。

2.锅中倒油烧热，下葱花煸香，倒入酱油，放适量水烧开，下龙须面煮熟，放肉丝滑散，放油菜心，加盐、鸡精，再开锅，淋香油即可。

功效： 面汤容易消化和吸收，可快速为新妈妈补充营养。

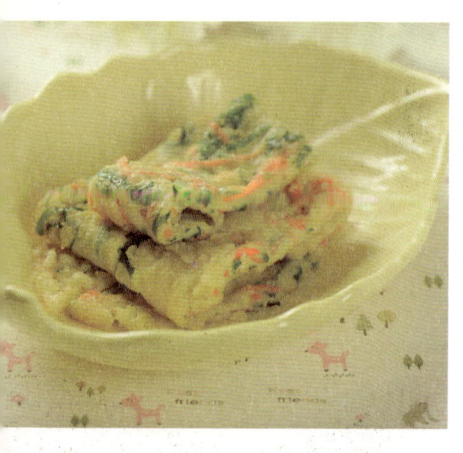

◆ 菜香煎饼

原料： 青江菜30克，胡萝卜10克，低筋面粉20克，蛋液10克，油10克。

做法：

1.青江菜及胡萝卜洗净后切成细丝。

2.将低筋面粉加入蛋液及少量的水搅拌均匀，再放入青江菜丝及胡萝卜丝搅拌一下。

3.油倒入锅中烧热，倒入蔬菜面糊煎至熟即可。

功效： 青江菜富含膳食纤维，可有效改善产后便秘的症状。

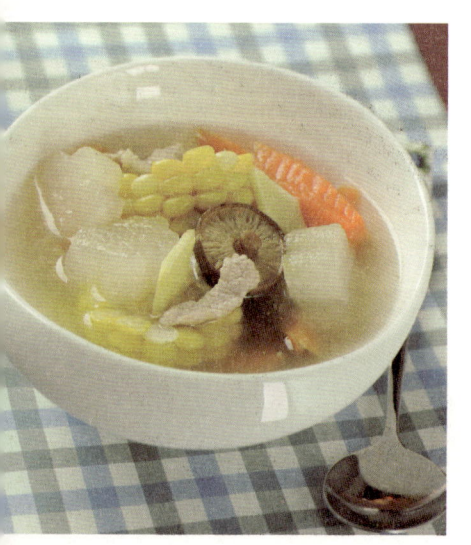

◆ 冬瓜玉米瘦肉汤

原料： 冬瓜200克，猪瘦肉100克，胡萝卜半根，玉米1根，干香菇3朵，姜2片，盐适量。

做法：

1.冬瓜去皮洗净，切厚块；玉米洗净切段；胡萝卜去皮，洗净切块；干香菇浸软后去蒂，洗净。

2.猪瘦肉放入沸水锅内氽烫，捞出洗净切片。

3.煲中加适量水，用大火煲沸后，放入除盐外的所有原料。

4.煲滚后以小火煲一个半小时，下盐调味即成。

功效： 冬瓜中的丙醇二酸，能有效抑制糖类转化为脂肪，可控制产后肥胖。

07 第五周
补充奶源，确保新妈妈哺乳

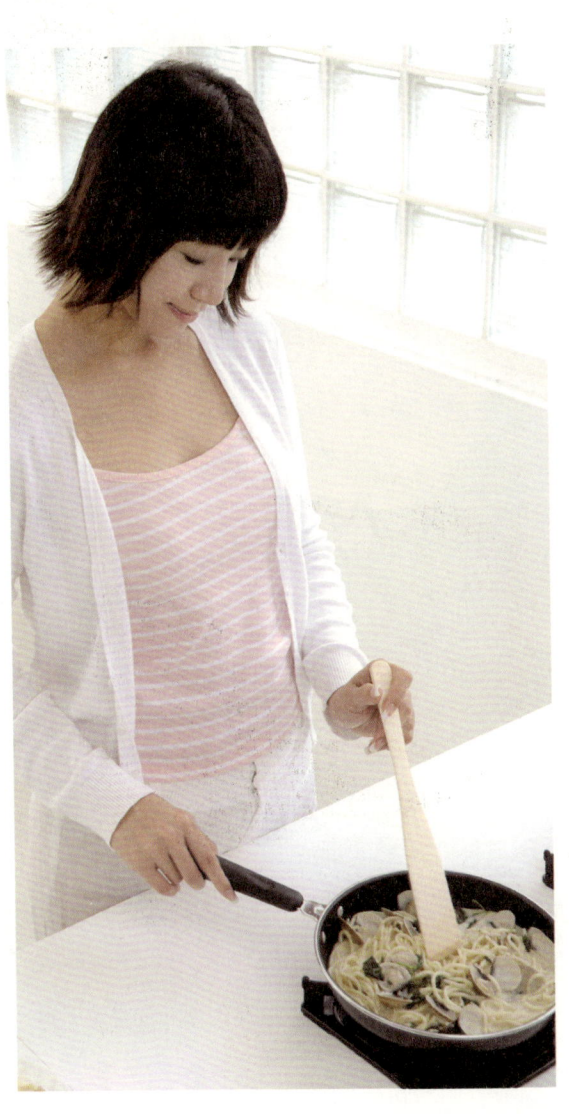

●● 饮食与宜忌

要兼顾宝宝的健康

坐月子期间，哺喂母乳的新妈妈除了兼顾自身营养外，也要顾及宝宝的营养。哺喂母乳的新妈妈每天所需的热量为3 100千卡，而喂配方奶的新妈妈每天需要2 400~2 600千卡的热量。营养学界推荐新妈妈每天蛋白质供给量为95克，摄取充足且高质量的蛋白质才能让母乳充沛。

多吃含有丰富蛋白质的食物

食物中鸡、鸭、鱼、瘦肉、动物肝脏、蛋、牛奶、牛肉、羊肉等都含有丰富的蛋白质，其中又以鸡蛋和牛奶中的蛋白质、氨基酸比例与人最适宜，容易吸收，故建议新妈妈要多吃牛奶和鸡蛋。

禁止酒类、含有咖啡因的饮料

必须禁止食用酒类、含有咖啡因的饮料，因为乙醇会影响宝宝的脑部发育，咖啡因则容易引起宝宝焦躁不安，难以入眠。

●● 本周重点食谱推荐

◆ 木瓜烧带鱼

原料：鲜带鱼350克，生木瓜400克，葱段、姜片、醋、精盐、酱油、米酒各适量。

做法：

1.将鲜带鱼去鳃、内脏，洗净，切成3厘米长的段；生木瓜洗净，削去瓜皮，除去瓜核，切成3厘米长、2厘米厚的块。

2.砂锅置火上，加入适量清水、带鱼、木瓜块、葱段、姜片，醋、精盐、酱油、米酒，煮至鱼熟瓜烂即可。

功效：此菜具有养阴、补虚、通乳作用，适于产后乳汁缺乏的新妈妈食用。

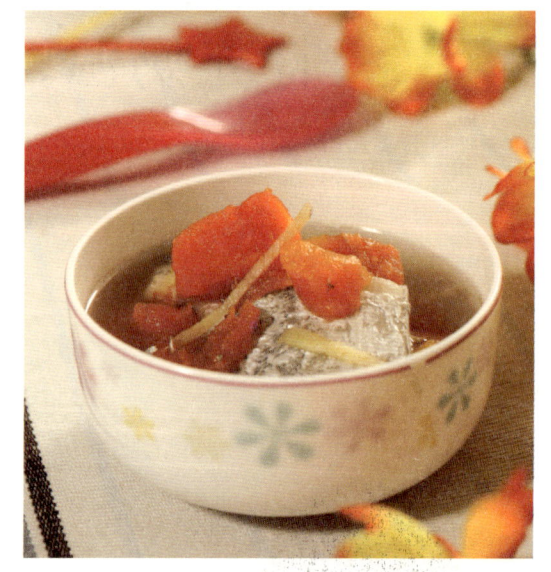

◆ 奶汤鲫鱼

原料：鲫鱼2条（约500克），熟火腿3片，豆苗15克，笋片15克，白汤500克，茶籽油3小勺，精盐3克，料酒15克，葱2段，姜2片。

做法：

1.鲫鱼去鳞、去鳃、去内脏，洗净，用刀在鱼背两侧每隔1厘米切人字形刀纹。

2.炒锅置旺火上，放入茶籽油1小勺半，烧至七成熟，下葱段、姜片炸出香味，放入鲫鱼两面略煎，烹入料酒稍焖。

3.加白汤及清水150克，茶籽油1小勺半，盖煮3分钟左右，见汤汁白浓，转中火煮3分钟，焖至鱼眼凸出，放入笋片、熟火腿片，加精盐，转旺火煮至汤浓呈乳白色，下豆苗略煮，去掉葱、姜，出锅装盆，笋片、火腿片齐放鱼上，豆苗放两边即成。

功效：此菜香醇鲜美，适合春、夏、秋、冬四季享用。

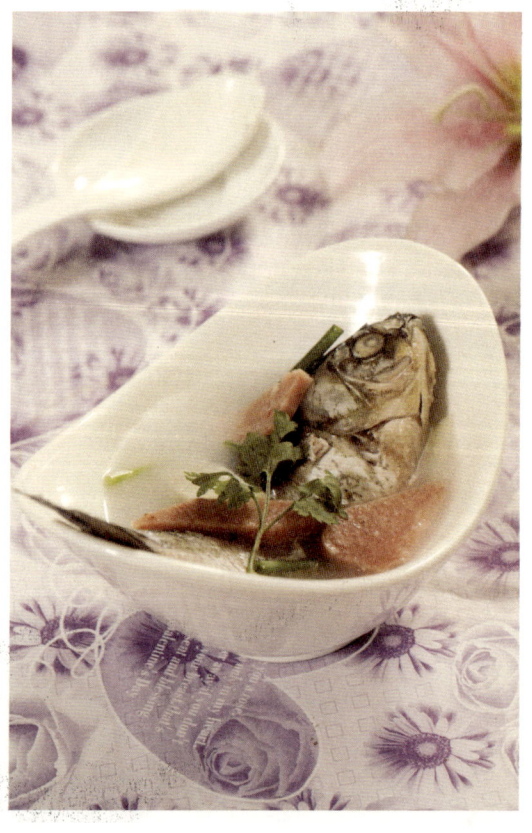

◆ 清蒸茄段

原料：茄子2只，米酒水适量，麻油、蒜泥各适量。

做法：

1.茄子洗净，对剖切长段，将麻油、米酒水放入大碗中，茄子放入碗内拌匀。

2.将茄子取出摆盘，上屉或微波炉蒸软。

3.沥干水分，加入蒜泥食用即可。

功效：此菜富含各类维生素、磷、铁等营养物质，蛋白质和钙含量高于西红柿3倍，能提高新妈妈的抵抗力和抗衰老功能。

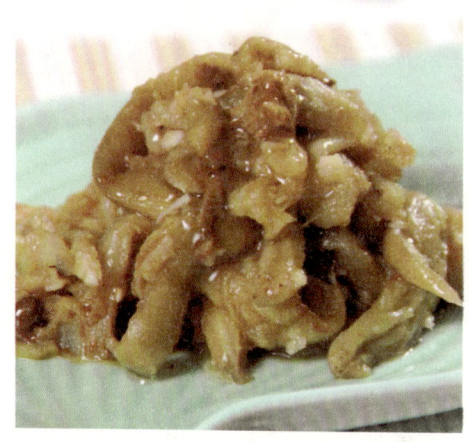

◆ 赤小豆大枣糯米粥

原料：赤小豆、糯米各半杯，橙皮、大枣、红糖各适量。

做法：

1.赤小豆、糯米、大枣用清水分开浸泡2小时。

2.赤小豆、糯米、大枣加适量水放入锅中，用大火煮开，然后转小火煮至软透。

3.橙皮刮去内面白瓤，切丝，放入粥锅中，待橙香渗入粥汁后，加红糖再煮约5分钟即可。

功效：此粥不仅营养滋补，且易消化吸收，养胃气。

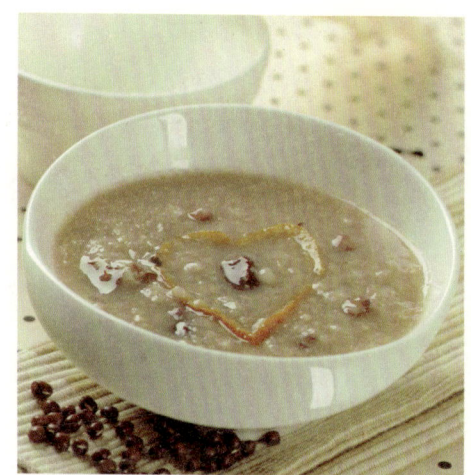

◆ 芹菜青花菜苹果汁

原料：青花菜50克，芹菜50克，苹果100克，白糖2茶匙，冷开水250毫升。

做法：

1.苹果去皮、去核，切成小块；青花菜切块备用。

2.将1中材料和白糖搅拌，白糖以个人口味适量加入。

3.上述材料放入果汁机中加冷开水搅打2分钟，即可饮用。

功效：芹菜汁是一种具有很高营养价值的健康饮料，若是混合胡萝卜汁等综合蔬菜汁一起饮用更有营养价值。

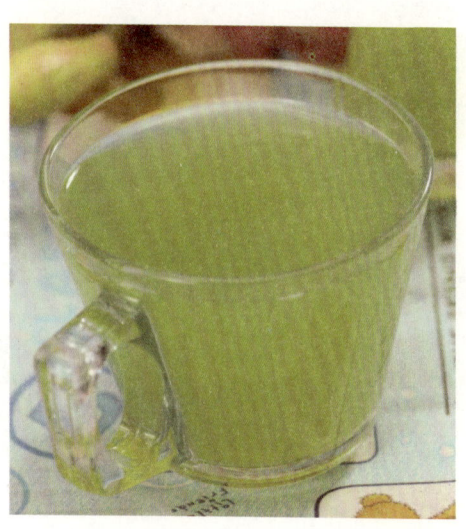

◆ 黑芝麻汤圆

原料： 糯米粉、黑芝麻各300克，猪油、白砂糖适量。

做法：

1.黑芝麻炒熟，碾碎，拌上猪油、白砂糖，三者比例大致为2：1：2。

2.适量糯米粉加水和成团，以软硬适中、不黏手为好，揉搓成长条，分成小块。

3.将糯米团逐一在掌心揉成球状，用拇指在球顶压一小窝，拿筷子挑适量芝麻馅放入，用手指将窝口逐渐捏拢，再放在掌心中轻轻搓圆。

4.烧水至沸，将汤圆下锅煮至浮起即可食用。

功效： 黑芝麻是新妈妈的滋补佳品，可预防产后钙质流失、改善皮肤、美容养颜和预防便秘。

◆ 马铃薯烧牛肉

原料： 牛肉500克，马铃薯300克，葱10克，姜10克，米酒水20克，油40克，盐、酱油、糖若干。

做法：

1.将牛肉切成约3厘米见方的块，马铃薯去皮切成滚刀块。

2.炒锅置旺火上，下油烧热，放入葱、姜、牛肉块炒香，加盐、酱油略炒。

3.加米酒水，用旺火烧熟，撇去浮沫。

4.改用小火焖至快烂时，加糖、马铃薯块，焖至牛肉软烂即可。

功效： 此菜适合气血虚弱体质、脾胃虚弱体质、病后体虚、术后调养、新妈妈产后食用。黄牛肉补气作用较好，水牛肉以补血见长。

◆ 豆干炒时蔬

原料： 豆干2块，胡萝卜适量，芹菜适量，泡过的香菇适量，麻油1大匙，老姜3片。

做法：

1.胡萝卜洗净后切丝，芹菜洗净后切段，豆干、泡过的香菇切丝备用。

2.锅热后倒入麻油，油热后加入老姜片，煎到呈浅褐色，放到锅边备用。

3.加入豆干、胡萝卜、芹菜、香菇，大火快炒到菜熟为止。

功效： 豆干是最佳的植物性蛋白质，搭配各种蔬菜，是素食新妈妈的最佳选择。另外芹菜可降低胆固醇，可供担心胆固醇过高的新妈妈食用。

◆ 麻油虾

原料： 中型虾5只，老姜1块，麻油3大匙，米酒半瓶。

做法：

1.将中型虾洗干净，擦干，切块；老姜洗干净后切成片。

2.锅加热后，倒入麻油，油热后加入姜片，煎到呈浅褐色，放在锅边。

3.加入虾、米酒，用大火煮滚后改用小火，煮到米酒挥发为止，最后加入姜片即可。

功效： 虾富含蛋白质，能促进血液循环、补充体力，有利于新妈妈乳汁分泌。

◆ 鱼头炖豆腐

原料： 鲢鱼头400克，豆腐100克，香菇8朵，盐、葱白丝、油各适量，姜3片。

做法：

1.鲢鱼头洗净，从中间劈开，用纸巾将鱼头表面的水分吸干；豆腐切大块备用；香菇用温水浸泡5分钟后，去蒂洗净。

2.锅置火上，放油烧热，放入鱼头，用中火将两面煎黄（每面约3分钟）。

3.将鱼头摆在锅的一边，放入葱白丝、姜片爆香，倒入开水，以没过鱼头为宜，放入香菇，盖上盖子，大火炖煮50分钟。

4.放入豆腐，加入盐，继续煮3分钟即可。

功效： 豆腐素有"植物肉"之称，是新妈妈补充优质蛋白的良好选择。

◆ 西红柿鲜蘑排骨汤

原料： 排骨100克，鲜蘑20克，西红柿20克，盐、黄酒各适量。

做法：

1.将排骨洗净，用刀背拍松，再敲断骨髓，切成1.5厘米长的小段，放入碗中加黄酒、盐腌15分钟。

2.将鲜蘑洗净去根，切成小块，用沸水焯一下，断生即可，过凉后沥干水分备用。

3.西红柿洗净，用沸水焯一下，剥皮后切小块。

4.锅内加入适量清水烧沸，放入排骨、黄酒稍煮一会儿，撇去浮沫，将排骨煮至熟烂，加入鲜蘑块、西红柿块，再煮至熟烂加盐即可。

功效： 西红柿可使皮肤色素沉着减退或消失，有效地淡化妊娠斑和妊娠纹。

◆ 土豆南瓜炖鸡肉

原料： 鸡肉200克，小型南瓜1/4个，中型土豆1个，姜3片，麻油1大匙，米酒半瓶。

做法：

1.中型土豆、小型南瓜洗净削皮后切块；鸡肉洗净擦干后切块。

2.锅加热后，倒入麻油，油热后爆香姜片，煎到呈浅褐色为止，放到锅边备用。

3.加入鸡肉略炒后，再加南瓜、土豆和米酒，用大火煮滚后，改用小火煮到米酒挥发、南瓜煮软为止。

功效： 南瓜富含矿物质、维生素、胡萝卜素，有益皮肤、眼睛，为补血之妙品。土豆营养成分高，富含维生素C、B族维生素和钾。

◆ 山药鱼头汤

原料： 草鱼或胖头鱼1条，山药150克，豌豆苗、海带结、麻油各适量，姜片3片，米酒水1000毫升。

做法：

1.将草鱼或胖头鱼洗净，只需鱼头，山药去皮，洗净切块。

2.锅内倒入麻油加热后下鱼头煎至两面微黄时取出。

3.另起锅放入米酒水、鱼头、山药、海带结、姜片，大火煮开后转小火慢熬30分钟即可。

4.放入豌豆苗煮2分钟即可。

功效： 山药助消化、滋养脾胃，能帮助新妈妈恢复体能，促进乳汁分泌。

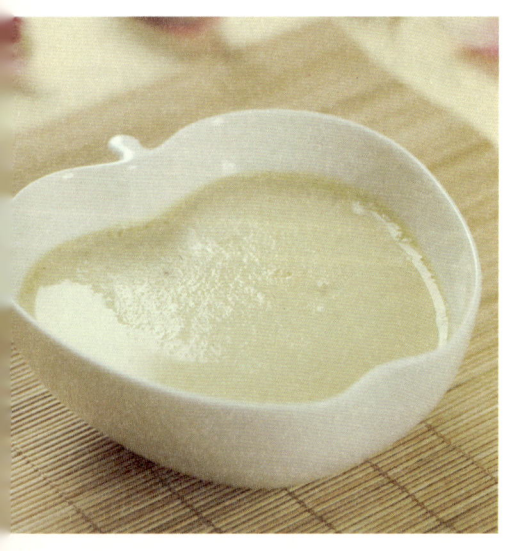

◆ 肝泥银鱼蒸鸡蛋

原料： 鸡蛋1个，鸡肝1对，银鱼、水各适量。

做法：

1.在鸡蛋顶部钻小孔，待蛋清流出后将蛋黄打入碗里，加50毫升水打散备用。

2.鸡肝处理干净，放入开水锅中焯水，晾凉后切薄片、剁碎成泥状。

3.银鱼焯水，剁碎。

4.将鸡肝泥和银鱼碎末放入盛有蛋黄液的碗中，用筷子搅匀，盖上保鲜膜放入锅中蒸至全熟。

功效： 鸡肝是理想的补血佳品，气血不足的新妈妈可适量食用。

◆ 山药香菇鸡

原料： 山药100克，鲜香菇5朵，胡萝卜1根，鸡腿1只，料酒、酱油、盐、糖各适量。

做法：

1.首先将山药清洗干净并去皮，切成片。

2.把胡萝卜去皮并切成片，鲜香菇去蒂，打上十字花刀。

3.把鸡腿清洗干净，剁成小块，沸水焯一下，去除血水然后沥干。

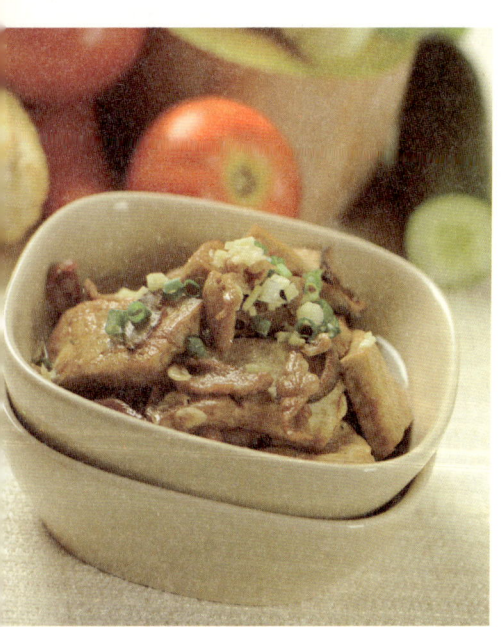

4.把鸡腿放入锅内，加上料酒、酱油、盐、糖和清水，并加入香菇一起煮，用小火慢煮。

5.煮10分钟之后，加入胡萝卜片和山药片，再煮至山药片熟透后即可食用。

功效： 山药具有很好的滋补作用，为产后康复食补之佳品。

◆ 鹌鹑蛋奶

原料： 鹌鹑蛋2个，鲜牛奶300毫升，白糖适量。

做法：

1.鹌鹑蛋去壳，加入煮沸的鲜牛奶中。

2.煮至蛋刚熟时，离火，加入适量白糖调味即可。

功效： 鹌鹑蛋营养价值很高，适合体质虚弱、气血不足的新妈妈食用。

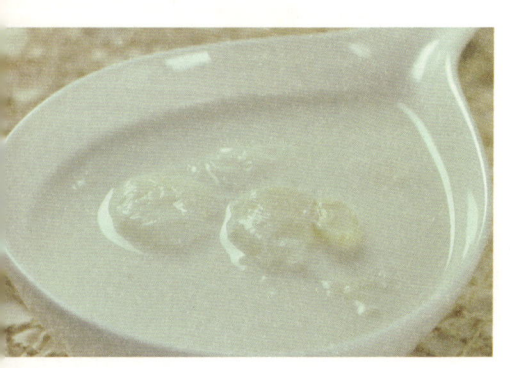

◆ 美味香菇肉粥

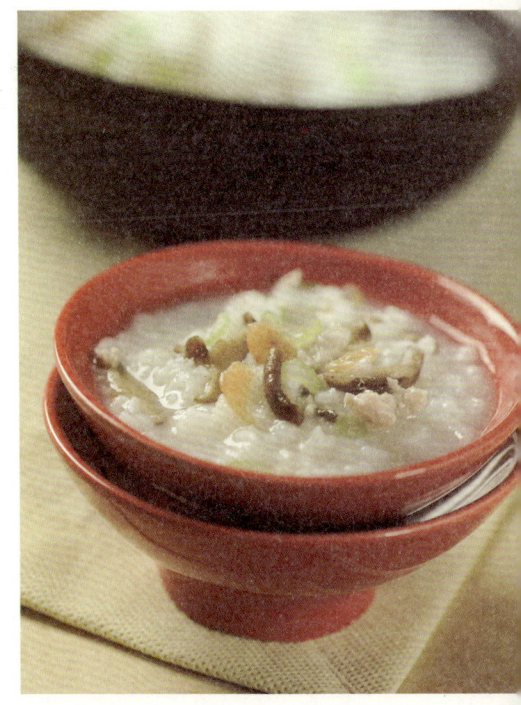

原料：猪绞肉100克，白米50克，芹菜30克，虾干30克，香菇3朵，红葱头3粒，油1/2大匙，1小匙酱油，1/7小匙胡椒粉。

做法：

1.先将红葱头、虾干、芹菜清洗干净，分别切成细末。

2.接着把香菇泡软，去蒂并切成丝，猪绞肉放入碗中加一半小匙酱油搅拌均匀备用。

3.将白米清洗干净，放入锅中加2杯半的清水，然后大火煮滚，接着改用小火煮成半熟稀粥。

4.锅中倒入半大匙油，放入红葱头用中火爆香，接着再加入香菇和剩下的酱油快炒，最后加入虾干、绞肉，炒熟并盛起，加入半熟稀粥用中火煮开，然后小火慢煮约15分钟，再加入胡椒粉和芹菜末即可食用。

功效：此粥富含多种营养素，可满足宝宝生长发育的需要。

◆ 什锦烧豆腐

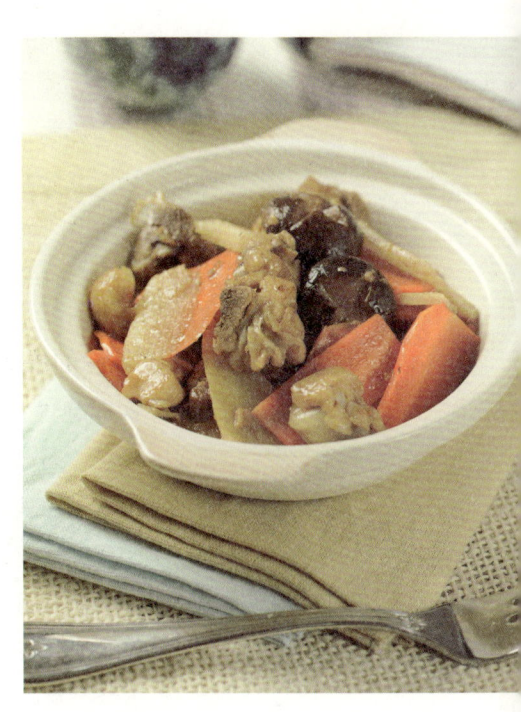

原料：豆腐200克，瘦猪肉25克，鸡肉50克，火腿25克，料酒25克，笋尖25克，冬菇25克，酱油15克，淀粉5克，虾子2.5克，葱、姜末各2.5克，鸡精少许，油、肉汤适量。

做法：

1.首先将豆腐清洗干净，切成方块。

2.接着把泡好的冬菇切成小片，笋尖、鸡肉、火腿、瘦猪肉等均切成片。

3.锅置火上，放油将其烧热，放入葱姜末、虾子，炒后立即放入豆腐和切好的鸡片、肉片、火腿片、笋片等，并倒入料酒和酱油炒匀，加入肉汤，等烧沸后倒进砂锅，移至小火上煮10分钟左右，最后撒上鸡精即可食用。

功效：此菜富含蛋白质，有利于新妈妈身体复原和为宝宝分泌营养价值高的乳汁。

08 第六周
复原新妈妈身体

●● 饮食与宜忌

以容易消化、清淡的食物为主

　　新妈妈的消化功能往往较差，如果这时吃过于油腻（如肥猪肉、肥肠）的食物，这些食物会增加新妈妈胃肠道的负担，易使其脾功能受损，引起消化不良，进而响食欲。因此，新妈妈此时应吃一些清淡而又能健胃的食品，如豆腐、薏苡仁粥、玉米粥、大枣薏苡仁粥、瘦猪肉汤、蒸蛋等。

　　分娩后，新妈妈面临子宫复旧，消除恶露，生殖道复原及整个体质的复原等问题，故饮食应富于营养，具有足够的热量。从我国民间风俗看，新妈妈宜喝鸡汤、吃蒸蛋、豆腐制品、鲫鱼、鲤鱼、薏米仁、小麦制品、红糖、大枣、糯米酒鸡（蛋）等。

以精、杂、稀、软为宜

　　新妈妈的膳食应以精、杂、稀、软为宜，新妈妈产后需要大量营养，以补充分娩和产后哺乳之需要，所以要供给足够的热量，丰富的蛋白质、维生素（最好持续服用妊娠期服用的维生素）、无机盐类和大量的水分，适当地吃鸡蛋、鸡汤、大枣、桂圆、莲子、红豆是必要的，但绝不能把豆腐、豆腐干、豆浆当作是维生素的主要来源。如果新妈妈的饮食不是"稀而软"，而是"硬而干"，这会影响消化吸收，有的还会发生腹泻、肠炎，如果不吃水果、青菜，还会引起大便秘结、干燥，导致痔疮、肛裂等。

不要吃偏冷的果蔬

　　水果有促进食欲、帮助消化与排泄的作用，但偏冷性的果蔬最好避免，如椰子、杨桃、西瓜、梨子（鸭梨）、橘子、葡萄柚、哈密瓜、冬瓜、大白菜、腌黄瓜、竹笋、白萝卜、茄子等。一般在室内放置的水果，不会凉到刺激消化器官而影响健康的程度；反之，新妈妈在产后1个月应多吃一些易消化的新鲜时令水果，以增加营养及补充维生素；在夏季坐月子时可吃适宜消暑的饮食，新妈妈出汗多、口渴时，可以食用绿豆汤、西红柿，也可吃西瓜和水果消暑，不要盲目忌口，以避免产褥中暑。

●● 本周重点食谱推荐

◆ 百合糯米粥

原料：百合60克，糯米200克，糖50克。

做法：

1.糯米洗净入锅，加入洗净的百合，加水适量。

2.旺火烧开，改用温火煮至熟烂，加糖拌匀即成。

功效：此粥能补中益气、益胃健脾、清心安神，对身体素质衰弱、胃纳差、失眠、精神不佳的新妈妈尤为适宜。

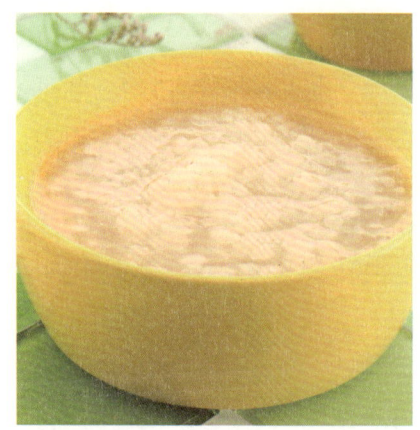

◆ 橘皮粥

原料：橘皮5克，粳米50克。

做法：

1.将橘皮晒干，碾炒细末（如不碾，煮煎取浓汁煮粥即可）。

2.将粳米加水入砂锅内，煮成稀粥，入橘皮末稍煮片刻，待粥稠熄火。

3.每日早、晚温热食用，连续食用5日。

功效：橘皮有健脾理气的作用，与补脾胃的粳米共煮成粥，效果更好。

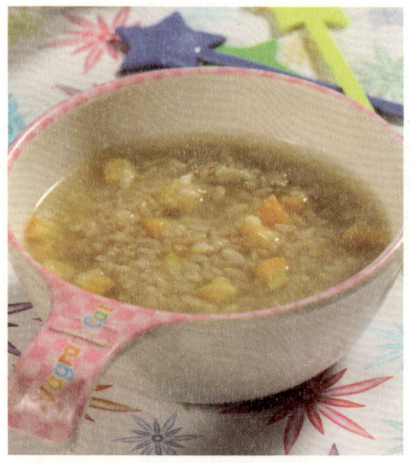

◆ 鸡蛋三丁

原料：鸡蛋3个，豌豆80克，胡萝卜1根，盐5克，香油1滴，鸡精1克。

做法：

1.鸡蛋煮熟，捞出去皮，留蛋白，将蛋白切丁，备用。

2.豌豆洗净；胡萝卜洗净切丁，撒上盐腌制片刻。

3.将蛋白丁、胡萝卜丁、豌豆盛入盘中，加入剩余的盐、香油、鸡精拌匀即可。

功效：鸡蛋中的蛋白质利用率高达98%以上，是哺乳期的理想食物。

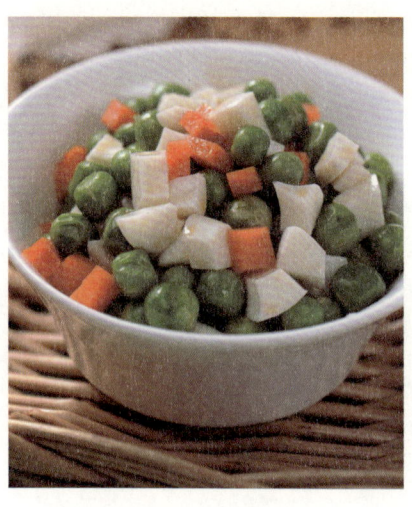

◆ 麻油米线

原料：米线50克，蛤肉50克，麻油2小匙，姜片、盐各少许，水、油适量。

做法：

1.蛤肉洗净沥干水分备用。

2.起油锅，热油爆香姜片，加入蛤肉快炒后，将蛤肉捞出，加入水煮开，调味。

3.另外烧开一锅水，将米线煮熟捞起，再加入做法2中，然后加盐、淋上麻油。

功效：麻油有融化胆固醇、防止血管硬化的作用。因为麻油属于较为燥热的食物，如果感冒、发烧或是咳嗽了，应该避免食用。

◆ 山药豆腐汤

原料：山药100克，豆腐200克，蒜头1克，酱油5克，麻油30克，葱2克，精盐3克，食用油适量。

做法：

1.山药去皮，洗净，切成小丁块。

2.豆腐以沸水烫一下，切小块。

3.葱切细末，蒜头打成蓉。

4.锅放炉火上，加入食用油20克，烧至五成热，放入蒜蓉爆香，倒入山药丁翻炒数遍，加水适量，待沸后倒入豆腐丁，再放入酱油，煮沸，撒上葱花，淋上麻油即成。

功效：山药可促进食欲，豆腐营养丰富，并有清热作用，此汤有开胃、清热之效。

◆ 炖豆腐猪蹄香菇

原料：豆腐、丝瓜各200克，香菇50克，猪前蹄1个（约1 000克），精盐10克，姜丝、葱段各5克。

做法：

1.将猪前蹄洗净斩成小块；豆腐放盐水中浸泡10～15分钟，洗净切成小块，备用；丝瓜削去老蒂头，清水中洗净，切成薄片，备用。

2.将猪蹄置于锅内，加水约2 500克，于炉火上煎煮，煮至肉烂时，放入香菇、豆腐及丝瓜，并加入精盐、姜丝、葱段，再煮几分钟即可离火。

功效：此菜可益气生血、养筋健骨，对乳汁分泌不足的新妈妈具有良好的催乳效果。

◆ 豆腐卷心菜

原料：豆腐、卷心菜各200克，葱丝、姜丝、花椒、酱油各5克，盐2克，油适量。

做法：

1.将豆腐切块，放入沸水锅中余烫3分钟后捞出，冲水沥干。

2.卷心菜洗净，切小块。

3.锅中油烧热，爆香花椒、姜丝、葱丝，放入卷心菜块大火翻炒，再放入豆腐块，加酱油炒匀，最后加盐调味。

功效：豆腐性凉，味甘，产后乳汁不足的新妈妈宜食。

◆ 土豆鸡蛋卷

原料： 鸡蛋1/2个，土豆1/2个，牛奶10毫升，植物油适量，黄油、盐、香菜末各少许。

做法：

1.将土豆煮熟之后捣碎，并用牛奶、黄油拌匀；鸡蛋放盐调成鸡蛋糊。

2.平底锅烧热放植物油，把调好的鸡蛋糊煎成鸡蛋饼。

3.把捣碎的土豆泥放在上面，将土豆泥贴在鸡蛋饼上卷好。

4.在上面放少量的香菜末作装饰。

功效： 此菜营养成分全面，可提供宝宝生长发育不可缺少的营养元素。

◆ 苦瓜鱼肉沙拉

原料： 草鱼肉200克，苦瓜2条，生菜叶4片，盐、胡椒粉、油各适量，料酒1小匙。

做法：

1.草鱼肉撒上盐、胡椒粉和料酒腌一下，苦瓜切块用盐腌制一下洗净备用。

2.锅中倒入少许油，略煎至鱼肉变金黄后盛起备用。

3.将生菜叶铺在盘底，依序放上鱼肉、苦瓜块即可。

功效： 苦瓜有降火功效，产妇上火时可适量吃些苦瓜，利于产后恢复。

◆ 笋尖焖豆腐

原料： 干口蘑5克，干笋尖、干虾米各10克，豆腐200克，葱花、姜末、植物油、酱油各适量。

做法：

1.先将干口蘑、干笋尖、干虾米等用温开水泡开，泡好后均切成小丁，虾米、口蘑汤留用。

2.将植物油烧热，先煸葱花、姜末，然后将豆腐放入快速翻炒，再将切好的笋丁、口蘑丁等放入，并加入虾米、口蘑汤、酱油，再用大火快炒，炒透即可。

功效： 此菜清热消痰，利膈爽胃，并且热能很低，新妈妈食之，可有助于瘦身。

◆ 乌鱼丝瓜汤

原料： 乌鱼1条，丝瓜300克，盐、麻油、植物油、黄酒、姜各适量。

做法：

1.乌鱼宰杀去掉内脏，外壳洗净，剁成块；丝瓜洗净后切段；姜洗净切片。

2.烧热锅，加植物油，放鱼块煎至微黄，锅中注入清水适量，放入姜片、盐、黄酒，用大火煮沸。

3.用小火慢炖至鱼七成熟，加丝瓜滚约1分钟，加麻油调味即可。

功效： 此汤具有温补气血、生乳通乳的功效，适合产后调养食用。

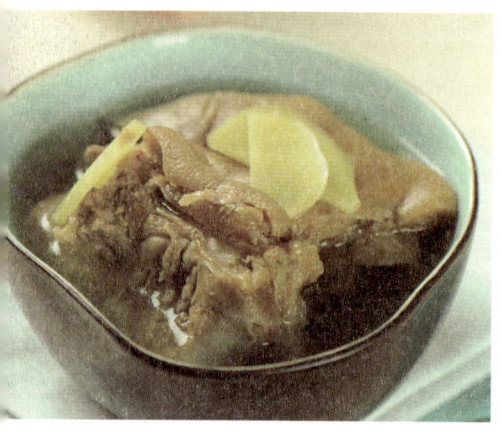

◆ 甜醋猪脚姜汤

原料：猪脚1只，生姜250克，冰糖1块，甜醋适量。

做法：

1.将猪脚去毛斩件，然后用沸水煮5分钟。

2.将生姜去皮、拍裂，一起同猪脚放入瓦煲，加上甜醋。

3.煮沸后，改用文火煲2个小时，放入冰糖调味即可食用。

功效：猪蹄味道可口，营养丰富，不仅是常用菜肴，更是滋补佳品。

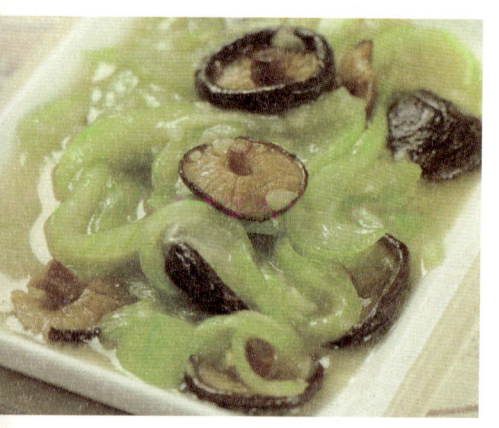

◆ 烧丝瓜

原料：丝瓜800克，水发香菇50克，精盐、鸡精、料酒、水淀粉、姜汁、麻油、油各适量。

做法：

1.首先倒油入锅烧热，用姜汁烹。

2.接着放入丝瓜片、水发香菇、精盐、料酒和鸡精，煮沸至香菇和丝瓜入味，用水淀粉勾芡，淋入麻油搅拌均匀即可食用。

功效：丝瓜汁有"美人水"之称，有滋补养颜、美容祛斑的功效。

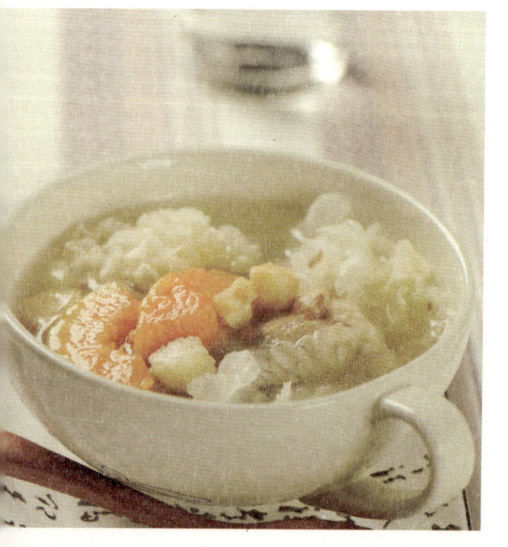

◆ 木瓜雪耳鱼尾汤

原料：沙参5条，草鱼尾1条（约500克），油3汤匙，雪耳1朵，木瓜1个，姜3片，盐1/2汤匙，清水8碗。

做法：

1.雪耳浸泡至涨大，去蒂，将沙参清洗干净，木瓜削皮去子，切成块。

2.将草鱼尾清洗干净去鳞，倒油入锅，并烧热，加入姜片、草鱼尾，将草鱼尾两面煎至金黄色，倒入2碗清水稍煮。

3.煮沸瓦煲的水，加入雪耳、木瓜和沙参，再倒入草鱼尾和汤，用小火煲1小时，下盐调味即可食用。

功效：木瓜口感鲜美兼具食疗作用，对女性更有美容功效。

◆ 醋熘茭白

原料：茭白200克，酱油、猪油、糖、醋、花椒油、水淀粉各适量。

做法：

1.剥去茭白外层老叶，洗净，切成小块。

2.炒勺置旺火上加热，入猪油和花椒油，待热，放入茭白煸炒。

3.熟后加入糖、醋、酱油，并用水淀粉着芡后即成。

功效：茭白甘寒，性滑而利，哺乳期适量吃些茭白，有催乳的功效。

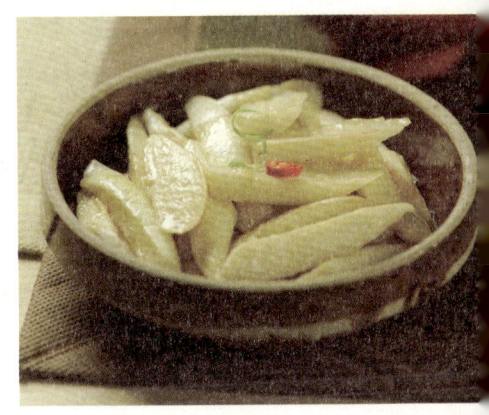

◆ 干贝玉米羹

原料：干贝20个，鲜玉米粒150克，鸡蛋1个，玉米淀粉、黄酒、盐、鸡精各适量。

做法：

1.干贝放水中泡软后上笼蒸2小时，取出用手捏碎。

2.将鸡蛋打散，鲜玉米粒洗净备用。

3.锅内放适量水，加干贝、玉米粒烧开锅后，加盐、鸡精、黄酒，玉米淀粉勾芡，将鸡蛋淋入锅内即可。

功效：干贝含有多种人体必需的营养素，可提高乳汁的质量。

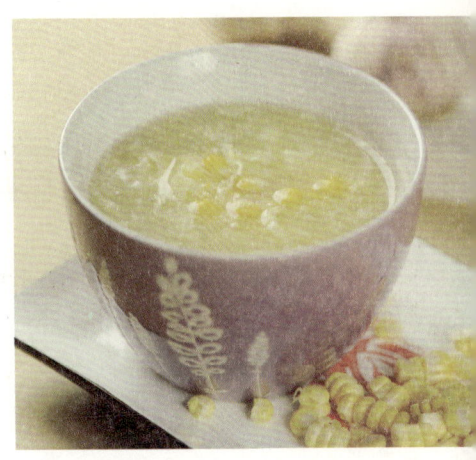

◆ 黄豆桂圆姜汁粥

原料：大米150克，桂圆50克，鲜姜50克，黄豆适量，蜂蜜1大匙。

做法：

1.大米淘洗干净，浸泡30分钟；桂圆、黄豆泡水洗净。

2.鲜姜洗净，磨成姜汁备用。

3.大米放入饭锅中，加清水，上大火烧沸，转小火。

4.加入桂圆、黄豆及蜂蜜等调味料，搅匀，煮至软烂，出锅装碗即可。

功效：桂圆可养血益气，壮筋健骨，适用于产后气血虚弱、乏力等症。

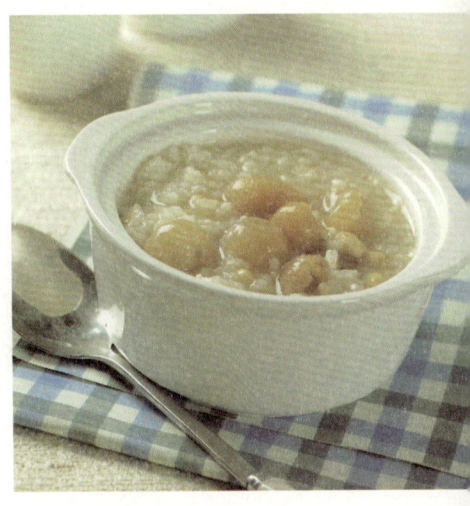

09 特殊调养，
饮食妙方帮大忙

●● 催乳下奶，让宝宝吃个够

许多新妈妈不相信只靠自己的乳汁就能喂饱宝宝。其实，不论女性乳房的形状、大小如何，都能产生出足够的奶水，从而带给宝宝丰富的营养。

不过，新妈妈在喂奶过程中也确实辛苦。因为母乳易于消化、吸收，所以宝宝通常很快就会饿了，这样新妈妈平均每2小时就得喂奶1次。而有些宝宝的需求量更大。一旦新妈妈觉得宝宝没吃饱而给他添加配方奶的话，就会让宝宝逐渐习惯流速大且不需要花费太多力气的配方奶，从而拒绝吸吮乳头。这就是造成新妈妈日后母乳喂养困难和奶水不足的主要原因。因此，在家人的支持与体谅下，尤其是丈夫与长辈的支持与体谅，食用一些催奶食物特别重要。

畅通乳汁健身操

靠墙壁边站立，举起两臂尽量往上伸长，然后轻轻放下手臂。注意脚跟不可抬起。

双手握成拳头，左右手轮流往前击出，当一只手向后拉回的刹那间，乳房及周围会感到特别紧迫，这个动作有助于顺畅泌乳。

两臂向左右平举与肩膀成一条直线，力求固定不可摇动，然后摆动手、颈部关节。

左右手弯曲，左手放在前腰，右手放在后腰，左手举起手臂向后挥，再由右手举起过头向后挥，反复做。

乳房的清洁与按摩技巧

用干净的毛巾蘸些温开水，由乳头中心往乳晕方向呈环形擦拭，两侧轮流热敷，每侧各15分钟，同时配合下列按摩方式：

环形按摩：双手置于乳房的上、下方，以环形方向按摩整个乳房。

螺旋形按摩：一只手托住乳房，另一只手的食指和中指以螺旋形向乳头方向按摩。

指压式按摩：双手张开置于乳房两侧，由乳房向乳头挤压。

●● 推荐食谱

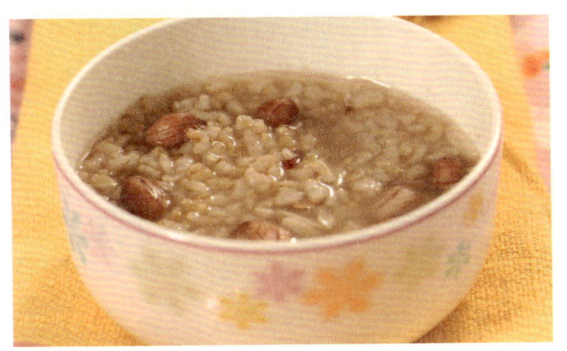

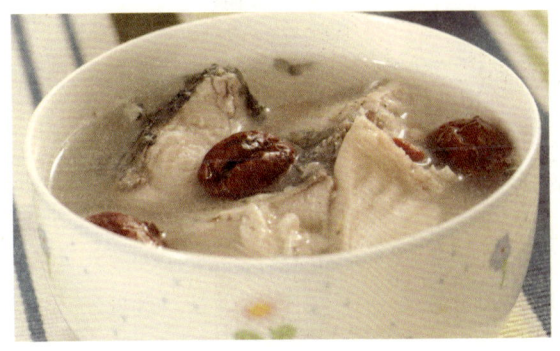

◆ 花生粥

原料：花生米30克，通草8克，王不留行12克，粳米50克，红糖适量。

做法：

1.先将通草、王不留行煎煮，去渣留汁。

2.将药汁、花生米、粳米一同入锅，加水熬煮。待花生米、粳米煮烂后，加入红糖即可食用。

功效：花生含有丰富的蛋白质、不饱和脂肪酸、维生素E、烟酸、维生素K、钙、镁、锌、硒等营养元素，有增强记忆力、滋养调气、清咽止咳之功效。

◆ 鲤鱼煮枣汤

原料：鲤鱼1条（约500克），大枣30克，料酒、精盐各适量。

做法：

1.将大枣去核，清水冲洗净，备用。

2.将鲤鱼去鳞、内脏、鳃，清水洗净，放入锅中，加清水1600毫升、大枣、精盐、料酒后，置于炉火上，煮至鱼肉熟烂，即可食鱼饮汁。

功效：此汤可养血催乳、补益五脏、健脾行水，适合于产后新妈妈食用。

◆ 猪排炖黄豆芽汤

原料：猪小排骨250克，鲜黄豆芽100克，葱、姜、盐、料酒各适量。

做法：

1.葱洗净切成小段，姜洗净切成大片。

2.将猪小排骨洗净后，切成4厘米长的段，放入沸水中焯去血沫。

3.砂锅内放入热水，将处理过的小排骨、料酒、葱段、姜片一同放入锅内，小火炖1小时。

4.1小时后，将鲜黄豆芽放入，用大火煮沸，再用小火炖15分钟。

5.放入适量盐调味，拣出葱段、姜片即可。

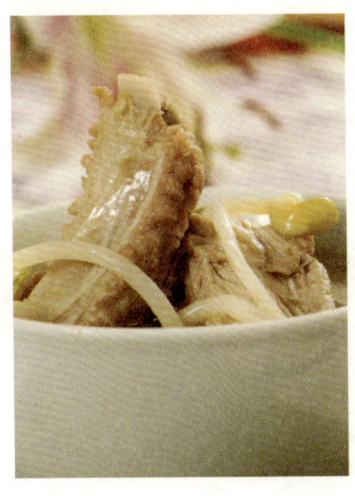

功效：猪小排骨为滋补强壮、养生催乳的佳品。可缓解产后新妈妈频繁喂奶的疲劳。

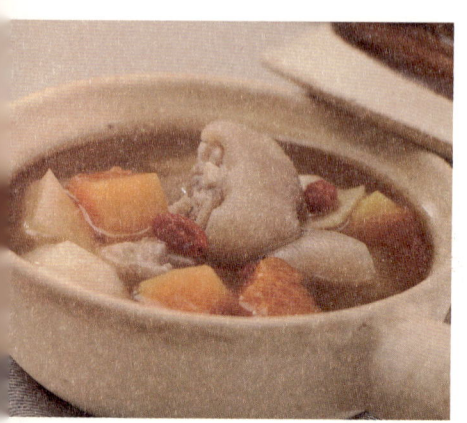

◆ 甘蔗木瓜猪蹄汤

原料：甘蔗1节，木瓜半个，猪蹄500克，枸杞20克，荸荠10个，姜片、盐各适量。

做法：

1.猪蹄切块飞水捞出，甘蔗去皮、切段，荸荠切开，木瓜切丁。

2.锅中放清水开锅后，放入猪蹄滚开后改小火放入姜片煲40分钟。

3.放入甘蔗、荸荠再煲10分钟放入木瓜、枸杞，最后加少许盐调味即可。

功效：此汤可养血下乳，主用于产后缺乳。

◆ 鲜虾莴笋汤

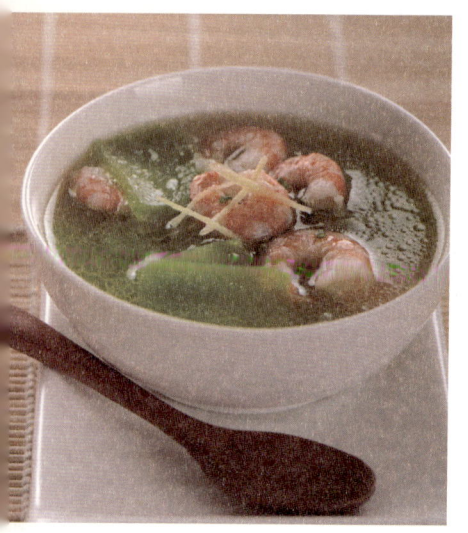

原料：鲜虾150克，莴笋250克，葱花、姜丝、精盐、鸡精、香油、植物油各适量。

做法：

1.鲜虾取虾仁，挑出肠线，洗净备用；莴笋去皮洗净，切菱形状。

2.锅置火上，倒入适量的植物油，烧至七成热，放入葱花、姜丝炒香。

3.放入鲜虾和莴笋块翻炒均匀，再加入适量的清水，煮至虾肉和莴笋熟透，用精盐和鸡精调味，淋上香油即可。

功效：虾通乳作用较强，富含钙、磷，对产妇尤有补益的功效。

◆ 猪蹄黄花菜汤

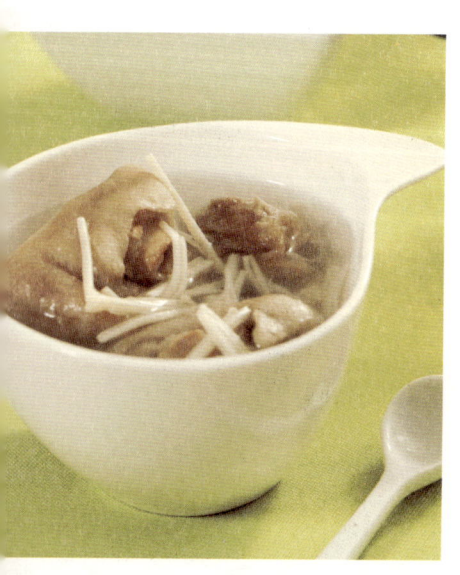

原料：猪蹄1对（约750克），金针菜（黄花菜）100克，冰糖30克。

做法：

1.将金针菜（黄花菜）用温水浸泡半小时，去蒂头，换水洗净，切成小段，备用。

2.把猪蹄洗净，用刀斩成小块，放入砂锅内，再加清水适量，置于旺火煮沸，加入金针菜及冰糖，锅加盖，用文火炖至猪蹄烂时即可食用。

功效：此汤可养血生精、壮筋益骨、催奶泌乳，能够有效促进新妈妈的乳汁分泌。

●● 开胃食物，新妈妈有个好胃口

不论是哪种分娩方式，新妈妈在最初几日里都会感觉身体虚弱、胃口比较差。但一般来说，新妈妈刚生产完的第一周，由于黄体素下降的缘故，会有不错的胃口。但有些新妈妈却因为照顾宝宝的压力、睡眠不足、情绪激动、担心身材等因素，出现食欲不振的现象，加上活动减少，不容易感到饥饿，或是月子食物不好吃，而无法在坐月子期间获得应该有的营养补充。

因此，这个阶段建议新妈妈吃一些清淡的荤食，如肉片、肉末。用瘦牛肉、鸡肉、鱼等，配上时鲜蔬菜一起炒，口味清爽营养均衡。另外，橙子、柚子、猕猴桃等水果也有开胃的作用。

●● 推荐食谱

◆ 虾仁蛋

原料：鸡蛋5个，虾仁100克，猪油200克，干菱粉、盐各适量，另备蛋清1个。

做法：

1.鸡蛋敲入碗中，加入适量盐搅匀，虾仁洗净，蘸去水分，放在碗内，加入蛋清、干菱粉和适量盐，拌匀待用。

2.猪油200克放入炒锅，烧至五成热时，推入虾仁炒熟，沥去油后放入蛋内。

3.烧热锅，倒入鸡蛋，随即翻炒，起锅盛盘即成。

功效：强壮筋骨，补益身体。

◆ 莲子猪肚汤

原料：猪肚1个，莲子去心40粒，姜丝、盐各少许。

做法：

1.将猪肚洗净烫过切片，莲子泡水备用。

2.锅子入水适量烧开，入猪肚、莲子、姜丝以小火煮至猪肚烂，加盐调味即可。

功效：此汤补虚益气，健脾益胃。适合产后食欲不振、消瘦、泄泻的新妈妈。

◆ 鲜虾炒海带

原料：海带50克，虾仁30克，葱花、姜、蒜各少许，酱油、醋、水、盐、糖、麻油各适量，油1茶匙。

做法：

1.蒜和姜用油爆香。

2.加入海带、虾仁和酱油、醋、水、盐、糖、麻油等调味料炒熟。

3.起锅后滴几滴麻油，撒上葱花即可。

功效：此菜补碘益气，健脾益胃。新妈妈由于生理原因，多食用海带可有效补铁。适时补充碘，更有利于补血。

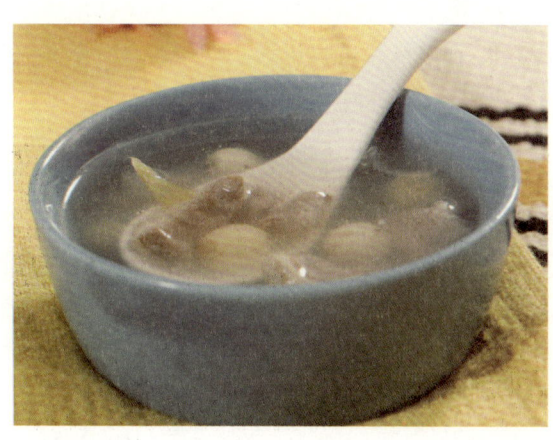

◆ 肉焖蚕豆瓣

原料： 猪肉150克，蚕豆瓣350克，盐、料酒、植物油、胡椒粉、鲜汤、水淀粉各适量。

做法：

1.蚕豆瓣洗净；猪肉洗净，切成片。

2.锅置火上，放入植物油，将肉片炒松散，放入蚕豆瓣同炒1分钟，加入鲜汤、胡椒粉、料酒，加盖焖约5分钟，淋入水淀粉勾芡，加盐调味即可。

功效： 此菜味道鲜美，营养丰富，产后食用可以帮助新妈妈恢复体能，提高免疫力。

◆ 西红柿鸡蛋汤

原料： 西红柿200克，鸡蛋120克，盐、香油各1/2茶匙，水淀粉2茶匙，葱末、香菜各5克，油适量。

做法：

1.将西红柿、香菜洗净，香菜切小段，西红柿用热水烫一下，去皮切小块；鸡蛋磕入碗内，打散。

2.将锅置旺火上，放油，葱末炝锅；将西红柿块下入炒透，放水、盐调好味，旺火烧沸。

3.再用水淀粉勾芡，淋入鸡蛋液，待出锅前淋入香油，撒上香菜段即成。

功效： 西红柿富含有机酸，可增加胃液酸度，帮助消化，调整胃肠功能。

◆ 葱爆鸡块

原料： 鸡腿2只，胡萝卜50克，葱段20克，姜片、淀粉、糖、米酒各少许，酱油适量，麻油1茶匙，油适量。

做法：

1.将鸡腿去骨切丁，加入酱油、淀粉和米酒腌渍；胡萝卜切片，热锅，放油爆香葱段、姜片。

2.加入腌渍好的鸡肉块快炒，加入胡萝卜，起锅前用酱油、糖和麻油炒匀，即可装盘。

功效： 鸡肉含有丰富的蛋白质，适合体质虚弱的人来食用，产后的新妈妈更适合。

◆ 香橙煨鸡胸

原料： 鸡胸100克，洋葱50克，胡萝卜、芹菜各10克，蒜末1小匙，橙汁1杯，鸡汤半杯，盐1小匙，植物油、干面粉适量。

做法：

1.将鸡胸洗净，切成小块备用；将洋葱、胡萝卜、芹菜洗净，切成丁备用。

2.锅内加入植物油烧热，将鸡块蘸上干面粉，放到油锅里炸至金黄色，捞出控油。

3.锅中留少许底油烧热，倒入洋葱、胡萝卜、芹菜和蒜末，翻炒几下，加入盐，倒入橙汁、鸡汤和鸡肉，用小火煨至熟烂即可。

功效： 香橙具有和中开胃、宽膈健脾等功效。

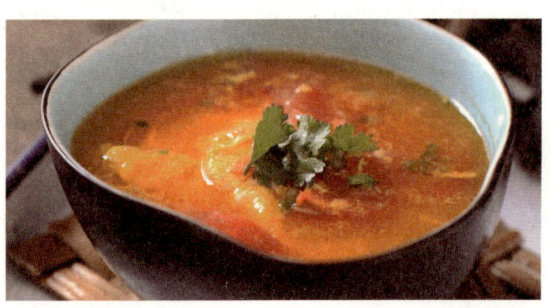

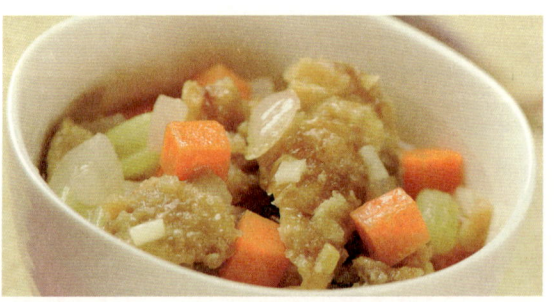

◆ 山楂萝卜橘皮汤

原料：山楂20克，鲜萝卜1个，鲜橘皮6克，冰糖适量。

做法：

1.将山楂洗净切片，鲜萝卜、鲜橘皮洗净、切丝，放入锅中加水适量。

2.用旺火烧开后改用小火煨半小时，加冰糖继续煮沸即成。

功效：橘皮是中医的常用药，主治消化不良。橘皮消食化积的作用强劲，可以治疗各种食物引起的消化不良。

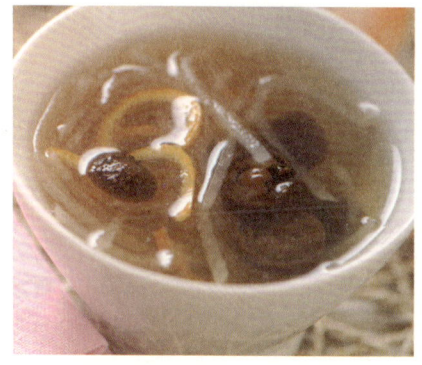

◆ 香菌烧鸡

原料：带骨的生鸡肉750克，猪五花肉400克，葱25克，化猪油50克，盐7.5克，香菌50克，姜25克，酱油20克，汤1000克。

做法：

1.将带骨的生鸡肉洗净，用刀砍成3.5厘米见方的块；猪五花猪肉拈尽毛，刮洗干净，切成长4厘米、宽2厘米、厚0.6厘米的片子；香菌用温水发胀，淘去泥沙，再用清水清洗几次；姜拍松；葱打结。

2.炒锅置旺火上，下化猪油烧至七成热时，将猪肉、鸡肉、姜、葱下锅，煸干水汽，下盐和酱油上味；再烧1分钟，掺汤，下香菌，烧开后用小火慢烧至熟即成。

功效：香菇有和胃、健脾、补气益肾的功效，可治气虚、食欲不振等病症。

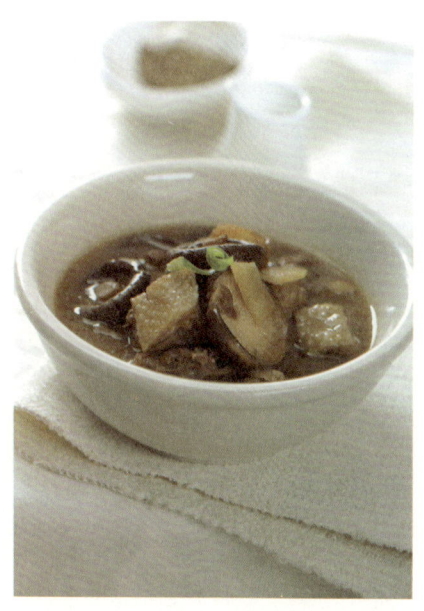

◆ 花生鸡爪汤

原料：鸡爪10只（约200克），花生50克，黄酒5克，葱花3克，姜片3克，精盐3克，鸡油10克。

做法：

1.将鸡爪洗净，加黄酒、姜片、水煮半小时。

2.加入花生，并将精盐放入，小火焖煮1.5～2小时，撒上葱花，淋上鸡油，即可食用。

功效：新妈妈如果怕自己摄入过多脂肪而发胖，这道菜则是最好选择。同时，鸡爪还有嫩肤美容的功效。

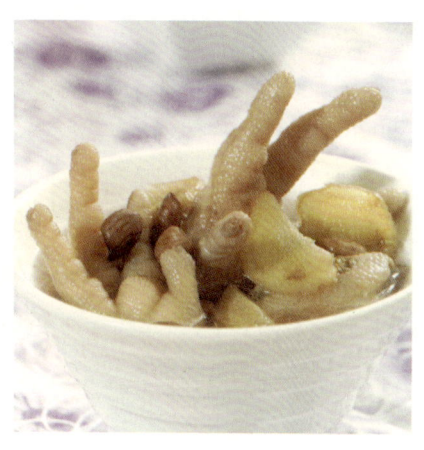

●● 饮食调理，赶走体虚

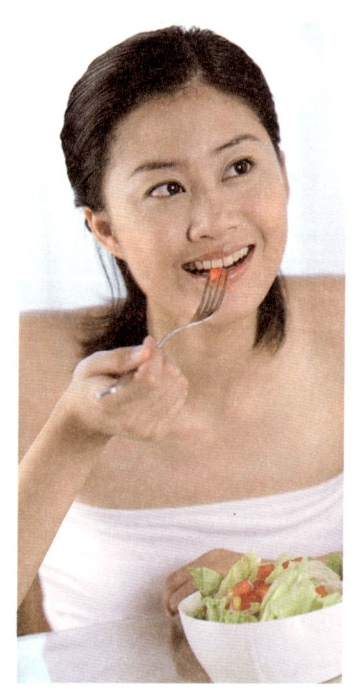

生小孩是一件美好的事，但对于新妈妈来说却是非常辛苦的事，这是因为妊娠不但让新妈妈元气大伤，而且会导致新妈妈身体各方面发生巨大的变化，更可怕的是分娩消耗了大量精气，这种情况之下，就算新妈妈平时体质再好也会感到从未有过的虚弱。

体虚是新妈妈产后最常见的不适症状。多数新妈妈会出现气血亏虚，如神疲气短、面色苍白、畏寒腹痛、头晕目眩等症，且产后体虚易感风寒，从而导致产后身痛、关节痛等症。为什么会出现气血两虚呢？这主要是由于分娩时失血过多、用力、疼痛、创伤等导致新妈妈气、血、津液损耗。因此，产后新妈妈一定要注意调理，让自己拥有一个健康的身体，同时给予宝宝最好的关怀。需注意的是，如果新妈妈月子期的饮食结构不当，可能造成产后体虚，会给身体带来极大的危害。因此在饮食上，新妈妈要特别的注意赶走体虚。

●● 推荐食谱

◆ 南瓜炒肉丝

原料：南瓜250克，猪肉丝45克，姜片15克，植物油、酱油、盐、葱末各适量。

做法：

1.南瓜洗净，去皮、瓤，切成块状，备用。

2.锅中倒入植物油烧热，爆香姜片、葱末，然后放入猪肉丝、酱油及盐，略炒1分钟，再加入南瓜，翻炒2分钟，加水，盖上锅盖，以小火焖煮10分钟，待南瓜熟软即可。

功效：南瓜在瓜类蔬菜中营养价值较高，性温、味甘，补中气、消炎止痛、润肺化痰；猪肉含有丰富的蛋白质、B族维生素和锌。此菜对于新妈妈体质的恢复有很大帮助。

◆ 荔枝粥

原料：干荔枝50克，粳米100克。

做法：

1.将粳米淘洗干净，用清水浸泡30分钟。

2.干荔枝去壳取肉，用清水洗净，备用。

3.将粳米与干荔枝肉同放锅内，加清水，用大火煮沸。

4.转小火煮至米烂粥稠即可。

功效：荔枝肉含丰富的维生素C和蛋白质，有助于增强机体免疫功能，提高抗病毒能力，荔枝对大脑组织有补养作用，能明显改善失眠与健忘。母乳是宝宝天生的免疫屏障，母乳质量高，宝宝免疫力就强。

◆ 糟鱼肉圆汤

原料：青鱼（中段）400克，肥瘦猪肉200克，蛋清1份，冬笋25克，水发冬菇25克，豆苗15克，精盐5克，料酒、葱姜汁各50克，鸡油10克，干姜粉5克，香糟100克。

做法：

1.青鱼洗净后切成长方块，加盐腌30分钟，香糟用料酒调稀后腌2小时备用；冬笋切成片状；水发冬菇洗净；肥瘦猪肉剁成肉末，放碗内加入盐、葱姜汁、蛋清、干姜粉拌匀做成肉丸备用。

2.将鱼块和笋片、冬菇下锅，加入盐调味。再将肉丸放入锅内，加入豆苗烫热后，淋入鸡油即可。

功效：此汤养血益气、滋阴生津、清热除烦、健脾通乳、利水消肿，对于新妈妈有良好的补益作用。

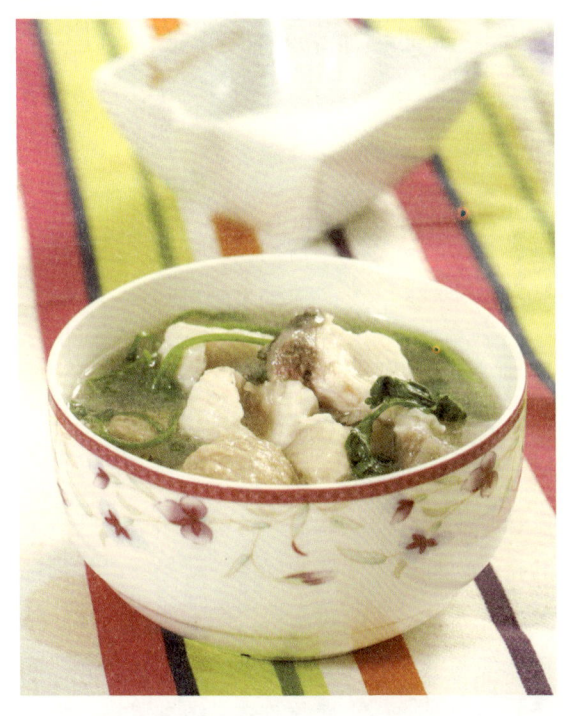

◆ 银耳乌龙汤

原料：银耳5克，水发海参50克，精盐5克，料酒8克。

做法：

1.银耳温水泡开，去根蒂，清水洗净；水发海参洗净，切成小片。

2.将银耳、海参片一起放入开水锅中氽透，捞出滤去水分。

3.锅内放入清汤100克、精盐及料酒，把银耳、海参片放入汤内，小火煨5分钟，盛入碗中。

4.另起锅，放入清汤200克、盐及料酒，汤烧开，撇去浮沫，倒入盛银耳与海参片的汤碗中即可。

功效：此汤滋养肺胃、养血润燥、益肾生精、消肿利尿，是新妈妈产后的补益佳品。

◆ 滑熘鸡片

原料：鸡胸脯肉150克，黄瓜20克，香菇5朵，鸡蛋清1个，葱末5克，白糖、醋各1茶匙，料酒2茶匙，盐1/2茶匙，水淀粉1茶匙，葱姜水、油适量。

做法：

1.鸡胸脯肉切片，放入葱姜水、盐、鸡蛋清略腌；香菇、黄瓜均洗净，切片。

2.热锅倒油，五成热时，将鸡片入锅滑开，滑透倒入漏勺。

3.将料酒、盐、白糖、醋、水淀粉调成芡汁；热锅倒入油，下葱末煸香，放入香菇片翻炒，将熟时下黄瓜片炒匀，倒芡汁后下鸡片，翻匀出锅。

功效：鸡肉有补虚益脾功效，对疲劳乏力、贫血等有很好的食疗作用。

●● 不同季节，不同饮食调理

四季交替，气候变化无常，人体很容易受四季之邪气侵袭。尤其是对于正在坐月子的新妈妈来说，其饮食调养也要顺应四季的更迭，选择不同的食谱，这样才能让自己的身体尽快恢复。

春

春季很多蔬菜都陆续上市了，新妈妈可以适当吃一些新鲜的蔬菜。尽管补养很重要，但最初几天还是吃一些清淡、易消化、营养丰富的食物为好，可多喝些汤类。新妈妈身体消耗大，卧床休息多，还要给宝宝喂奶，油炸、油腻食物及辛辣饮食容易加重便秘，也会影响乳汁分泌，或通过乳汁刺激婴儿诱发湿疹、腹泻等疾病。让新妈妈喝红糖水、水煮蛋、炖母鸡汤、鱼汤、小米粥的习俗都是好的，如果再配以适量的新鲜蔬菜、水果，就更有益于新妈妈的身体复原和哺乳。

夏

在月子里，新妈妈营养的需求量较大，所以饮食应广泛摄取、合理搭配，尤其注意铁和钙的吸收。可适当饮用红糖水，补铁、利尿。要避免辛辣和容易产生胀气的食物。可多食用富含植物纤维的蔬菜和水果。饮食不能过于清淡。不吃生冷食物，蔬菜可以烫一烫或炒熟，水果可以榨成果汁后，将装有果汁的杯子放入热水里温5～10分钟后再饮用，或者是将水果煮成水果茶饮用。

秋

秋季盛产的绿叶蔬菜，最著名的要属菠菜和甘蓝。菠菜含有丰富的叶酸和锌。月子里，新妈妈每天如能保证吃上一大盘蔬菜沙拉，那最好不过。甘蓝、洋葱、西红柿、（红、黄）彩椒和黄瓜，加上一点盐和橄榄油拌匀，不但能促进食欲，更可以满足哺乳期妈妈一天所需的大部分维生素、矿物质等营养素，有助于新妈妈温和补身，促进身体尽快复原。

冬

冬季，蔬菜、水果也不可少，因其不仅可以补充肉、蛋类所缺乏的维生素C和纤维素，还可以促进食欲，帮助消化及排便，防止产后便秘的发生。所以，冬天坐月子，新妈妈也应该多吃蔬菜水果。

●● 推荐食谱

◆ 蛋花粥

原料：粳米100克，鸡蛋3个，精盐、猪油适量。

做法：

1.将鸡蛋磕入碗内，用筷子搅匀；粳米淘洗干净，待用。

2.锅置火上，倒入适量清水，放入粳米，水沸后，改用小火继续煮至米开花时，将鸡蛋倒入沸粥中，加入猪油，稍煮片刻，放入精盐调味即成。

功效：鸡蛋有滋阴润燥、养血安神的作用。鸡蛋与粳米煮成粥，具有补益五脏、填精补血的功效。适于产后体虚的新妈妈食用。

◆ 花生炖猪蹄

原料： 花生60克，猪蹄1只，盐、葱、姜、料酒各适量。

做法：

1.将猪蹄毛去掉，洗净，用刀划口。

2.收拾好的猪蹄放入锅内，加花生、盐、葱、姜、料酒、清水适量，用大火烧沸后，转用小火熬至熟烂，随量食用。

功效： 花生含丰富的蛋白质、脂肪、氨基酸、卵磷脂等多种营养素，具有补血健脾、润肠通便的功效，配以补血通乳的猪蹄对新妈妈产后少乳或体虚、贫血有效。

◆ 黄瓜炒鸡蛋

原料： 黄瓜250克，鸡蛋120克，虾皮、水发木耳各10克，盐少许，葱末1茶匙，油适量。

做法：

1.黄瓜洗净切片；鸡蛋炒熟，备用；虾皮温水洗过沥干水分；水发木耳洗净切碎。

2.再起油锅，放油烧热后下入葱末和虾皮略炒，放入黄瓜片、鸡蛋，加盐，炒匀即可。

功效： 黄瓜利水、清热、解毒；鸡蛋润燥、增强免疫力，护眼明目。

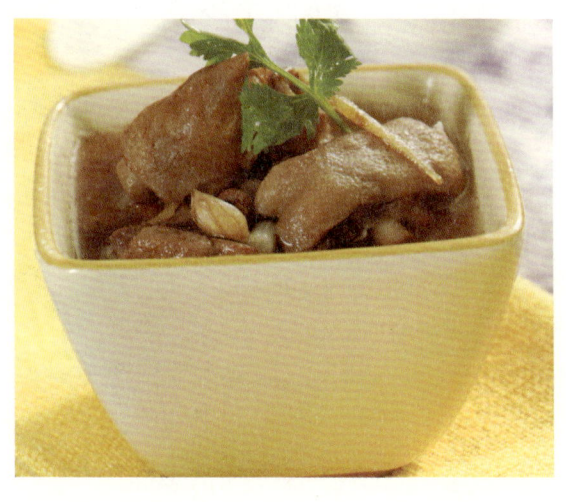

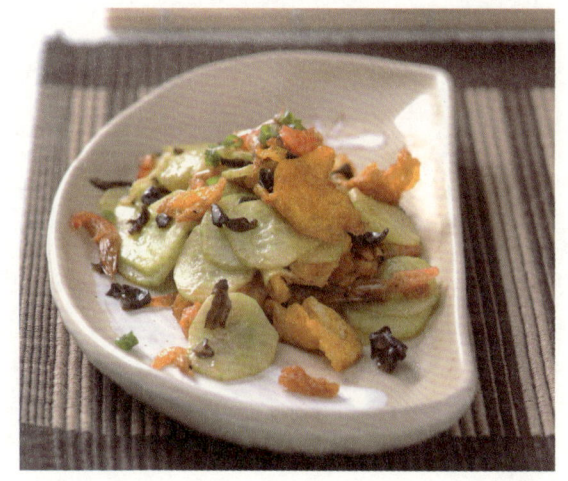

◆ 白扁豆粥

原料： 粳米100克，鲜白扁豆120克，冰糖10克。

做法：

1.粳米淘洗干净，用冷水浸泡半小时，捞出，沥干水分。鲜白扁豆洗净。

2.取锅加入约1500毫升冷开水，放入粳米，先用旺火煮沸，再倒入鲜白扁豆，改用小火熬煮成粥。

3.粥内加入冰糖，搅拌均匀，稍焖片刻，待冰糖溶化，即可盛起食用。

功效： 健脾养胃，清暑止泻。适用于脾胃虚弱、食少呕逆、慢性腹泻、暑湿泻痢、夏季烦渴。妇女赤白带下亦宜。

◆ 西红柿银耳小米粥

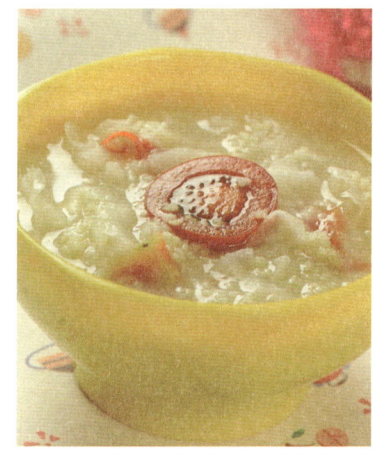

原料： 西红柿100克，小米100克，银耳10克，水淀粉、冰糖适量。

做法：

1.将小米放入冷水中浸泡1小时，待用。

2.西红柿洗净切成小片，银耳用温水泡发，除去黄色部分后切成小片，待用。

3.将银耳放入锅中加水烧开后，转小火炖烂，加入西红柿、小米一并烧煮，待小米煮稠后加入冰糖，淋上水淀粉勾芡即成。

功效： 小米粥营养价值丰富，有"代参汤"之美称。

◆ 金针炖猪蹄

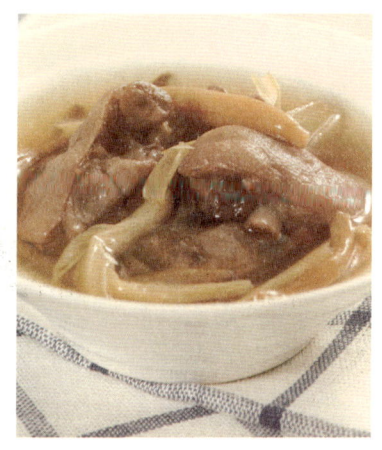

原料： 干黄花菜50克，猪蹄200克，清汤、黄酒、精盐、姜片、葱段各适量。

做法：

1.将泡好的干黄花菜去根洗净，切段，将猪蹄去毛洗净，放入开水锅中煮5分钟，捞出。

2.起火上锅，放入猪蹄、清汤、黄酒、精盐、姜片、葱段，大火烧开后，改用小火煨炖，大约1小时后，放入黄花菜，烧至肉烂时即可出锅。

功效： 黄花菜性味甘凉，对小便不通、失眠、乳汁不下等有疗效。

◆ 木耳大枣汤

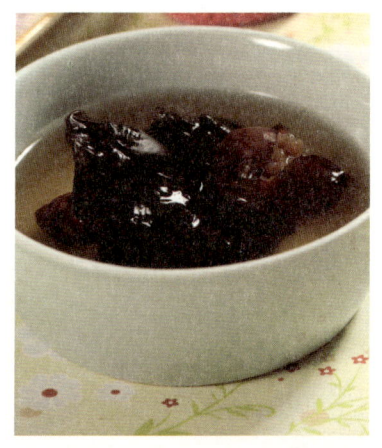

原料： 水发木耳50克，大枣30枚，红糖少许。

做法：

1.水发木耳择去发硬部分，大枣去核，然后把木耳、大枣用清水洗净，再用冷水泡2分钟。

2.将处理好的木耳和大枣连同浸泡水一起放入锅中煮熟，加红糖即可食用。

功效： 木耳有一定的抗肿瘤作用，可清肺益气、帮助身体排出毒素。大枣可以使气色红润。此汤可活血化瘀，健脾补气，调经丰胸，还有助于消除黑斑。

◆ 红参蒸鲫鱼

原料：鲫鱼250克，红参12克，火腿25克，虾仁15克，鸡汤、姜、葱、盐、胡椒粉各适量。

做法：

1.将鲫鱼去鳞及内脏后洗净，放入沸水中氽一下。虾仁、红参用温水洗一下。火腿洗净切片。

2.将鲫鱼、红参、火腿片、虾仁放入汤锅中，加拍破的姜、葱，倒入鸡汤，加少许盐，盖好，上笼蒸熟即可。

3.食时拣去姜、葱，加胡椒粉即可。

功效：补脾消肿，大补元气。适用于脾胃虚所致的食欲不振，消化不良，营养不良，气短神乏及缺乳等。健康人食用能增强机体的抗病能力，增强营养，延缓衰老。

◆ 苹果鱼汤

原料：草鱼肉100克，苹果2个，猪瘦肉150克，大枣、生姜各10克，精盐少许，料酒、豆芽汤、油各适量。

做法：

1.苹果去皮、核后切块，草鱼肉去刺后切成片，大枣去核，猪瘦肉、生姜切片。

2.锅中热少许油，放入姜片爆香后转小火，放入鱼片煎至两面金黄。

3.烹入料酒，加入猪瘦肉片和大枣，再倒入豆芽汤，转中火炖至汤发白。

4.加入苹果，调入精盐，继续炖20分钟即可出锅食用。

功效：苹果称为"全方位的健康水果"，可适当食用。

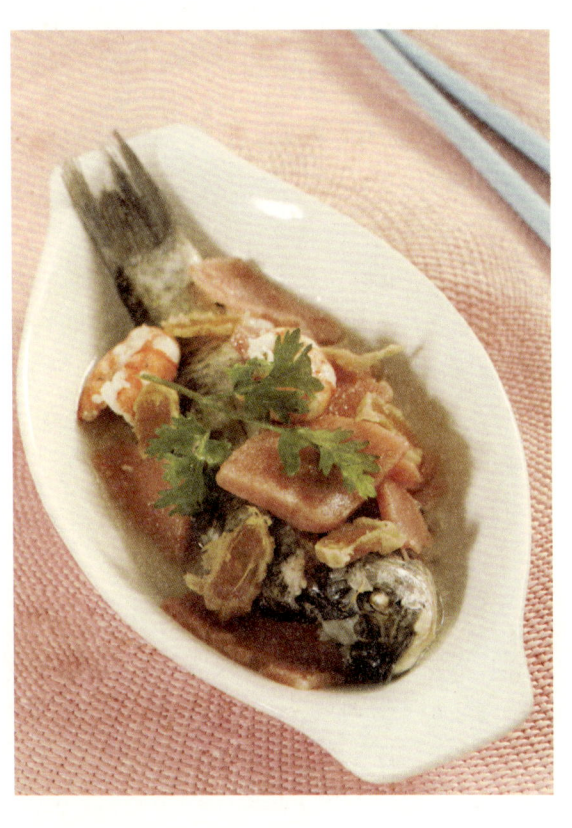

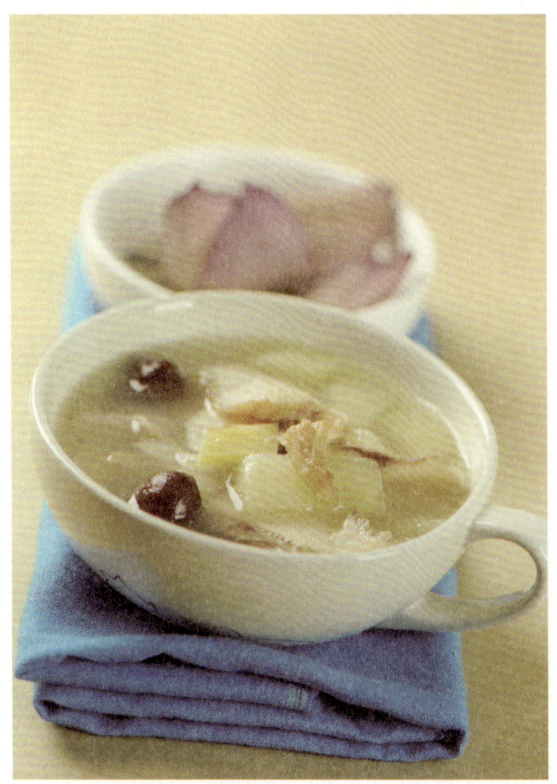

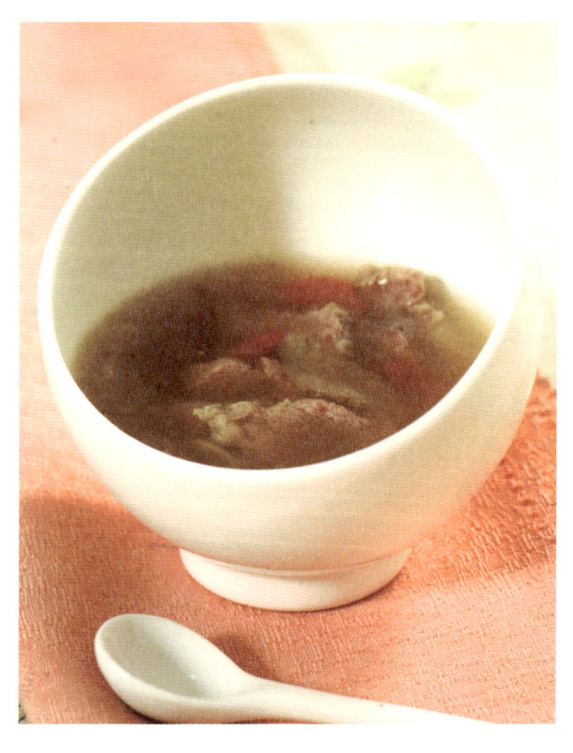
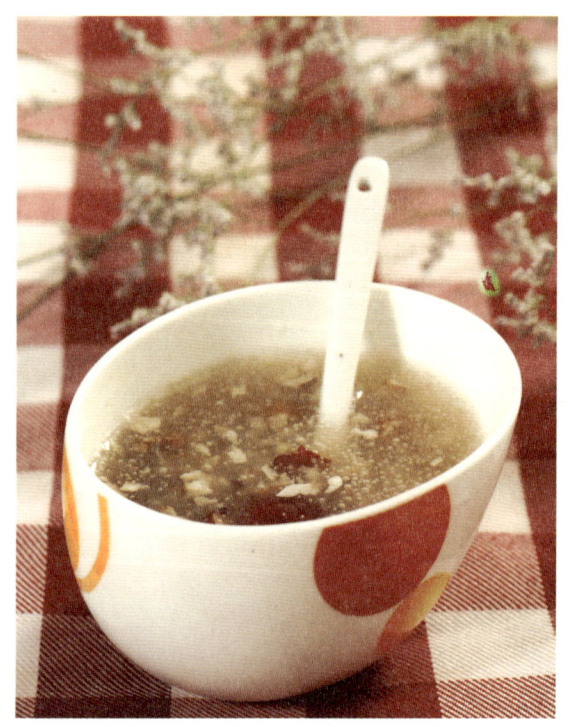

◆ **当归生姜羊肉煲**

原料： 羊肉500克，当归2克，生姜30克，葱、盐各适量。

做法：

1.羊肉洗净，切块，热水烫过去掉血污，沥干备用。

2.生姜切片；葱切段备用；当归洗净，热水浸泡30分钟，泡药材的水不要倒掉。

3.将羊肉放入锅内，加入生姜片、当归、葱段和泡当归的水，小火煲2个小时，出锅前加入盐调味即可。

功效： 此煲有补气养血、温中暖肾的作用，适于新妈妈产后虚弱、腹痛。还可治疗血虚乳少等症状。

◆ **核桃阿胶大枣羹**

原料： 阿胶250克，大枣1 000克，核桃500克，红糖500克。

做法：

1.核桃去皮，捣烂；大枣洗净，备用。

2.将大枣放入锅中，加适量水煮烂，然后用干净纱布滤去皮核，取汁。

3.另取一锅放火上，加入大枣水，放入红糖、核桃仁，以小火炖熟。同时，将阿胶放碗内上屉蒸烊化，然后将阿胶加在大枣锅内熬成羹即成。

功效： 此羹具有补气血、调脾胃、滋阴润燥的作用，对新妈妈的产后康复、身体机能调理、通络催乳都十分有效，尤其适合冬天坐月子的新妈妈食用。月子里每天早晨服2~3大匙。

10 产后不适，
饮食调养有良方

　　新妈妈由于在分娩时大量失血，常造成气血两虚，乃至出现乳汁不足、大便秘结、血虚体弱、头晕、乏力，甚至有产后腹痛、阴冷等情况，影响正常生活。这种情况影响新妈妈的身体状况，若能在饮食上对症进补，则可促使新妈妈早日康复。

●● 产后眩晕

　　有些新妈妈会出现头晕目眩的症状，所以只能卧床休息而不敢活动，同时可有胸部憋闷、恶心呕吐或面色苍白、四肢发冷、出汗等症状，严重时会昏倒、不省人事。这样的症状西医叫"产后体位性低血压"，中医则称之为"产后血晕"。从中医理论而言，产后眩晕这一系列症状是由"血"的因素来辨证的，所以称之为"血晕"。

产后眩晕的两种类型

◎ 血虚型

　　产后出血量较多，可出现突然头晕目眩、面色苍白、心悸、四肢发冷、汗出淋漓，乃至昏迷、不省人事等症状。临床上这种眩晕最为常见。宜食具有大补气血功效、营养丰富且易于消化的食物，忌食生冷。

◎ 血瘀型

　　产后出血量较少，伴有小腹疼痛拒按、胸部憋闷、恶心呕吐、神昏口闭以及面、唇、舌色紫暗等症状。宜食清淡或具有活血祛瘀作用的食物，如红糖、山楂、玫瑰花、韭菜等。

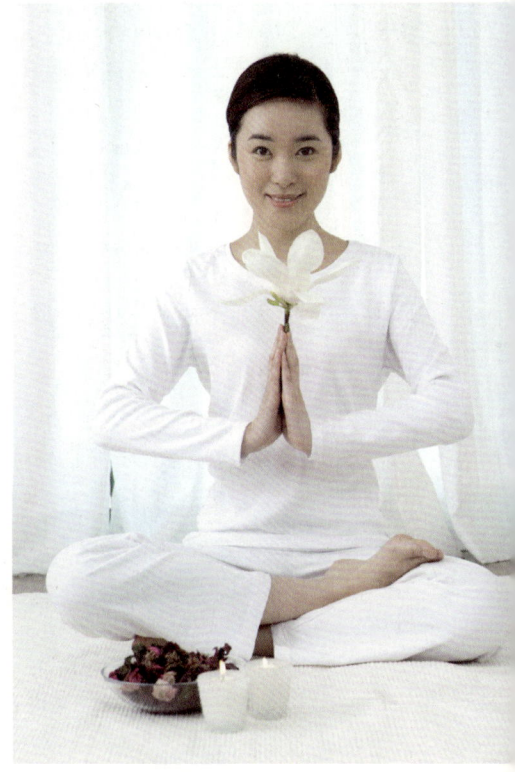

●● 推荐食谱

◆ 糯米葱白粥

原料： 糯米100克，葱白30克。

做法：

1.糯米淘洗干净，放入锅中，加水500克，先用大火煮开，改为中火续煮，至粥浓稠时改为小火。

2.葱白洗净，切碎，待粥近熟时加入锅中，再煮片刻即成。

功效： 此粥益气养血，开窍醒神，回阳救逆。可用于治疗血虚气脱致

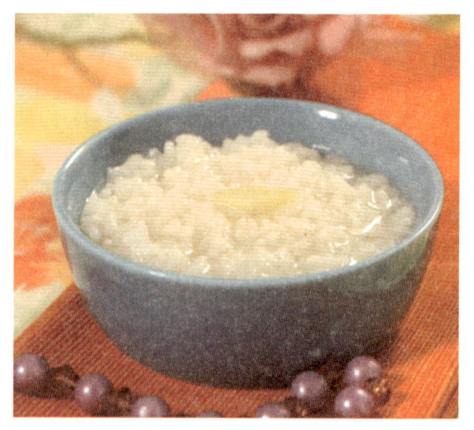

◆ 归芪羊肉汤

原料： 当归20克，黄芪50克，生姜15克，羊肉250克，山药30克。

做法：

1.将羊肉洗净切片备用；当归、黄芪用纱布包好。

2.将纱包与山药、生姜、羊肉放入砂锅内，加水适量用慢火炖汤，烂熟后放调味品。

功效： 此汤适用于产后血虚型眩晕，浑身乏力的新妈妈食用。

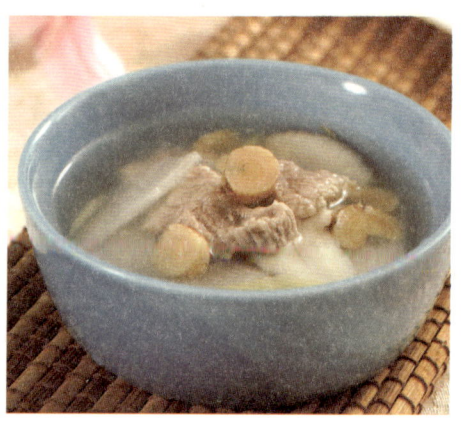

◆ 玫瑰双米粥

原料： 小米50克，大米100克，玫瑰花瓣少许，枸杞10克，盐1小匙，白糖2大匙。

做法：

1.小米、大米、玫瑰花瓣洗净；枸杞用温水泡上。

2.取砂锅一个，注入适量清水，置于炉火上，用中火烧开。

3.下入小米、大米，改小火煲约30分钟。

4.加入玫瑰花瓣、枸杞、盐、白糖，继续煲10分钟至熟透即可食用。

功效： 小米粥有"补血汤"的美称，其矿物质和维生素含量都高于主食大米。

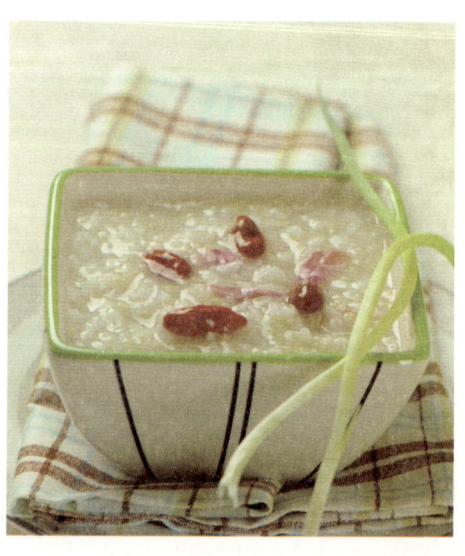

◆ 海带炖肉片

原料：水发海带100克，瘦肉100克，枸杞5克，泡黄豆50克，生姜10克，盐8克，绍酒3克。

做法：

1.将水发海带（略烫切丝）、枸杞、泡黄豆洗净；瘦肉切成厚片；生姜去皮切片。

2.取炖盅1个，加入海带、瘦肉、枸杞、泡黄豆、生姜，调入盐、绍酒，注入适量清汤，炖1.5小时即可。

功效：瘦肉含铁丰富，而补血其实就是补充铁元素。

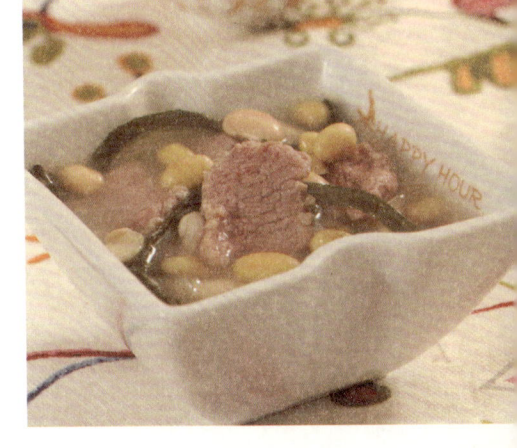

◆ 鸡蛋虾仁炒韭菜

原料：韭菜250克，虾仁30克，鸡蛋1个，盐、植物油、麻油、淀粉各适量。

做法：

1.将虾仁洗净水发胀，约20分钟后捞出沥干水分待用；韭菜择洗干净，切3厘米长段备用。

2.鸡蛋打破盛入碗内，加入淀粉、麻油、虾仁调成蛋糊。

3.炒锅烧热倒入植物油，待油热后倒入蛋糊，蛋糊煎熟后放入韭菜同炒。

4.待韭菜炒熟，放盐、淋麻油，搅拌均匀起锅即可。

功效：韭菜有散瘀活血的功效，此菜适于产后血瘀型眩晕者食用。

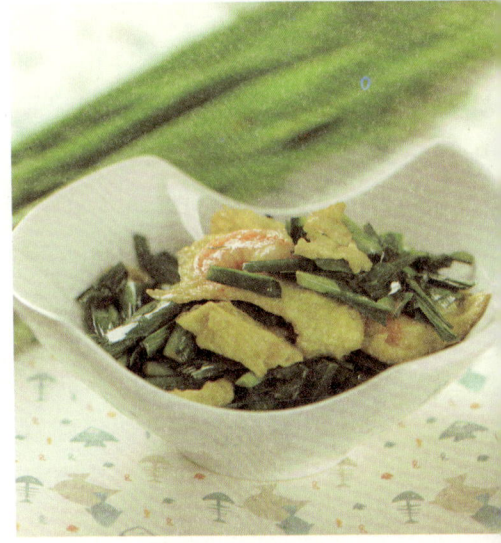

◆ 香炸鱿鱼圈

原料：鱿鱼2条（约500克），盐、料酒、生姜、胡椒粉、面粉、鸡蛋液、面包糠、油各适量。

做法：

1.鱿鱼去头，肚子不要剖开，洗净沥干水分，将身体部分切成1厘米宽的圈，加少许盐、料酒、生姜、胡椒粉腌制1小时。

2.锅中多放些油烧热，转中小火，将腌好的鱿鱼圈先蘸上面粉，再蘸鸡蛋液，最后蘸上面包糠，放入油锅中炸至两面金黄（2分钟左右），取出装盘即可。

功效：鱿鱼含铁丰富，可有效改善女性的贫血症状。

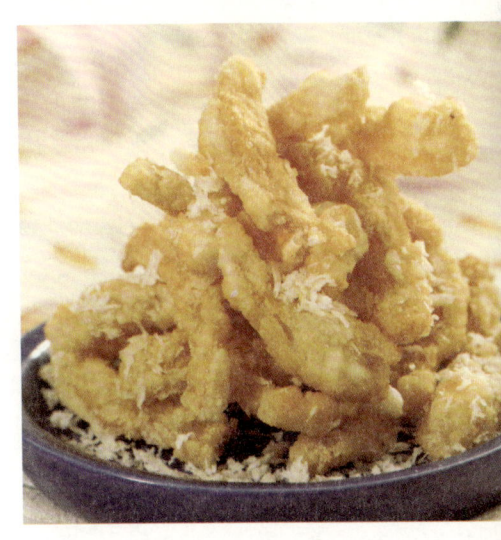

●● 产后多汗

产后汗多的原因

女性怀孕后体内血容量增加，使得大量的水分在体内潴留。分娩以后，新妈妈的新陈代谢和内分泌活动显著降低，体内潴留的水分必须排出体外，才能减轻心脏负担，有利于产后机体的康复。另外，新妈妈喝红糖水、热汤、热粥也是产后出汗多的原因之一。

新妈妈排泄水分的主要途径：

◆泌尿系统从尿液中排出；

◆呼出的气体以水蒸气的形式排出；

◆皮肤出汗的方式排出。

所以，新妈妈在产褥早期不仅尿量增多，而且皮肤排泄功能旺盛，排出大量汗液，使新妈妈无论在冬天还是在春秋季节都是汗涔涔的。

新妈妈出汗多时的自我保健

◆产后出汗多虽是正常的生理现象，但作为新妈妈本人，要注意加强自我保健与护理。

◆室内温度不要过高，要适当开窗通风，保持室内空气流通。

◆新妈妈穿、盖要合适，不要穿戴过多，盖的被子不要过厚。

◆汗多时用干软毛巾随时擦干身上的汗水，有条件者每天洗淋浴或用温热水擦浴。

◆新妈妈的全棉内衣、内裤要勤洗、勤换，多吃新鲜蔬菜水果，一般来说产后10天左右多汗的现象会逐渐减轻。

●● 推荐食谱

◆ 三丝黄花羹

原料：干黄花菜50克，鲜香菇5个，冬笋25克，胡萝卜25克，盐、白糖、植物油各适量。

做法：

1.将干黄花菜放入温水中泡软，拣去老根洗净，沥干水分；鲜香菇、冬笋、胡萝卜均洗净，切丝。

2.锅内放植物油烧至七成热，放入黄花菜和香菇、胡萝卜、冬笋三丝快速煸炒。

3.加入清水、盐、白糖，用小火煮至黄花菜入味，完全熟透。

提示：未熟的鲜黄花菜中含有秋水仙碱，食用后会引起咽喉发干、呕吐、恶心等现象，但一经蒸煮、洗晒后再食用，就无不良反应发生，所以推荐使用干黄花菜。

功效：补血，养肾，适于产后体虚多汗者服用。

◆ 当归羊肉羹

原料：羊肉600克，当归、黄芪、姜片、党参各30克，料酒、精盐各适量。

做法：

1.将羊肉撕去筋膜，洗净，切成小块，放入沸水锅里烫一下，捞起，备用；把黄芪、党参、当归、姜片洗净后，装入干净的纱布袋里备用。

2.将炒锅刷洗干净，放入羊肉块、纱布药袋、料酒及水适量，用小火炖4小时，取出药袋，加入精盐调味，即可食用。

功效：此羹补气，补血，强身。适用于新妈妈产后体虚、营养不良、多汗肢冷、贫血低热等。

◆ 木耳炒鸭肉片

原料：瘦鸭肉200克，水发木耳25克，葱丝、姜末、蒜末各适量，料酒1大匙，酱油、水淀粉、盐、高汤、香油、油各适量。

做法：

1.将瘦鸭肉洗净，切成薄片，用水淀粉浆好；酱油、料酒、水淀粉、盐、葱丝、姜末、蒜末、水发木耳、高汤放一碗内，调成芡汁。

2.炒锅置火上，放油烧热，放入鸭肉片滑透，捞出，控净油。

3.再将锅置火上，肉片回锅，加入配好的芡汁，炒匀，淋入香油即可。

功效：出汗是气虚阴亏的表现，而黑木耳具有滋补肾阴之功效。

◆ 鹌鹑蛋菜心粥

原料：大米150克，猪肉馅25克，鹌鹑蛋4个，油菜心2棵，葱末、姜末、高汤、料酒、香油、油各适量，盐少许。

做法：

1.鹌鹑蛋煮熟，去壳，洗净；猪肉馅入油锅翻炒，加入料酒、香油翻炒至熟，备用；油菜心洗净，入沸水中余烫，捞出备用；大米洗净，用冷水浸泡半小时，沥干水分，备用。

2.将大米入锅中，加入约1 200毫升冷水，用大火烧沸，加入鹌鹑蛋、猪肉馅和高汤，改用小火慢熬45分钟，加入盐调味，放入油菜心，撒上葱、姜末即可。

功效：此粥可为产后多汗的新妈妈补充水分和流失的矿物质。

◆ 糯米猪肚汤

原料：糯米250克，猪肚1只，葱花适量。

做法：

1.糯米淘洗净；猪肚洗净，将糯米放入猪肚内，用线扎紧，放入开水锅中余烫约2分钟，捞起备用。

2.将余烫好的猪肚放入煲中煲约1小时，然后取出糯米，将猪肚切成小块，放入原汤中继续煲，至肉烂熟后，加入葱花等调味料即可。

功效：健脾益气，补益中焦，开胃进食。此汤重在补益脾胃、益养气血而固津敛汗，适用于产后气虚多汗的新妈妈。

◆ 小米鳝鱼粥

原料：小米100克，鳝鱼肉50克，生姜5克，胡萝卜30克，盐4克，白糖1克。

做法：

1.将小米反复用清水洗净；鳝鱼肉切成粒；生姜、胡萝卜去皮切粒。

2.取瓦煲1个，注入适量清水，烧开后下入小米，用小火煲约20分钟。

3.加入姜粒、鳝鱼粒、胡萝卜粒，调入盐、白糖，继续煲约15分钟即可。

功效：此粥含有丰富的蛋白质、糖类、维生素和矿物质，有益气补虚的功效，有利于产后身体恢复。

●● 产后贫血

分娩让新妈妈消耗大量体力，耗损身体，很容易使新妈妈出现产后贫血等症状。

导致产后贫血有两方面的原因：一是妊娠期间就有贫血症状，且未能得到及时改善，分娩后不同程度的失血使贫血程度加重；二是妊娠期间孕妈妈的各项血液指标都很正常，产后贫血是由分娩时出血过多造成的。

对于出现产后贫血的新妈妈来说，病情轻时，除面色略苍白外，无其他明显症状；病情较重者，则可有面黄、水肿、全身乏力、头晕、心悸、胃纳减退、呼吸短促等症状，并可能产生许多并发症，所以一旦被确诊为贫血就应及时治疗。

贫血是药疗还是食补？我们建议最好食补。因为长期服用药物会引起不良反应，发生消化障碍，也会使人不耐受，而唯有食物，不但味美，还能有多种变化。所以发生贫血的新妈妈在咨询过医生后，如果无须治疗，完全可以通过饮食调理来改善贫血症状。

●● 推荐食谱

◆ 胡萝卜炒猪肝

原料： 猪肝200克，胡萝卜100克，干黑木耳10克，青蒜末1大匙，蒜3瓣，姜1片，料酒1大匙，盐、淀粉各1小匙，胡椒粉、油适量。

做法：

1.将干黑木耳用温水泡发洗净，撕成小朵备用；将猪肝洗净切片，用料酒、胡椒粉、半小匙盐、淀粉拌匀；胡萝卜洗净切片备用；姜切丝，蒜洗净切片备用。

2.锅内加入油烧至八成热，倒入猪肝，大火炒至变色盛出。

3.锅内留少许底油烧热，倒入姜丝、蒜片爆香，加入胡萝卜、黑木耳、盐翻炒至熟。

4.加入猪肝、青蒜末，翻炒几下即可。

功效： 动物肝脏中铁的含量极高，可作为补血佳品。

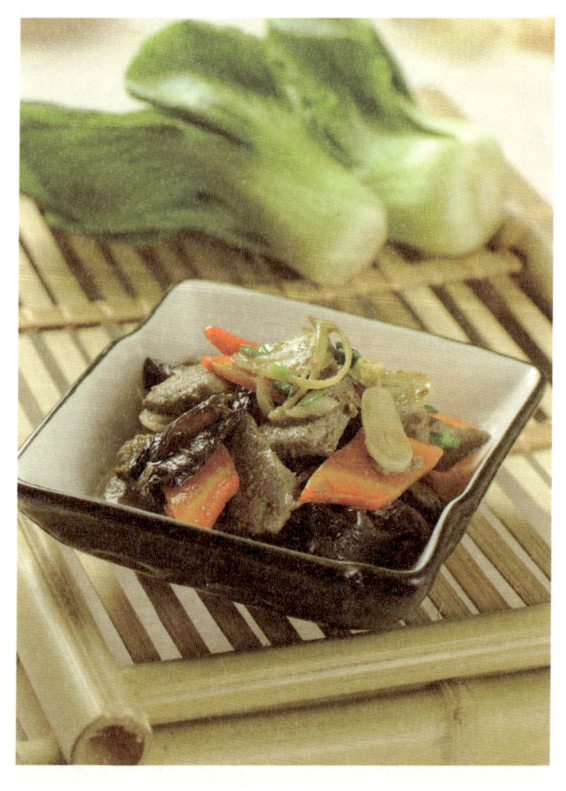

◆ 米酒蒸鸡蛋

原料：米酒500克，鸡蛋5个、糖桂花、白糖各适量。

做法：

1.将鸡蛋打入碗内，倒入米酒，加入糖桂花、白糖，拌匀，备用。

2.煮锅里加入清水适量，把鸡蛋碗放入锅里，隔水炖1小时，即可食用。

功效：此品适于气血两虚的新妈妈食用。

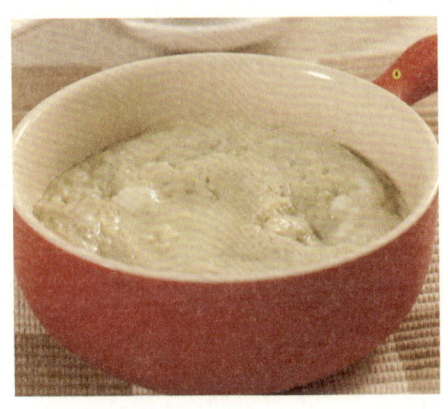

◆ 木耳银芽炒肉丝

原料：水发腐竹50克，豆芽、水发木耳、猪肉丝各100克，香油、生抽各1匙，盐、水淀粉各5克，姜末6克、油适量。

做法：

1.将水发腐竹切成斜丝；猪肉丝用生抽和水淀粉抓匀。

2.将水发木耳择洗干净，切成细丝，豆芽择洗干净，放进开水中焯一下捞出。

3.锅中热油爆香姜末，倒入肉丝炒散再放入豆芽和木耳丝煸炒，加少量水、盐和水发腐竹，用小火慢烧3分钟，转大火收汁，然后用水淀粉勾芡，淋入香油即可。

功效：黑木耳被誉为"素中之王"，是一种天然补血食品，可为人体补充足够的铁质。

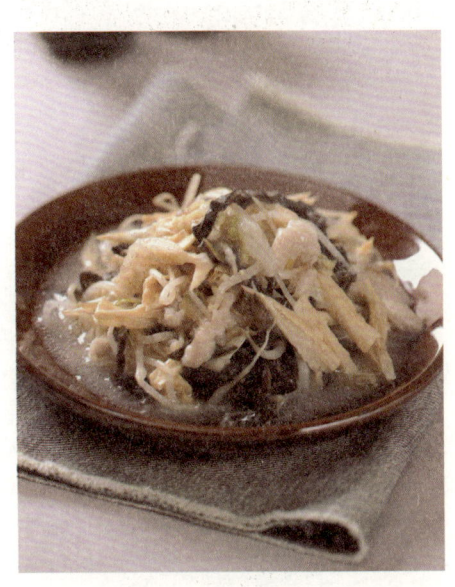

◆ 鱼虾粥

原料：大米150克，鲜虾、鲜鱼片各50克，葱2根，嫩姜1片，盐适量，胡椒粉少许。

做法：

1.大米淘洗干净，浸泡30分钟；鲜虾剪去须脚、头刺，挑去泥肠，洗净沥干。

2.鲜鱼片洗净，葱洗净切碎，嫩姜切丝。

3.大米加水以大火煮沸，然后转小火煮至米粒熟软。

4.姜丝先下锅，转中火，放虾、鱼片煮熟，加盐调味，撒上葱花再煮沸一次，撒少许胡椒粉即成。

功效：鱼虾富含铁质，产后贫血的新妈妈可以适量食用。

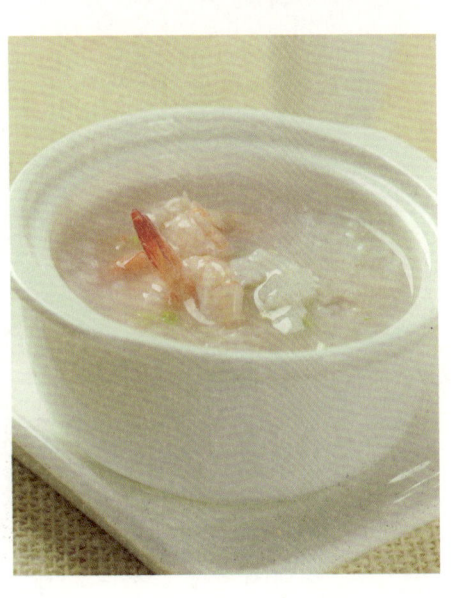

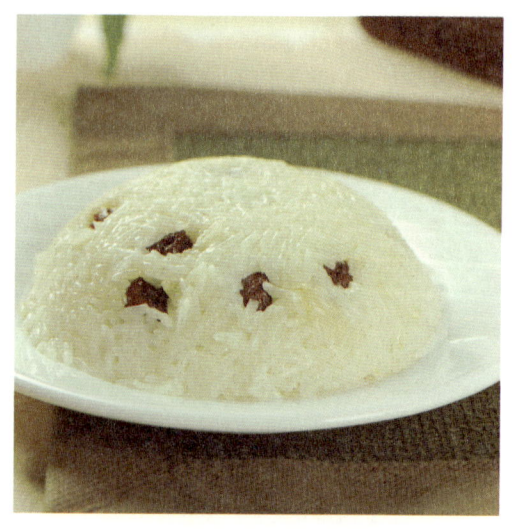

◆ 奶香枣杞糯米饭

原料： 糯米200克，鲜牛奶1杯，大枣6枚，猪油、白糖各适量。

做法：

1.大枣泡软洗净去核。糯米用清水淘洗干净，再用清水浸泡6小时，捞出沥净水。

2.不锈钢盆内抹上猪油，放入大枣和泡好的糯米，加入鲜牛奶、白糖、猪油。

3.上屉大火蒸约1小时，取出，翻扣入盘中即成。

功效： 大枣味甘性温，有补中益气、养血安神的功效。

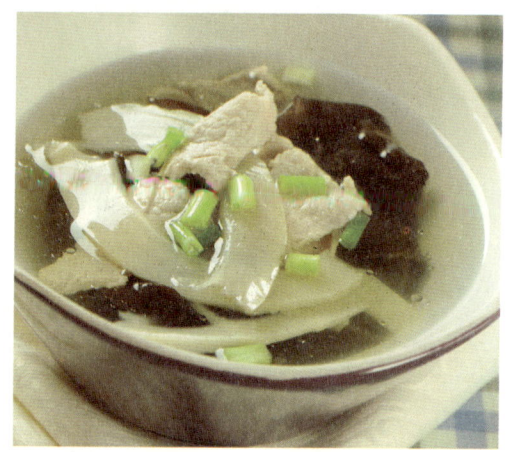

◆ 瘦肉木耳笋片汤

原料： 猪瘦肉300克，水发木耳、笋片各少许，葱段、盐、鸡精、胡椒粉各适量。

做法：

1.猪瘦肉洗净切片；水发木耳、笋片洗净备用。

2.瘦肉、木耳、笋片入滚水汆烫至熟后捞出盛碗。

3.加入葱段及盐、鸡精、胡椒粉，再将烧滚的高汤浇上即可。

功效： 此汤具有很好的补血安神之功效。

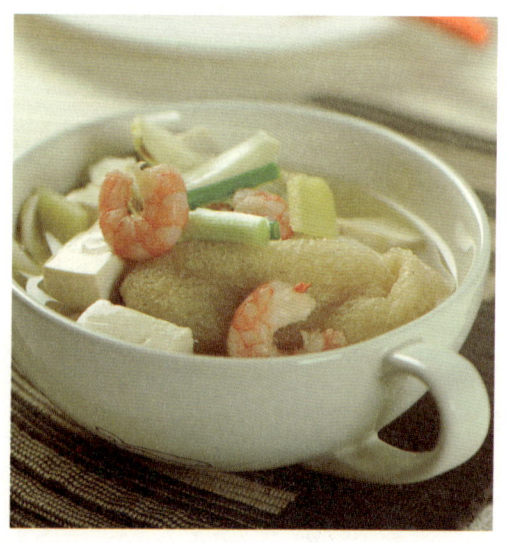

◆ 竹荪虾仁扒豆腐

原料： 豆腐150克，虾仁100克，竹荪50克，百合50克，姜、葱、盐、植物油各适量。

做法：

1.将百合洗净后置于碗内，加入50毫升清水，上笼蒸熟。将竹荪去杂质后，洗净，发透，虾仁洗净，豆腐切成3厘米见方的块，姜切成片，葱切成段。

2.将炒锅置大火上加入植物油，待油烧至六成热时，加入姜片、葱段爆香，再加入虾仁、豆腐、百合、竹荪，然后加入50毫升清水，煮10分钟即成。

功效： 豆腐富含被称为"造血原料"的蛋白质。

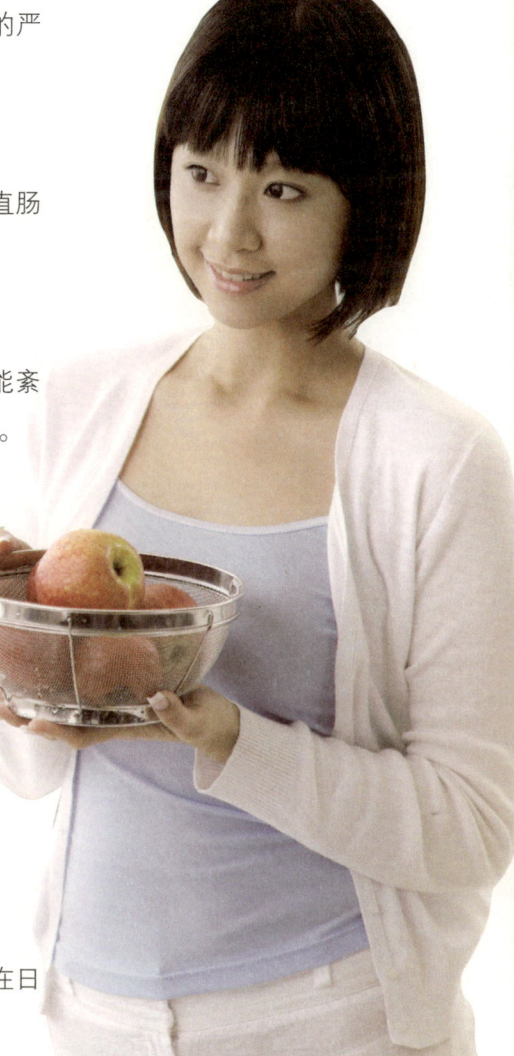

●● 产后便秘

新妈妈产后饮食如常，但数日不排大便或排便时干燥疼痛，难以解出者，称为产后便秘。

几乎所有的新妈妈都会产后便秘，这是因为分娩前后基本不进食，腹压降低不易用劲，会阴切开或痔疮疼痛不能用劲，产后卧床休息等各种不利条件相互重叠所致。此外，新妈妈在产后几天内的饮食单调，往往缺乏纤维素食物，尤其缺少粗纤维的含量，这就减少了对消化道的刺激作用，也使肠蠕动减弱，进而影响排便。

如果新妈妈产后有便秘，需加紧医治，因为便秘的危害是严重的，不仅影响新妈妈的心情，更重要的是可能带来一系列的严重后果。

引起肛肠疾患

便秘时，排便困难，粪便干燥，可直接引起或加重肛门直肠疾患，如直肠炎、肛裂、痔疮等。

胃肠神经功能紊乱

便秘时，粪便潴留，有害物质重吸收可引起胃肠神经功能紊乱而致食欲不振、腹部胀满、嗳气、口苦、肛门排气多等表现。

诱发心、脑血管疾病

临床上关于因便秘而用力增加腹压，屏气使劲排便造成的心、脑血管疾病发作有逐年增多趋势。如诱发心绞痛、心肌梗死、脑出血、脑卒中、猝死等。

影响大脑功能

便秘时代谢产物久滞于消化道，细菌作用产生大量有害物质，如酚、氨等，这些物质部分扩散进入中枢神经系统，干扰大脑功能，患者突出表现是记忆力下降、注意力分散、思维迟钝等。

以上危害，虽并非所有患者都会出现，但足以说明必须在日常生活中加强对便秘的预防和治疗，及早将便秘赶走。

●● 推荐食谱

◆ 松子仁粥

原料： 松子仁30克，粳米100克，精盐少许。

做法：

1.先将松子仁壳打破，取洁白者洗净，沥干水分，研烂如膏，备用。

2.煮锅中加清水适量，放入松子膏及粳米，置于火上煮，烧开后改用中小火煮至米烂黏时，加入少许精盐调味，即可食用。

功效： 此粥黏稠，味香，可润肠增液，滑肠通便，对新妈妈产后便秘有较好的疗效。

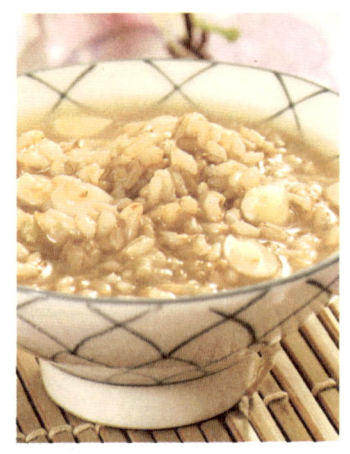

◆ 鲜蘑蛋白

原料： 鲜蘑12个（约100克），鸡蛋清3份，菜叶5片，精盐、油、蛋白适量。

做法：

1.将鸡蛋清放入碗中，加1克精盐搅打散开。取12只汤匙，抹上一层薄薄的油，蛋清分别在匙内摊平，每个汤匙中摆上一个鲜蘑，上笼蒸3分钟左右取出，冷凉后将汤匙中的蛋清一一磕出。

2.锅放炉火上，放入油烧热，下菜叶炒几下，加入水150克、精盐、蛋白、鲜蘑，烧开后盛入汤盘即成。

功效： 蘑菇含有人体难以消化的膳食纤维，有利于改善便秘症状。

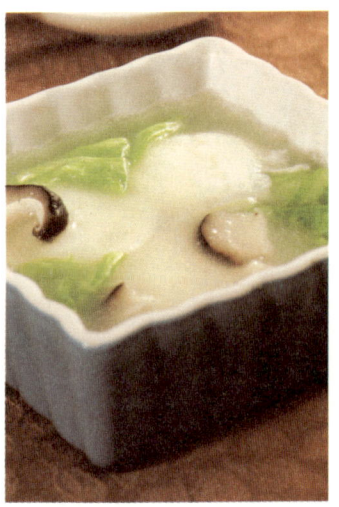

◆ 红薯菠菜汤

原料： 猪肉150克，红薯、菠菜各100克，姜适量，盐适量。

做法：

1.猪肉洗净切块；红薯洗净，切小块；菠菜洗净，汆烫切段；姜切片。

2.猪肉放开水中汆烫，捞起。

3.猪肉、红薯、姜片放砂锅中，加清水煲20分钟后放菠菜煮熟，最后加盐调味即可。

功效： 红薯富含膳食纤维，能刺激肠道，增强蠕动，通便排毒。

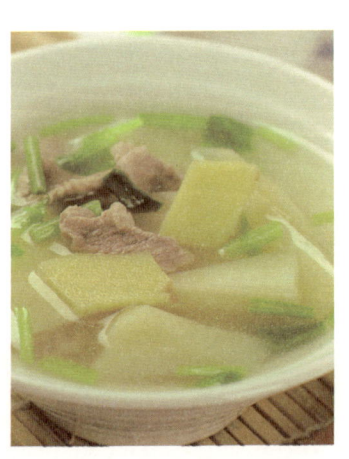

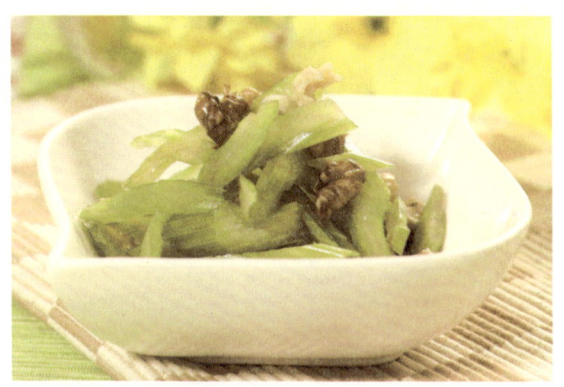

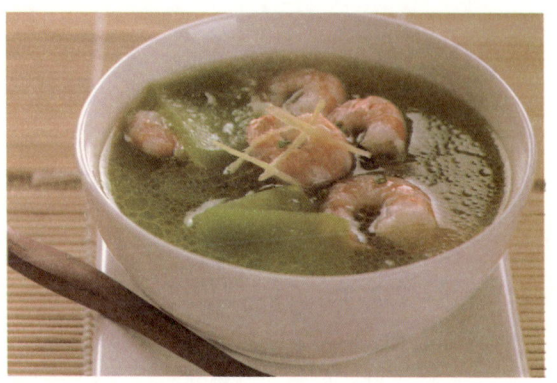

◆ 核桃仁拌芹菜

原料：芹菜300克，核桃仁50克，精盐、麻油各适量。

做法：

1.将芹菜择洗干净，切成3厘米长的段，下沸水锅中焯2分钟捞出，注意不要焯得太熟。

2.焯后的芹菜用凉水冲一下，沥干水分，放入盘中，加精盐、麻油调味。

3.将核桃仁用热水浸泡后，去掉表皮，再用开水泡5分钟取出，放在芹菜上，吃时拌匀即可。

功效：芹菜中的植物纤维素有利于排便，与核桃仁搭配有利于治疗产后便秘和高血压。

◆鲜虾莴笋汤

原料：鲜虾150克，莴笋250克，葱花、姜丝、精盐、鸡精、香油、植物油各适量。

做法：

1.鲜虾取虾仁，挑出肠线，洗净备用；莴笋去皮洗净，切菱形状。

2.锅置火上，倒入适量的植物油，烧至七成热，放入葱花、姜丝炒香。

3.放入鲜虾和莴笋块翻炒均匀，再加入适量的清水，煮至虾肉和莴笋熟透，用精盐和鸡精调味，淋上香油即可。

功效：莴笋具有开通疏利、消积下气的功效。

◆ 姜汁菠菜

原料：嫩菠菜500克，姜25克，蒜末、盐、酱油、醋、花椒油、麻油各适量。

做法：

1.嫩菠菜洗净，切成段，锅中加入适量清水烧沸，倒入菠菜，焯至断生后捞出，用凉水过凉，沥净水分，摆入盘中。

2.姜捣烂挤出姜汁，在姜汁中加盐、蒜末、酱油、醋、花椒油、麻油拌匀，浇在菠菜上即可。

功效：菠菜能滋阴润燥、补肝养血、清热泻火，用于治疗阴虚便秘、消渴、贫血等症。

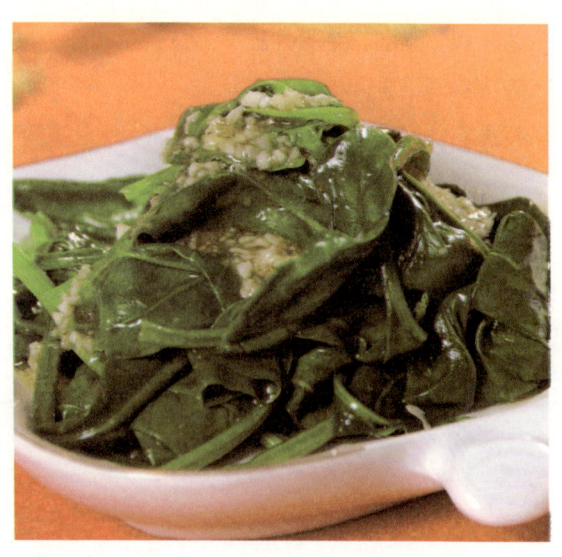

●● 产后痔疮

新妈妈产后长期卧床很容易发生便秘，引起痔疮。

产后痔疮是产科急症之一，这是因为妊娠后随着子宫的增大腹压增加，特别是妊娠后期新妈妈下腔静脉充血扩张，尤其是分娩时宫缩逐渐加强，新妈妈屏气用力极易发生痔嵌顿。痔嵌顿后，内痔脱出肛门外，括约肌痉挛不能自行复位而充血、水肿，脱出的内核也刺激肛门周围的末梢神经，使之肿胀疼痛，严重者可发生缺血坏死。

采用具有清热利湿、活血化瘀、收敛的中草药组方，熏洗痔核，改善局部组织的血液循环，再加上合理的食疗补养，对新妈妈产后痔疮往往会有不错的疗效。

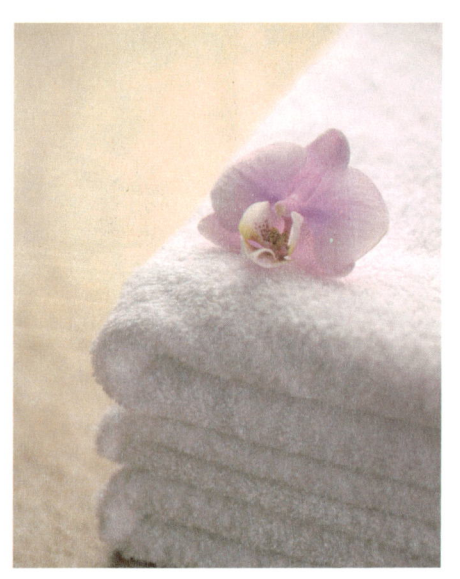

●● 推荐食谱

◆ 松子芝麻煲猪肠

原料：猪大肠600克，松子仁80克，黑芝麻80克，陈皮10克，盐5克。

做法：

1.黑芝麻放入锅内，不加油炒香，洗净。

2.猪大肠去脂肪、黏膜，洗净，去除异味。

3.陈皮浸洗干净，松子仁洗净。

4.将原料一起放入瓦煲内，加适量水，大火煲至滚沸，然后改用中火继续煲2小时。

5.以盐调味即可饮用。

功效：松子仁、黑芝麻可润燥滑肠；陈皮能健脾行气，燥湿化痰；用猪大肠是传统的脏器疗法，有润燥通便的作用，煲成的汤水可以通滑大肠，滚润燥气，使大便保持畅通。

◆ 菠菜粳米粥

原料：菠菜100克，粳米100克。

做法：

1.将菠菜洗净，放滚水中烫半熟，取出切碎。

2.粳米煮粥后，将菠菜放入，拌匀，煮沸即成。

功效：此粥养血、止血，敛阴润燥，通利肠胃。

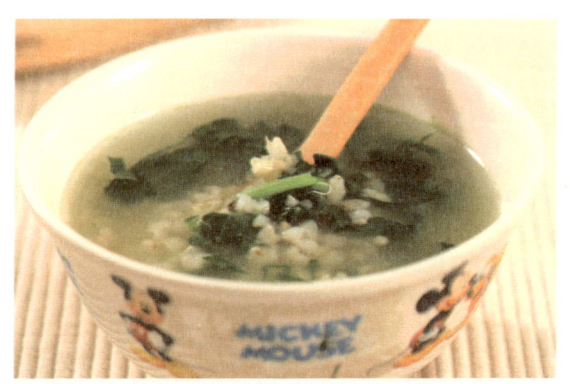

◆ 清润瓜糖水

原料： 地瓜约300克，红糖100克，生姜8片。

做法：

1.将地瓜削去外皮，清水洗净，切成块，备用。

2.把适量的清水放入煮锅，置于炉火上，用旺火烧开，放入地瓜、生姜片，同煮约50分钟。待地瓜软透时，再加入红糖调味，即可食用。

功效： 此水补中和血，益气通乳。适宜新妈妈产后食用，既可以增乳，又可治疗便秘。

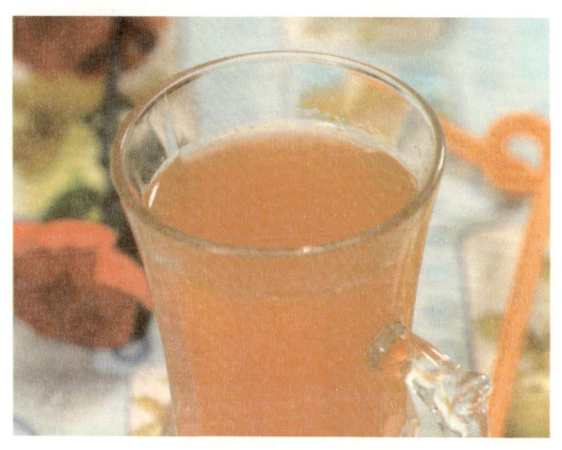

◆ 猕猴桃西米粥

原料： 西米 100 克，猕猴桃 200 克，白砂糖 100 克。

做法：

1.西米洗净，浸泡30分钟后沥干，待用；猕猴桃去皮，用刀切成豆粒大小的丁块。

2.在锅中加入清水1000毫升，放入西米、猕猴桃丁和白砂糖，置火上烧开，稍煮即成。

功效： 此粥具有滋补强身，解热止渴，利水通淋的功效。

◆ 紫菜豆腐肉片汤

原料： 干紫菜12克，豆腐150克，瘦猪肉90克，酱油4克，醋3克，盐3克，麻油5克，葱粒少许。

做法：

1.干紫菜浸洗去沙子，捞起。

2.瘦猪肉切片，加适量酱油、醋和盐腌制，捞出备用；豆腐切片备用。

3.起锅加水烧开，倒入紫菜、豆腐、肉片，再开时，加些酱油、醋、盐、麻油及葱粒即成。

功效： 此汤能清肠胃热，治痔疮。不仅如此，还可补碘、润肠清热、祛脂瘦身。

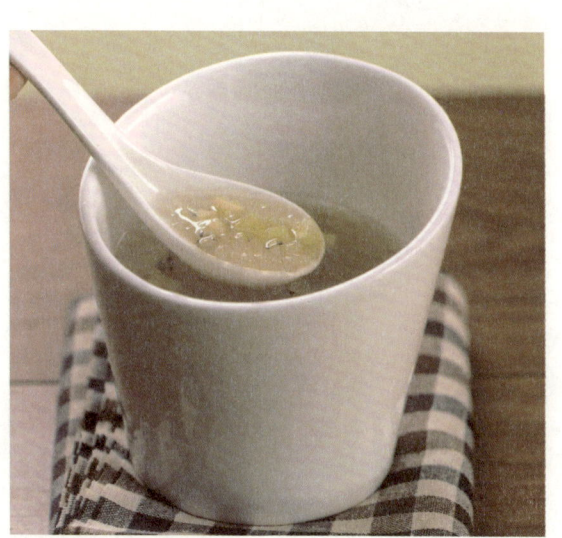

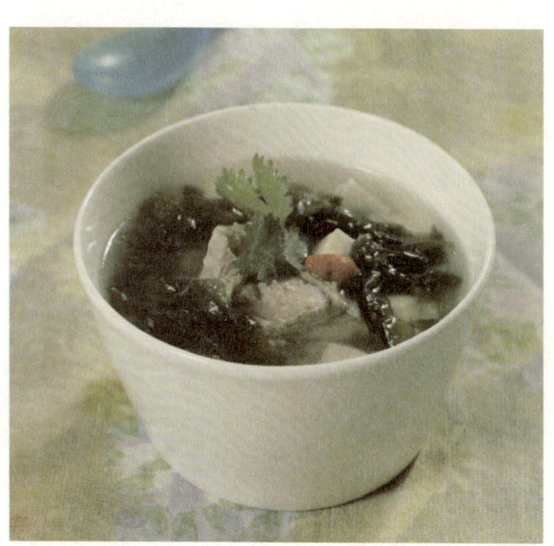

●● 产后小便不利

产后因暂时性排尿功能障碍，新妈妈膀胱内的尿全部或部分不能排出，是产褥早期最常见的并发症之一，新妈妈常因此感到异常痛苦，严重者还易并发泌尿系统感染、膀胱破裂等，中医称为"转胞"或"产后小便不利"。

发生产后小便不利的原因多由于妊娠晚期膀胱受子宫的牵拉及胎头的压迫，使膀胱壁平滑肌张力减退，弹性暂时性下降造成的。虽然大多数新妈妈分娩后膀胱排尿功能均能逐渐恢复，但部分新妈妈由于分娩过程中膀胱、尿道受到一定程度的损伤，导致产后尿潴留。

这主要原因是由于宫缩乏力、枕横位或枕后位、臀位、产程处理不当等导致产程延长，胎先露压迫膀胱时间过久，膀胱黏膜充血、水肿，并且由于过度伸展的子宫下段将膀胱牵拉过高，使膀胱底部亦充血、水肿，甚至出血，尿道也充血、水肿，尿道口闭塞。部分新妈妈在产前（第一或第二产程中）尿潴留过多而未及时处理，进一步牵拉膀胱使其过度紧张、感受性降低，甚至发生神经麻痹，使膀胱排尿反射功能消失。此外，另有一部分新妈妈因精神紧张、怕人、不习惯或对自己排尿缺乏信心而暂时不能排尿。还有一部分新妈妈由于分娩过程中曾应用各种麻醉药而影响排尿。不管什么原因，当新妈妈出现产后小便不利的情况下，除了积极的药物等方法治疗外，还需在生活饮食上调节。

●● 推荐食谱

◆ 笋肉鲫鱼

原料：鲫鱼1条（约250克），笋肉25克，香菜、葱段、姜片各少许，黄酒、盐、胡椒粉各适量。

做法：

1.将笋肉洗净切段；鲫鱼洗净后，用黄酒、盐、胡椒粉腌渍20分钟。

2.将腌渍好的鲫鱼，放在碗内，鱼身中间摆放笋段，同时加入黄酒、葱段、姜片，上屉蒸1.5~2小时，至鱼熟烂时拣去葱、姜，撒上香菜即可食用。

功效：此菜健脾行气，燥湿利尿。适于产后新妈妈食用。

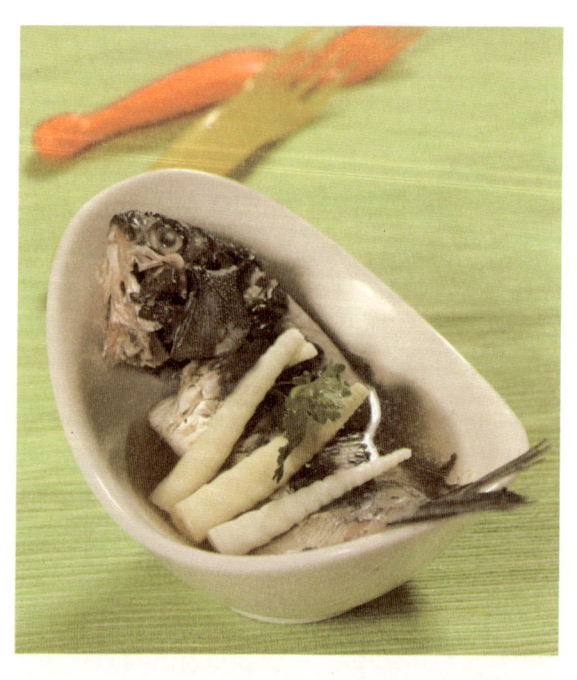

◆ 人参乌鸡

原料： 乌鸡1只（约750克），人参10克，精盐少许。

做法：

1.将乌鸡宰杀，去毛及内脏，洗净；将人参用温水泡软后切片，装入乌鸡腹腔内。

2.将乌鸡放入蒸碗内，放入适量精盐和水，隔水蒸至鸡酥烂时即可（食肉，饮汤）。

功效： 此菜鸡肉酥烂，汤鲜味浓。适用于气虚诸症，尤其适宜产后恶露不绝、小便不利的新妈妈食用。

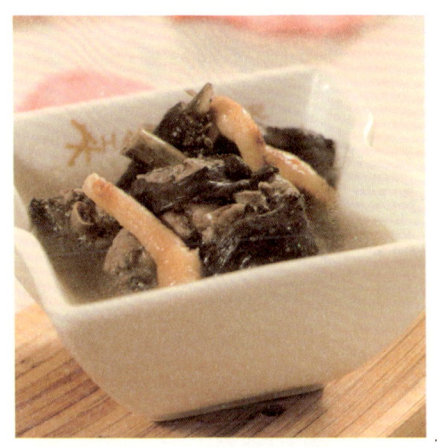

◆ 瓜皮排骨汤

原料： 猪排骨100克，西瓜皮200克，盐适量。

做法：

1.西瓜皮洗净，削去外皮，切成丁。

2.猪排骨洗净，剁成小段，放入沸水中氽烫熟，捞出备用。

3.向煲内注入适量清水，大火煮沸后，投入处理好的西瓜皮、猪排骨，小火慢煮，30分钟后，用盐调味即可。

功效： 西瓜皮有清暑解热、止渴、利小便的功效。

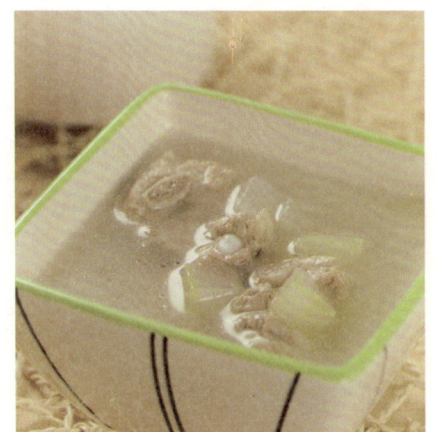

◆ 山药炖红豆

原料： 红豆100克，新鲜山药200克，糖适量。

做法：

1.红豆洗净，用清水浸泡一晚，沥干待用。

2.新鲜山药去皮，洗净后切块，下锅前先浸泡于清水中。

3.红豆倒入汤锅内，加适量水，先用大火煮开，再转小火煮约40分钟，然后放进山药块。

4.继续煮15~20分钟，加糖调味，熄火后焖约10分钟即可盛出食用。

功效： 红豆性平，味甘酸，具有健脾利水、清利温热的功效。

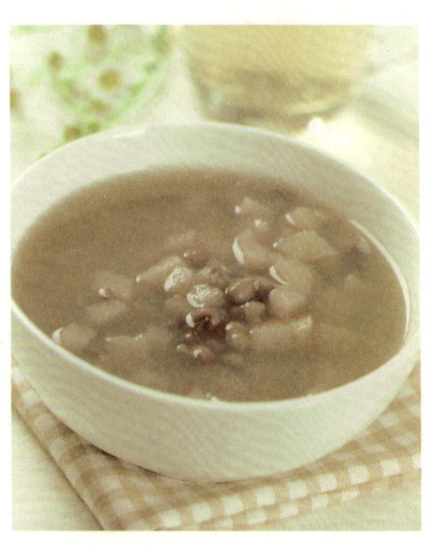

●● 产后脱发

"孩子笑，头发掉""孩子认得娘，头发落一场"，意思就是说，在生完宝宝2~3个月以后，宝宝会逗笑了，能认出妈妈了，新妈妈就开始掉头发了。

产后脱发医学上称为"分娩后脱发"。据统计，35%~45%的新妈妈都会出现这种脱发。现代医学研究认为，产后脱发现象实属一种生理现象，它与新妈妈的生理变化、精神因素及生活方式有一定的关系。一般在产后6~9个月就会自行停止，所以不要过分紧张。

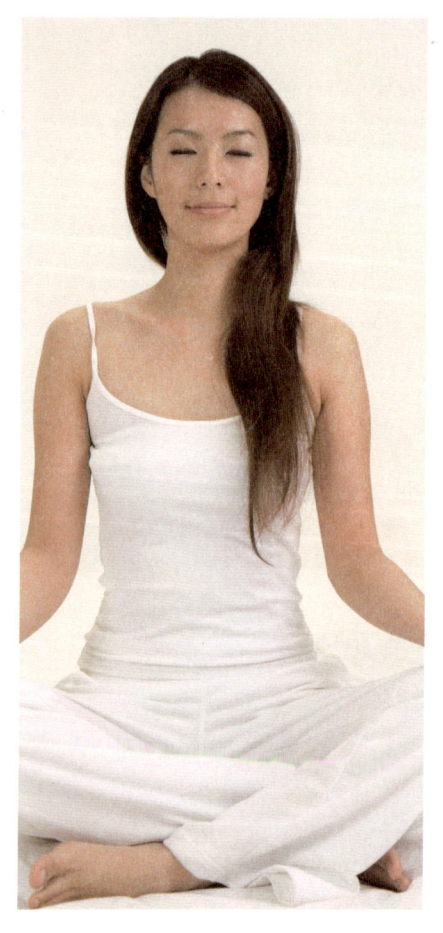

此外，女性怀孕期间对各种营养素的需求量增多，如不及时补充，在分娩后会造成其体内蛋白质、钙、锌、B族维生素的缺乏，这也会影响头发的正常生长及代谢，使头发枯黄、易断和脱落。另外，精神上受到不良刺激，也会诱发或加重产后脱发。产后脱发一般发生在分娩后2~6个月，头发先由黑变黄，接着从前额头发的1/3处开始脱落，使得发际线后移，随后两鬓和头顶部头发也逐渐脱落，最后使整个头发变得稀疏、枯黄。

因此，新妈妈除了要注意休息、保证睡眠、保持轻松愉快的心情外，如再辅以食疗法，对于防治产后脱发，效果颇佳。

●● 推荐食谱

◆ 芪归芝麻炖乳鸽

原料：黄芪30克，当归20克，黑芝麻20克，乳鸽1只，葱、姜、胡椒粉、盐各适量。

做法：

1.将乳鸽宰杀去毛及内脏，洗净后切块。

2.黄芪、当归、黑芝麻用水冲净，与鸽肉共放炖锅中，加入葱、姜、胡椒粉和盐，以小火隔水炖至鸽肉烂熟，拣去药渣。

功效：此粥能补气血、益肝肾，适用于产后血虚，眩晕耳鸣，腰膝酸痛，大便干结，头发稀疏的新妈妈。

◆ 何首乌粥

原料： 何首乌30克，大枣15枚，粳米50～100克，红糖少许。

做法：

1. 将何首乌煎取浓汁去渣。

2. 将粳米、大枣同煎汁放入砂锅内，加入适量水，用大火煮沸，改用小火煮约30分钟。

3. 加入红糖再煮一段时间即成。

功效： 此菜养血生发，适宜于妇女产后气血亏虚而引起脱发者食用。

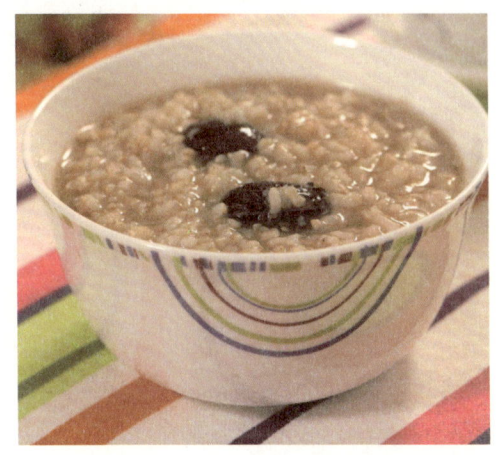

◆ 小炒虾仁

原料： 鲜虾仁50克，西芹250克，白果仁、杏仁、百合各25克，淀粉、盐、油各适量。

做法：

1. 西芹切段或片，与白果仁、杏仁、百合一同焯水。

2. 淀粉勾芡，给鲜虾仁上浆，并将虾仁放入油锅过一下。

3. 取出后与西芹等一同炒熟，放入盐调味即可。

功效： 西芹可促进食欲，虾仁蛋白质、钙质丰富，开胃补肾。添加白果仁、杏仁、百合一起炒，让来自海洋的营养变得更丰富。这道鲜脆、爽口、亮丽的菜肴，会让新妈妈情绪变好。

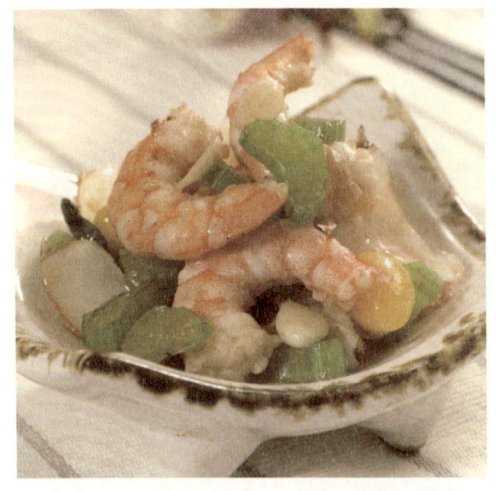

◆ 山药核桃炖猪脑

原料： 怀山药30克，核桃仁20克，猪脑1个，枸杞、食盐各少许。

做法：

1. 将猪脑挑去筋膜，洗净后放碗中；怀山药切片。

2. 将核桃仁捣细末，撒猪脑上，再加入适量水及食盐、怀山药片、枸杞，放锅内隔水炖至猪脑熟透即可。

功效： 此菜益气补肾、健脑生发，适宜于治疗新妈妈产后肾气亏虚而引起的脱发。

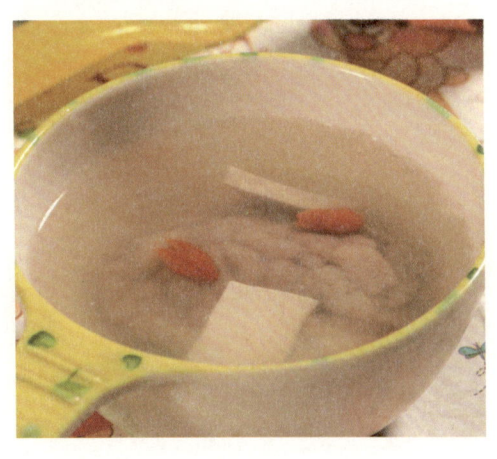

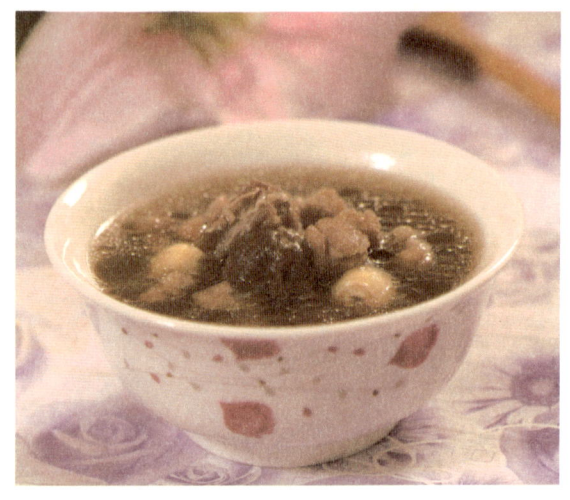

◆ 龙眼人参炖瘦肉

原料：龙眼肉20克，人参6克，枸杞15克，瘦猪肉150克。

做法：

1.将瘦猪肉洗净切成丁块，龙眼肉、枸杞用水冲净，人参浸润后切薄片。

2.全部原料共放炖盅内，加水适量，以小火隔水炖至肉熟即可。

功效：此菜大补元气、养血生发，适宜于治疗新妈妈产后气血亏虚而引起的脱发。

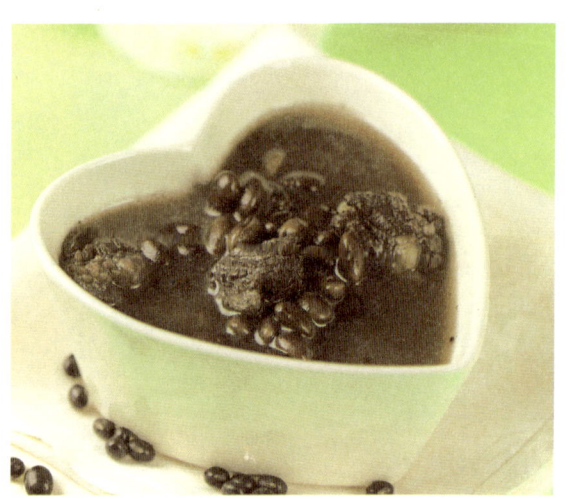

◆ 枸杞黑豆炖羊肉

原料：枸杞20克，黑豆30克，羊肉150克，姜、盐适量。

做法：

1.将羊肉洗净切块，用开水汆去腥味，再将枸杞、黑豆分别淘洗干净，与羊肉共放锅内。

2.加水适量，大火煮沸后，加入姜，改用小火煲2小时，加入盐调味即可。

功效：此菜滋阴补肾、养血生发，适宜于治疗新妈妈产后肾气亏虚、精血不足而引起的脱发。

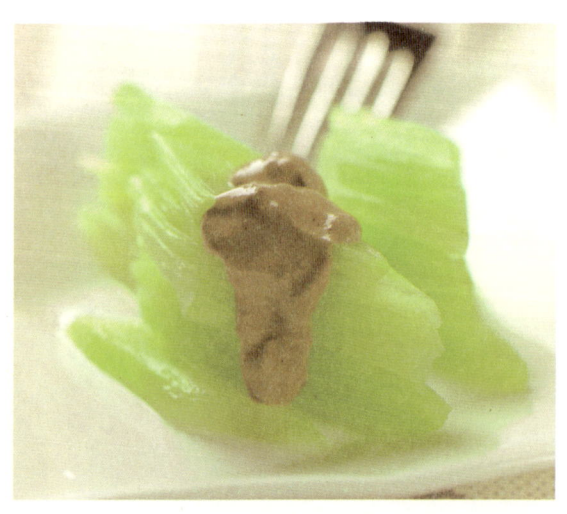

◆ 麻酱莴笋

原料：莴笋500克，芝麻酱50克，白糖、盐各1小匙。

做法：

1.将莴笋去皮洗净，切成0.5厘米粗的条，投入沸水中汆烫一下，捞出来沥干水。

2.将芝麻酱放入碗中，加适量温水，再加入盐和白糖，调匀。

3.将调好的芝麻酱淋在莴笋上，拌匀即可。

功效：此菜适用于肾亏血虚所致的脱发。

●● 产后失眠

很多新妈妈在将宝宝带来这个世界的同时，无意间被失眠缠上。这种产后失眠的现象并不少见。造成产后失眠的原因很多，如精神紧张、兴奋、抑郁、恐惧、焦虑、烦闷等。工作和学习压力过重、环境改变、噪声、光和空气污染等社会环境因素引起，晚餐过饱、睡前饮茶和咖啡等这些不良生活习惯也会造成失眠。此外，由于新妈妈在分娩过程中的疲劳，在生完宝宝以后，要经常想着照顾婴儿等原因，也会造成失眠。

那么怎么才能让新妈妈睡眠更好呢？提供以下建议供新妈妈们参考。

在睡觉前的30～60分钟里，应该做点能让自己放松的事，比如洗个澡、静静地读书……

如果睡前想吃些点心，可以选择低脂肪食物，比如，蘸果酱的面包片，或就着牛奶吃些谷类食品。想喝点东西的话，菊花茶和蜂蜜都是天然的镇静佳品。但要注意的是，上床前的3小时内不要吃得太多。

体育锻炼能够帮助新妈妈更好地入睡，提高睡眠质量。但锻炼也要讲究时间，如果锻炼时间与就寝时间太接近，会导致过于兴奋，身体温度过高，以至于难以入睡。所以尽量把锻炼时间安排在白天。

白天，宝宝小睡的时候，新妈妈可别跟着一起睡啊！婴儿每天大概要睡15小时，而成人睡眠每天只需要约8小时。所以，如果新妈妈白天小睡过3小时，夜间睡眠肯定会遇到问题。新妈妈如果确实疲劳，可以在每天的同一时间点休息，10～20分钟的小憩就能让你精力充沛。

饮食调节，可以在晚餐时吃一些能帮助入睡的菜品。这有助于改善夜间失眠的症状。

●● 推荐食谱

◆ 牛奶燕麦大枣粥

原料： 燕麦30克，牛奶120毫升，大枣5枚，冰糖4粒。

做法：

1.燕麦洗净，沥干后备用；大枣洗净。

2.煲内放入燕麦，加入200毫升水，大火烧开后转小火熬制20分钟。

3.至燕麦软烂浓稠时，熄火，用漏勺捞出燕麦，沥干。

4.煲洗净，放入煮过的燕麦，加入牛奶、冰糖和大枣，小火慢煲至牛奶烧开，燕麦粥浓稠即成。

功效： 牛奶中含有使人产生困倦感的色氨酸，可起到安眠的效果。

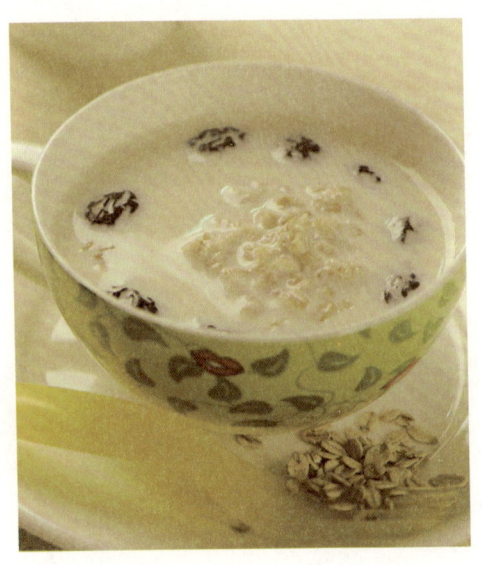

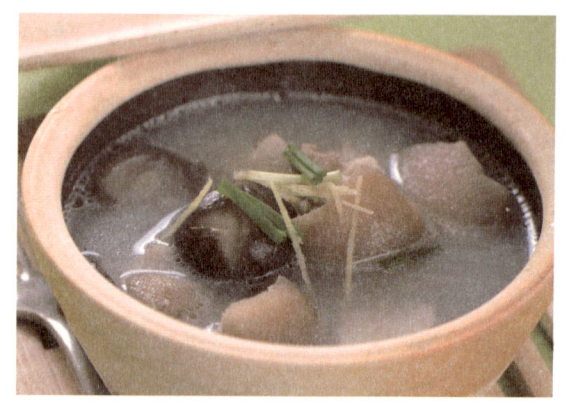 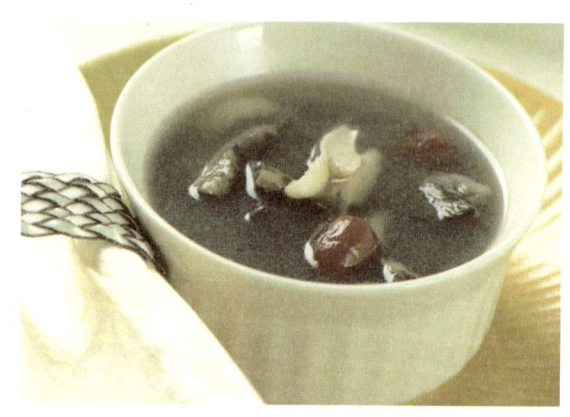

◆ 猪蹄豆腐炖香菇

原料：猪蹄500克，豆腐200克，鲜香菇50克，姜1片，葱2段，盐1小匙，鸡精少许。

做法：

1.将猪蹄洗净，剁成小块备用；豆腐放入盐水中浸泡10～15分钟，用清水洗净，切成小块备用；鲜香菇切去菌柄，洗净备用；姜洗净切丝备用。

2.锅置火上，加入2 500毫升左右清水，放入猪蹄，先用大火烧开，再用小火煮至肉烂。

3.加入香菇、豆腐、姜丝、葱段、盐、鸡精，稍煮几分钟即可。

功效：香菇有补肝肾、健脾胃、益智安神的功效。

◆ 百合芝麻猪心汤

原料：猪心1个，百合40克，大枣150克，黑芝麻100克，盐、鸡精适量。

做法：

1.猪心剖开边，切去筋膜，洗净，切片；百合、大枣分别洗净，大枣去核。

2.黑芝麻放入锅中，不必加油，炒香。

3.炖锅中加适量水，大火煲至水滚。

4.放入全部原料，用中火煲约2小时，加入盐、鸡精适量调味即可。

功效：百合有润肺止咳、清心安神之功效，对心悸、失眠、多梦有较好疗效。

◆ 羊腩苦瓜粥

原料：大米100克，燕麦2大匙，羊腩50克，苦瓜1条，姜片少许，盐、鸡精适量，料酒1小匙。

做法：

1.大米淘洗干净，浸泡30分钟；燕麦淘洗干净浸泡8小时。

2.羊腩整理干净切块，焯水烫透，除去血污；苦瓜洗净，去瓤切片，焯水烫透后捞出备用。

3.锅中加入清水、大米、燕麦，上火烧沸，下入羊腩、姜片及调料，搅拌均匀。

4.转小火，煮1小时，再下入苦瓜煮10分钟，放盐、鸡精，离火，出锅装碗即可。

功效：羊肉为血肉有情之品，有养血补心、治疗心悸作用。

◆ 金针黄豆排骨汤

原料：金针菜（黄花菜）25克，黄豆150克，生姜1片，大枣4枚，排骨300克，盐适量。

做法：

1.黄豆用清水泡软，清洗干净；生姜洗净；金针菜（黄花菜）剪去头部，清水洗净备用；大枣洗净，去核。

2.排骨用清水洗净，入沸水中汆烫，去除血水。

3.汤锅中加入1500毫升的水，用大火烧开，放入以上备好的原料，以小火煲1小时，加盐调味即可。

提示：巧用鲜橘皮煲汤去油腻：煮肉汤或排骨汤时，汤面往往会浮起一层厚厚的油，喝汤时油腻感也很重。如果在煲汤时放入几块新鲜橘皮，就可以大量吸收油脂，喝起来就没有油腻感，而且味道棒极了。

功效：黄花菜又名忘忧草、安神菜等，可健脾益气，增进食欲，促进睡眠。

◆ 水果莲子羹

原料：莲子50克，黄桃1个，荔枝100克，菠萝3片，冰糖、水淀粉各适量。

做法：

1.莲子挑去莲心，加适量水焖酥，用冰糖调味。

2.黄桃、荔枝、菠萝切丁入莲子汤中烧滚后加适量水淀粉勾芡成羹即成。

提示：将制好的莲子水果羹放入冰箱冷藏后食用味道更好。

功效：莲子味甘性温，具有健脾安神的功效。

◆ 桂圆莲子猪心汤

原料：猪心1个，莲子20克，太子参、桂圆肉各少许，盐适量。

做法：

1.将猪心洗净切片；莲子去心洗净；太子参、桂圆肉分别洗净。

2.把全部原料放入锅内，加清水适量。

3.大火煮沸后，转小火煲2个小时，放盐调味即可。

功效：猪心有安神定惊、养心补血之功效，可治惊悸、怔忡、自汗、失眠等症。

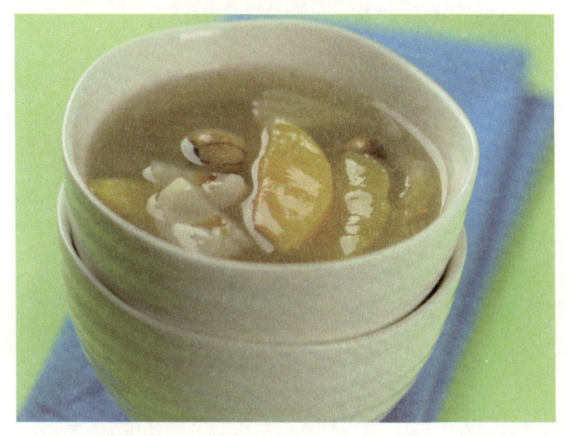

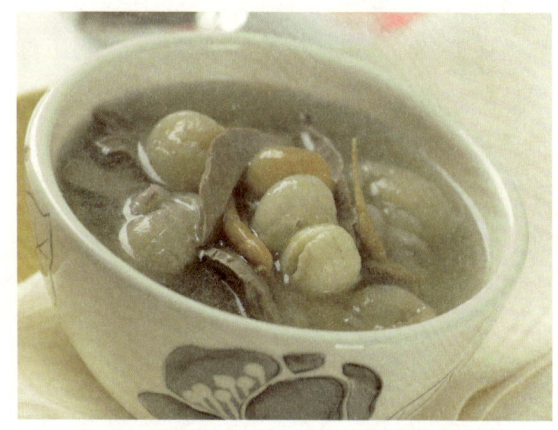

◆ 腊肉小米饭

原料： 小米300克，腊肉(生)150克，油菜心35克，盐4克。

做法：

1.将小米淘洗干净，去杂质，沥干水；油菜心洗净，挤去水，切成粒状；腊肉（生）切成小颗粒，放入盘中，备用。

2.不锈钢锅中倒入适量水，烧沸后放入小米、腊肉粒、油菜末、盐，再次烧沸后改用小火焖煮，煮熟后即可食用。

功效： 小米含有丰富的色氨酸，色氨酸能够抑制中枢神经兴奋度，产生一定的困倦感。

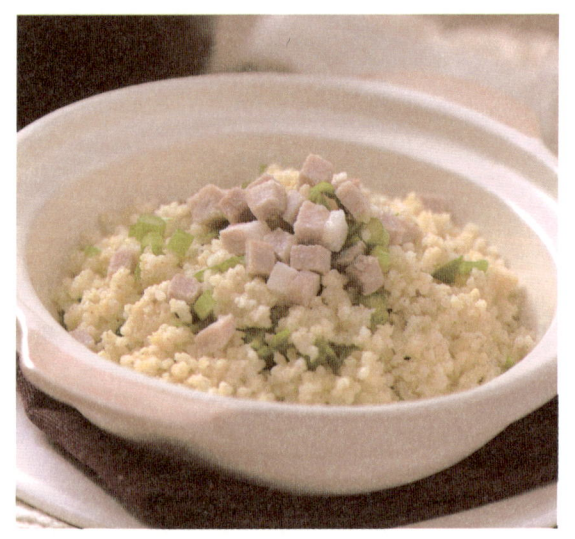

◆ 核桃薏米汤

原料： 核桃仁、薏米各70克，枸杞15克，去核红枣，白糖适量。

做法：

1.将核桃仁洗净，放入清水中浸泡；去核红枣洗净；薏米、枸杞子分别洗净备用。

2.锅中放入适量的清水，投入核桃仁、薏米，以大火煮沸后改中火慢煮。40分钟后，投入红枣、枸杞继续熬煮，再次煮沸后，改用小火熬煮，30分钟后用白糖调味即可。

功效： 核桃是一种滋养佳品，对改善神经衰弱、健忘、失眠、多梦有益。

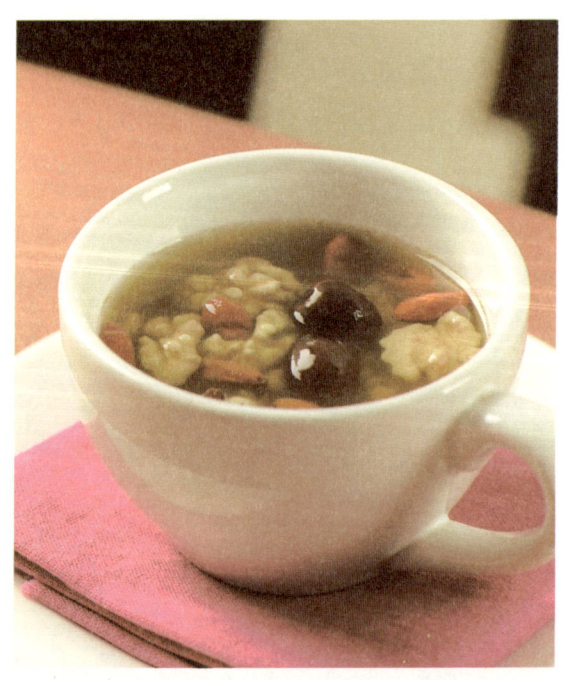

●● 产后腹痛

产后腹痛，又名儿枕痛，是指新妈妈分娩后出现小腹持续疼痛不止。中医学认为本病是由于产后血虚或寒凝宫中所致。

产后血虚腹痛： 因产时失血过多，血海空虚，胞脉失养，故产后小腹隐隐作痛，或腹中疼痛，喜温喜按，腹部柔软无块，恶露量少色淡；或伴头晕眼花，心悸失眠，短气乏力；或大便干燥，舌质淡，苔薄白，脉细弱。

产后寒凝腹痛： 因产时血室正虚，风寒之邪乘虚入侵胞脉，血为寒凝，阻滞气机，气血运行不畅，故产后小腹疼痛拒按，或有冷感，得热稍减，按之有块；或恶露量少，色紫黯有块，排出不畅；或胸胁胀痛；面色青白，四肢不温；舌质正常或紫黯，脉沉紧或沉弦。

饮食方面： 血虚腹痛者宜选用具有补血止痛的药食，如猪肝、猪蹄、阿胶、桂圆肉、当归、白芍、陈皮、砂仁等，不宜食用具有化瘀破血之物，如桃仁、红花等。寒凝腹痛者宜选用具有散寒活血止痛的药食，如狗肉、羊肉、干姜、高良姜、附子、肉桂等，不宜食用苦寒药食，如黄连、黄芩等；忌生冷饮食。另外，可对症选用下列保健食谱进行疗养。

●● 推荐食谱

◆ 当归党参羊肉羹

原料： 羊肉500克，当归10克，党参10克，大枣15枚，陈皮4克，葱、姜、料酒、食油、食盐各适量。

做法：

1.将羊肉洗净，切成块。

2.将羊肉块放入砂锅中，加入葱、姜、料酒，焖片刻，加清水适量及当归、党参、大枣、陈皮，用文火炖至肉熟透，加入食油、食盐调味。

注：食肉喝汤。每日1剂，连食数日。

功效： 此菜益气补血，行气止痛。适用于产后气血两虚腹痛。

◆ 八宝鸡

原料： 肥母鸡1只（约1500克），猪肉500克，党参、白术、茯苓、炙甘草、熟地、白芍各10克，当归15克，川芎6克，盐15克，葱、姜各10克。

做法：

1.肥母鸡宰后去毛，剖腹去内脏，洗净，切成小块；猪肉洗净，切成小块；八味中药用干净纱布包裹。

2.将鸡肉、猪肉放入锅中，加适量水，并把药包放入锅中烧开，再加入葱、姜、盐，炖至鸡肉及猪肉烂熟，取出药包即可。

3.再入锅，加水煮透，放入冰箱备用。

功效： 此菜益气养血，生精濡脉，补养五脏。适用于产后气血虚弱、筋脉失养所致的腹痛。

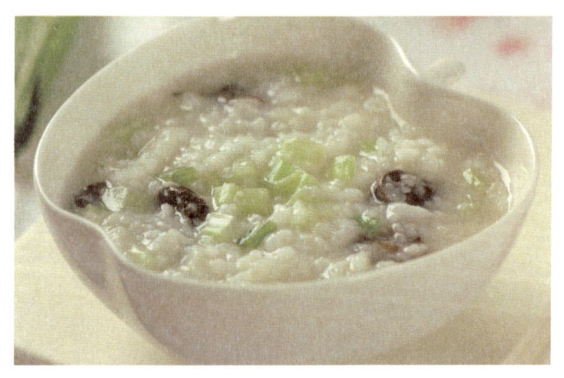
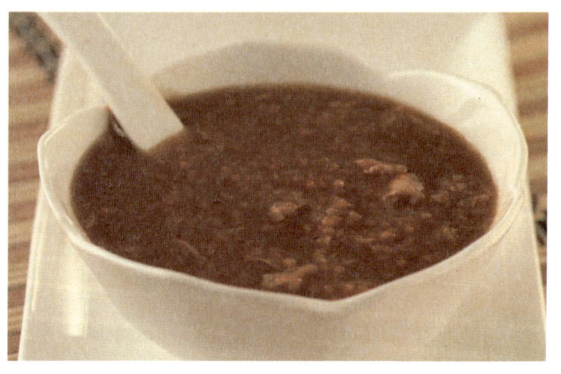

◆ 芹菜山楂粥

原料：芹菜100克，山楂10枚，大米100克，盐少许。

做法：

1.把大米淘洗干净，山楂洗净切片，芹菜洗净切成颗粒状。

2.把大米放入锅内，加水煮沸。

3.用小火煮30分钟，下入芹菜、山楂。最后再煮10分钟加盐调味即可。

功效：山楂可消食健胃，行气散瘀，用于治寒湿气小腹疼。

◆ 小米鸡蛋红糖粥

原料：小米100克，鸡蛋3只，红糖100克。

做法：

1.先将小米淘洗干净；鸡蛋打入碗中，搅匀备用。

2.在洗净的煮锅内放入清水、小米，置于炉火上。先用旺火煮沸，再用小火熬煮至粥成，打入鸡蛋搅匀，略煮，以红糖调味即成。

功效：此粥补脾胃，益气血，活血脉。适用于新妈妈产后虚弱、口干口渴、产后虚泻、恶露不净、产后腹痛，是新妈妈产后补养保健佳品。

◆ 山楂肉丁

原料：猪后腿肉250克，鲜山楂10个，姜末、酱油、白糖、精盐、湿淀粉、干淀粉、黄酒、花生油各适量。

做法：

1.猪后腿肉切小丁，刀背轻拍，拌入黄酒、精盐、湿淀粉，拍上干淀粉，花生油烧至六成热，将肉逐块炸一下，捞起沥油，花生油再烧热，再次略炸捞起，待油温八成热时，再炸至脆。

2.鲜山楂去核心，加少许水煮烂，压泥。

3.锅内放花生油烧热，姜末爆锅，倒入山楂泥翻炒，再加少许酱油、白糖，熬成稠厚卤汁，倒入肉丁，翻炒片刻即可。

功效：此菜活血养血，祛瘀止痛。适用于治疗各种血瘀型产后腹痛。

●● 产后恶露不尽

　　一般情况下，产后3周以内恶露即可排净，如果超过3周仍然淋漓不绝，即为"恶露不尽"。在中医典籍《胎产心法》中提到："由于产时伤其经血，虚损不足，不能收摄，或恶血不尽，则好血难安，相并而下，日久不止。"因此，恶露不止多与"虚损"或"血瘀"有关。

　　虚损多由于体质虚弱，正气不足，产时失血伤气，导致冲任不固，不能摄血。此类新妈妈应多选用人参、熟地、茯苓等具有益气、摄血作用的中草药进行调理。而血瘀则是由于新产之后，胞脉正虚，寒邪乘虚而入与血相搏，形成瘀结所致。对此应选用益母草、山楂等进行活血化瘀、行气止痛治疗。此外，还有一部分新妈妈产后恶露与血热有关。

●● 推荐食谱

◆ 山楂益母茶

原料：生山楂50克，益母草50克，水500毫升，砂糖100克。

做法：

1.生山楂去核、切片。

2.将山楂片和益母草放入锅中，加水500毫升，煎熬，直至水和食材共400克。

3.将渣去掉，再加入砂糖100克，收膏。

注：每次服20毫升，每日2次。

功效：山楂甘酸微温，能消食、健胃、化瘀，常用于血瘀痛经、产后恶露不尽等。而益母草味辛，味苦微寒，入心肝血分，能活血化瘀。

◆ 益母草泡大枣

原料：益母草20克，鲜大枣100克，红糖20克。

做法：

1.将益母草、鲜大枣分放于两碗中，各加650毫升水，浸泡半小时。

2.将泡过的益母草倒入砂锅中，大火煮沸，改小火煮半小时，用双层纱布过滤，约得200克药液，为头煎。药渣加500毫升水，煎法同前，得200克药液，为二煎。

3.合并两次药液，倒入煮锅中，加鲜大枣煮沸，倒入盆中，加入红糖溶化，再泡半小时即可。

功效：益母草以有益于妇女而得名，为妇科圣药，被视为治疗月经不调、胎漏难产、产后恶露不尽、瘀血腹痛之上品。

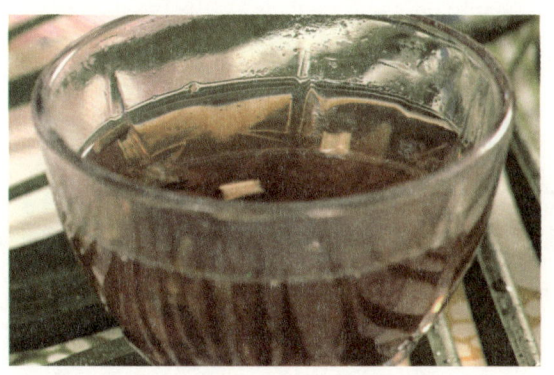

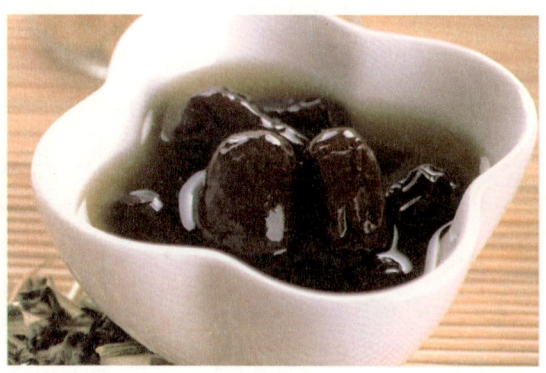

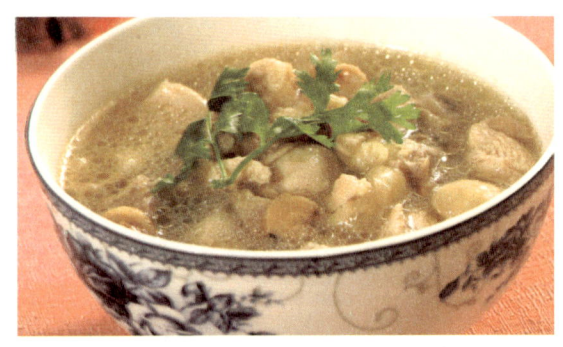

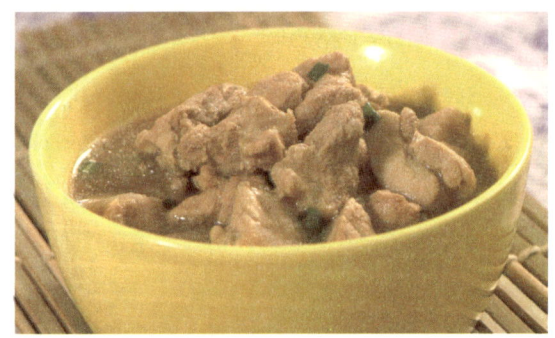

◆ 参芪炖肥母鸡

原料： 人参6克，黄芪30克，肥母鸡1只（约1500克），姜末、精盐、料酒各5克。

做法：

1.将肥母鸡宰杀，用沸开水烫过，去毛，剖腹挖出内脏，清水冲洗净，切成小块，备用。

2.把人参、黄芪洗净，切成片，备用。

3.锅内，加清水适量，置炉火上，旺火煮沸，放入鸡肉块、人参、黄芪、姜末、料酒，加锅盖，煮至鸡肉烂熟，再加入精盐调味，继续煮片刻后，即可离火。随意食肉喝汤。

功效： 此菜养血生精，益气摄血，补养五脏。对于新妈妈产后气虚、血失而致的恶露不尽疗效较好。

◆ 鸡蛋羹

原料： 鸡蛋3个，阿胶30克，甜酒100克，精盐1克。

做法：

1.先将鸡蛋打入碗内，用筷子搅匀，备用。

2.把阿胶打碎，在锅内炒泡，加入甜酒和少许清水，用小火煎煮，待胶化后，倒入鸡蛋，点入精盐调味，稍煮片刻即可食用。

功效： 此羹滋阴养血，清热宁血，调养冲任。对新妈妈阴血不足、血虚生热、热迫血溢而致的产后恶露不尽很有效，既可养血又可止血。

◆ 芪归炖鸡汤

原料： 小母鸡1只（约1000克），黄芪50克，当归10克，精盐5克，胡椒0.5克。

做法：

1.将小母鸡宰杀，去毛及内脏，剁去鸡爪及嘴壳，用清水洗净。

2.将黄芪的粗皮去掉和当归一起洗净待用。

3.把整只鸡放入砂罐中，加入清水400克，待烧开之后撇去浮沫，最后放入黄芪、当归、胡椒，用小火炖两小时左右，加入精盐，再炖两分钟即可食用。

功效： 此汤具有益气生血、补益五脏、化瘀止血、促进新妈妈早日康复的作用，同时防治新妈妈产后气血虚弱或兼气虚血瘀所致的产后腹痛、恶露不止等病。

◆ 小米鸡蛋红糖粥

原料： 小米100克、鸡蛋3个、红糖适量。

做法：

1.将小米淘净后倒入锅中加适量水，煮沸后改为小火再煮约一刻钟。

2.将打散的鸡蛋匀撒在粥中，放入红糖后即可食用。

功效： 此粥可健脾益气、补血活络，对产后虚弱、恶露不尽有一定的治疗作用。

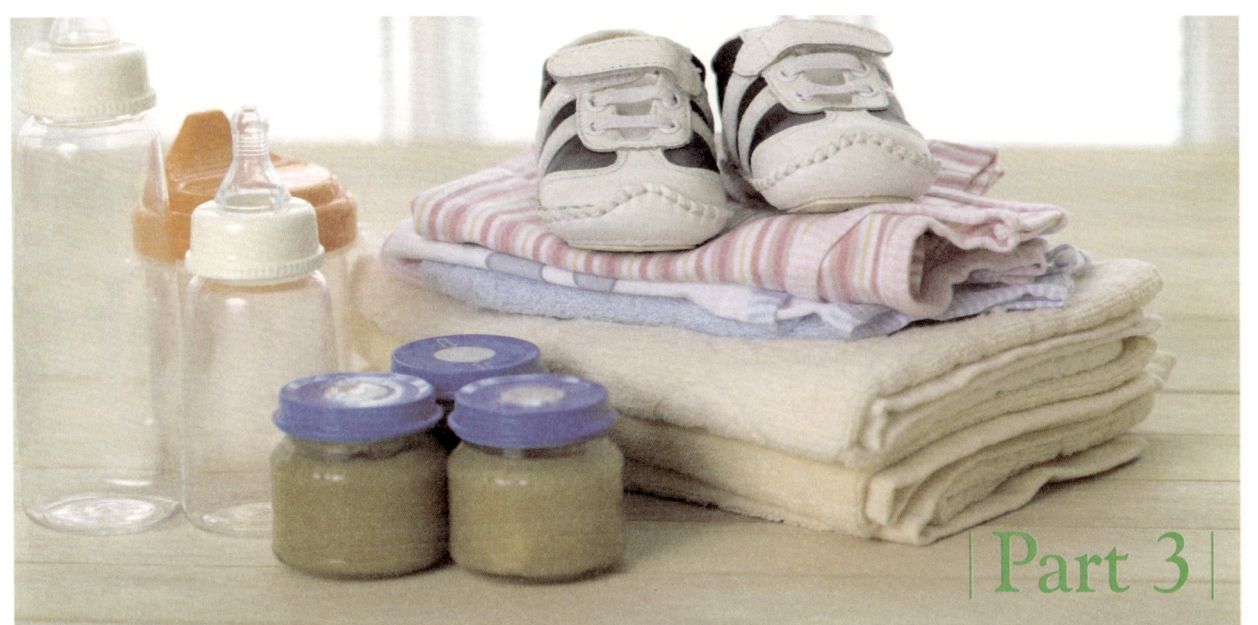

Part 3

新生儿养护

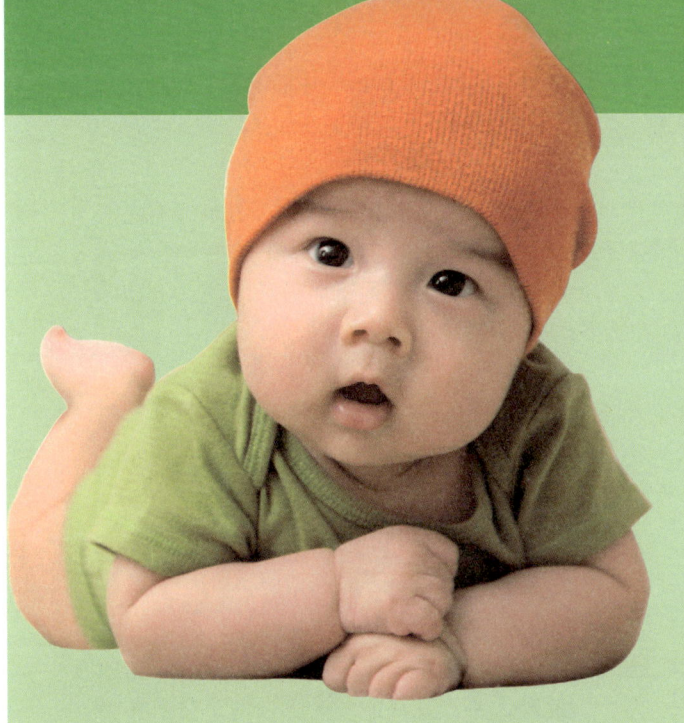

阅读关键提示

- 新生儿的生理特点
- 新生儿的特殊生理现象
- 新生儿的心理发育特点
- 新生儿的喂养
- 新生儿的日常护理
- 新生儿常见病的防治

胎儿从脱离母体到出生后28天，医学上称为新生儿期。这是孩子离开母体开始独立生活的第一阶段，身体变化很大，所以保健护理非常重要。新妈妈应熟练掌握相关问题的处理方法，以确保新生儿的健康。新生儿护理保健主要包括以下方面。

1 脐部护理。新生儿的脐带，一般3～7天后脱落。脐带未脱落前要注意检查包扎脐带的纱布有无渗血。脐带脱落后，脐孔窝里如发现有血水或流脓，有渗出物可涂碘伏溶液，保持干燥，及时去医院治疗。

2 保温。因为新生儿调节体温的功能差，易受冷引起肺炎、感冒等病，故要保持理想的室温。一般以22～24℃为宜。早产儿的体重越低，越要注意保暖。可以用热水袋，有条件的可用空调等设备取暖。

3 口腔卫生。新生儿口腔黏膜柔嫩，血管丰富，较干燥。于上腭中线两旁及牙龈边缘上常可见黄白小点，这是上皮细胞堆积或黏液腺潴留肿胀所致。此小点叫上皮珠，俗称马牙，切勿挑擦，挑擦后轻者引起局部溃烂，重者可能引起败血症。

4 呼吸道护理。新生儿的呼吸特点是浅而慢，节律不同，因此必须保持新生儿呼吸道通畅。如鼻腔内有黏液，可用消毒棉花轻轻擦去。感冒时，常引起新生儿鼻塞，影响吃奶，可在吃奶前用0.5%盐酸麻黄碱滴鼻液，每次一滴，严禁用成人的滴鼻净药水，以免新生儿中毒。

5 皮肤护理。胎脂有保护皮肤的作用，出生后数小时可逐渐被新生儿吸收，不要清洗。新生儿皮肤柔嫩，易擦伤引起感染，特别是颈下、腋下、大腿根部和臀部，应每天清洗，以防止感染。

6 洗澡。新生儿新陈代谢旺盛，经常洗澡可使其皮肤清洁，改善其血液循环。洗澡时要先洗新生儿的头面部、颈部，然后洗全身。要注意耳后、颈、腋下、肘部、腹股沟等皱褶处的清洁卫生。女婴外阴部冲洗要由前到后，以防止肛门周围的粪便污染阴道及尿道。洗完澡后要用干毛巾擦干身体，并在皮肤皱褶处扑上婴儿爽身粉。

7 睡眠。新生儿除了吃奶、换洗外，几乎都在睡眠中，睡眠时应避免光线直接刺激眼睛。新生儿的头大、脊柱直，平躺时背和后脑勺在同一平面上，不会造成"落枕"等意外，所以不必枕枕头。如果担心孩子吐奶，可以适当把孩子的上半身垫高一些。

8 用药。新生儿用药要慎重。要在医生指导下治疗疾病，不要随便给新生儿用药。

9 要妥善护理早产儿。早产儿酸碱调节功能差，易发生水、电解质紊乱和低血糖(早产儿糖原储存少，又由于肾小管重吸收葡萄糖能力低下)，此外，早产儿还易发生高血糖、贫血和严重感染。必须注意科学护理。方法有：布置适合的早产儿房室、维持早产儿体温稳定、合理喂养早产儿、预防早产儿感染、维持早产儿有效呼吸、密切观察早产儿病情等。

01 新生儿的生理特点

　　新生儿初离母体从剪断脐带的瞬间，开始了独立的生命活动。但是新生儿对外界环境的适应能力很差，如果护理不当，很容易引起疾病。为了宝宝能健康地成长，必须了解新生儿生理特征。正常新生儿的生理特征主要包含呼吸、脉搏、体温、睡眠、皮肤、大便、体重和身长几个方面。每一方面的发展指标，均对新生儿的未来发展具有重要的影响，必须给予重视。

●● 什么叫新生儿期

　　从宝宝出生到出生后28天，为新生儿期，共4周。这段时间是宝宝的脆弱期，因为胎儿一直在母体内生活，自剪断脐带的一瞬间，新生儿的呼吸、排泄等一切为了能生存下去的所有事情都必须自己去做。也可以说新生儿进入了独立生活的环境，各器官需要进一步完善，其功能需要进行有利于生存的重大调整。因此，对外界环境适应能力差、抗病弱的新生儿，就要为自己的健康成长，渡过一道道难关。

　　此间如果对新生儿护理不当，易导致新生儿患上疾病。为了保证新生儿健康成长，新爸爸、新妈妈须对新生儿的生理特点及常见的异常现象有足够的认识，并做好对新生儿护理、喂养和疾病的防治，从而保证宝宝健康成长。

温馨提示 年轻的父母在享受新生命带来的喜悦与快乐时，还应掌握一些新生儿期的保健知识，如保暖、喂养、清洁卫生、隔离消毒等，从而愉快、幸福、平安地抚育宝宝。

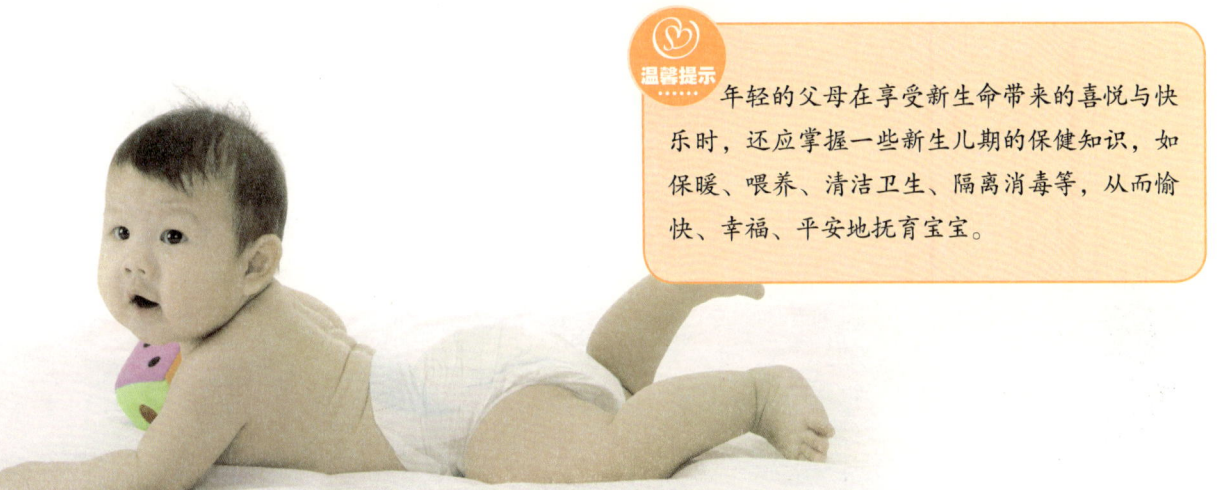

●● 足月新生儿有哪些特征

足月新生儿特征有如下几点。

头部

新生儿的头比较大，头发多少不一。头部奇怪的形状，通常是由于分娩过程中的挤压造成的，两周后头部的形状就会变得正常。在头顶部有两块软的区域，称为前、后囟门。该处的颅骨组织尚未连接在一起。

眼睛

新生儿两个眼球呈黑褐色，由于分娩的挤压，其眼睑有些浮肿，数天后即可消退。正常新生儿出生后对光亮就有反应，当用强光照射新生儿时，宝宝会立即闭上眼睛。

听力

当身后突然发出声响时，新生儿闭着的眼睛会睁开，或者眨眼，说明宝宝听力正常。

四肢

新生儿四肢较短，取外展和屈曲的姿势，颜色略呈青紫，这是因为新生儿的循环系统尚未充分地发挥作用。待正常呼吸后不久，青紫即会消退。指甲较长。四肢活动有力。

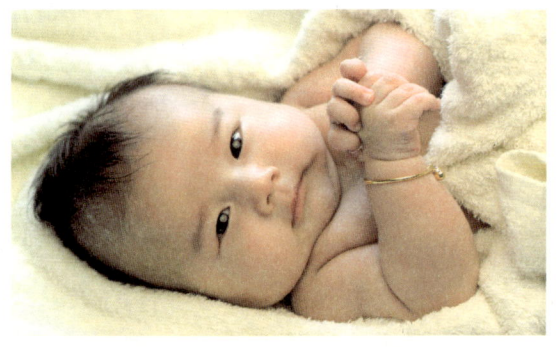

乳房

不论男婴还是女婴，出生时两侧乳房都略肿胀，甚至渗出少量乳汁，几天后肿胀即可消退。

生殖器

男婴和女婴出生时，其生殖器都显得比较大。男婴的阴囊大小不等，睾丸可降至阴囊内，也可停留在腹股沟处或摸不清，阴茎、龟头和包皮可有松弛的黏膜。女婴的小阴唇相对较大，大阴唇发育好，能遮住小阴唇，处女膜微突出，可能有少许分泌物流出。

皮肤

新生儿皮肤细嫩而有弹性，呈粉红色，外覆有一层奶油样的胎脂。在鼻尖、两鼻翼和鼻与颊之间，常有因皮脂堆积而形成的黄白色小点。胎毛于出生时已大部分脱落，但在面部、肩上、背上及骶尾部仍留有较少的胎毛。斑点及皮疹是很常见的，几天后会自动消失。一些新生儿身上常见的胎痣，如红色斑点、莓状痣、青斑等，不久就会消失。

粪便与尿

新生儿第一次排出的粪便为墨绿色、黏稠状物，几乎无臭味，称作"胎粪"。一旦开始喂奶，其粪便颜色就会改变，2～3天后渐渐变成棕黄色的乳儿粪便。很多新生儿第1天就排尿，个别的在出生后第2天排尿。如果两天仍未排尿，新父母就要查找原因。

哭声

正常新生儿出生后就会哭，而且声音洪亮、有力。

神经反射能力

正常新生儿具有维持生存的神经反射能力，如用手指或衣物碰触到婴儿脸颊部或嘴角时，婴儿立即把头转向碰触的一侧，并张口寻找。这种表现医学上称为"觅食反射"，如将手指放进婴儿嘴里就会引起新生儿的吸吮动作，这称为"吸吮反射"。

通过上述检查，可以发现新生儿有无先天性异常、缺陷，一切表现正常说明新生儿健康良好，符合正常新生儿的特征。

温馨提示

凡是胎龄在37～42周（259～294天），出生体重2 500～4 000克，身长在45厘米以上的宝宝，为足月（或成熟）新生儿。如果胎龄已足，但体重不足2 500克的，只能称为成熟不良儿或低体重儿。初到人间的足月胎儿，身上皮肤粉红、细嫩，头显得很大，呼吸微弱得听不见，四肢屈曲在胸前，似乎还像在子宫里一样，几乎整天都在熟睡之中。

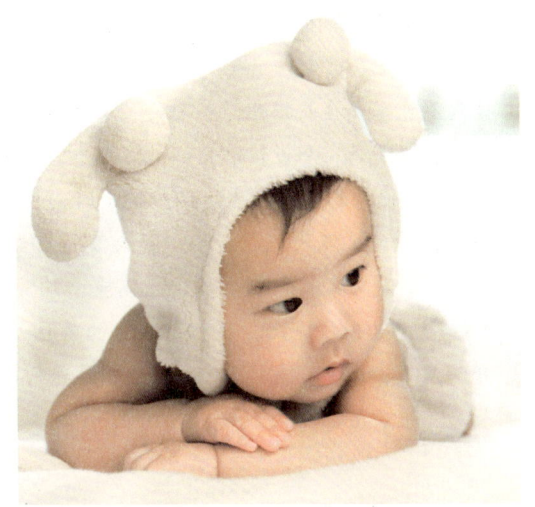

●● 怎样给新生儿发育状况评分

经过医学专家的研究，采用阿普加（Apgar）评分（如下表所示）来衡量新生儿发育状况是最理想的方法。阿普加评分法重点是以出生后1分钟及5分钟的心率、呼吸、对刺激的反应、肌张力及皮肤颜色5项体征为依据，对新生儿进行评析。满分为10分。

新生儿阿普加评分法			
体征	0分	1分	2分
心率（次/分）	无	<100次	> 100次
呼吸	无	慢且不规则	正常且哭声响
反射	无反应	正常且哭声响	哭、打喷嚏
肌张力	松弛	四肢略弯曲	四肢能活动
皮肤颜色	青紫	躯干红、四肢青紫	全身红

温馨提示

正常新生儿的生理特征

1.呼吸和脉搏。新生儿刚出生时呼吸没有规律，以后逐渐地稳定下来，呼吸每分钟40次左右，脉搏也没有规律，一会儿快，一会儿慢，每分钟为120～160次。

2.体温。新生儿出生时体温在37～38℃，不久即开始下降，12～24小时回升到36～37℃之间。新生儿体温中枢发育尚不健全，控制血管舒缩的自主神经功能不够健全，皮下脂肪较薄，保暖能力较差。因此，新生儿的体温易受外界影响。

3.睡眠。新生儿期一般一天睡18～22小时，以后睡眠时间逐渐缩短。

4.皮肤。出生3～4天婴儿的皮肤变得干燥，有剥落现象，1周以后新生儿皮肤逐渐柔软光润、呈粉红色。新生儿出生后2～3天，皮肤常渐渐变黄，第4～5天明显，8～12天后自然消退，新生儿除皮肤发黄外，全身情况良好，无病态，此为新生儿生理性黄疸。

5.大便。新生儿出生后10～12小时内排出的胎便，呈暗绿色、黏稠、无臭味。生后3～4天大便变为黄色、泥状，以后排出的大便具有母乳喂养所特有的甜酸臭味。

6.体重、身长。新生儿出生体重平均3 200克左右。只要在2 500克以上的都属于正常，低于2 500克的为低体重儿，高于4 000克的为巨大儿。出生后3～4天内由于排泄大便，以及身体表面水分的蒸发，体重可减轻200～300克，这是暂时性下降，大约1周可恢复。我国足月新生儿的标准身长为50厘米左右。

●● 新生儿的体重、身长应是多少

体重是身体一切器官和体液的总重量。正常新生儿出生时体重平均为3 200克左右，女孩比男孩轻一些。在出生后的第3～4天体重会比刚出生时减少200～300克，这叫生理性体重下降，不必担心。在出生后的7～10天内可恢复到初生时的体重，以后逐渐增加。正常足月儿生后第一个月体重可增长1 000～1 500克，平均增重900克。新生儿身长是反映骨骼发育的一个指标。一般正常的新生儿，身长约50厘米。这是平均值，具体到每个新生儿会有个体差异。早产的宝宝当然小些，双亲身材矮小的新生儿多半也不大。从整个新生儿期到满月时，身长可增加5～6厘米。

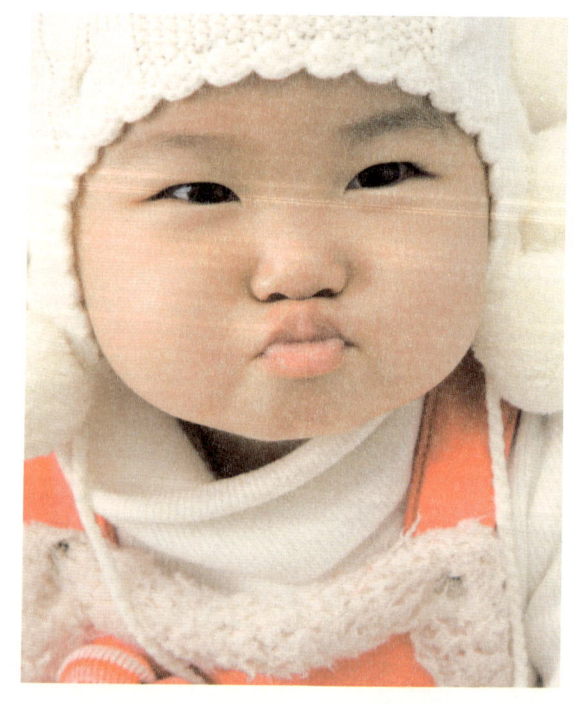

●●● 新生儿的头围和胸围应是多少

从枕后结节，经眉弓上方绕头一周的长度即为头围。测量新生儿的头围，可以反映脑与颅骨的发育情况。出生时新生儿头围平均值为34厘米（32～36厘米）；出生后前半年增加8～10厘米，后半年增加2～4厘米；1岁时平均为46厘米；2岁时可达48厘米；5岁时50厘米；15岁时接近成年人，为54～58厘米。头围过小或过大都属不正常。过小可能是脑发育不良，过大可能是脑积水或颅内肿瘤。

沿乳头下缘，绕胸一周的长度为胸围。新生儿出生时胸围比头围小1～2厘米，平均为33厘米；6个月前后，头围和胸围大致相同；1岁时胸围和头围相等；2岁后胸围超过头围。1岁至青春前期胸围超过头部的厘米数约等于小儿年龄数减1。

●●● 新生儿的呼吸与脉搏是怎样的

新生儿在出生后，以腹式呼吸为主。开始时不大会呼吸，呼吸节律不规则。新生儿的肺容量较小，但新陈代谢所需要的氧气量并不低，故只能加快呼吸次数来满足需要。呼吸频率每分钟为40次左右。在正常情况下，新生儿脉搏的特点是快而波动大，一般在120～160次/分钟。刚哭完和刚吃完奶或发生呼吸障碍时，脉搏数会增加。测量呼吸要在婴儿安静时把手放在新生儿腹部上，以上下起伏一回为1次。如果1分钟的呼吸数在60次以上，或者是在30次以下时，需请医生检查治疗。

●●● 新生儿的体温应该是多少

新生儿的体温中枢发育不完善，而且皮下脂肪薄，保温能力差，散热快，体温常常不稳定。特别是初生时，新生儿从温度恒定的母体来到温度较低的体外，体温往往要下降2℃左右，以后可逐渐回升，一般12～24小时内稳定在36～37℃。

有一种情况值得注意：当室温过高，新生儿通过增加皮肤水分来蒸发散热，如果水分不足，可使血液浓缩，体温骤然升高。医学上称作"脱水热"。

新生儿还不能很好地调节体温，因此要用衣服、被子、室温调节。应经常保持体温在37℃左右。酷夏和寒冬，更要注意调节室温和衣、被。

新生儿患脱水热时怎样护理

温馨提示

1.补充水分：每2小时喂一次浓度为5%的白糖水或葡萄糖水，每次喂15～30毫升。如果喂水有困难，可考虑静脉滴注补液。

2.尽量实施母乳喂养。

3.不要滥用退烧药。

4.发热或退热后48小时内不要给孩子洗澡。

5.高热不退(腋温≥40.5℃)或出现抽搐者应立即送医院救治。

●●● 新生儿的大便和排尿情况怎样

新生儿的大便在出生后1～2天内排出，黑绿色黏稠、无臭味的大便叫胎便；从出生后48

小时左右，变为混着胎便的乳便；出生4～5天以后，变成没有胎便混杂的乳便，为黄色。

正常的新生儿，如果母乳喂养，大便次数每天可达6～8次，为金黄色、较稀的软便，且便中无奶瓣；如果配方奶喂养，大便呈浅黄色，每天一两次。

如果新生儿的大便每天超过8次，或者便中有奶瓣、黏液，或稀水便，就可能是病态，应及时去医院检查治疗。若超过24小时不排胎便，应去医院检查有无消化系统疾病。

新生儿出生时，在膀胱内有少许尿液，一般在出生后24小时内排尿，最初几天的排尿情况分别为：第一天2～3次，第一周内每天4～5次，一周后可达10余次，多者可达20次左右。尿液透明，微带黄色，尿内含有微量蛋白。

温馨提示　新生儿每天的大便次数很多，多属正常现象。这是因为新生儿的神经系统发育尚不完善，大脑的调节功能较差，而且新生儿的肛门括约肌发育还不成熟，所以只要有大便积聚在直肠内，就随时可以引起排便，使新生儿的大便次数较多。

●●● 新生儿的皮肤是怎样的

刚刚出生的新生儿皮肤呈浅玫瑰红色，皮脂腺分泌旺盛。出生时皮肤上覆盖着一层胎脂，有保护皮肤不受细菌侵入及保暖的作用。出生后会被自然吸收，不易擦掉，位于颈下、腋下及大腿弯、小腿弯等处的胎脂于出生后6小时左右，需用消毒的植物油轻轻擦去，避免胎脂刺激皮肤。

新生儿皮肤薄嫩，易受损而发生感染。所以要护理好皮肤，尿布要勤换，衣服要清洁、柔软、宽松，要勤洗澡、擦身。在出生后的3～4天，新生儿的全身皮肤可变得干燥，这是由于在此以前胎儿一直生活在羊水里，当来到新的世界后，皮肤就开始干燥，表皮逐渐脱落，1周以后就可以自然落净，不要硬扯下。由于新生儿皮肤的角质层比较薄，皮肤下的毛细血管丰富，因此新生儿在"落屑"以后，皮肤呈粉红色，非常柔软光滑。

●●● 新生儿的睡眠是怎样的

一般新生儿每天大部分时间都在睡觉，有18～22个小时是在睡眠中度过的。只有在饥饿、尿布浸湿、寒冷或者有其他干扰时才醒来。但也有少部分"短睡型婴儿"，出生后即表现为不喜欢睡觉，或者睡眠时间比一般婴儿短。

只要新生儿睡眠有规律，睡醒后精力充沛、情绪稳定、食欲良好，其体重、头围、胸围等均在正常的范围内增长，就说明孩子没有睡眠不足的问题。新生儿的睡眠时间因人而异，不能单独以睡眠时间长短来判断孩子的生长是否正常。

温馨提示　要为新生儿的睡眠创造良好、舒适的环境，空气要清新，室温以22～24℃为宜，光线要柔和，环境要安静。

02 新生儿的特殊生理现象

　　新生儿的特殊生理现象一般包括生理性黄疸、螳螂嘴、生理性体重下降、脱水热、乳房肿胀、四肢抽动、阴道流血、马牙、新生儿包茎、红色尿等方面，对于这些特殊生理现象，作为新生儿的父母，首先不应紧张，其次要了解导致这些状况的缘由，最后采取有效措施进行科学、妥善的治疗与护理。下面列举了各种易出现的特殊生理现象及其处理方法，以供参考。

●● 新生儿的体重为什么会下降

　　新生儿体重下降的原因，主要是胎儿出生后排出了胎粪和小便，吐出了较多的羊水和黏液，以及呼吸和出汗时排出一些水分等因素，造成了摄入少、排出多的现象，因此新生儿这种体重下降不是病。在这种情况下，只要给宝宝多喂一些水，提前哺乳，保持奶量充足，即可以减少"生理性体重下降"现象，甚至完全杜绝这种现象的出现。

　　但是，如果新生儿体重低于出生时体重的10%，或两周还没有恢复到出生时的体重，就要考虑是否由食奶不足、吐奶、腹泻或其他疾病引起的，新生儿父母应及时带孩子到医院请医生诊治。

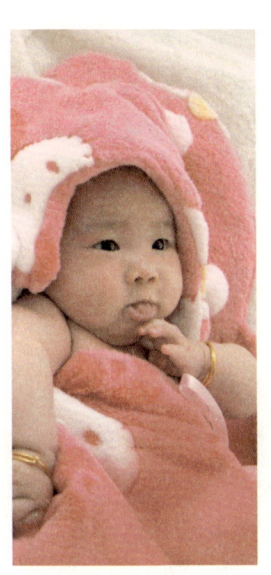

●● 新生儿的皮肤为什么发黄

　　出生后2~3天，有的新生儿皮肤逐渐发黄，有的新生儿连白眼珠（巩膜）也发黄，第4~5天明显，8~12天后自然消退。新生儿除皮肤发黄外，全身情况良好，无病态，医学上把这种现象叫新生儿生理性黄疸。

　　为什么会出现发黄呢？因为胎儿在母亲体内时，氧气的来源靠母体的血液提供。由于血液中氧的浓度有一定限量，而母体本身也需要氧气，胎儿为了适应这种情况，要得到足够多的氧气，就要增加红细胞的数量。而出生后，新生儿建立了自主呼吸，从空气中吸收氧气，不再需要那么多的红细胞，多余的红细胞被破坏后，造成血液中胆红素增加。又因正常的各种肠道菌群关系还没有建立，肝脏功能又不健全，不能及时处理这些增加的胆红素。且这种胆红素像黄色的染料一样，将新生儿的皮肤、黏膜和巩膜染黄，于是出现黄疸。

> **温馨提示**
>
> 新生儿黄疸一般很轻微，8～12天后自行消退，不需治疗，这种黄疸如果发生在早产婴儿则较重，出现早且退得晚，约3周消退。新生儿黄疸若出现过早，即在24小时以内，并且迅速发展，或黄疸消退过迟，或消退后又再现，多属病理变化，应及早去医院诊治。

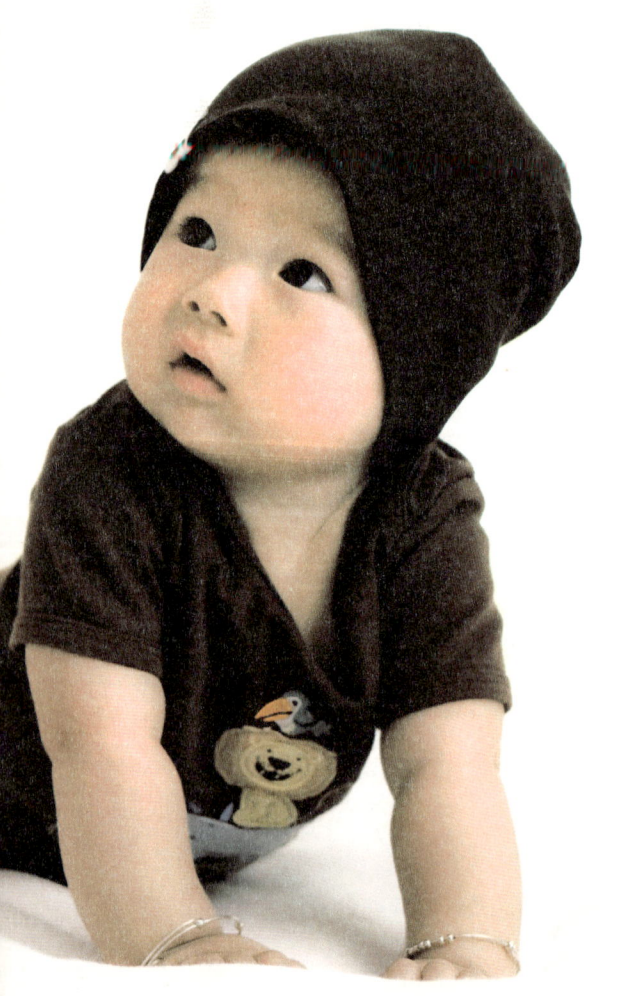

●● 新生儿为什么会有螳螂嘴

每个新生儿在口腔的两侧颊部，都各有一个较厚的、隆起的脂肪垫。因个体差异，有的新生儿更为明显，民间将其称为"螳螂嘴"。旧习俗认为螳螂嘴妨碍吃奶，要把它割掉。实际上这种做法是非常不科学的。新生儿颊部的脂肪垫便于婴儿吸牢乳头，有利于吸吮动作的进行，属正常生理现象。随着婴儿逐渐长大，脂肪垫会慢慢消失。

●● 新生儿有马牙，需要防治吗

有些新生儿上腭中线两旁或牙龈边缘，可见散布有呈黄白色的米粒大小的颗粒，俗称"马牙"。它是正常上皮细胞堆集而成的，经过数周或数月可自行消退，一般对身体没有什么影响，无须处理，对孩子吃奶以及将来出牙不会有什么影响。

但有的老年人，尤其农村的老人认为它影响孩子吃奶和将来长牙，主张用粗布蘸上盐粒用力摩擦，直至擦破流血为止，或用针扎。这是一种不必要的"恶治"，是错误的、不科学的、不卫生的，往往会给细菌的侵入打开缺口，会引起新生儿口腔炎、牙龈炎或败血症，甚至危及婴儿生命。

●● 新生女婴为什么会出现"月经和白带"

新生女婴，有的出生后5～7天，阴道有白带分泌，或者阴道有出血现象，看到这种症状，家长不必惊慌。这是因为女婴在母亲体内时，胎儿的阴道上皮受母体雌激素的影响而增生。出生后，这种影响突然中断了，而新生儿本身还没有内分泌周期性的作用，增生的阴道上皮就脱落随分泌物排出，形成所谓的白带。同样，子宫内膜脱落排出，就有阴道流血现象，这就是假月经。这种现象一般发生在出生1周之内，是正常的生理现象，不必治疗，只要保持外阴清洁，2~3周后就会自然消失。

●● 新生儿乳房肿大需要处理吗

男女新生儿都可发生乳房肿大，一般新生儿出生后3~5天乳房肿大如蚕豆，甚至有鸽蛋大小，而且有少量淡黄色乳汁液体分泌出来，一般生后1周左右乳房肿大最为明显。新妈妈看到自己孩子的乳房肿胀，认为是异常情况，并且民间流传着此时要挤压乳头，不然女孩子长大后是瞎乳头，不能分泌乳汁。因此，民间就形成了挤压乳房的旧习俗并流行至今。

为新生儿挤压乳房是错误的、有害的，是没有科学根据的。新生儿出现乳房肿胀是正常的生理现象，这是由于胎儿受母体内分泌（雌激素）影响突然中断所造成的，不需要治疗，2~3周后就会自行恢复。给女婴挤压乳房，有可能使细菌侵入，引起乳腺化脓，严重时可导致败血症；即使不发生细菌感染，用力挤，也有可能损害新生儿乳房生理结构和功能，这会贻误孩子的一生。

●● 新生儿尿血怎么办

宝宝出生后2~5天，有的父母发现孩子尿血，很紧张，于是到处求医问药。其实，小宝宝并没有尿血，这是因为新生儿出水多而入水少，导致尿量少，尿液浓缩，使尿中含有较多

的尿酸盐结晶而使尿液呈红色。对此，应保证每日供应新生儿足够的水量，如可在两次喂奶间喝些温开水或葡萄糖水，一般持续数天即可自行恢复。如果36小时后还无尿，应立即请医生诊治。

●● 新生儿的丑相是怎么回事

新生儿刚刚出生后，红红的皮肤、紫色的双手、脑袋有点变形、浑身皱纹、比例也不对称，使得其外形有些丑、难看。那么形成这种丑相的原因是什么呢？

新生儿皮肤发红，是由于皮肤细嫩的缘故；头颅不匀称或呈圆锥形，是因为分娩时婴儿的头部受到产道的挤压所致，这一现象一般15天左右就会消失，头颅也随之变圆；长满全身的绒毛，一般到7个月可全部消失。

新生儿并不是成年人的比例缩影，新生儿的头占了整个身长的1/4，而不是成人的1/7；前额与脸部其他部位相比显得很宽；新生儿的眼大、嘴大，而鼻子长得短而扁平，耳朵与面孔相比显得很大，脖子很短，使人感到脑袋仿佛是直接放在两肩上似的；新生儿的躯体比四肢长，手臂比腿长，等等，这一切都给人留下丑相感。

> **温馨提示**
>
> 对新生儿具有的丑相，父母们不用担心，几周之后孩子就会与出生时迥然不同，会越长越漂亮的。值得注意的是，有极少数新生儿生得奇丑，这极可能是病态的表现，父母要及时查找原因。

●● 新生儿的手指为什么掰不开

宝宝刚出生，一家人欣喜万分。但是，年轻的母亲发现孩子的双手老是攥着拳头，攥拳的样子又和成人不一样，总是拇指和掌心贴在一起，其他四个指头压住拇指。试图掰开宝宝的手，尤其是掰拇指，总是要费点力气，让人误以为宝宝有什么残疾。

其实，这是新生儿大脑皮质发育尚不成熟，手部肌肉活动调节差的缘故，造成了新生儿屈手指的屈肌收缩占优势，而伸手指的伸肌相对无力，表现出来就是紧握两只拳头。年龄越小，这种现象越明显，这叫"握持反射"，属正常生理现象。随着婴儿的成长，等到了3~4个月，这种现象会逐渐好转，一般6个月时基本消失。因此，婴儿手指掰不开是正常生理现象，父母毋需惊慌。

温馨提示

新生儿生来就会笑，不过这是本能的笑，是生理性微笑。3周后，由于经常接触母亲的爱抚、搂抱和喂奶，注视母亲的脸，而出现了条件反射式的社会性微笑。每当听见人声，看到人脸新生儿就会微笑，这是依恋母亲的情感开端。

●● 应怎样护理有童秃的新生儿

对有童秃的新生儿，应注意保护头发和头皮，促进毛发生长。

首先，应保持头发清洁，经常给宝宝洗头。洗的时候，轻轻按摩头皮，但不要揉搓头发，防止头发纠缠在一起。洗发时选用婴儿洗发液，再用清水轻轻冲洗干净。梳理头发时，应选用橡胶梳子。这种梳子有弹性、质地柔软，不会损伤头皮。宝宝的头发应顺其自然生长，不要强梳至一个方向。

此外，全面的营养、充足的阳光照射和呼吸新鲜空气，对婴儿身体全面发育有利，对头发的生长也有好处。以上这些措施，不但对童秃新生儿必不可少，对头发浓的婴儿也同样很有必要。

温馨提示

童秃是暂时现象，是发育中的正常变化。到1岁左右头发会逐渐长出，2岁的时候，头发就和一般宝宝一样浓密，之后也不会出现反复脱落。因此，没有必要采取任何治疗措施，如涂擦各种生发精、生发灵之类，这些药物对宝宝幼嫩的皮肤不适宜。

有极少数的胎儿，胎毛不脱落，出生后不但头发浓密，全身的汗毛也像头发那样浓，这就是"毛孩"现象。这种差异与母亲怀孕时的营养情况、是否患病、妊娠反应程度以及情绪好坏等均无关系。

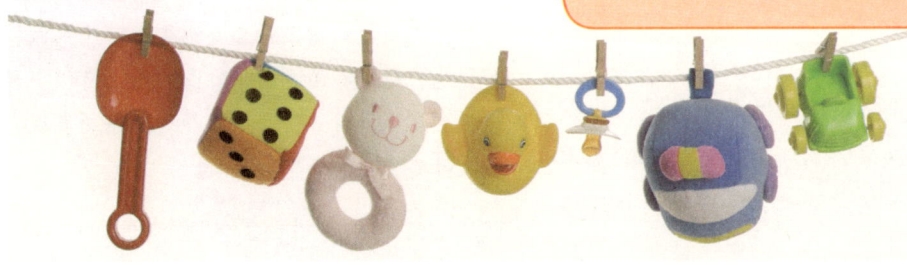

03 新生儿的心理发育特点

　　刚出生的宝宝会有心理活动吗？许多人对此提出疑问："新生儿什么都不知道，怎么会有心理活动呢？"研究证实，新生儿的心理活动确实存在。宝宝出生后，除一般神经学或反射性行为，如觅食反射、拥抱反射、吸吮反射等外，还有适应周围环境的能力。新生儿自出生后即有对客观发生视觉固定的能力，特别对人脸感兴趣。新生儿对环境变化所产生的某些行为，称为"适应反应"。当一种新的刺激抵达听、视及其他感觉系统时，新生儿会变得较为警觉，此时头可向刺激方向转动，并伴有心率加快等生理方面的改变。当对这种刺激逐渐适应时，则心率减慢。

　　新生儿最大的特点是：心理现象的发生与发展都极为迅速。宝宝在出生后1个月只有两种反应：一种是获得满足与舒适感后的愉快情绪；另一种是饥饿、寒冷、尿布潮湿等所引起的不愉快情绪。3个月的宝宝即可有欲求、喜悦、厌恶、愤怒、惊恐、烦闷等6种情绪反应。因此，父母可以根据宝宝的心理特点，更好地与宝宝沟通，更好地培养宝宝的反应能力，并增进亲子关系。下面分别解释有关新生儿的感觉能力、动作能力、情感发育、个性发育、原始神经反射等方面的发育状况问题，以期对于新生儿的心理状态有所揭示，便于父母更好地呵护宝宝健康成长。

●● 新生儿的感觉能力发育怎样

　　新生儿出生后就要通过感官接受来自外界的刺激。下面具体陈述新生儿的各种感觉功能的发育情况。

听觉

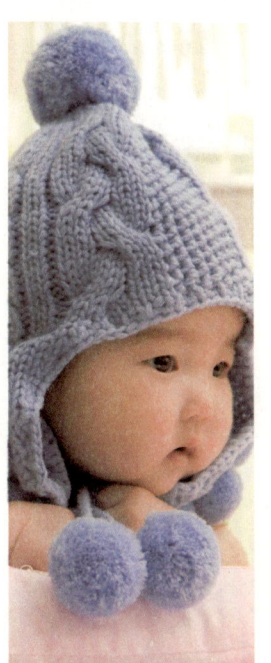

　　新生儿出生后对突然的响声有反应，会受惊，会停止手脚乱动。两周后出现明显听觉。如果用持续、温和的声音在离宝宝耳朵10～15厘米处进行刺激，宝宝会转动眼球甚至转过头来。当然，宝宝最喜欢听的还是妈妈的声音，听到母亲的声音就能停止哭声，安静下来，这是因为在母体内时听惯了妈妈的声音。

视觉

新生儿出生时，视觉模糊，但有光感反应。以强光照射会引起瞬目，但眼的运动尚不协调，可有一时性斜视及眼球震颤，生后3～4周即消失。新生儿由于眼肌控制能力差，虽然睁开眼，但视线不会停留在任何物体上。经过光和物体的刺激感受后，视觉开始集中注视眼前的物体。满月时，目光能注视近距离缓慢移动的物体。新生儿喜欢注视色彩鲜艳的物体，对红色和蓝色有不同的反应，喜欢注视轮廓线多和曲线物体的图像。

味觉

新生儿的味觉很敏感，他能感受到什么是甜、酸和咸，并能做出不同的反应。喜欢甜味，尝后出现吸吮动作，不喜欢苦、酸、咸味，尝后会出现闭眼、皱眉、苦脸而转头避开。

嗅觉

新生儿嗅觉发育较早，能区别不同的气味，能通过嗅觉寻找母亲的乳头。喜欢妈妈身上的那种奶味，喜欢闻果香味，不愿闻臭气。妈妈也能通过气味确定自己的宝宝。于是嗅觉就成了母婴之间相互了解的一种方式。

触觉

新生儿从生命一开始就已有触觉。习惯于被包裹在子宫内的新生儿，生出后自然喜欢紧贴着身体的温暖环境。当抱起宝宝时，喜欢紧贴着妈妈的身体，依偎着妈妈。宝宝哭时，父母抱起来并且轻轻拍一拍，宝宝就不哭了。新生儿喜欢妈妈怀里的那种温暖的接触，喜欢被轻柔地抚摸身体，对这种接触能感到安全。新生儿对不同的

温度、湿度、物体的质地和疼痛都有触觉感受能力。就是说，宝宝有冷热和疼痛的感觉。嘴唇和手是新生儿触觉最灵敏的部位。

温馨提示

新生儿出生后要通过感官接受来自外界的刺激，因此，感觉能力的发育最早。如通过听觉听声音，通过视觉看光亮，通过嗅觉闻气味，通过味觉尝奶味，通过皮肤感受冷暖、疼痛等。这些都是各种感觉现象。感觉是新生儿的最初心理活动，是一切认识活动的基础。开发智力首先要重视的是感知功能的发育。

●● 新生儿的动作发育水平怎样

新生儿动作的发育，是以骨骼、肌肉、神经系统的生理发展为前提。发展的顺序是从上部到下部，从中间到边缘，从整体到部分。

新生儿出生时全身只会无规律地乱动，动作不协调，也不能改变自己身体的位置。仰卧在床上时，头仅能向左右转动，四肢会伸缩、弯曲，做拥抱姿势。俯卧时四肢呈游泳状态，头不能抬起。到满月时试着抬头但无力，只能使鼻部离开床面，将头转向一侧便于呼吸。竖抱时头不能竖立，由于本能的反应，小手会抓握成拳头状。

温馨提示

婴幼儿全身动作发展的顺序，依次是：抬头、撑胸、翻身、坐、爬、站、走、跑、跳。新生儿的动作发育是从头部开始的。

●● 新生儿的情感发育水平怎样

新生儿出生后，就具有愉快和不愉快的情感。不过，这些情感都是与生理需要联系在一起的。如新生儿吃饱、穿暖、睡好，就愉快；当需要不能满足，如饥饿、疲倦、未睡好，就要哭闹。哭闹时间和次数在新生儿期最长和最多。

哭声是宝宝表示需要的语言，用哭声和大人们交流，以引起成人关注他（她）在生理和心理上的需要，提醒大人不要忽视他（她）的存在，这是一种无条件反射。另外，新生儿在哭的同时，呼吸及语言发音器官也自然地得到锻炼和发展。

新生儿虽然在出生到满月的一个月中，能通过感觉、动作、情感的发育，对外界的刺激做出各种不同的反应，这说明宝宝已开始了心理活动，但与成人相比，这种心理反应是低级的，只是个人意识活动的开端，还处于原始的状态、刚开始起步的阶段。

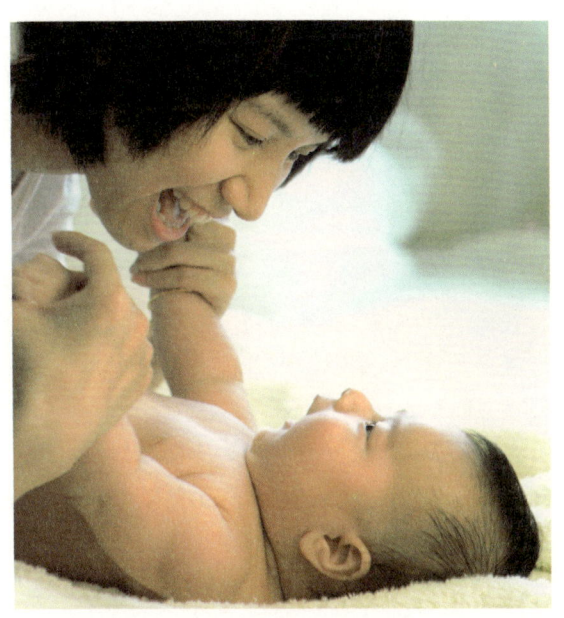

🤲 温馨提示

新生儿出生后，作为一个幼小的生命是十分脆弱的，需要得到母亲的保护，情感的交流是不可缺少的。如果宝宝没有活动的自由，没有适当的玩具，也不跟大人交往，即使充分满足了他（她）的生理需要（如吃、睡等），也不会有良好的情绪，会出现表情呆滞或爱哭等情况，对他（她）的身心发展很不利。

●● 新生儿的个性发育水平怎样

新生儿出生后，父母马上就会发现孩子在个性上存在着差别。

有的宝宝非常老实、非常安静、较好带养，睡眠时间长，肚子不十分饿就不会醒，肚子饿了就咕噜咕噜地吃奶，不怎么哭。若是吃母乳，会把两侧奶全部吃空，若是吃配方奶也能轻松地吃掉100多毫升。新生儿吃完奶就要小便，换尿布时显得很高兴，然后又不知不觉地睡着了。在夜里一般醒1～2次，每次换完尿布、吃完奶又马上睡着了。每天大便一般1～2次。这样的小儿属易抚养型。

有的新生儿就不那么老实，带养起来比较费劲。宝宝对外界刺激很敏感，有一点儿声响马上会醒，醒来后如果尿布湿了就哭，表现出不高兴，即使换了尿布，如果肚子饿了仍然哭个不停。如果是吃母乳，吃了6～7分钟后饥饿感一消失就不再吃了，此时宝宝肚子并未饱。如果再硬塞奶给他吃，就会把吃进去的奶全部吐出来，待过去10多分钟又会因饿而啼哭，再吃5～6分钟才能睡去。如果是喂配方奶，奶嘴稍有不通畅就哭，甚至把奶嘴吐出来不吃了。

有时喂完了奶，刚过20来分钟又把奶给全吐出来，这种情况多见于男孩子。由于每次吃奶量和吐奶量均不同，饥饿的时间也就不同，所以喂奶时间也就没有规律了。这样的新生儿属抚养困难型。

生理性微笑与社会性微笑

1.生理性微笑。新生儿最早出现的微笑可能仅仅是一种生理状态的反射性反应（或称之为面部怪象）。在宝宝出生后的2~3周，即自发性微笑阶段，微笑是生理性的，只要也只有生理条件满足了，才可发笑。故此阶段应当以合理的喂养、良好的护理（如勤换尿布、保持臀部卫生等）为重点措施，让孩子吃好、喝好、睡好。

最初，婴儿对任何人的反应都没有区别，是无选择地以十分相同的方式，如抓握、微笑等对大多数人做出类似的反应。在新生儿宝宝的脸上，能看到一种奇妙的笑。这是一种具有一定节奏的运动，它是神经兴奋周期的反应，是身体内部状态引起的一种反射，与外界刺激无关。在新生儿心满意足的时候，对映入眼帘的任何刺激物都会报以微笑。因此，称这种微笑为非社会性微笑（即生理性微笑）。也有人称之为"自发性微笑"。

2.社会性微笑。随着成人与婴儿的接触，大约8周，婴儿会表现出相当清楚地对人脸发出微笑。这种感情上的应答性反应，是婴儿早期社会性发展的反应。笑容越来越多地出现在宝宝的脸上，他（她）的笑逐渐从原来的无意识状态变成有意识的行为，他（她）知道自己的笑会让妈妈也笑起来，让妈妈高兴，宝宝也更开心，更主动地笑了。这样的笑称之为社会性微笑，宝宝是在用自己的微笑告诉妈妈"我现在很快乐"。尽管在宝宝社会性发展到一定程度的时候才会主动笑，但是你也可以把他（她）逗笑，比如冲他（她）扮个怪样，挠宝宝的痒处，出个怪声，都可能把宝宝逗笑，这种微笑称为"社会性微笑"。

●●● 新生儿的原始神经反射种类有哪些

一般来说，新生儿常见的原始神经反射有以下几种。

觅食反射

用手指或乳头轻触新生儿的口角或面颊部，新生儿会将头转向被触摸的这一侧，并有张嘴和吸吮动作。这个重要的反射，能使宝宝找到和吃到食物。该反射正常，在出生后3~4个月时消失。

吸吮反射

将乳头或手指放在新生儿两唇之间或口内，新生儿即会出现有力的吸吮动作。该反射正常，在出生后4个月时消失。

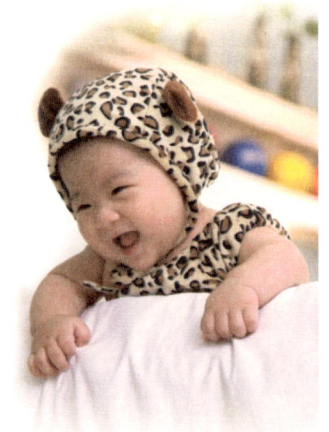

握持反射

将手指或笔杆触及新生儿手心时，宝宝会马上握紧不放。该反射正常，在出生后3个月时消失。

拥抱反射

当用手托起新生儿，其中一手托住新生儿背部，另一手托住新生儿头部和颈部，然后突然放低头部3~4厘米（手仍然托住其头部和颈部），使头及颈部后倾10°~15°，此时新生儿出现两上肢向两侧外展伸直、手指伸开、两下肢伸直，然后两上肢向胸前屈曲内收，呈拥抱状姿势，此即为拥抱反射。该反射正常，一般在出生后4~5个月时消失。

踏步反射

用两手托住新生儿腋下并支撑头部扶持直立并使身躯向前略倾，足底与床面或桌面接触，新生儿就会自动地出现踏步动作或开步走的姿势，即为踏步反射。该反射正常，在出生后2个月时消失。

温馨提示

正常的新生儿一出生就具有一些暂时的原始的神经反射行为，这些神经反射是新生儿特有的本能，标志着宝宝的机体是否健全、神经系统是否正常。随着年龄的增长，神经系统逐步成熟，这些原始神经反射分别在生后2~6个月内逐渐消失。如果生后未出现这些反射或者这些反射消失过迟，往往提示宝宝可能有神经系统异常，譬如，新生儿有神经系统发育异常或颅内出血时，这些反射有可能消失。

交叉伸腿反射

新生儿仰卧，在膝关节处用手按住使腿伸直，再刺激同侧足底，则另一侧下肢会出现先屈曲，然后伸直并内收，内收动作强烈时可将腿放在被刺激的腿上。该反射正常，在出生后2个月时消失。

●● 新生儿的心理健康的特点有哪些

在一整天内，新生儿的状态都要发生各种变化，其典型状态如下。

有规律的睡眠

新生儿合着眼，呼吸均匀，没有动作，这时不易唤醒他。

没有规律的睡眠

新生儿合着眼，呼吸不均匀，肌肉时时轻微地抽动，但没有大的动作。此时某些声音或闪光会让其微笑。

瞌睡

新生儿睁着眼，身体活动多一些，呼吸不均匀，此时对外界的刺激还是敏感的。

安静的清醒

新生儿在吃过奶，换过尿布，打过嗝后，会睁眼一会儿，可能一面摆动头部，伸伸手脚，摆动身体，一面看着眼前的环境或挂在头上方的活动玩具，有趣的环境能引起或保持安静的清醒状态。

清醒时的活动和哭叫

可能由于饥饿、寒冷或疼痛，把婴儿放进

小床，或从嘴里拿掉橡皮奶头，开始只是轻声地啜泣和轻微的动作，然后是逐渐增强的、有节奏地哭叫和蹬踢。也可能从手足乱舞和阵阵尖叫开始，持续一段时间后逐渐平息，以上这些状态都受生物钟的支配而交替出现。

温馨提示

新生儿心理依附的培育

1.眼睛的接触必不可少。母子间的身体接触应该从宝宝出生后尽早开始。眼睛的接触也应马上开始。过去认为，宝宝出生后由于眼睛不能聚焦，所以看不清楚任何东西，但是宝宝却能分辨出形状和轮廓，宝宝会在出生后36小时内辨认出妈妈面部的形状与轮廓。研究表明，宝宝在辨认出妈妈的面部后，主要寻找的中心就是妈妈的眼睛，这也是注意中心。宝宝在出生后几个小时内，就能做到这一点。

2.早期的身体接触。在宝宝出生后，妈妈应尽可能多地与宝宝接触，所指的接触是身体的接触，例如用背带。人们几十年前就知道，背在背上的宝宝，如印度人、爱斯基摩人和非洲人，宝宝感到母亲就在身边，有一种安全感。母亲温柔、温暖，气味亲切。当宝宝把头靠在母亲的身上时，可以感到母亲的心跳，与在子宫内听到的心跳是相同的。

3.气味的重要性。宝宝与妈妈建立关系的第一个纽带就是气味。对于妈妈身体所发出的气味，宝宝非常敏感，这种气味会引起宝宝做出生物学的反应。每当妈妈走进宝宝的房间，宝宝就会从熟睡中醒来。而别人，甚至爸爸走进房间，宝宝仍旧熟睡。这是因为宝宝可能识别出妈妈身体发出的特殊化学物质，叫外激素或信息素。宝宝之所以醒来，是因为能辨析出安慰、快乐和食物。

4.声音及其效果。新生儿不喜欢噪声，请跟宝宝用温柔的、抚慰的语音说话或唱歌。对于宝宝来说，母亲的声音是一剂良药。当和宝宝在一起时，可以说话、歌唱。宝宝很小就能欣赏童谣和简单的歌声，特别是带有明显的节奏或韵律的歌声。有研究表明，宝宝如果早期就能听到歌声，会有较快理解单词、掌握单词的能力，比其他儿童更早地具备讲话与阅读能力。

5.母爱。大多数的母亲在宝宝出生后，很疼爱宝宝，而有的母亲对宝宝没有什么感觉。现代研究发现，宝宝出生后，母亲大脑马上会产生出一种激素，即催乳素，会引起乳汁的分泌，也能引起母爱的反应。不同的女性对激素的情绪反应是不同的，所以有的人对宝宝的爱比较滞后。影响母亲对宝宝的感受还有很多因素，例如，分娩的过程，自己对宝宝出生和其他的期待等。宝宝的出生常常是一个高潮，虽然这个过程非常短暂、非常顺利，但是阵痛也是一件大事，很令人忍受不了。如果阵痛带来疼痛，而且时间很长，或者使用了药物，母亲可能会因过度疲劳或是变得麻木，对宝宝感受不到爱的冲动。此外，母亲也可能对自己的反应有不实际的期望，把宝宝看作自己的骨肉，期望宝宝从生理上与自己和丈夫很相似，这当然不大可能，如果这样想，只能带来更大的问题。大多数的女性都会在48～72小时后渐渐开始对宝宝萌发出爱，到了第3天，能明显地感觉出对宝宝的爱。如果母亲两周后才对宝宝产生爱，也不算什么怪事。

04 新生儿的喂养

新生儿出生后，由于维护日常生理需要，促进身心发育所需，本身对于各种营养元素的需求量是很多的，因此必须保证婴幼儿的营养物及时供给。同时，在哺育婴幼儿时，必须紧密结合孩子自身的特点，从而确定科学的喂养方案，以避免各种哺育误区。在哺育时，主要需要关注：明确婴儿需要哪些营养素、母乳喂养的重要性、按需哺乳、哺乳的正确姿势和方法、哺乳的时间安排、增多母乳及提高哺乳质量的方法等方面，下面分别论述以供参考。

●● 新生儿需要哪些营养素

人体的营养素有六种：蛋白质、脂肪、糖、无机盐（矿物质）、维生素和水。新生儿所需的营养素不仅能维持身体的消耗与修补，更重要的是要供给宝宝生长和发育之用。

母乳是新生儿最理想、最科学、最合理的食品，其营养丰富，易消化吸收。哺食母乳的优越性，是任何代乳品都无法比拟的。

●● 为什么说母乳是新生儿最理想的营养品

母乳是婴儿最理想的天然食品，科学家把母乳称为婴儿的天然高级营养品，是有科学道理的，其缘由分别陈述如下。

母乳含有各种营养成分

母乳具有新生儿生长发育所必需的各种营养成分，营养丰富，且易消化、吸收。

母乳中的蛋白质、脂肪和乳糖适合新生儿消化和吸收

母乳的蛋白质质量好，2/3是白蛋白，容易消化吸收，还含有一种酶能帮助消化脂肪。母乳的脂肪球比牛奶小，易于消化吸收。这不仅有利于宝宝体格的生长发育，更是宝宝大脑发育不可缺少的原料，所以母乳被称为"生命之本"，是宝宝健康成长的源泉。

母乳喂养可以减少佝偻病的发生

钙在佝偻病发生中起到一定作用，缺钙可以引起佝偻病，而母乳中微量元素特别是钙、磷元素的比例利于宝宝吸收，故母乳喂养的新生儿较少发生低钙血症。

母乳具有增进免疫力，增强体质的作用

母乳中含有多种对付病原体如细菌、病毒、过敏原的免疫球蛋白，尤其是初乳中含有大量抗体，使新生儿出生后接受到第一次被动免疫，以保护幼小脆弱的身躯免受病菌的侵袭，具有抗感染、抗过敏作用。母乳中还含有促进乳酸杆菌生长、抑制大肠杆菌、减少肠道感染的因子，这些因子在预防肠道或全身感染中都有一定作用。

母乳温度适宜

母乳量随着婴儿的生长而增加，温度及泌乳速度适宜，喂养方便。

母乳喂养有利于增进母婴感情

母乳喂养使母婴有更多的肌肤接触、亲吻及体温的温暖等活动，有利于建立母婴依恋感情，也有助于更亲密的母婴亲情关系的建立。

母乳喂养可以促进婴儿身心发育

哺乳过程中，母婴间目光的对视，促使宝宝看到母亲的笑脸，母亲那双会说话、会传递母爱的眼睛。母亲注视着宝宝，会激起强烈的感情。这对新生儿以后心理、行为等发育有着深远的影响。另外，哺乳过程对宝宝各个感官的刺激，都可促进宝宝的智力开发。

清洁、卫生

母乳还具有经济方便、清洁卫生等优点。

母乳喂养有益母亲身体健康

伴随宝宝吸吮而产生的缩宫素，能促进新妈妈的子宫收缩，减少产后出血，促进子宫复原，促使新妈妈早日康复。哺乳母亲较少发生乳腺癌和卵巢癌。用母乳喂养，母亲的月经可晚些复潮，有利于避孕，也有利于母亲体内的蛋白质、铁和其他所需营养物质的贮存，有利于产后身体的康复。

温馨提示

营养丰富的母乳

母乳营养丰富，特别是人体内三大营养物质即蛋白质、脂肪、糖的比例适当，对于消化、吸收功能远低于成人的婴儿来说，不会出现三大营养物质失衡。同时，蛋白质、脂肪、糖的组成成分"氨基酸、脂肪酸、多糖成分"也适于婴儿消化道的消化功能特点而易消化、吸收。新生儿一方面生长发育快，需要大量营养物质，另一方面消化功能不健全，限制了食物的种类和数量，这就需要营养丰富而易消化的食物来解决这一矛盾。在这方面，母乳的优越性是其他任何营养品无法相比的。据分析，人乳含蛋白质1.5%，脂肪3.7%，乳糖6.9%，每100毫升的热量为63千卡。此外还含有多种维生素和比例适当的钙、磷等矿物质。

因此，每个母亲、每个家庭以及全社会都应积极创造条件，争取让每个宝宝都能吃到母乳。年轻的母亲应该回归自然，用母乳来喂养自己的宝宝。

●● 初乳为什么不能丢弃掉

产后1～5天或7天内所分泌的乳汁，称为初乳。初乳呈黄白色，稀薄似水样，内含多量的蛋白质和矿物质、乳糖和少量脂肪，最适合新生儿宝宝的消化要求，还能增强新生儿的抗病能力。

初乳中免疫球蛋白含量很高

根据对产后1～16天的母乳营养成分分析结果表明，初乳中免疫球蛋白含量很高，尤其是其中的IgA，产后第1天含量最高，产后第3天仅是第1天的1/3，产后第6天是第1天的1/17。能保护新生儿娇嫩的消化道和呼吸道黏膜，使之不受微生物的侵袭。而这些免疫球蛋白在新生儿体内含量是极低的。如果用母乳进行喂养，可使宝宝在出生后一段时间内具有防感染的能力。就相当于给孩子打一次预防针。

初乳中含有有益细胞

如中性粒细胞、巨噬细胞和淋巴细胞，它们有直接吞噬微生物异物、参与免疫反应的功能，能增加新生儿宝宝的免疫能力。所以，初乳被人们称为第1次免疫，对宝宝的终生生长发育具有重要意义。

初乳有轻泻的作用

初乳可以使新生儿的胎粪尽早排出。因胎粪中含有大量胆红素，其中50%能被肠道重吸收，所以初乳能减少高胆红素血症发生的机会。初乳中含有生长因子，能促进小肠绒毛成熟，可阻止不全蛋白质代谢产物进入血液，以防止发生过敏反应。且初乳中的磷脂、钠、维生素A、维生素E等含量也高。

由此可见，初乳是新生儿最理想的营养食品，所以新妈妈应该让宝宝吸吮初乳，不宜把初乳弃掉。

●●● 产后多长时间应开始让新生儿吃母乳

母乳喂养越早越好，研究发现，新生儿生后1小时是一个敏感期，且在出生后20～30分钟，婴儿的吸吮反射最强。如果此时没能得到吸吮的体验，将会影响新生儿以后的吸吮能力；宝宝生后母婴接触的时间越早，母婴间感情越深，婴儿的心理发育越好；且新生儿敏感期正是确立母婴间感情联系的最佳时期。因此，正常足月新生儿在出生后30分钟内，就应开始吸吮乳头，及早获得初乳，并促进新妈妈乳汁的分泌。

●●● 为什么对新生儿要按需哺乳

按需哺乳就是说，当新生儿有吃奶要求时就要喂奶，满足其生理需求。

刚刚出生的新生儿吸吮力很强，是学习和锻炼吸吮能力的最佳时刻，不必拘泥于定时喂奶。有的宝宝吸奶很不守"规矩"，按正常时间给宝宝喂奶，却吃几口就呼呼入睡，可未到喂奶时间又偏偏想吃，哭闹不安。

宝宝哺喂的情况个体差异很大，不能千篇一律地对待。如果硬性规定喂奶时间或次数，往往不能满足新生儿的生理需要，会影响其生长发育。

研究表明，按需哺乳、勤喂奶能促使母乳分泌旺盛，使宝宝吃饱喝足，加快体重增长。实验证明，每天喂6次奶，乳汁分泌平均为520

毫升，如喂12次奶，每天平均分泌乳汁会增加25毫升，还可延长母乳哺乳期，不致发生中途"断炊"的现象。且乳汁及时排空对母亲也有利，减少了哺乳母亲患乳腺炎的机会。对新生儿尤其是对体弱和未成熟儿，少量多餐可使宝宝吃到更多的乳汁。

> **温馨提示**
>
> 我国民间哺喂宝宝，历来有醒来就喂、饿了就喂的习惯，当宝宝有吃奶需求，就喂奶，这是一个既切合实际又符合科学的好办法。
>
> 喂奶中，宝宝经常看到母亲微笑的面容，闻到奶香的气息，听到母亲熟悉的声音，得到深情的爱抚，这不但能增进食欲，而且有利于他的神经系统的发育。

●●● 哺乳的正确姿势和方法

年轻女性初为母亲，一定要掌握好给宝宝喂奶的正确姿势和方法，只有这样，宝宝才能吃得好、吃得饱，健康地生长发育。

1.将乳头擦洗干净后要挤掉前面几滴奶，因为乳管前端的奶可能含有细菌。

2.搂抱宝宝入怀，哺乳母亲用一手及前臂托住宝宝的头颈部，使宝宝面向乳房，另一只手的拇指向下，其余四指向上托起乳房。

3.开始哺喂时，先用乳头去触及宝宝口唇及口部四周的皮肤，以诱发宝宝的觅食反射。待新生儿口张开、舌向下的一瞬间，及时将乳头及乳晕送入其口中。宝宝含住乳头开始吸吮时哺乳母亲再轻轻挤乳房，将乳汁挤入到宝宝的口腔中。哺乳时，要防止宝宝的鼻孔被乳房堵住而影响呼吸。

4.在吸吮过程中，如果乳汁充满口腔，宝宝的下颌部肌肉会出现缓慢有力的节奏动作，并发出咽乳声，这表示宝宝吮乳及咽乳顺利。若仅吸吮而无咽乳声，说明宝宝吸吮无力，乳汁少，所以哺乳母亲要帮忙将乳汁挤入宝宝口中，促使宝宝吞咽、吃饱。

5.每次哺乳时两侧乳房要交替哺喂，先喂一侧乳房，吸空后再换另一侧乳房。下一次喂奶要先喂上次未吸尽的一侧，吸空了再换另一侧。宝宝吸吮停止后，要轻轻取出乳头。

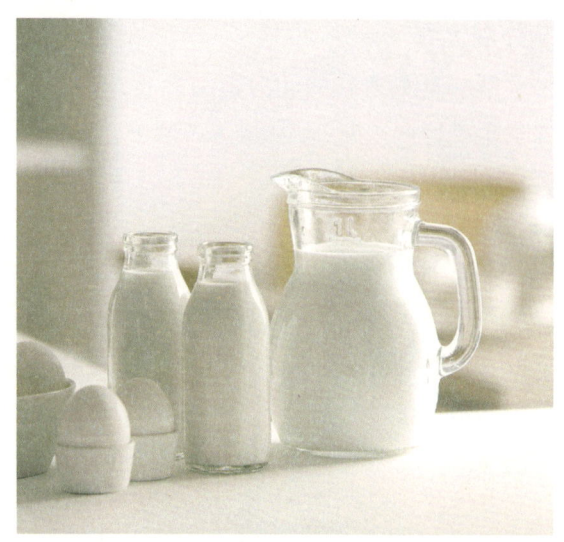

温馨提示

1.哺乳前先做好准备：婴儿换好尿布，哺乳母亲清洗双手，用温开水擦净乳头，在喂奶时哺乳母亲要轻松愉快，保持良好的心态。

2.哺乳的姿势，一般采取坐式，哺乳母亲坐在有靠背、高度适宜的椅子上，背向后倾斜，紧靠椅背，放松背部和肩部，脚踏在高低适中的小凳子上，使肌肉放松，膝上可放枕头以支托新生儿宝宝。哺乳完毕后，要用软布擦洗乳头和乳房，或挤出几滴乳汁用食指擦抹乳头及乳晕，以保护皮肤。戴上舒适的胸罩。

3.哺乳完毕后，要将新生儿抱直，头靠母肩，母亲用手轻拍宝宝背部，使哺乳时吸入的空气排出，然后放下宝宝向右侧卧，头略垫高，以免溢乳。

4.哺喂结束后，要将乳房内剩余乳汁挤空，可促使乳汁分泌增多。同时，防止剩余的奶汁堵塞乳腺，引起乳腺炎。

●● 新生儿哺乳时间怎样安排合理且科学

新生儿宝宝哺乳无须规定时间，应按需哺乳。要让宝宝不受任何限制，在乳房上自由吸吮。一般在最初3~5分钟，宝宝就能吸到所需的一半以上的乳汁，因此每次最多喂母乳15~20分钟，一侧乳房喂奶10分钟。每次喂奶时应先吸空一侧乳房后再吸另外一侧。

有些新生儿不熟练或吸吮无力，往往吸吮不到所需的乳汁而睡着，这时新妈妈可以轻拉宝宝耳垂或用手指弹其脚心把他唤醒，继续再喂。一般新生儿吃饱后能睡2~3小时，甚至更长的时间。如果新生儿睡得很好，则不必唤醒，可等到醒后再喂母乳。

●● 怎样判断母乳是否充足

如果母乳充足的话，宝宝在吃奶的最初5分钟就能吃个半饱，吃饱后会安静地入睡。一般来说，母亲的乳汁非常充沛，有以下表现。

从外观上看

喂奶前奶水好的乳房饱满，表面青筋显露，用手轻挤乳头，奶水会源源流出，喂奶后乳房松软。

从孩子吃奶情况看

如果宝宝吃奶时，总是用力吸吮，却听不到连续的吞咽声，或吸几口才咽一次，或者吃奶时间很长，但吃后睡下不久又醒来，并向两侧转头啼哭，小嘴像是在寻找乳头，那就说明母乳不够吃，不充足。若喂奶时听见宝宝有规律的吞咽声，则表示母乳充足。

从婴儿身体状况看

孩子没有患病，且体重增加，平均体重增18～30克/日，表明母乳充足。如果体重不增加或增加很慢，平均每天少于18～30克，且大便稀、呈绿色、次数增多等，则表示母乳不充足。

有适当的夜尿量

每日至少更换尿布6次或6次以上，通常宝宝在每次吃奶时有大便，这些表现说明母乳乳汁充沛。

吃饱后婴儿安静

宝宝的表现满足、安静或安然入睡，醒着时喜欢玩耍，这也表明母乳充足。

●●● 母乳增多的方法有哪些

乳汁的多少，既受母体内分泌激素的控制，也取决于乳房组织本身的发育状况，这都属于先天条件。除了先天条件之外，要维持足够的奶量，哺乳母亲要注意以下几方面的问题。

保证充足的睡眠和休息

胎儿娩出后，要让新妈妈有充足的睡眠时间，早让宝宝吸吮母乳，早开奶，勤哺喂。在哺乳期新妈妈还要多晒太阳，多呼吸新鲜空气，起居饮食要有规律，还要适当活动。

适当增加一些营养丰富的食物

新妈妈多吃有利于下奶的食物及新鲜的蔬菜和水果，尤其要多喝易发奶的汤水，如鸡汤、猪蹄汤、鲫鱼汤等，都会使奶水增多。如果乳汁不足，可选用食疗方，如花生通草粥等。

保持精神愉快，消除忧虑

哺乳期的女性，遇到消极精神刺激以后，奶水会立即减少，所以哺乳母亲要保持心情愉快，消除各种忧虑。

温馨提示

要想使母乳充沛，就要让婴儿多吸吮乳头。哺乳时让宝宝的嘴巴紧衔乳头。每次喂奶一定要把乳房的乳汁吸空。若奶水过多或因其他原因不能吸完，可以用吸乳器把多余的乳汁吸出。要两侧乳房交替吸吮，每次乳汁吸得越干净，越有利于下次乳汁的分泌。

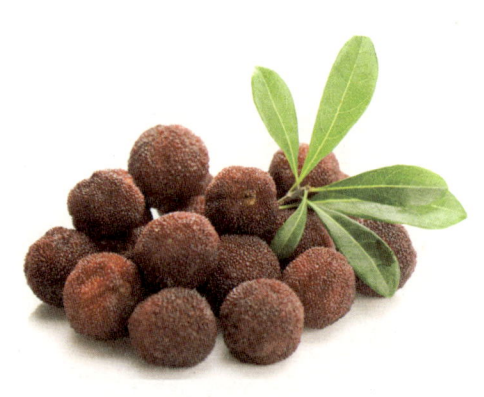

●● 怎样保证和提高母乳质量

新妈妈要保证及提高母乳质量，应该做好如下方面的工作。

产前乳头的准备

乳头的形状可分为正常、扁平、内陷三种。乳头扁平和内陷会影响婴儿吸吮，由于婴儿不能充分吸吮，会反过来影响母乳的分泌，有乳头扁平和内陷的孕妇，在怀孕期间应做牵拉练习来纠正，以利于母乳的分泌。

早开奶、勤哺乳

开奶时间越早，越能刺激哺乳母亲泌乳和排乳。一般在产后30分钟开奶即可。婴儿断脐后，实行母婴皮肤直接接触，24小时母婴同室，早开奶、多吸吮、按需哺乳，是促进乳汁分泌的有效措施。产后几天新妈妈可能乳汁不足，但千万不可放弃哺喂母乳。因为哺乳母亲在分娩后2～7天还处在泌乳期，乳汁由少到多会有个过程。只要频繁给宝宝哺乳，母乳就一定会多起来。

食量充足，营养丰富平衡

母乳是由母体的营养转化而成的，所以哺乳母亲应该食量充足，多吃营养丰富的食物。食物中蛋白质应该多一些。食物中还应有足够的热量和水，较多的钙、铁、B族维生素。此外，哺乳母亲不应偏食、挑食，否则影响母乳质量。新妈妈一定要根据个人乳汁分泌情况而适当加强营养。

保持心情愉快

泌乳和排乳由于受中枢神经和内分泌调节，因此，不良刺激能干扰这种调节作用。不少哺乳母亲有这样的经历，一旦心情不好，奶水就会减少，所以哺乳母亲应力求保持轻松、愉快的情绪。家庭成员，尤其是丈夫，要多为哺乳母亲创造轻松、舒适的环境，促进乳房泌乳和排乳。

避免疲劳

在分娩时，新妈妈精神、体力消耗很大，需要较长时间的恢复。然而实际上许多哺乳母亲得不到充分的休息，因为需要照料婴儿，有的还需昼夜照料，而影响了乳汁的质量，所以丈夫和家人要多为哺乳母亲分担孩子的护理工作，使其有较多时间休息。但休息不等于卧床，哺乳母亲要适度活动，这有助于身体的恢复，也有助于泌乳。

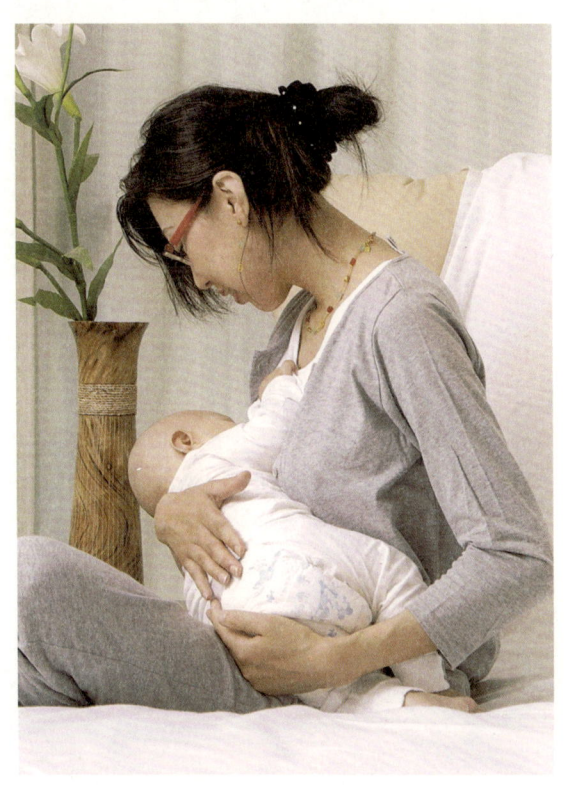

谨慎用药

许多药物都能通过乳汁进入婴儿体内，所以哺乳母亲用药要慎重，最好在医生指导下用药，千万不要擅自用药，尤其是影响乳汁分泌的药物。哺乳母亲应禁用的药物在前面已提到。

不要喂水，不要让宝宝吸橡皮奶嘴

母乳中的营养成分和水分，能满足从出生到6个月的宝宝生长发育的需要，所以纯母乳喂养的宝宝，不必再加糖水、菜汤和其他代乳品。宝宝出生头几天，虽然初乳分泌量较少，也不必添加任何食物和饮料。给宝宝吸橡皮奶嘴，会出现"乳头错觉"，可使宝宝拒奶、烦躁，从而导致母乳喂养失败。

●● 乳汁不足的原因是什么

乳汁不足的原因较多。应根据不同情况采取相应的措施，促使乳汁增多。下面有几种原因及对应的策略分析，请乳汁不足的新妈妈对照借用。

精神心理因素

新妈妈由于分娩造成精神高度紧张，没有得到很好的休息；还有家属对出生的婴儿不满而感到心情不悦；或孩子早产、难产，新妈妈过于忧虑孩子的健康，加上家人照顾不周，难免心情不愉快以及其他社会心理因素刺激所造成的精神负担，这些都可能引起新妈妈乳汁的分泌减少。遇到这些情况新妈妈要自我调节，解除不必要的顾虑和烦恼，应以孩子的健康为大局，保持愉快的情绪。

授乳方法不当

有些新妈妈喂奶方法不当也会引起乳汁不足。新妈妈不仅要自己学会正确的喂奶的方法，还要学会如何帮助孩子正常吸乳的方法。这样乳汁就会增多。

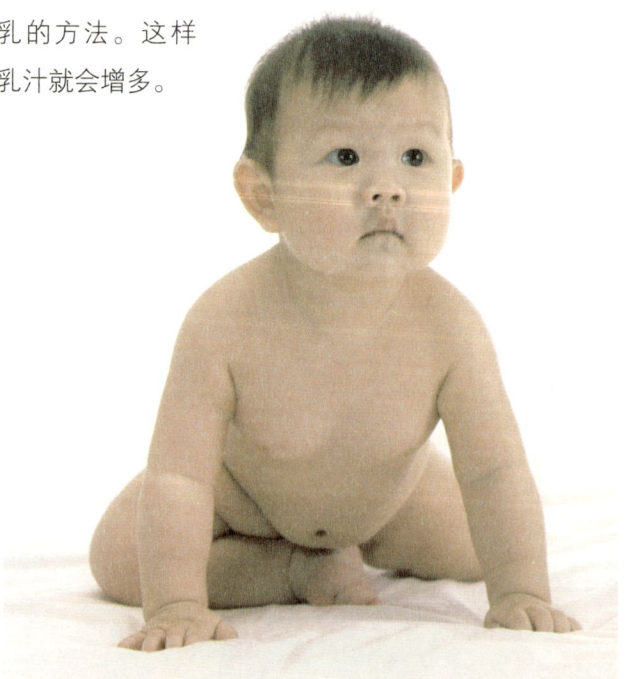

营养缺乏

哺乳母亲营养缺乏会影响乳汁的分泌。哺乳母亲应有合理的膳食安排，不要过多吃肉、蛋，要多吃蔬菜、水果。做到膳食平衡、食物多样、粗细搭配。多进食汤水、粥类，不要吃刺激性食物。

新妈妈身体原因

新妈妈身体素质较差，如乳房发育不良，或身体患病，或贫血、气血不足等，均可引起乳汁不足。

温馨提示

判断母乳不足的最简单方法是给孩子称体重。生后最初两个月内可每周测一次体重，以后每两周或每个月测一次。若母乳不足且婴儿体重增长很慢，就要进行混合喂养。

哺乳前喂养为什么不好

在母亲第一次哺乳前给新生儿哺喂糖水或牛奶，称为哺乳前喂养。研究表明，哺乳前喂养没有必要，因为新生儿在出生前，体内已储存了足够的营养和水分，可以维持到母亲来奶，而且只要尽早给新生儿哺乳，少量的初乳就能满足刚出生的正常宝宝的需要。

若进行哺乳前喂养，会使初生婴儿产生"乳头错觉"（奶瓶的奶头比母乳的乳头易吸吮），另外，因为奶粉冲制的奶比妈妈的奶甜，也会使新生儿不易再接受妈妈哺乳，造成母乳喂养失败。新生儿不愿吃母乳，一方面得不到具有抗感染作用的初乳，另一方面人工喂养又极易受细菌或病毒污染，而引起宝宝腹泻。

对哺乳母亲来说，由于推迟开奶时间，而使哺乳母亲来奶时间推迟，加上新生儿不愿吃母乳，易使哺乳母亲发生奶胀和乳腺炎。因此，一般来说不要哺乳前喂养。

新生儿的嘴"一碰就动"是饿了的表现吗

当新妈妈或别人用手指碰宝宝的嘴时，宝宝小嘴马上就会动起来，并把头向手指的方向转动。有的人认为，这就是孩子饿了的表示，就赶忙给孩子喂奶、喂食。其实这种认识是错的，这并不是饿的表现，而是一种条件反射。这种动作不用学、不用教，是先天遗传下来的，也是人类及其他哺乳动物能够生存下来的一项基本反射，在医学上叫觅食反射。

孩子出现这种条件反射不是因为饿，但饥饿时更容易引起这种反射。宝宝是不是饿，需要靠母亲掌握按需哺乳的规律，利用反射的方法来检测不可靠。

乳房太硬，新生儿不适应怎么办

从开始哺乳的第4～7天起，哺乳母亲的乳房分泌的已不是初乳，而是大量的乳汁。乳房也明显地变硬了，而且觉得不舒服，这是乳汁满盈之故。婴儿这时会觉得乳房太硬，难以适应，甚至吸吮不住乳头。这是因为乳头扁平，不突出。为帮助婴儿尽快适应新情况、吃上奶，同时也为了帮助哺乳母亲消除肿胀感，减轻不适，有以下做法可供新妈妈选用：

1.新生儿吃奶之前，新妈妈先用一块温毛

巾敷熨乳房几分钟，使乳房变软；或者站着淋浴，用温水冲淋乳房。

2.用手轻轻按摩乳房，试着压出一些乳汁，以减轻肿胀，并帮助宝宝把乳头放入口中。

3.当把宝宝放到乳房跟前时，用那只可以自由活动的手放在乳房下，把乳房轻轻往上推，这样能使乳头突出，宝宝就可以把乳头含在嘴里吸吮，吃到乳汁。这可以很快缓解乳房的肿胀感，消除母亲的不适。

●● 乳房异常哺乳时应注意什么

特殊乳房是指特殊形态的乳房，如悬垂乳、平坦乳、大乳头及乳头内陷的乳房。如发育良好，仍属正常乳房。然而会给哺乳增加困难，如不注意，会导致少奶、无奶及乳腺炎等。对特殊乳房必须采取相应的哺乳方法，相应方法有以下几种。

悬垂的乳房

形态像茶壶，整个乳房下垂，乳头却在上部。由于悬垂而造成乳腺管弯曲，使部分乳汁积聚于乳房下方，不易丁宝宝吸出，同时积聚的乳汁容易淤积成块，诱发乳腺炎。母亲在哺乳时应将乳房托起，使乳腺管与乳头保持平行位，便于婴儿把整个乳房内的乳汁吸空。

平坦的乳房

常见于扁胸及瘦长的女性。乳房不够丰满、突出，使婴儿较难吸吮，造成喂乳困难。此种乳房在喂奶前需做热敷、按摩乳房等准备工作，还要牵拉乳头，使其突出。哺乳时要采取上身前倾的哺乳姿势。经过一段时间的训练，宝宝就能顺利地吸吮乳汁了。

大乳头乳房

乳头的直径一般1厘米左右，达1.5厘米左右的便是大乳头。这与遗传因素有关。哺乳前需用两手的拇指将乳头搓十几次，哺乳时需用拇指和食指牵拉乳头。为了使其变细、变长，还要设法让婴儿啼哭，以达到张大嘴的目的，以便将乳头、乳晕一起送入婴儿口中。经数次训练，婴儿便会适应，吸吮到乳汁。也可选用直径同一般新妈妈乳头直径相符的有边橡胶奶嘴，在奶嘴中央剪一个"十"字形，经消毒后，向奶嘴内挤十几滴乳汁，然后将其套在哺乳母亲的乳头上，婴儿可通过橡胶奶嘴吸吮到母乳。

乳头内陷、乳头扁平、乳头短小的乳房

这一类乳房给哺乳带来很大困难，关键在于早期发现，及时矫正。哺乳前用两手大拇指挤压乳晕，再将乳头轻轻地"钳"出来，同时牵拉乳头，使其突出，随后立即套上乳嘴，并采取上身前倾的姿势喂奶。这样做1周后，婴儿便能顺利地吸吮到乳汁。

温馨提示

凹陷乳头的纠正方法：

A.从乳头根部向左、右牵拉；

B.从乳头根部向上、下牵拉；

C.将乳头向外牵拉；

D.利用橡皮球的弹力产生负压牵拉乳头。

●● 新妈妈感冒时应怎样哺乳

新妈妈分娩后抵抗力较差，加之出汗较多，若此时不注意保暖，很容易感冒。新妈妈感冒后还可以喂母乳吗？如果是轻度感冒不伴有高热，新妈妈可戴上口罩后喂奶，同时新妈妈本人也要注意休息，多吃清淡易消化的食物，可服用一些抗感冒的药物，如感冒冲剂、板蓝根冲剂、维C银翘片等。

如果感冒后新妈妈伴有高热，且周身不适，此时为了还能产生足够的乳汁，同时也为了退热，需补充足够的水分，以及进食大量易消化的清淡食物。经口服补充不够者，需静脉输液，补充液体及能量。

此时，除了用抗感冒的药物外，有时为了预防感染，还需要用抗生素，特别要注意选用对孩子安全的药物。高热期间可暂停母乳喂养1～2天，停止喂养期间，还要常把乳汁吸出，以利于病愈后继续母乳喂养。

●● 新妈妈澳抗阳性时该如何给新生儿哺乳

澳抗阳性，即乙肝表面抗原阳性，在人群中约占10%，近年还有增长的趋势。新妈妈澳抗阳性能不能哺乳，就成了许多人关心的问题。首先要知道，单纯的澳抗阳性是不具有传染性的，自然也不存在会传染给孩子的问题，可以放心地进行母乳喂养。

但如果新妈妈澳抗阳性，e抗原也为阳性，就具备了传染性；即使不哺乳，在密切接触孩子的过程中，病毒也可能会污染孩子的奶瓶、奶嘴、食物、衣服还有小手，这些都会通过孩子的口进入体内。

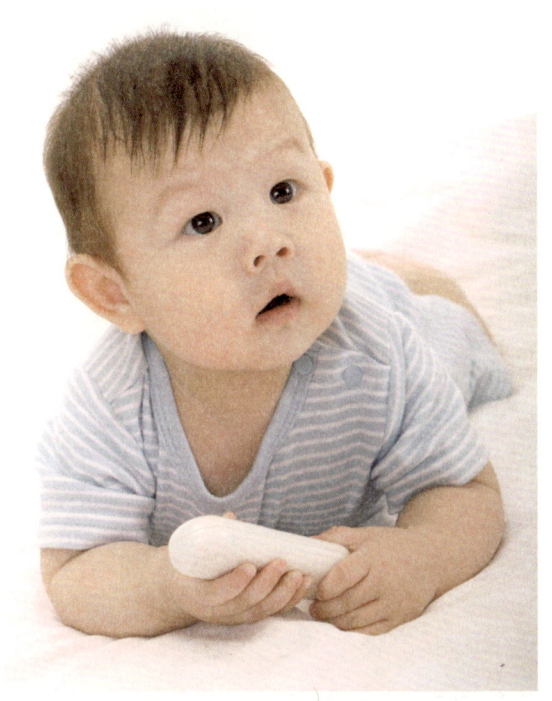

所以，要避免孩子被传染，最有效的方法是采取联合免疫，尤其"双阳"母亲生出的小孩，要在出生后24小时内注射乙肝免疫球蛋白质，3～7天后再注射乙肝疫苗30微克，再过1个月、6个月各注射乙肝疫苗1支使孩子产生抗体，就可以放心地进行母乳喂养。

●● 母乳喂养黄疸性新生儿应注意什么

母乳喂养的新生儿黄疸分为母乳喂养性黄疸和母乳性黄疸综合征，有时这两种可以同时存在。在母乳喂养时，应注意下面所列出的相关事项：

1.母乳喂养性黄疸的处理方法有：母亲一定要做到勤喂乳，在24小时内哺乳8～12次，或者更多；要仔细观察新生儿是否能确实有效地吸吮到乳汁；注意大便性状，对排泄延迟的新

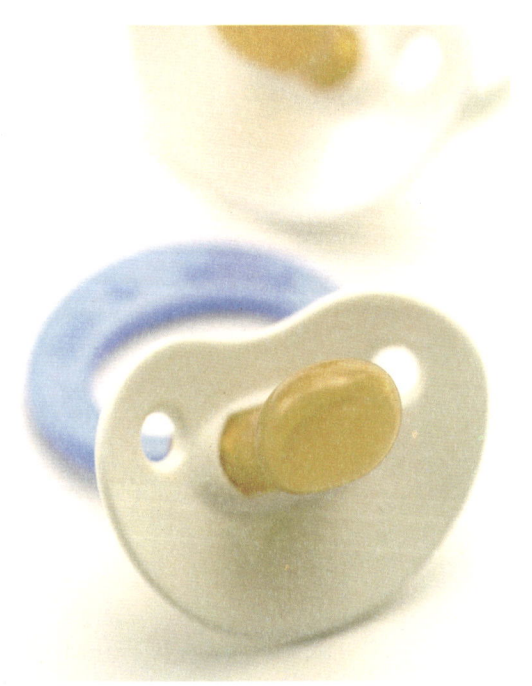

生儿宝宝可进行灌肠处理；限制辅助液体的添加，使婴儿充足地摄取乳汁。

2.对母乳性黄疸综合征的处理，首先要明确诊断，排除其他可能引起黄疸的病症。在喂养时，如胆红素小于342μmol/L（20mg/dL），不必停止母乳喂养；如果超过342μmol/L（20mg/dL），可暂停母乳喂养24～48小时，但母亲要挤空乳房内乳汁，以免日后乳汁分泌减少。

温馨提示

母乳喂养性黄疸

也称"缺乏"母乳的黄疸。一般发生在新生儿出生后3～4天，持续时间一般不超过10天，多发生于初产新妈妈的孩子。究其病因有：添加了口服葡萄糖液；不经常哺乳；胎便排出延迟。这些原因使新生儿缺乏母乳的喂养，造成黄疸性婴儿。

●●给新生儿哺乳时应注意哪些问题

给新生儿哺乳时，应注意处理好如下问题。

生气时不要喂母乳

人在生气时，常常会分泌毒素新妈妈切不要在生气时或刚生完气就喂奶，以免宝宝吸入带有"毒素的奶汁"而中毒，轻者生疮，重者生病。

不要边看电视边哺乳

母亲在哺乳时要与宝宝说话，交流情感，这不仅有利于增进母婴感情，还有利于宝宝大脑的发育。但看电视会夺去母婴之间难得的感情交流机会，而且电视发出的射线和声音会影响宝宝吃奶，不利于宝宝听力的正常发育。

哺乳时不要浓妆艳抹

人类能够靠特殊的气味和灵敏的嗅觉来辨认亲情关系。新生儿的感觉中以嗅觉最为敏感，母亲的气味对宝宝影响很大，大多数新生儿能够将头部准确地转向自己母亲气味的方向，尤其对母亲的乳味表现出好感和亲昵，并能唤起愉快的情绪和食欲，对宝宝发育有利。哺乳的母亲若涂脂抹粉，会使宝宝认不出自己的妈妈，产生戒备心理，甚至表现出不安、哭闹、难以入睡、拒绝吃奶等不良反应。

给宝宝喂母乳时不要躺着

哺喂时宝宝的胃呈水平位置，妈妈躺着易导致宝宝吐奶。正确的喂奶姿势是：哺乳母亲应取坐位，将一只脚踩在小凳上，抱好宝宝；另一只手以拇指和食指轻轻夹着乳头哺喂，以防乳头堵住宝宝鼻孔或因吃奶太急而引起宝宝呛咳、吐奶。

●● 什么情况不能用母乳喂养新生儿

母乳是婴儿最佳的营养品，一般都应力争母乳喂养，只有当哺乳可能危及婴儿和哺乳母亲健康时，才不得不终止母乳喂养。一般说来，有以下情况的哺乳母亲不宜进行或应暂停母乳喂养：

1.母亲患有严重心脏病、肾脏病、重症贫血、恶性肿瘤时，为了避免病情加重，不宜用母乳喂养新生儿。

2.母亲患有传染病，如活动性肺结核、传染性肝炎等，为了避免传染给新生儿，应采取母婴隔离，而不宜进行母乳喂养。

3.母亲患有精神病、癫痫病，为保护婴儿的健康和安全，不宜用母乳进行喂养。

4.哺乳母亲乳房患病，如严重的乳头皲裂、乳头糜烂脓肿、急性乳腺炎等，应暂停母乳喂养。

5.母亲患糖尿病病情较重，血糖控制不住及需要胰岛素治疗者，以及甲亢患者服用抗甲状腺药时不宜给婴儿哺乳。

6.母亲轻微感冒时，应戴上口罩才可喂奶，以防止把病菌传给宝宝。如果感冒发热，体温超过38.5℃时，应当停止给新生儿喂奶，待感冒痊愈后一段时期，再恢复喂奶。

7.艾滋病病毒感染者，不宜哺乳。

8.过敏性疾病、梅毒感染者，不宜哺乳。

另外，宝宝如果患有某些疾病，如半乳糖血症、苯丙酮尿症等，要禁止母乳喂养。

●● 母乳不够怎么办——混合喂养

母乳量不足或因某些情况不能按时喂奶而采用配方奶粉来代替一部分母乳的喂养，叫混合喂养。混合喂养分为两种喂养方法：一是每次喂母乳后补充配方奶粉的方法叫补授法，此法适于新生儿至6个月以内的婴儿喂养；二是一次喂母乳一次喂配方奶，间隔喂养的方法，叫代授法。此法容易使母乳减少，最好在6个月以后采用。

新生儿采用补授法喂养时，每次补奶应根据母乳缺少的程度来决定补奶量。一般先哺母乳后再喂配方奶，直到吃饱为止。试喂几次后，再观察宝宝喂乳后的反应，如无呕吐、大便正常、睡眠好、不哭闹，可以确定这就是每次该补充的奶量，但还要根据新生儿每天身体增长的情况，逐渐增加奶量。

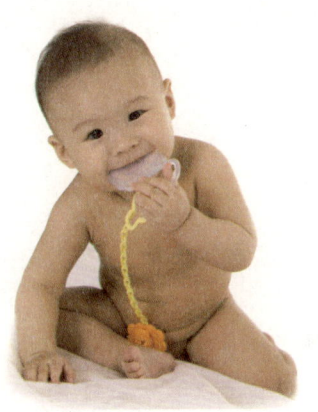

温馨提示　有的新妈妈下奶比较晚，但随着产后身体的恢复，奶量可能会不断增加。所以混合喂养时，新妈妈一定要坚持给宝宝喂奶，千万不要轻易放弃母乳喂养。

●● 为什么不提倡人工喂养

新妈妈生病或某些特殊情况等原因不能喂母乳时，用其他代乳品如牛奶、羊奶、奶粉等哺喂宝宝，以满足其生长发育的需要，即为人工喂养，一般可选用配方奶粉。

完全人工喂养的宝宝容易发生便秘或腹泻，还易患呼吸道感染，尤其是用牛奶喂养的宝宝。此外，人工喂养的宝宝得到的母爱相对较少。实验证明，直接母乳喂养的宝宝和将母乳挤出用奶瓶喂养的宝宝，在精神和体格上都表示出差距，更何况完全吃不到母乳的宝宝呢。世界卫生组织号召全世界的母亲要尽量用母乳喂养婴儿，奶水不足也要用混合喂养，将人工喂养控制到最低限度，以利于宝宝的健康。

●● 怎样为新生儿选择配方奶粉

配方奶粉又称人乳化牛奶粉，是由鲜牛奶添加适量的脂肪、乳糖或食糖、维生素、矿物

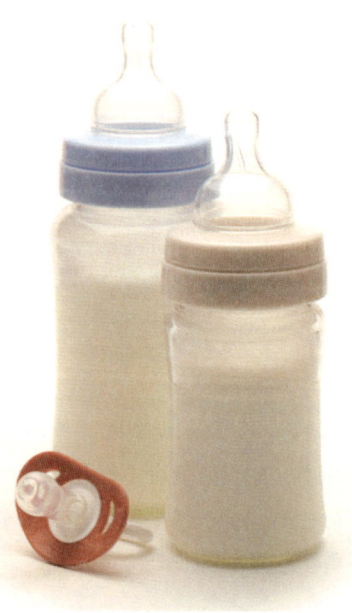

质及其他有益的成分制成。其营养成分接近母乳，是人工喂养婴儿的最佳食品，并且食用方便、随吃随冲，又易于贮藏。

挑选配方奶粉时，新手父母要仔细阅读配方奶粉说明，尤其要注意以下几点：

1.选择适合孩子年龄段的奶粉。检查配方奶粉的配料、营养成分、食用方法及适用对象等，判断该配方奶粉是否适合自己的宝宝。

2.选择正规厂家出产的奶粉。注意观察奶粉的生产日期和保质期，选择最近生产的奶粉。检查外包装上的厂名、厂址、出产地、生产日期、保质期、保存方法、执行标准等，若说明不清，不要购买。

3.检查配方奶粉的外包装，看是否有漏气现象，不论是袋装或罐装奶粉，一旦出现漏气、漏粉现象，切不可购买。

4.通过摇或捏，判断奶粉中是否有块状物，如果不存在块状物，且听到奶粉发出细微的沙沙声音，说明没有问题。

温馨提示 不要频繁更换奶粉。一旦选择了一种品牌的奶粉，没有特殊情况不要轻易更换。如果频繁更换，会导致宝宝消化功能紊乱和哺喂困难。

●● 如何进行人工喂养

人工喂养婴儿，有如下几种方法。

配方奶的冲调

调制配方奶粉按说明书调配即可，但要根

据不同周龄进行调整剂量。千万不要调配得过浓或过稀，如果调配过浓会增加新生儿的消化负担，调配过稀则会影响宝宝的生长发育。

将奶瓶注入所需的温开水，用专用的量匙量取所需的匙数（平匙）放在奶瓶中，盖上奶嘴及瓶盖，轻轻摇动，使其完全溶解。

配方奶粉不用加糖，因为在奶粉中已经放有足够的糖。

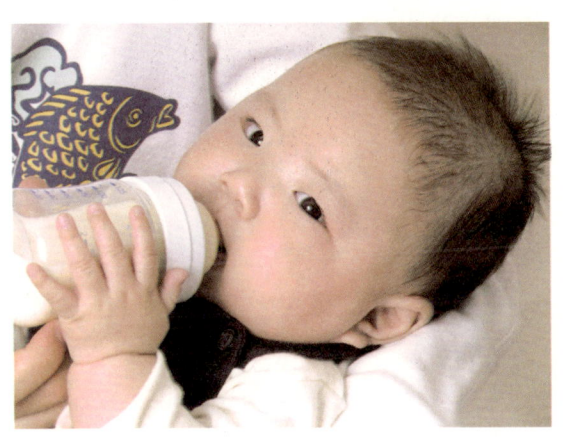

试乳温

每次喂奶前需先试乳液的温度是否适宜。试温方法只需倒几滴奶液于手腕间，以不感到烫或凉为宜。切勿由成人直接吸奶头尝试，以免把成人口腔内的细菌带给宝宝。

喂奶的方法

新妈妈应选择舒适的位置，使背部和腰部有支托，斜抱婴儿成45°，也就是宝宝斜躺在新妈妈的怀里，将奶嘴塞入小嘴中时务必充满奶水，以免空气吸入。喂奶后需将宝宝抱起，让其头伏在新妈妈的肩上，轻拍背部，使空气排出，避免吐奶。

喂奶时间

通常每隔3～3.5小时喂1次奶，每次喂奶时间不宜超过半小时。

温馨提示

哺喂次数与奶量

新生儿一般每天吃奶7～8次，每次喂奶间隔时间为3～3.5小时。如3千克体重的宝宝，则需要喂奶为110毫升×3=330毫升，再加上150毫升的水，总量为480毫升，分7～8次喂，每餐60～70毫升。

●● 人工喂养应注意哪些问题

人工喂养时，必须注意处理好如下问题。

要注意奶具的选择

奶具应选择直形奶瓶，且奶头软硬适度。奶嘴头开孔大小要适宜，一般倒拿奶瓶，奶水能连续滴出，说明孔径大小合适。若连续流出则说明孔径过大，易引起宝宝呛咳。若断断续续滴出，说明孔径太小，宝宝吸吮困难，易疲劳而吃不饱。还应具备专用的匙、碗、杯、锅、洗瓶刷、盖布及擦布等，供配制乳液用。

奶具必须每次消毒

宝宝用的奶具及配乳液用的用具必须每次消毒，奶瓶、奶嘴等要洗刷干净，放入冷水锅中煮沸10分钟后，立即取出放在消毒过的带盖锅中备用，以保证清洁卫生。每次取用时要先用肥皂洗净双手。

配方奶最好不要放冰箱保存

配方奶要即冲即用。因为不管是什么配方奶，本身都不是无菌的，一旦先冲调好留待当天晚些时候食用，就有滋生有害细菌的可能

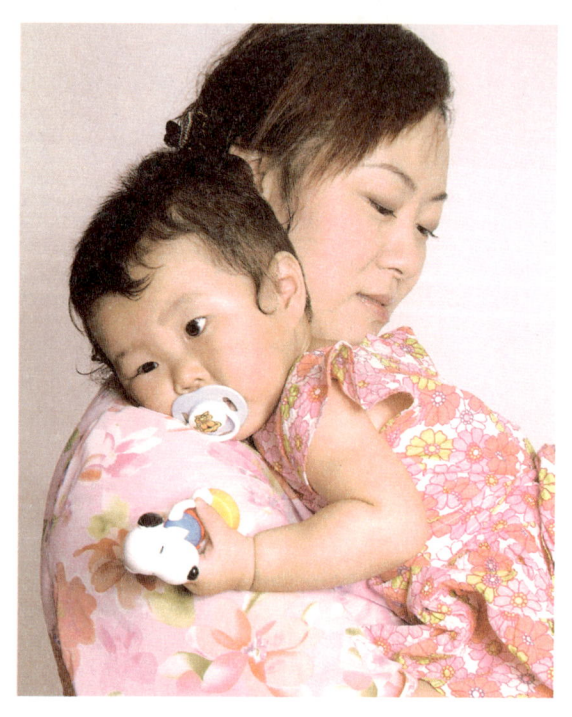

●● 为什么不宜喂新生儿酸奶

酸奶具有较高的营养价值，但对新生儿是不合适的。这是因为酸奶中含有乳酸，这种乳酸会因为新生儿肝脏发育的不成熟而不能将其处理，其结果会导致乳酸堆积在宝宝身体内，而乳酸过多是有害的。另外，酸性物可使钙质不易消化吸收，对宝宝身体发育不利。

温馨提示

由于早产儿是提前出生的，体内维生素和铁的储备量少，加上出生后生长发育比足月儿快，更容易发生营养的不足。因此，早产儿出生后1～2周，就应添加维生素A与维生素D。出生后1个月，开始补充铁剂，以预防新生儿缺铁性贫血。

性，尽管这种可能性很小，但也可能会增加宝宝患病的概率。如果必须提前准备宝宝喝的奶，要用封闭的瓶子装好刚烧开的水，等需要的时候即时冲调配方奶。

适当补充水分

母乳中水分充足，因此母乳喂养的宝宝在4～6个月以前一般不必补充水分。而人工喂养的宝宝，则必须在两顿奶之间补充适量的水。牛奶中含蛋白质与无机盐比人乳多，故人工喂养较母乳喂养的宝宝所需的水量多。每日每千克体重需水100～150毫升。此外，在两次之间加喂一次水，可以促进宝宝新陈代谢的进行，有利于对高脂蛋白的消化吸收，另外，也能保持宝宝大便的通畅，防止消化功能紊乱，同时还可以清洁宝宝口腔。

●● 替代食物为何不能做新生儿主食

有人认为价格越高的食物，营养价值越高。于是在母乳不足时，就买巧克力、甜炼乳等作为主食来喂养新生儿。其实，巧克力、甜炼乳所含的营养成分根本满足不了新生儿的营养需要。

巧克力所含的蛋白质很少，即使是牛奶巧克力，蛋白质含量也只有10%。另外，在体内糖和脂肪是不会变成蛋白质的。所以巧克力等不能满足新生儿生长发育的需要，更不能作主食来喂养宝宝。

甜炼乳是由新鲜牛奶在真空中浓缩至2/3，再加40%的蔗糖制成的。其主要营养素与鲜牛奶相比差距很大，甜炼乳的脂肪、糖含量比鲜牛奶高得多，饮用时，只要加1倍的水，便可达到原奶的浓度，但其中的糖量则很高，不适宜喂养婴儿。如果把炼乳中的糖含量降至10%以下，就得把炼乳稀释4倍，这又不能满足婴儿对营养素的需求。如果长期以炼乳为主食的话，宝宝就会因蛋白质和脂肪摄入不足而造成营养不良，所以，甜炼乳也不能作为主食来喂养新生儿。

●● 为什么提倡人工喂养儿吸吮母亲乳头

一般家庭对采用人工喂养的婴儿就不让其再吸吮母亲乳头。调查表明，人工喂养儿若再吸吮母体乳头，好处很多。

增强母婴感情

人工喂养儿食乳时不能充分和母体接触，时间长了会淡化母婴感情。如果从新生儿期开始，就让人工喂养儿每日坚持数次吸吮母亲乳头，使母婴感官充分接触，解除婴儿的"皮肤饥饿"，会增强母婴感情，培育婴儿的良好性格。

有益于婴儿精神、神经发育

新生儿出生后有强烈的吸食母乳的欲望和用力吸乳的表现，这是生存的本能。每日能给婴儿一定时间的吸吮母亲乳头的机会，即使少奶或无奶，通过吸吮母亲乳头也能使婴儿在心理上得到安慰。

有利于增强婴儿食乳能力和牙齿生长

人工喂养儿多用乳胶奶嘴，奶嘴的软硬度及口感和母体乳头截然不同。乳胶奶嘴较柔

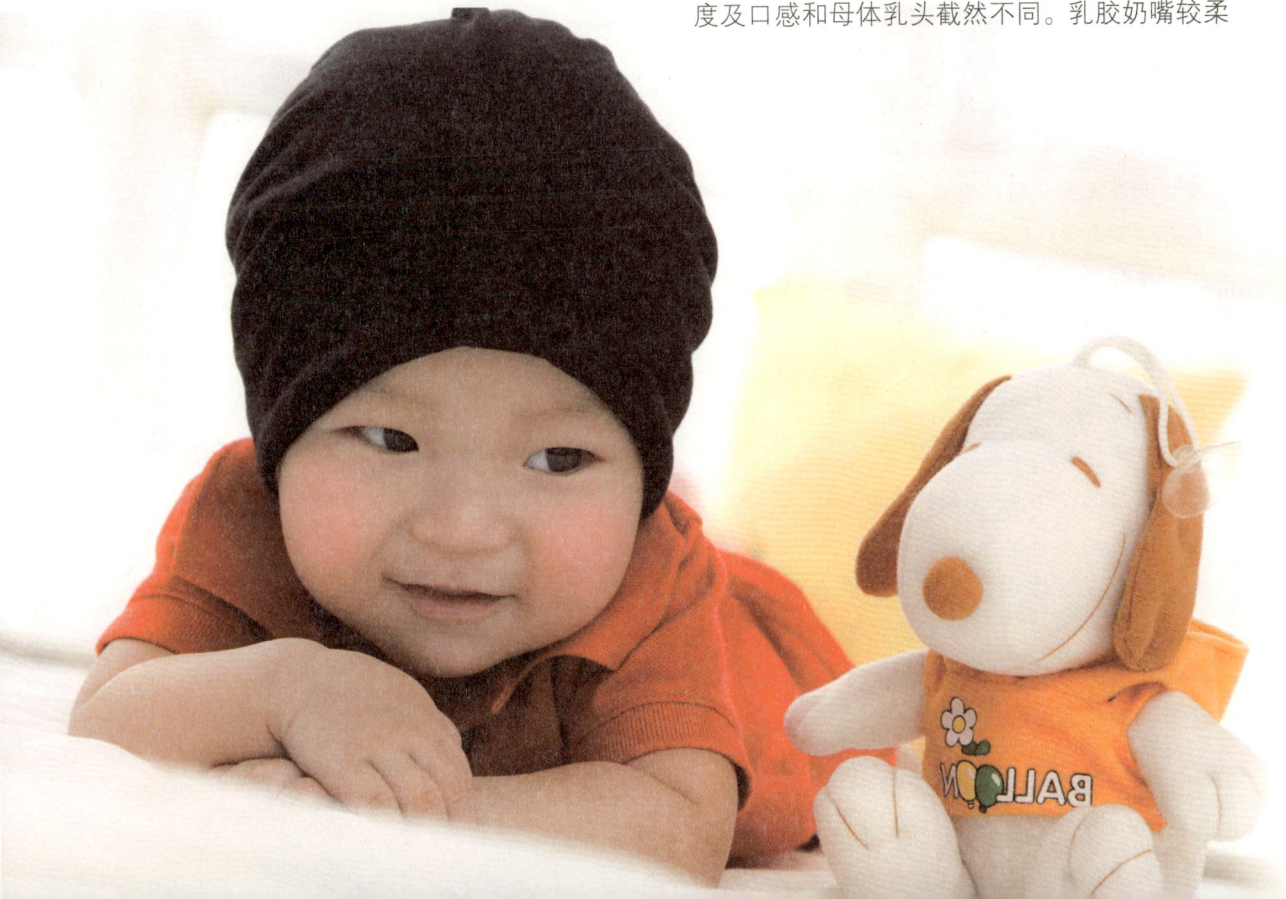

软，婴儿吸吮轻松，口感较差，不利于婴儿食奶能力的增强。母亲乳头则恰到好处，符合婴儿吸吮需求，即能刺激婴儿食乳能力的增强。由于母亲乳头硬度大于乳胶奶嘴的硬度，可摩擦刺激婴儿牙龈，使其上下牙齿较早萌出。

促进母乳分泌

对于母亲无乳和少乳者，经过婴儿长期吸吮母亲乳头，刺激母亲催乳素分泌增加，可使部分母亲乳汁由无到有、由少到多，从而使部分人工喂养儿接受混合喂养，或全部母乳喂养，使婴儿的食乳质量有显著提高。但是哺乳母亲必须没有传染病，以保证婴儿健康。

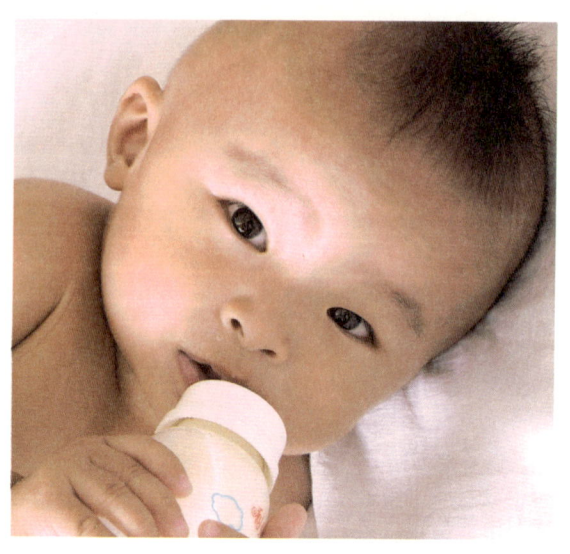

温馨提示

人工喂养因各种原因剥夺了婴儿强烈的吸食母乳的欲望和权利，违背了婴儿正常生理规律，造成婴儿生理上的空虚感。因此，往往促成婴儿精神烦躁和不安。所以每日要能给婴儿一定时间吸吮母亲乳头的机会，即使少奶或无奶，通过吸吮母亲乳头也能使婴儿在心理上得到安慰。

烦躁不安的婴儿一旦吸吮母亲乳头，就会立即变得情绪安定、精神欢愉，说明婴儿已具备心理反应。这种良好的心理状态有益于婴儿精神、神经发育，利于其身心健康。调查表明，吸吮母亲乳头的婴儿体重达到或超出均值的占76.4%，无吸吮母亲乳头的婴儿体重达到或超出均值的仅为36.1%。在精神、神经发育方面，吸吮母亲乳头的婴儿也明显强于无吸吮母亲乳头的婴儿，且吸吮母亲乳头的婴儿患病率为13.9%，无吸吮母亲乳头的婴儿患病率则高达41.6%。

●● 怎样喂养早产儿

早产儿过早降临人间，身体各器官功能很不完善，所以必须严密护理，精心喂养，才能使之健康发育成长。早产儿应如何喂养？需要做到如下几点。

要尽早哺喂母乳

这样可以使宝宝的生理性体重下降时间缩短，程度减轻，低血糖的发生率降低。哺喂方法按早产儿成熟程度而异，对出生体重较重，吸吮能力较强的，可直接进行母乳喂养。目前研究表明，早产哺乳母亲的乳汁成分与足月哺乳母亲的乳汁成分基本相同，完全适合早产儿的生长发育需要及消化能力。因此，要让早产儿勤吸吮，以使哺乳母亲乳汁分泌增加。

如果早产儿的吸吮力差，可将哺乳母亲的乳汁挤出用匙哺喂

母乳不足，可进行人工喂养，应以早产儿配方奶为宜。体重较轻，吸吮能力不全的早产儿，可用滴管或胃管喂养。

每次喂奶的间隔时间因人而异

　　一般来说，体重在2 000克以上者，按每3小时喂奶1次计算，每日喂奶8次；体重在1 500~2 000克的，每2小时喂奶1次，每日喂奶12次；体重在1 000~1 500克的，每1.5小时喂奶1次，每日喂奶16次；体重在1 000克以下者，每小时喂奶1次，每日喂奶24次。

温馨提示

　　医学上把怀孕不足37周即出生的婴儿叫早产儿。早产儿的体重一般不足2 500克，身长小于45厘米，而且动作少、哭声小、吸吮能力弱，外观皮肤红、薄、嫩、发亮，面额部有皱纹，皮下脂肪少，头发似棉花状，指（趾）甲较软，耳郭软薄，足跟光滑，男婴的睾丸未降入阴囊。早产儿过早来到人间，身体各器官功能很不完善，必须严密监护，精心喂养，才能使之健康发育生长。

早产儿的喂养摄入量

　　早产儿的喂养摄入量随其体重及成熟程度而异，可参考以下公式：

　　最初10天早产儿每天摄入量（毫升）=（出生实足天数+10）×体重（克）/100

　　10天后每天摄入量（毫升）=1/5~1/4体重（克）

　　按上述公式计算的是最大摄入量，如果早产儿不能吃完，可根据其剩余的奶量，酌情进行静脉补液，以保证热量、蛋白质和水分的供应。

　　也可以简单地给予如下喂奶量，即：出生最初3天，每天可按每千克体重140毫升哺喂。以后每天每千克体重增加10毫升。从第10天起，每天每千克体重哺喂200毫升。

●● 新生儿喂养不好影响智力发育吗

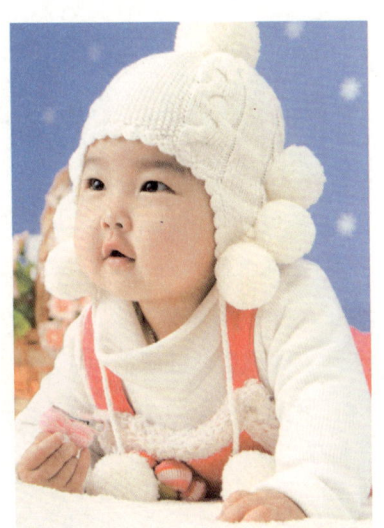

　　新生儿的喂养与以后的智力发育间的关系极大，不可忽视。除了一些疾病因素以外，在新生儿喂养上应注意以下问题：

　　1.新生儿期血糖过低，会影响其神经细胞，因营养不良而引起智力低下，特别应该注意不要使宝宝处于饥饿状态，尤其是出生体重较轻、比较消瘦的宝宝，更应注意及时喂养。

　　2.新生儿的标准体重是3 000克，以后前半年中每个月增加600克，后半年中每月增加500克，到1岁时应为9~10千克。假如体重增加过慢，达不到标准，就应注意检查是否是由于喂养不当引起的，因为较严重的营养不良是会影响婴儿大脑发育的。

3.有些先天性代谢疾病，如苯丙酮尿症、半乳糖血症等，是先天性酶缺陷病。患这种病的婴儿，刚出生时正常，若给予普通喂养，以后就会发生智力迟钝及肝脏病变等，所以及早诊断后，应尽早开始饮食治疗，要根据不同疾病给予特殊的饮食。在出生后1个月内即开始治疗者，智力发育可不受影响。如果发现婴儿吃奶不好，容易呕吐或者黄疸不退，以及尿有"霉臭"或"鼠尿"气味时，最好能及时到医院就诊，争取早诊断、早治疗，以免影响智力发育。

温馨提示

科学研究表明，由于妊娠后3个月的宫内营养不良或生后第1年中的营养不良，都会引起宝宝智力发育受损，所以最好从母亲怀孕期间就应注意给孕妇以足够的营养，以保证胎儿在宫内的正常发育。一般刚出生的足月新生儿的神经系统发育不够成熟，而在生后的第1年内，特别是第1个月，是大脑发育最快的时期，也是最容易受到影响的时期。

如何判断新生儿的营养状况是否正常

父母都希望自己的宝宝健康成长，会因自己的婴儿长得比别人的同龄婴儿胖而高兴。其实，营养不良或长得太快、太胖都不是健康的表现。那么婴儿健康的标准是什么呢？

合理喂养、生长顺利的新生儿的体重在第1个月，应增长600克以上。若在满月时还没有达到标准，那就应该检查一下是何原因，是喂奶量不够，还是饮食质量不好，抑或因为有什么病而影响了营养的吸收。

除了体重这个指标外，营养好的新生儿皮下脂肪都比较丰满。营养不良的新生儿，开始表现出肋骨显露、腹部凹陷，后来就渐渐变得小老头一样，尖下巴、抬头纹，和一对无神的大眼睛；头发也较稀疏且没有光泽；哭声微弱，四肢无力；有的还出现水肿，这些均是严重缺乏营养的表现，需要及时送到医院治疗。

怎样给双胞胎新生儿哺乳

只要双胞胎新生儿出生时不是太轻，就完全可以对两个新生儿同时进行哺乳。乳房一般会适应其需要，不过新妈妈哺乳会很辛苦，必须兼顾哺乳和睡眠。为了得到充分的休息，开始时，应有人帮助做家务活，新生儿们的父亲应参与护理。

哺乳时可坐着，让新生儿躺在哺乳母亲髋骨的左右两侧，然后将新生儿抬高一点，两只手让新生儿头部靠近乳房，两肘揽住婴儿的身体。也可以单个哺乳，这样会方便一些，但很费时间。如果乳汁不足，可每次只给一个新生儿哺乳，另一个用奶瓶喂养，这件事可由另一个人来做，下次哺乳可换另一个新生儿，这样两个新生儿都可吃到母乳。

如果新生儿由于早产或体重太轻而必须住院时，新妈妈可按时把乳汁吸出来（最好用电子吸奶器），这样在出院之前，新生儿就可得到乳汁供应。这只需要按时将乳汁送往医院，医院可以在那里对早产儿进行喂养。

05 新生儿的日常护理

新生儿的日常护理是新生儿生长过程中一个重要的步骤，若护理不当，则会给新生儿的生长发育带来诸多不利的影响。新生儿的日常护理必须正规，一般涉及新生儿的保暖、预防感染、皮肤护理、五官护理、衣服配置、哺乳方法等方面，下面分别进行介绍。

●● 新生儿的卧室应具备什么样的条件

胎儿在母体内生活了9个多月，刚出生的新生儿就像刚出土的幼苗，非常娇嫩，所以必须保护好。新生儿的卧室是非常讲究的，应尽量符合以下几个条件。

选择朝南或阳光充足的房间做卧室

在无风的时候打开窗户，让温暖的阳光直射进来，阳光中的紫外线不仅有消毒作用，且直接照在新生儿的皮肤上还能在体内转化成维生素D，预防维生素D缺乏性佝偻病的发生。但应避免照射新生儿的头面部和眼睛。

保持适宜的温度与湿度

足月新生儿要求室温在22～24℃，相对湿度为60%～65%；早产儿要求室温在24～27℃，相对湿度为65%以上。无论是足月儿还是早产儿，室内的温度和湿度都要保持相对的恒定。忽冷忽热、忽干忽湿的空气，往往会导致新生儿生病。

保持良好的通风

新生儿需要新鲜的空气，无论冬夏，每天都应开几次窗户，以保持卧室的空气新鲜。因为空气不流通，密闭的卧室是细菌繁殖的良好空间环境。

保持清洁

新生儿卧室要经常保持清洁卫生。要进行湿性打扫，家具应常用湿布揩灰尘，常用吸尘器吸尘。

保持环境安静

新生儿每天睡觉时间达18小时以上，良好的睡眠有利于新生儿健康成长。而安静的环境是良好睡眠的保障。但不是要求一点声音都没有。因为新生儿对噪声的反应并不敏感，轻微的说话声、悦耳的音乐声可以刺激其听觉发育。

保证有强度适当的光线

卧室的光线（包括灯光）不宜过强，强烈的光线对新生儿的眼睛刺激性太强，会影响其视觉的发育。但室内光线也不能太暗，否则将不利于新生儿观察周围的事物。

温馨提示

要保证新生儿有良好的室内环境。在卧室的墙上可挂贴一些色彩鲜艳的图片、绘画，或在小床上方放些玩具，以刺激新生儿早期的视觉发育，但要注意这些东西不要一直固定在同一地方，也不能离眼睛太近，否则容易引起新生儿斜视。另外，要注意刚装修好的房间不宜做新生儿卧室，以免装潢材料中的一些毒性气体污染室内空气，危害新生儿的健康。

●● 为什么新生儿房间夜里不能常开灯

许多刚做父母的年轻人，夜里为便于给小儿喂奶、换尿布，总爱在房内通宵点灯，这样做对孩子的健康成长不利。

研究证明，经常昼夜不分地处于明亮光照环境中的新生儿，往往会出现睡眠和喂养方面的问题。研究人员将40名新生儿分成两组，分别放在夜间熄灯和不熄灯的婴儿室里进行观察，时间均为10天。结果前者睡眠时间较长，喂奶所需时间较短，体重增加较快。

有关专家认为，新生儿体内的自发的内源性昼夜变化节律会受光照、噪声及物理因素的影响。在这种情况下，昼夜有别的环境对他们的生长发育较为有利。

温馨提示

新生儿不会翻身，其睡姿主要由照顾者决定，同时新生儿整天生活在床上，即使醒着也存在睡姿问题。因此睡姿是直接影响其生长发育和身体健康的重要问题。睡姿有仰卧位、俯卧位、左或右侧位。

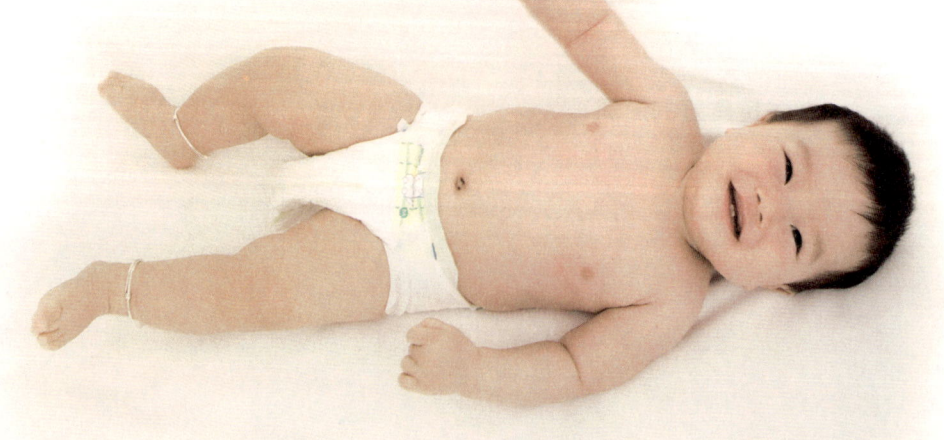

●● 新生儿应选择什么样的睡姿

新生儿从早到晚几乎都处于睡眠或半睡眠状态，那么采取什么样的睡姿更有利其健康呢？这个问题不可忽视，可从如下方面去做。

仰卧

这种睡姿使新生儿全身肌肉放松，对心肺、胃肠和膀胱等全身脏器压迫最少，但是它又可能使已经放松的舌根后坠，阻塞呼吸道。成人熟睡后打呼噜，就是气流冲破阻塞的呼吸道而震动发出的响声。新生儿的这种姿势也可能出现呼吸费力，同时新生儿的胃底水平小，吃奶时进入胃里的空气要排出来（俗称"打嗝"），往往会发生溢乳，仰卧时溢乳很危险，奶汁有可能呛入气管导致新生儿窒息。新生儿的颅骨较软，受压后容易变形，若长期采用固定的仰卧姿势，枕后部受到压迫会变得扁平。

俯卧

这种睡姿对心肺、胃肠、膀胱压迫较重，而且口水也容易流出，不易下咽，最重要的是新生儿不会转头和翻身，被褥容易堵塞口鼻而引起窒息，绝大多数父母都不愿让婴儿采用这种睡姿。近年来世界卫生组织大力提倡新生儿采取俯卧式体位，理由是采取这种姿势可以增加新生儿头、颈及四肢的活动，内脏压迫又能增进心肺等器官功能活跃，据统计其身体生长速度大大超过一般新生儿。但是，俯卧位有一定危险性，因为俯卧时孩子的面部很容易埋在床面上不能透气，宝宝由于竖颈肌没有发育好，不能自己转头调节，容易引起窒息死亡。

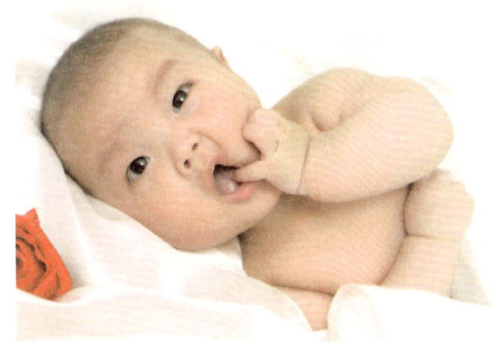

侧卧

侧位睡眠既对重要器官无过分压迫，又利于肌肉放松，是一种应该提倡的新生儿睡眠姿势。因为侧卧最符合人体的生理需要，侧卧时脊柱略微弯曲、肩膀前倾、两腿弯曲，双臂也自由放置，全身的肌肉处于最大限度的松弛状态，血液循环畅通。这些能使宝宝不但睡得安稳，而且睡后精力充沛、心情愉快。对于消化道功能还不健全，吃奶后容易溢奶的新生儿来说，侧睡还可以使溢出物不易进入呼吸道而引起窒息。右侧卧位较左侧卧位更佳。但新生儿长期偏向一侧睡，会使脸部两侧不对称，易引起颈肌扭伤，也有可能造成斜视。

> **温馨提示**
> 对新生儿来说，在睡姿上应该特殊问题特殊处理。因为这时头颅骨缝还未完全闭合，如果始终或经常地向一个方向睡，可能会引起头颅变形，或易发生窒息。所以这三种姿势长期采用都不适合，应常换体位。例如长期仰卧会使孩子头型扁平，长期侧卧会使孩子头型歪偏。俯卧时，容易呼吸不便，没人在旁照看，可能发生意外。

●● 新生儿的睡眠需要多长时间

新生儿除吃奶或尿布潮湿时会醒外，平时几乎都在睡觉。睡眠多，一方面是生长发育的需要，另一方面也是脑神经系统还没有发育健全，大脑容易疲劳的缘故。正常新生儿每天睡眠时间约18个小时。但也有差异，有的新生儿睡眠时间稍短些，但只要精神状态良好，新妈妈可不必担心。随着孩子一天天长大，其睡眠时间会渐渐缩短。

如果新生儿白天清醒的时间逐渐增多，那么夜间睡眠的时间就应该相应延长，要逐步培养宝宝白天少睡、夜间熟睡的习惯。如果睡眠不足，会使新生儿生理功能紊乱、神经系统调节失灵、食欲不佳、抵抗力下降。俗话说，能睡的孩子长得壮，也有说多睡觉的孩子个子高，可见睡眠对孩子的生长发育极其重要。要注意给新生儿创造一个舒适、安静的睡眠环境，要千方百计地保证孩子有足够的睡眠时间。

温馨提示

新生儿睡眠护理的正确做法是：经常为宝宝翻身，变换体位，一般4小时调换1次；饮食后要侧位睡，不要仰卧睡；在成人与新生儿讲话、逗乐、玩玩具、听音乐以及穿衣洗脸后都需要采取仰卧位；在新生儿吮奶前、空腹时，可以在成人照看下俯卧；左、右侧卧时，要当心不要把宝宝耳轮压向前方，否则耳轮经常受折叠也易变形。

●● 如何处理新生儿夜间不睡、白天睡

有些新生儿夜间哭闹不睡，白天反而熟睡

不醒，这不仅妨碍父母休息，也使四邻不安，人们称这种小孩是"夜哭郎"。这是由于新生儿神经系统不完善，还没有建立起"白天短时间睡眠，夜间长时间睡眠"的条件反射。因为在母体内，孩子没有昼夜概念，出生后尚未适应外界环境，不会分辨白天和黑夜。

为了培养新生儿正常的睡眠习惯，可以有意识地让孩子白天少睡觉。具体做法是：白天爱睡觉的宝宝要按时叫醒他（她），多和宝宝面对面交流，给予触、听刺激或做被动体操、护理等，使宝宝白天少睡。或多给宝宝刺激（捏耳垂、弹足底等），不让宝宝睡踏实，让其白天多醒几次，这样白天宝宝疲倦了，夜晚自然就会睡得安稳；也可给宝宝每晚服用少量镇静剂（要慎重），经过几天的适应过程，就会慢慢形成正常的睡眠规律。

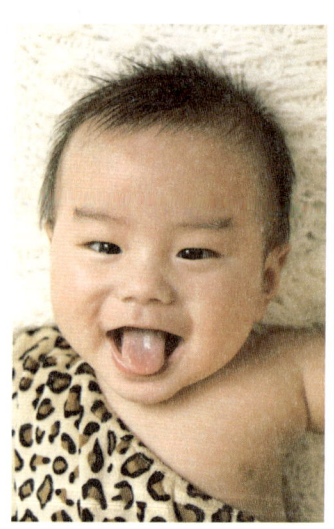

温馨提示

如果发现新生儿夜间哭闹不睡觉，新妈妈必须高度重视，及时纠正。因为婴儿体内有一种生长激素，它的分泌呈昼夜规律，且夜间释放的生长激素比白天多，因此，如果新生儿夜间哭闹不睡觉，会使其生长发育迟缓，对其成长不利。

●● 新生儿睡觉不安稳怎么办

新生儿在正常情况下每天有18～22小时在睡眠中度过。新生儿睡眠不安是一些新父母常常遇到的问题。要首先寻找到孩子睡眠不安稳的原因，然后再采取相应措施，比如：看看室内温度是否过高，或是否包裹得太多，孩子因太热而睡不安稳，这时孩子鼻尖上可能有汗珠，衣服被汗湿，这时就需要降低室温，减少或松开包被，孩子感到舒适就能入睡；如果摸孩子小脚发凉，则表示孩子是由于保暖不足而不眠，可加盖被褥或用热水袋在包被外保温；大、小便弄湿了尿布，孩子不舒服也睡不踏实，应及时更换尿布；母乳不足，孩子没吃饱也会影响睡眠，新妈妈要勤哺喂，让孩子吃饱。

如果上述情况都不存在，则母亲可能在孕期有维生素D和钙剂摄入量不足的情况，可能使新生儿患低钙血症，早期表现睡觉不踏实。如果给孩子补充维生素D和葡萄糖酸钙，即可见效。如果除睡眠不安，还伴有发热、不吃奶等其他症状时，应立即去医院请医生医治。

●● 为什么不能抱着新生儿睡觉

宝宝的出生给家庭增添了许多欢乐，父母会千方百计爱护着他，甚至舍不得让新生儿哭一声，新生儿一哭就赶紧抱起来哄一哄，即便睡觉的时候也要抱在怀里。这样，长此以往，使其就养成了不抱不睡的坏习惯，这对母婴健康都不利。

产后新妈妈的身体恢复需要一段时间去恢复。由于分娩体力大量消耗，新妈妈的抵抗力下降，如果经常抱着新生儿睡觉，新妈妈就不能拥有充足的睡眠和休息好。这样一来，不仅

影响体力恢复和生殖器官的修复，而且易容易导致某些疾病的发生。

更重要的是，新生儿初到人间，从此时起就要养成良好的睡眠习惯，让新生儿独自躺在舒适的床上睡觉，不仅睡得香甜，还利于心肺、骨骼的发育。如果经常抱着新生儿睡觉，不利于新生儿呼出二氧化碳和吸进新鲜氧气，就会影响新生儿的新陈代谢，使新生儿的身体得不到舒展，甚至弯着腿、躬着腰，直接影响孩子的成长。同时也不利于新生儿养成独立生活的习惯。

> **温馨提示**
>
> 有些新生儿出生后，睡眠规律尚未形成，该睡觉时不睡甚至哭闹，俗称"闹觉"，只有大人将其抱起，拍拍摇摇，或者含着乳头才能入睡，这种习惯是被大人宠出来的。
>
> 新生儿大脑发育还不健全，出生后几乎大部分时间都处于睡眠状态，每天有18～22小时在睡眠中，只有短时间清醒。清醒后很快就会感到疲倦，这时孩子常以"哭"表示累了，只要环境安静、舒适，片刻后孩子就会本能地自然入睡。

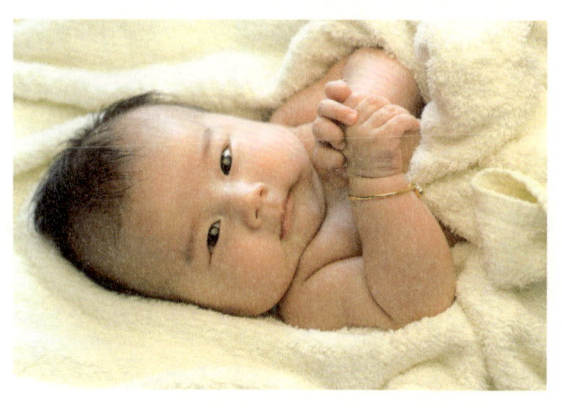

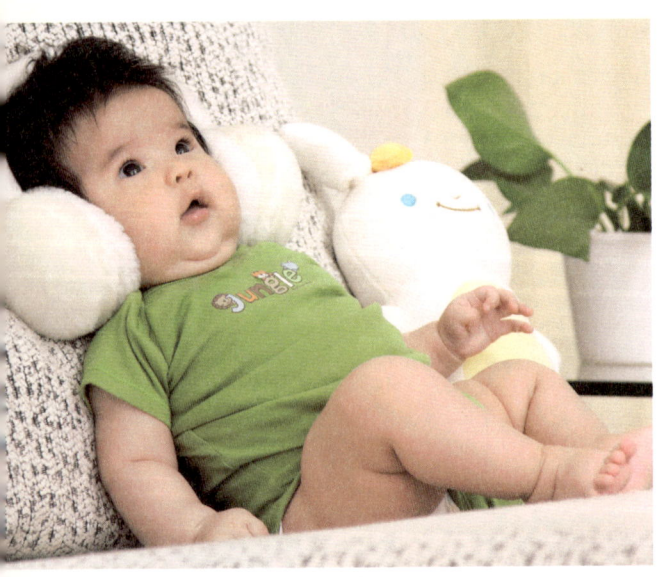

疲倦的表示。如果这时大人总是抱着婴儿拍、摇、颠等，倒是破坏了婴儿本能的自然睡眠的调节规律，反而形成了新的条件反射，婴儿以后则必须在大人的拍、摇等情况下才能入睡，渐渐地养成"闹觉"的坏习惯。

所以，当新生儿确实是因疲倦而哭闹时，可采用以下方法诱导其自然入眠：首先妈妈要靠近新生儿，用手轻轻抚摸宝宝的头部，由头顶向前额方向，一边抚摸一边发出单调、低弱的"噢噢"声；或者将新生儿的单侧或双侧手臂按在胸前，保持其在母体内的姿势，使其产生安全感，孩子会很快入睡。

●●● 新生儿睡觉时为什么会发生"惊跳"

年轻的父母会发现新生儿睡觉时，一有声音（如人声、开门声、关门声等）就会发生惊跳，但不会醒来。这是因为小宝宝的神经系统还没有发育完善，很容易受到惊吓，而且宝宝在睡觉时，有时还出现皱鬼脸、噘嘴巴、小手小脚做一些很微小的动作等状况，惹人喜爱，老年人给小宝宝的这种现象起了个很好听的名字——"婆婆娇"。此时新妈妈不必担心，适当给新生儿轻柔的安抚即可。

●●● 怎样培养新生儿的自然睡眠习惯

有许多家长害怕看到新生儿哭闹，常常在新生儿一哭时就抱起来。其实，"哭"是新生儿的本能要求。当新生儿哭时，要分析一下哭的原因。一般新生儿在吃饱奶后又无其他不舒适（如尿布湿了，皮肤皱褶处痒了等）时，哭闹常常是

温馨提示

在入睡前，宝宝应清洗干净，如洗澡洗脸，换好尿布。另外，要喂足量的奶；可播放一些柔和、轻缓的音乐，在每次睡前给宝宝听。久而久之让宝宝形成条件反射，听到这些音乐，就知道要睡觉了。这样，宝宝慢慢地就会养成自然入睡的习惯。

●●● 新生儿为什么不能睡软床

目前，随着人们生活水平的提高，家具不断更新换代，棕绷床、木板床等已被卧躺舒适、造型美观的沙发软床或弹簧床代替。有些父母为了让孩子睡得好、睡得舒服，往往买一张沙发软床或弹簧软床给宝宝，认为宝宝睡软床，不会碰伤孩子的身体。其实，这种做法是有害的，不利于孩子的生长发育。

新生儿出生后，全身各器官都在发育成长，尤其是骨骼生长更快。新生儿骨骼中含无机盐少，有机物多，因而具有柔软、弹性大、

不容易骨折等特点。但是由于新生儿脊柱周围的肌肉、韧带很弱，容易导致脊柱和肢体骨骼发生变形、弯曲，一旦脊柱或骨骼变形，往后纠正就麻烦了。

温馨提示

新生儿理想的床是什么样的呢？一般说来，家中的木板床、竹床、棕绷床或砖炕都可以。睡这类床，新生儿就完全可避免脊柱弯曲、骨骼变形，有利于宝宝健康成长。

另外，新生儿最好单独睡一张婴儿床，从小锻炼宝宝不依恋哺乳母亲睡觉的良好习惯，对宝宝的生长发育和建立独立生活能力等均有促进作用。宝宝的小床应放在哺乳母亲的床边，以方便对新生儿的照料和护理。

专家对500多例婴儿睡各种床的实验表明：新生儿长期睡在凹陷软床上，由于各种原因发生脊柱畸形的占60%左右；睡在木板床或砖搭的睡炕上，脊柱畸形只占5%左右。所以，奉劝父母不要让新生儿睡软床，不睡软床应从新生儿就开始。

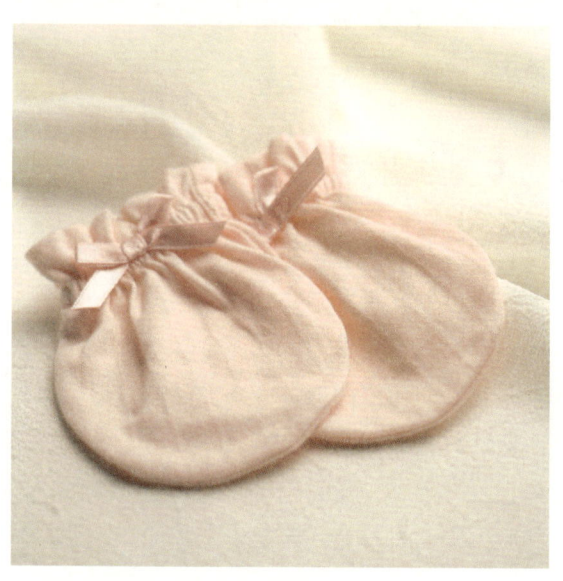

新生儿宜使用睡袋

很多哺乳母亲担心新生儿睡眠时会把被子蹬开而受凉，因此常常把孩子包得很严实，还常将包被捆上2~3道带子，这样做不仅会妨碍其四肢运动，还不利于新生儿的发育。

新生儿手指被捆绑后不能碰触周围物体，不利于触觉的发展。另外，捆得紧，不易透气，出汗时又容易使皱褶处皮肤糜烂，给宝宝造成不应有的痛苦。而使用婴儿睡袋则可以很好地解决这个问题。

睡袋既可以给宝宝提供一个舒适、宽松的生活环境，保暖性好，不会被蹬开，又不影响宝宝的四肢活动，由此解除了家长的后顾之忧，而且简单易做，同时在市场上也可以买到。因此提倡给婴儿用睡袋。

温馨提示

把宝宝放到睡袋里时，妈妈不要急着扣上扣子或系上袋子，先让宝宝的小手放在外面，等他睡着了，再把小手放入睡袋里，扣上扣子，这样宝宝就不会感到太束缚，慢慢地就会习惯睡睡袋了。

要不要给新生儿枕枕头

人们习惯认为，睡觉就必须枕枕头，于是就给刚刚出生的新生儿也枕一个小枕头。这完全不必要，也不利于新生儿正常发育。

刚出生的婴儿，头几乎和肩宽相等，平睡、侧睡都很自然，因此无须枕枕头。当然，为了防止吐奶，婴儿上半身可略垫高1厘米。

当婴儿长到3~4个月，颈部脊柱开始向

前弯曲，这时睡觉时可垫1厘米高的枕头。长到7~8个月开始学坐时，婴儿胸部脊柱开始向后弯曲，肩也发育增宽，这时孩子睡觉时应枕3厘米高左右的枕头。过高、过低都不利于睡眠和身体正常发育，常枕高枕头容易形成驼背。

温馨提示

民间习惯给新生儿枕又硬（常用高粱米、豆类做的枕芯）又高的枕头，使新生儿脊柱的发育受到影响。为了孩子的正常发育，新妈妈要根据新生儿的生理特点、发育特点，来决定要不要给新生儿枕枕头。

●● 新生儿为什么不能睡电热毯

有的家长担心新生儿冬季冷，睡觉被窝凉，于是便使用电热毯以保持适宜的温度，这是十分危险的，不可取。适宜的保温对刚出生新生儿尤其早产儿的存活影响很大。在医院分娩的早产儿多睡在保温箱内，在家里通常采取提高室温、添加衣被，或用热水袋放在包被外面保温。对一般新生儿来说，保温方法不宜采取睡电热毯。

电热毯温度无自动控制，一旦忘记关掉电源，后果十分严重。因为新生儿体温调节能力差，若保暖过度会同寒冷一样对孩子不利。高温下孩子身体水分丢失增多，若不及时补充水分，会造成新生儿脱水热、高钠血症、血液浓缩等疾病。因此，新生儿不能睡电热毯，且新生儿的卧室一定要保持适宜的温度，千万不要过低或过高，且尽量保持恒温。

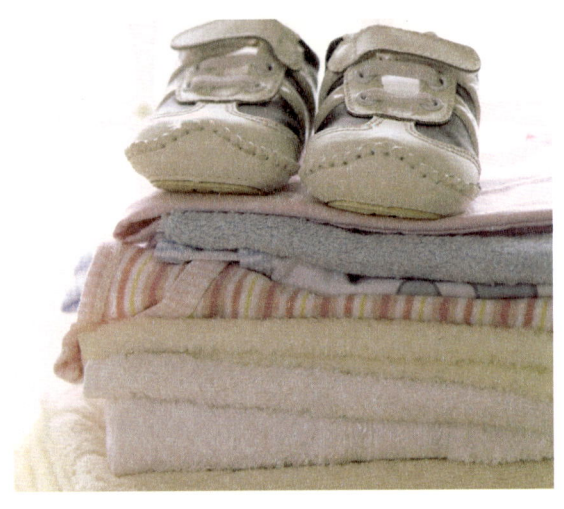

●● 要不要给新生儿佩戴饰物

在中国的民间习俗里，认为给宝宝戴饰物有吉祥祈福的意思。现在生活水平越来越高，更多的亲朋好友愿意为宝宝花钱买一些金银珠宝首饰，如各种长命锁、如意金铃等。其实新生儿不宜佩戴这些饰物，因为像宝石、金银器等挂件的细绳或细链极易勒伤宝宝的脖子或手腕，或引起血液流通不畅。另外，饰物缝隙中的细菌可能通过口腔进入体内，造成细菌感染，还有的宝石含有放射性物质，对宝宝的健康有不良影响。因此如果真的疼爱宝宝，就不要给他佩戴这些饰物。

●● 新生儿适宜穿什么样的衣物

新生儿的皮肤呈玫瑰色，毛细血管丰富，角质层薄，皮肤细嫩，汗腺发育不良，排尿次数多，生长发育快，因此新生儿的衣物应以质地柔软、通透性能好、吸水性强的软棉织布料为最佳。衣服宜宽松、舒适、柔软，设计要简单，没有领子、没有扣子，只需用软布系住，穿脱方便。最好选用无领、无扣的和尚领，用带子打结在胸前，避免皮肤受压、摩擦。颜色以浅色为宜，要将缝口朝外。

●● 新生儿尿布怎样选择和使用

新生儿的大小便次数较多，皮肤又特别娇嫩，使用尿布时必须特别当心，否则就会使宝宝出现"红屁股"，平白遭受许多痛苦。

尿布的选择

传统的棉布尿布透气性强，不刺激皮肤，并且便于清洗，经济实用，是父母们的首选。

使用棉布尿布时，父母应多选柔软、舒适、透气和吸湿性强的纯白或浅黄、浅粉等浅色调的新棉布，不要选用蓝、青、紫等深色的布料，也不要用旧床单、旧被里、旧衬衫为宝宝改制尿布，以免刺激宝宝的皮肤，使宝宝出现"红屁股"。尿布的尺寸以36厘米×36厘米的正方形为宜，也可以做成36厘米×12厘米的长方形，但需要多垫几层。

为宝宝选择纸尿裤时，新手父母应注意选择正规厂家生产、透气性好的纸尿裤，还应注意根据宝宝的身材、月龄进行选择，确保大小合适。如果还不能掌握宝宝大小便的规律，可以选择有尿湿显示功能的纸尿裤。

怎样给新生儿换尿布

父母换尿布前可先在宝宝身下铺一块较大的隔尿垫，以防换尿布期间宝宝突然大小便，把床单弄脏。

如果使用棉布尿布，父母可一手将宝宝的屁股轻轻托起，一手撤出尿湿的尿布，然后擦洗干净宝宝的臀部、生殖器和两腿皱褶，再将干净尿布放在宝宝身下，使尿布底边与宝宝腰部齐平，将尿布下面的一个角从宝宝两腿之间向上兜至脐部，再将其余两个角从身体的两侧兜过来，固定于腹前。如果是男孩，应将尿布多叠几层放在阴茎前面；如果是女孩则应在屁股下面多叠几层，以增加特殊部位的吸湿性。

如果给宝宝穿纸尿裤，父母应注意将宝宝两腿之间的松紧带整理好，一定要将最外侧的松紧带拉出来，以预防侧漏。

还应注意的是，父母给宝宝脱下旧的纸尿裤后不要马上穿上新的，而应让宝宝的皮肤透透气，过一会儿再穿，以保持皮肤干爽，减少"红屁股"的发生。

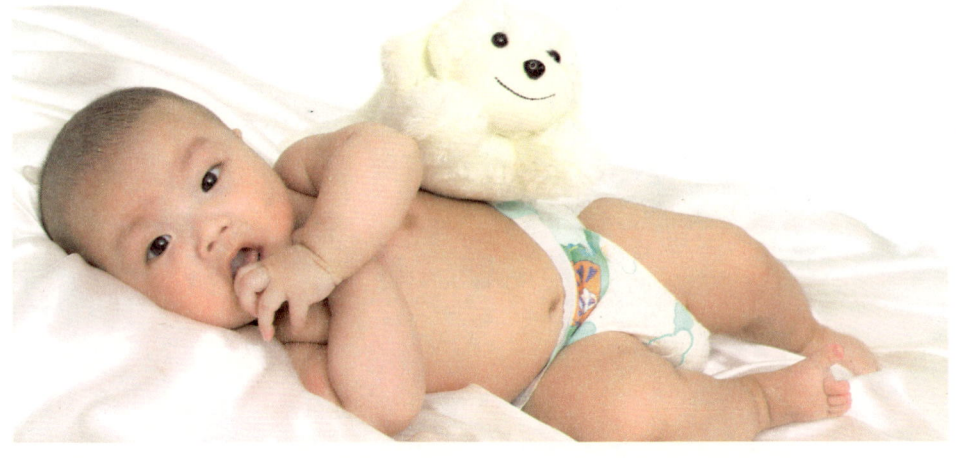

●● 怎样护理剖宫产新生儿

通过剖宫产方式降生的宝宝由于没有经过产道的正常挤压，不但平衡能力和适应能力比自然分娩的宝宝差，还容易患新生儿肺炎等呼吸系统疾病。由于先天触觉防御过度，剖宫产宝宝往往比较爱哭、爱动，睡眠容易惊醒，胆子一般较小。

怎样护理

1.多摇晃：宝宝出生后前3个月，父母应经常抱着宝宝轻轻摇晃，让宝宝的平衡能力得到最初步的锻炼。注意一定不要用力摇晃，以免使宝宝的大脑受到损伤。

2.进行抚触按摩：抚触按摩从宝宝出生就可以进行。操作时，父母可以将宝宝包在干净柔软的大毛巾里，轻轻揉搓宝宝，或让宝宝躺在床上，用柔软的枕头轻轻挤压宝宝全身。如果有时间，父母还可以在医生指导下对宝宝进行头、颈、背、胸腹、四肢等部位的专业抚触。

3.多运动：初生时父母可以多帮宝宝翻身，或利用宝宝固有的反射训练宝宝抓握、"走路"；长大一些后父母可以帮宝宝翻身、打滚、爬行；再长大一些还可以训练宝宝翻跟头、拍球、跳绳、游泳等。

4.刺激皮肤：天气好的时候父母应多抱宝宝到户外活动，使宝宝的皮肤接受风和阳光的刺激；宝宝稍大些时可用温差较小的冷热水交替给宝宝洗澡，或用泥、沙刺激宝宝的皮肤。

●● 如何清洗、消毒新生儿尿布

每天用过的尿布一定要认真清洗。新生儿每天用过的尿布很多，如果一块一块地洗最好，集中起来清洗也可以，但一般应每天集中洗3～4次。如果仅仅是尿湿的尿布，可以在清水中浸泡后再进行清洗；如若是大便弄脏的尿布可在厕所先将大便清除干净，用普通肥皂洗净后再用清水洗干净。洗尿布时不要用洗衣粉、药皂和碱性太强的肥皂，更不要用漂白洗衣粉，这些都会刺激新生儿的皮肤，引起皮疹。

尿布洗干净后要注意消毒。首先洗干净尿布后要用沸水烫一下，然后放在阳光下晒干。没有阳光的时候，要采用烘干的方法或用电熨斗熨干。每次洗净的尿布晾干后应是干净、柔软的。最后要将尿布折叠平整、放好，以备下次使用。

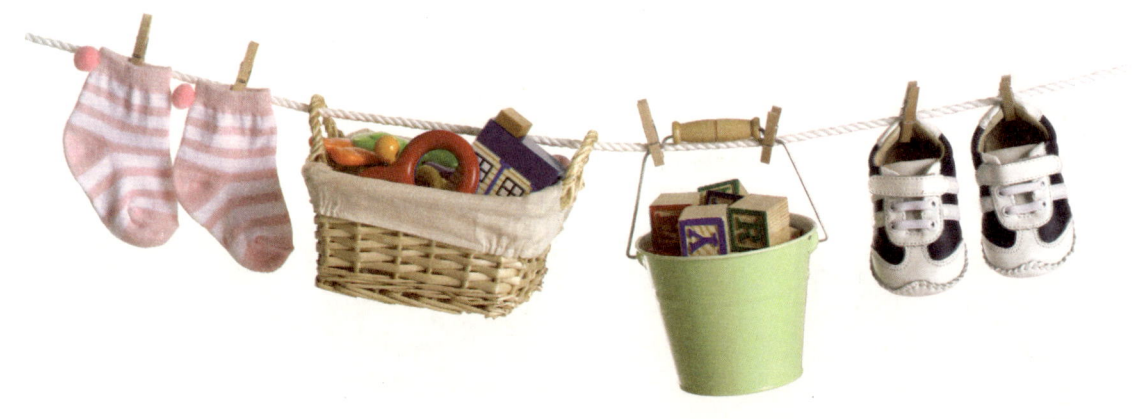

●● 如何存放新生儿衣物

新生儿的衣服、尿布等物品应用专门的衣柜或抽屉来保存。若无衣柜也可以用大纸箱，先用旧被单将里外包好，内放衣服。还可以用布或半新的小床单做成尿布袋，用硬塑板或纸板垫底，存放尿布。

存放新生儿衣物的衣柜或纸箱内不要放樟脑丸，因为樟脑丸中含有挥发性强而又具有一定毒性的化合物——萘酚，能经皮肤进入人体。萘酚进入新生儿体内，可使有酶缺陷的新生儿（缺少葡萄糖6-磷酸脱氢酶）发生溶血，产生黄疸。

严重溶血时，体内的胆红素可以将脑细胞染成黄色，发生"核黄疸"，使脑细胞受到破坏。由于不能确定新生儿是否缺乏葡萄糖6-磷酸脱氢酶，为了新生儿的健康，还是不要让新生儿接触沾染樟脑丸的衣物。已经沾染了樟脑丸的衣物，要洗净晒干后穿用。

●● 怎样给新生儿穿脱衣服

给新生儿穿脱衣服室温要适中，一般为24～28℃。另外，需要注意以下几点。

脱衣服

将干净衣服平放在床上，新生儿仰卧在旁边，解开宝宝衣服系带，母亲左手拉着袖口，右手拉着宝宝的肘关节部，顺着将宝宝左手臂从衣袖中拉出（右臂脱法相同），然后一只手托住宝宝颈、肩部，另一只手托住宝宝臀部，将他（她）放到干净的衣服上。

穿衣服

用左手套进衣服袖笼里，抓住宝宝一只手臂，右手拉住衣服前襟，将宝宝手臂拉出（两臂穿法相同），然后系上带子。穿衣服时应注意宝宝手臂是自然屈曲的，不要用力过度，避免发生损伤。

> **温馨提示**
>
> 新生儿喜欢洗澡，因为胎儿在子宫内就是泡在羊水中长大的，习惯在水中生活。经常给新生儿洗澡，不仅能清洁和保护皮肤，改善血液循环，还可以促进其生长发育，促进新生儿的身体健康。

●● 怎样给新生儿洗脸、洗手

在给新生儿洗脸、洗手前，先要洗净自己的双手。给新生儿洗脸、洗手的顺序是：依次清洁眼、耳、鼻，再洗脸部，最后洗手。具体步骤与方法如下。

1.事先备好一杯温开水，放上四五只消毒棉球。清洗时，用左手将新生儿的头部掌握住，使他不要左右转动，再用右手将棉球中水分控干，以揩洗眼部。洗的方法要由内向外，因为泪管位于内眼角，这样可以避免污物进入泪管。洗好一只眼后要更换棉球，再用同样的方法揩洗另一只眼睛。必要时要用氯霉素眼药水滴眼，每日滴3次，每次1滴。

2.用清洁棉球浸入温开水中，再取出控干水分后擦洗新生儿耳郭前后部位，然后用干毛巾揩干。清洁时注意不要触及外耳道。

3.如果新生儿有鼻涕时，可用消毒棉签轻拭鼻孔，使呼吸畅通，清洁鼻部动作一定要轻、慢，不要用指甲去挖。

4.用新生儿专用的小脸盆盛好温水，放入

小方毛巾浸湿后拧干，先擦洗新生儿额部、两颊、口与鼻的周围、下颌，再擦洗颈部前后。

5.最后洗手，新生儿的双手虽不接触污物，但整天呈紧握状，手心中分泌的汗液积聚时间过长会使皮肤溃烂，因此每天要给新生儿洗手。可以轻轻地掰开手指，用小毛巾或纱布沾水清洗，再用干毛巾将手指及指缝、手心和手背等部位仔细擦干。

温馨提示

给婴儿洗脸、手时，动作要轻、快，不要把水弄到婴儿的眼、耳、鼻、口中。

●● 怎样给新生儿洗澡

给新生儿洗澡，要遵循如下步骤及要求进行。

擦浴

宝宝刚出生的1～2周内，擦浴比盆浴更好，这样利于宝宝的脐部愈合，避免感染，所以在擦浴时应保持脐带干燥清洁。先以手臂支撑其背部，手掌扶住头部，头向后仰，用拇指及小指将耳向前按住两个耳孔，以防止水进入耳内。以温和的婴儿专用洗发剂为宝宝洗头，用清水冲洗干净，擦干头发。再用湿消毒棉花或湿棉棒清洁眼角、鼻子及外耳，决不能将棉棒插入过深。用软毛巾及清水抹洗脸部，彻底清洁嘴周围的皮肤。

用软毛巾蘸温水替宝宝抹洗全身数次，特别要注意清洗皮肤皱褶的地方。擦浴完毕用大干毛巾轻擦全身，吸干水分。最后，在新生儿容易摩擦处及大腿皱褶处，涂适量熟植物油以防糜烂。

盆浴

新生儿2～3周后脐带痊愈，就可以进行盆浴了。水温37～38℃，将适量的温水放于浴盆中，用手试温，以不烫、不凉为宜。在盆底垫一块浴垫或毛巾，以避免宝宝滑倒。

开始时，如擦浴一样，清洗宝宝的头部和面部。然后以手臂托着宝宝的头及背部，手掌托着宝宝的臀部，将其放入水中，清洗前身，然后将他（她）前移，用手托住下巴及胸部，清洗背部。注意皮肤皱褶处的清洗，如脖子、腋窝、大腿根部和会阴部。洗完后，用一只手托住宝宝的头部及背部，另一只手托住臀部将其放于事前准备好的大浴巾上，擦干即可。

温馨提示

新生儿洗澡注意事项

1.洗澡时间。新生儿从医院回来后，最好每日洗澡1次，时间安排在上午喂奶之前。洗澡时间不超过10分钟，在水中3～4分钟。

2.做好洗前准备。洗澡前先将需要的东西都准备好，如替换衣服、尿布、大浴巾等放在床上。调节好室温在24～28℃。水温以不冷、不烫为宜，37～38℃最好。

3.清洁生殖器时，应注意：女婴要用温水从前向后洗净；男婴应向上推拉包皮，露出龟头清洗包皮垢，不要用力过猛，以免损伤阴茎。

4.洗澡时要紧抱宝宝，或与宝宝谈话，面带微笑，让宝宝有安全和轻松的感觉。

5.无论是擦浴，还是盆浴，动作要轻、快。如果在夏季，宝宝出汗多，可每天上、下午各洗1次。春秋季2～3天洗1次，冬天3～4天洗1次。若皮肤干燥，可用润肤油或其他护肤品擦抹。洗澡后让新生儿休息一会儿，然后喂奶，这样新生儿就会安静入睡

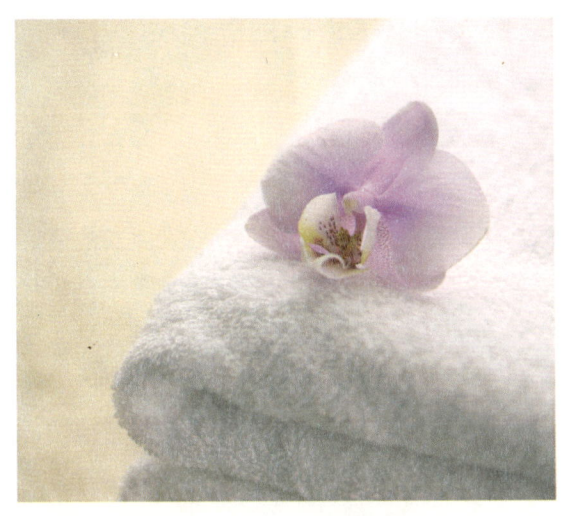

大腿根部所有皮肤皱褶处。擦洗时注意由上而下，由内向外擦洗；举起婴儿的双腿，并把一只手置于其双踝之间，接下来清洁其外阴部，注意要由前往后擦洗，防止肛门内的细菌进入阴道，不要清洗阴唇里边；用干净的棉花清洁肛门，然后是屁股及大腿，向里洗至肛门处。洗毕，撤走尿布，新妈妈洗净双手；用干净棉布或卫生纸擦干尿布区，然后让宝宝光着屁股一会儿，使臀部暴露于空气中，尽快吹干；在大腿根部外阴部、肛周、臀部等处擦上防护膏。

●● 怎样给新生儿清洁臀部

给新生儿清洁臀部，可按如下方法进行。

男婴臀部的清洁

清洗臀部的顺序为：男婴常常就在解开尿布时撒尿，因此解开后仍要将尿布保留在阴茎处几秒钟或1分钟，然后打开尿布，用卫生纸擦去尿液或粪便；用水或清洁露弄湿棉花来擦洗，开始先擦洗肚子，直到脐部；用干净棉花彻底清洁大腿根部及外阴部的皮肤皱褶处，由里往外顺着擦拭。当清洁睾丸下面时，用手轻轻托住睾丸；用干净棉花彻底清洗婴儿睾丸各处，包括阴茎下面，因为那里可能有尿渍和大便。如果必要的话，可以用手指轻轻拿着宝宝阴茎，但小心不要拉扯阴茎皮肤；举起婴儿双腿，清洁肛门及屁股，新妈妈的一只手放在两踝之间，清洗完毕，撤去尿布；擦拭自己的手，然后用干净棉布或卫生纸擦干婴儿的尿布区，并在大腿内侧、睾丸附近等处擦上防护膏，以保护皮肤。

女婴臀部的清洁

清洗臀部的顺序应是：用1块干净棉花擦洗

男婴撒尿会弄得到处皆是，因此换尿布时更要彻底清洗臀部，以警惕发生臀部红肿。新妈妈要洗净手，把宝宝放在垫子上，解开衣服及尿布，用卫生纸擦去尿布上的粪便。清洁阴茎时要朝他身体的方向轻柔地向后推包皮，然后在清水中轻轻涮洗。向后推宝宝的包皮时，千万不要强力推拉，以免给宝宝带来不适。

每次给女婴换尿布时，都要彻底清洗婴儿的臀部，否则其臀部很快就会发红与疼痛。新妈妈要先洗净手，把婴儿放在垫子上，解开衣服及尿布，用卫生纸擦去粪便，然后用手举起婴儿的腿，用浸过水或清洁露的湿棉花，擦洗其小腿各处。

●● 要不要给新生儿剪指甲

一般新生儿不需要剪指甲。如果宝宝指甲很长并到处乱抓，甚至把自己的脸抓破，或指甲过长而撕裂时，就需要剪指甲。由于用剪刀容易剪伤宝宝的指头，一般应选用指甲钳，使用前要消毒。等宝宝熟睡后再剪指甲，以免宝宝乱动剪伤指头。剪时注意不要把指甲剪得太短，和指头平齐即可，要修剪得光滑平整。

> **温馨提示**
>
> 婴儿的指甲细小、薄嫩，剪时要当心，不可剪得太长，免得有疼痛感，注意保护婴儿手指。在婴儿睡着后再剪指（趾）甲较为安全。

要不要给满月的宝宝理发

新生儿的头发是在胎儿时期形成的，又称胎发。新生儿头发对头部皮肤有保护作用，天气寒冷时又起保暖作用。有些地方习俗不管新生儿的头发长短多少，都需按照传统习惯去剃"满月头"，甚至剃成光头，误以为剃头能使头发长得又快又多。

其实，头发多少与遗传、营养有关，人的头发生长的情况，主要受体内肾上腺激素等的调控，与剃光头无关。因此，是否要在满月时为宝宝理发，要根据头发生长的具体情况而定。若发短而少，就不必在满月时理发；若头发长而多，可以适当剪短一些。

> **温馨提示**
>
> 夏天，易出汗，易长痱疖，可剃成短平头，既凉爽又便于清洁。理发用具要事先用乙醇棉球消毒。千万不要用刀刮头和眉毛，以防损伤新生儿娇嫩的皮肤，一旦头皮破损时，加上清洁消毒工作没跟上，细菌就会乘虚而入，严重时可引起败血症等。每次理发后要用刺激性小的肥皂或婴儿专用洗发液洗头，然后用清水洗净，揩干头部、脸部及耳部。

为什么不宜用母乳涂抹宝宝的面部

有的新妈妈喜欢用自己的乳汁涂抹在新生儿的脸上，认为这样做可以使宝宝面部皮肤白嫩。其实，营养丰富的母乳是细菌生长的良好培养基。新生儿面部皮肤娇嫩、血管丰富，若将乳汁涂在面部，繁殖的细菌进入毛孔后，皮肤就会产生红晕，不久会变成小疮而化脓。若不及时治疗，很快会溃破，日后形成瘢痕。严重的，甚至会引起全身性感染。所以，不宜用母乳涂抹宝宝的面部。

如何抱起、放下新生儿

应注意的是，新生儿在8周以前，不能自我控制头部和肌肉，因此搬动婴儿时，一定要扶着身体，使宝宝的头不耷拉下来，四肢不要垂着。具体需要注意。

抱起仰卧新生儿

如果婴儿仰卧在床，可以把一只手轻轻放在其臀部的下方，另一只手在另一面轻轻放于宝宝头下。这样，两只手同时用力，慢慢地抱起婴儿，使其身体有傍靠，头不会往后耷拉。抱起后，把头小心地转放到肘弯或肩膀上，使头部有依附。

抱起侧卧的新生儿

婴儿如果是侧睡在床上，要抱起时，需要先把一只手轻轻放在头颈下方，另一只手放在臀下，把婴儿挽进手中，确保头不耷拉下来，慢慢地、轻轻地抬高，让其靠近身体抱住，然后前臂轻轻地滑向婴儿的头下方，这样可使头靠在肘部。

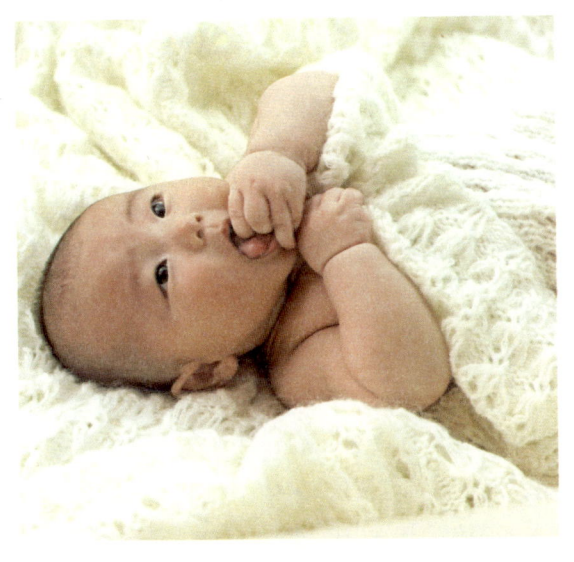

抱起俯卧的新生儿

如果婴儿俯卧在床，抱起时，要先把一只手轻轻放在胸部下面，使前臂支住其下巴，再把另一只手放在臀下，慢慢地抬高，使其面转向、靠近成人的身体；支撑其头部的手向前滑动，直至婴儿的头舒适地躺在肘弯上，另一只手则放在其臀下及腿部。这样，婴儿好像躺在摇篮里一样，会感到舒适和安全。

仰卧放下新生儿

一只手置于婴儿的头颈部下方，然后用另一只手抓住臀腰部，慢慢地、轻轻地放下，手要一直扶住婴儿身体，直到重量落到床上为止。然后，从婴儿的臀部轻轻抽出那只手，稍抬高其头部，再轻轻地抽出另一只手，轻轻地放低婴儿的头，不要把婴儿的头向后掉到床上，也不要太快地抽出手。

侧着放下新生儿

先让婴儿躺在手臂中，头靠着肘部，托着婴儿头部的手臂轻轻放到床上，先轻轻抽出置于其臀下的那只手。用抽出的手，扶住婴儿的头，并轻轻抬高，这时再轻轻地抽出婴儿头下的那只手，然后轻轻地放下婴儿的头，婴儿就可以侧卧在床上。

●● 为什么不要捆新生儿的手脚

有的父母为了避免孩子长成"罗圈腿"，在新生儿出生后，就用布条将孩子的手脚"五花大绑"地捆起来，这是一种错误的做法。

捆住孩子的手脚，使孩子僵硬挺直，不能活动，不仅会严重妨碍孩子的正常发育，而且还会导致疾病的发生，如痱子、湿疹等，严重的甚至还会造成髋关节半脱位。同时，被捆住手脚的孩子平时一动不动，周身血液循环较差，减弱了孩子应有的对疾病的抵抗力，不仅使孩子容易患病，而且一旦患病，也较不容易控制。

另外，"罗圈腿"主要是由于缺钙或其他原因引起的，与新生儿的"自由活动"无关，捆住孩子的手脚并不能防止"罗圈腿"的发生。给宝宝穿上适宜的衣服，用小棉被或毛巾、被单齐腋下松松地包裹着下身，使宝宝双腿能自由踢踏，上肢也能活动自由，这样才有利于宝宝的健康。

●● 如何护理好新生儿的脐带

脐带是母亲与胎儿联系的唯一通道，母体血液通过脐动脉供给胎儿营养物质，又通过脐动脉将胎儿体内的废物运送给母亲，由母亲代替排泄。胎儿脱离母体后，脐带就完成了使命。

脐带是新生儿感染的易发部位，如果处理不当，细菌就会乘机通过脐带入血，引起新生儿全身性感染，导致新生儿败血症。

如何保护好新生儿的脐带呢？

脐带没有脱落前要保持脐带干燥，湿衣服或尿布不要捂在肚脐上；发现婴儿脐带布湿了，应该立即更换，不要用脏手或脏布去擦肚脐。可以用消毒过的棉签蘸碘伏溶液擦拭脐根部，擦时从脐根部中心呈螺旋形向四周擦拭，不可来回乱擦，以免把周围皮肤上的细菌带入脐根部。

> **温馨提示**
>
> 脐带脱落后，在根部有一层痂皮，自然脱落后，局部会潮湿或有米汤样液体渗出，可用消毒棉签蘸碘伏溶液。如果发现脐根有肉芽、脓性分泌物、红肿及臭味，可能是发生脐炎，这时需要到医院诊治，以免恶化。
>
> 如果新生儿的肚脐发红，有分泌物排出，可用棉签蘸取碘伏溶液擦拭，然后在专业医师的指导下涂一些抗生素软膏，2~3天即可治愈。如果感染严重，分泌物有臭味，应及时找医生治疗。

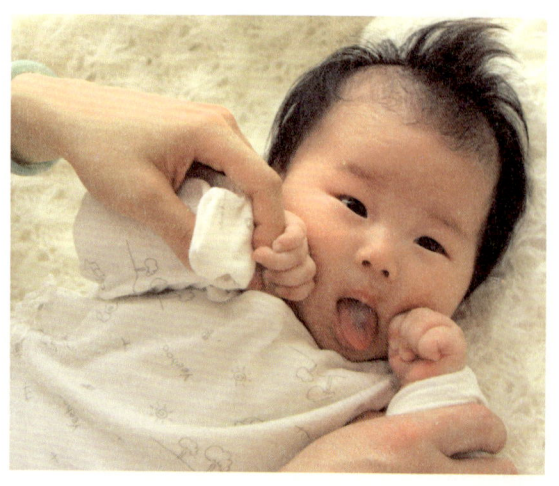

怎样护理新生儿的囟门

新生儿的囟门被认为是禁区，不能摸，也不能碰。当然必要的保护是应该的，如果因此连清洗都不允许，反而会对宝宝健康有害。新生儿出生以后，皮脂腺的分泌加上脱落的头皮屑，常在前、后囟门部位形成结痂（因为这里软，污物易于存留），不及时清洗会使其越积越厚，从而影响皮肤的新陈代谢，还会引发脂溢性皮炎。要是结痂后再用手去抠结果就更糟，很容易损伤皮肤而感染。

正确的保护要从新生儿期即开始经常地清洗，清洗的动作要轻柔、敏捷，不可用手抓挠；用具要清洁卫生，室温和水温要适宜，结合洗浴进行。如果前、后囟门已经结痂，可用消毒过的植物油涂敷痂上，24小时后用细梳子轻梳1~2次即可除去，除去后要用温水、婴儿香皂洗净。

> **温馨提示**
>
> 新生儿出生以后，颅骨缝隙尚未闭合，形成一个菱形空间，没有头骨和脑膜，医学上叫"囟门"。头顶常有两个囟门，位于头前部的叫前囟门，大小约2.5厘米×2.5厘米，6~7个月骨化后逐渐缩小，1岁到1岁半时闭合；位于头后部的叫后囟门，大小约0.5厘米×0.5厘米，出生后2~4个月自然闭合。

怎样护理新生儿的皮肤

新生儿皮肤的护理，有以下几种方法可供参考。

1.新生儿的皮肤薄嫩，极易损伤和被自己抓伤，这时候应为宝宝修剪指甲。

2.新生儿的皮肤薄且血管多，很容易吸收药物。因此不能随意给宝宝使用外用药膏。洗澡时要用刺激性小或无刺激性的婴儿专用沐浴用品。

3.新生儿的皮脂腺分泌旺盛，皮脂易溢出，应勤洗澡（洗头）、勤换尿布、勤换内衣。

4.新生儿皮下脂肪薄、散热多、保温差，冬季应注意保暖，预防硬肿症；夏天温度过高时，应多喝水，防止脱水热。

5.为防止宝宝皮肤红肿糜烂，应经常给宝宝洗澡。大小便后要清洗臀部，洗后特别是身体皱褶处一定要用软干毛巾擦干。如果皮肤有潮红，可用煮沸冷却后的植物油涂抹。

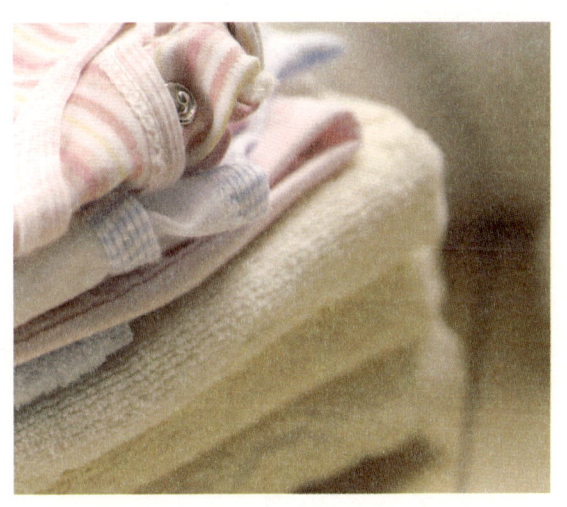

温馨提示

很多父母喜欢在给宝宝洗澡后或洗臀部后擦上一些爽身粉或松花粉，并在腋下、大腿根部等身体皱褶处多擦粉，认为这样可以保护宝宝皮肤。其实，这样做往往适得其反，因为新生儿代谢快，出汗多、尿也多，过多的粉遇到汗水或尿能结成块状或颗粒状，于是当孩子活动时，身体皱褶处的粉块或颗粒会摩擦新生儿娇嫩的皮肤，引起红肿糜烂，因此不主张给宝宝擦爽身粉或松花粉。

●● 怎样护理新生儿的口、鼻、耳

禁止为新生儿揩洗口腔，不要挑"马牙"。平时可多喂温开水，以起到冲洗口腔的作用。

新生儿只能用鼻子呼吸，鼻腔一旦被堵就会影响呼吸，严重的可造成呼吸困难。因此，要经常注意孩子的鼻孔清洁通畅，帮助取出鼻垢和清除鼻涕。但注意一定要动作轻柔，并在稳住孩子的头部时进行，防止其晃动头部而碰破鼻子的内壁黏膜。稳住孩子的头部后，用棉签轻轻地在鼻腔内转动，以清除污物，但不可探入过深。遇到固结的鼻垢和鼻涕时，不可硬拨、硬扯，而应湿软后蘸出，比如滴入一滴奶水进入鼻腔，待鼻痂软化后用棉签蘸出即可。

婴儿耳道内的污垢也要在固定孩子的头部后用棉签旋转的方法取出。但要注意只限于耳道的浅部位，不能探入过深，防止损伤鼓膜和外耳道。平时注意不要让乳汁、泪水流入宝宝的耳道内，一旦流入，要及时用棉签擦干。为保护新生儿耳部，应经常更换卧位，以防止局部受压时间过长。

●● 怎样保护新生儿的眼睛

新生儿的卧室，光线要适宜，灯光要适度，给新生儿拍照时杜绝使用闪光灯，避免一切强光刺激或直射眼睛，在进行视觉训练时，要注意训练时的距离应得当。

●● 为什么不能开闪光灯给新生儿拍照

新生儿出生后，父母都想给心爱的宝宝拍一些照片留作纪念。由于产房或室内光线较弱，影响拍摄效果，便借助电子闪光灯来提高照明度，这样做对新生儿危害很大。

新生儿在出生前经过了9个月漫长的子宫中的"暗室"生活，因此对光的刺激非常敏感。出生以后，多以睡眠的方式来逐渐适应这突如其来的急剧变化，而且人们还发现，刚出生的新生儿白天睡眠比夜间多，这也是对外界环境尚不适应的表现。

新生儿眼睛受到较强光线的刺激时还不善于调节，同时由于视网膜发育尚不完善，遇到强光时可能使视网膜神经细胞受损。因此，用闪光灯拍照可能引起新生儿眼底及角膜烧伤，甚至导致失明。所以，切勿用闪光灯或其他强光直接照射孩子的面部拍照。

●● 怎样帮助新生儿调节体温

出生前的胎儿，在妈妈的体内生长发育，由妈妈调节体温。随着第一声啼哭，新生儿开始了独立的生命过程，体温开始由自己调节。

在一般家庭中，可以通过控制室温、增减衣被来帮助宝宝调节体温。夏天气温较高时，应打开门窗通风散热，也可使用电风扇或空调，注意避免让风直接吹到宝宝身上。宝宝身上穿一件薄棉质单衣即可。同时，经常补充水分，防止由于散热出汗而引起缺水，致使体温升高。冬季应使用各种取暖设施，保证新生儿生活的房间温度在22～24℃，应给宝宝穿上绒

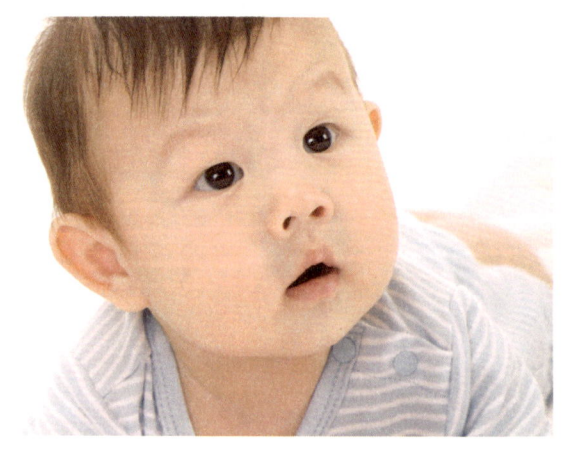

衣、棉衣，盖上被子，必要时可在衣被外放置热水袋。

除此以外，应注意增喂母乳，以提高宝宝对寒冷的耐受性。对于早产、体重不足的新生儿，尤其要留心体温的变化。如果小宝宝体温过高或过低，经一般方法处理仍无变化，要想到宝宝是否生病了，应赶快去医院医治，不能耽误。

温馨提示

宝宝的体温

刚刚出生的小宝宝，体表面积相对较大，具有隔热保暖作用的皮下脂肪层较薄，皮肤血管丰富，容易散失热量。外界环境温度低下时，又不能通过肌肉活动（运动和寒战）产热来进行代偿。大脑中的体温调节中枢未发育成熟，不够灵敏，其他的器官也很稚嫩。因此，虽能调节自己的体温，但范围较小，能力较差。穿裹过多，体温可能升至40℃以上，以致抽风；而一旦保暖措施跟不上，又会发生体温下降，严重的会发生硬肿症，威胁宝宝幼小的生命。初为父母者，要注意对初生小宝宝的体温监测，帮助其调节体温。

●● 如何给新生儿测试体温

给新生儿测试体温并不像有些人认为的那么简单，这里是有学问的。下面提出一些要求，以供参考。

1.测试体温可在三个部位，即腋下、口腔、肛门内。其中以腋下最方便、最常用。口腔测体温因宝宝容易将体温计咬碎而一般不用，在腋下因各种原因无法测试时，可在肛门内试测。

2.体温的正常范围，一般是春、秋、冬季平均值每天上午36.6℃，下午36.7℃；夏季上午36.9～36.95℃，下午37.0℃。喂奶或进食、运动、哭闹、衣被过厚、室温过高均可使小儿体温暂升至37.5℃，甚至到38.5℃，尤其是新生儿受外界环境影响较大。三种测体温方法数值依次相差0.5℃，即：腋下36.0～37.0℃、口腔36.5～37.5℃、肛门内则为37.8～38.0℃。

3.孩子腋下有汗时，应用干毛巾将汗擦干后再进行测试，以防不准。

4.孩子刚喝完热水或活动后不宜测试，应休息片刻后再测体温。

5.测试之前，应将体温计甩到35℃以下，将水银头一方夹于腋下，要用胳膊夹紧。

6.测试时间以5～10分钟为宜，时间不必过长。

> **温馨提示**
>
> 宝宝测试体温时，要注意看管，做到既不损坏体温计又能准确测试。测试前最好对体温计进行乙醇消毒，以防传染疾病。一般认为，新生儿腋下体温高于37.5℃为发热，低于35.5℃为体温不升。

●● 怎样帮助新生儿度夏

夏天天气炎热，因此护理新生儿非常不易，此时需注意如下几点。

要使新生儿生活在温度适宜的房间内

由于新生儿体温调节功能不完善，因此房间室温最好保持在22～24℃，通风要良好，只要不直接受穿堂风吹，不会着凉即可。

要给新生儿穿宽大、松软、易于散热的棉布衣服

不要穿密不透气的尼龙、化纤质地的衣服，不要用毛毯等物紧紧包裹新生儿，只要盖一块布单或用布单包着下半身就行了。早晚根据室温加一条薄夹被或毛毯即可。

要注意皮肤护理

每天用温水洗澡1～2次。软毛巾擦干颈、腋及皱褶等部位后，可在这些部位抹上熟植物油。洗澡时不要用刺激性强的肥皂，不要用含有樟脑等刺激物的痱子粉。要经常用软干洁布给孩子擦汗，尤其是大腿内侧、腋窝、脖子等部位要保持干爽，防止长痱子和皮炎。

要消灭室内的蚊蝇

以防咬伤宝宝和传染疾病。

要注意给宝宝勤喂水

喝配方奶的宝宝，要给他勤喂水。尤其中午、下午气温高时，要及时补充水分。

不要让宝宝过分哭闹

过分哭闹会增加体温和出汗，还使宝宝易长痱子或皮肤脓疮。如果头发内长痱子，要剪

去头发，勤洗，并扑适量痱子粉。有脓疮时，应到医院就医，不可随意刺破。

●● 新生儿乳牙早萌怎么办

在正常情况下，新生儿的嘴里是看不到牙齿的，但在这个时期，乳牙已经在牙槽里形成，并不断地生长发育着，门牙的牙冠已经钙化并已接近口腔黏膜。有个别的新生儿生后不久就有牙齿萌出，医学上称为"乳牙早萌"，在1000个新生儿中，有1个会乳牙早萌。

早萌的乳牙多为下门牙，这种牙可能是正常的乳牙，由于牙胚离牙龈黏膜过近而过早长出，也可能是正常外的牙齿。这种牙因为发育不全，牙根没有发育好，或没有牙根，常是极松动的，有脱落被吸入气管的危险。因此，不论过早长出的牙齿是否为正常牙齿，只要有松动自行脱落的可能性的，就应及早请医生拔除。如无松动但影响吸吮动作，妨碍吃奶，或咬伤对颌黏膜而形成溃疡时，也应拔除。若无任何妨碍，可予保留。如果新生儿嘴里有多个乳牙过早萌出，则有可能与内分泌或遗传等因素有关，应找医生检查。

●● 怎样识别尿布上的排泄物是否正常

在父母给新生儿换尿布时，要注意尿布上的排泄物，以及时鉴别宝宝的健康状况。以下情况，均属于正常现象，不必担心。

1.在尿布上见到黑绿色的焦油状物，这是胎粪。这种情况仅见于新生儿出生后的2~3天。胎粪排出前存在于肠道内，在新生儿开始消化食物之前必须排出这些胎粪。这是正常现象，新妈妈不必担心。

2.在尿布上出现棕绿色或绿色半流体状大便，充满凝乳状物。这种情况出现在新生儿出生后1周内，这说明宝宝的消化系统正在适应所喂的食物。

3.在尿布上见到橙黄色似芥末样的大便，且多水，有些奶的凝块，量常常很多，一般是母乳喂养宝宝的粪便。

4.尿布上出现浅黄色、有形、成固状体、有臭味的排泄物，一般是人工喂养儿的粪便。

5.尿布上出现绿色或间有绿色条状物的粪便，属正常现象。但是，少量绿色粪便持续几天以上，可能是喂得不够。

温馨提示

如果出现以下情况，需要到医院诊治：一是粪便很稀，有臭味，而且伴有呕吐，不吃东西。这种腹泻对新生儿危险很大，甚至危及生命，不可耽误。二是尿布上见到血，可能有严重病症，要及时去医院检查；或者在尿布上见到其他令你担心的东西，都要及时去医院检查治疗。

白色粪便出现的原因是：胆汁的通道在出生时闭塞，形成胆道闭锁症，胆汁的色素胆红素不会混合在粪便中，粪便就呈现为白色。

●● 怎样鉴别新生儿哭声是否正常

认真辨别新生儿的哭声，根据不同情况及时处理，才能使宝宝健康发育成长。一般新生儿的哭声包括：

1.新生儿出生后，逐渐适应了外界各种生活条件，养成自己的生活习惯，未能满足需要时，或改变了以往的习惯时，就会用哭的形式表达出来。这些哭声都不是病态，一般哭声响亮而柔和、有节奏、时哭时停，只要满足"需要"，哭声即停止，安静入睡。

有时新生儿即使在满足了要求，解除引起啼哭的原因后，仍哭不止，这时的哭是一种生理性运动。啼哭可以促进全身活动，四肢伸屈，又能促使肺泡扩张，有利于胸腔的发育，每次哭5～10分钟属正常现象，不需要去抱、哄、喂奶，以免其养成不良习惯。

2.新生儿由于身体某处不舒服也会哭，这类哭会突然开始，哭声大而节奏快，难以用吃奶、洗澡、换尿布等方式使其停止哭闹，这时要注意检查新生儿颈部、腋下、大腿根部等皮肤皱褶处有无擦伤，肚脐有无红肿，臀部有无尿布疹，尿道、肛门有无红肿，两耳有无压痛或流脓，若无病变，应立即到医院，请医生查诊。

3.表示疾病的哭声。如新生儿有颅内出血、颅内水肿或颅内感染，由于颅内压增高，会剧烈头痛，轻者哭声发直，或哭声短；重者哭声尖亢，同时伴有其他的症状和体征，如两眼直视、两手握拳、抽搐、发热、前囟膨隆等，这时应马上抱孩子上医院检查、治疗。

温馨提示

宝宝的第一次哭声，意味着重要生命系统都正常运作。新生儿坠地时的哭声，是安全的标志，有利于肺的发育。如果哭声流畅、洪亮，说明孩子平安，新妈妈和医务人员都会放心。若在出生后1分钟内无哭声，说明新生儿有窒息，助产人员则要施行抢救，吸净口、鼻和咽部的黏液，拍打足心或臀部，促使新生儿哭出来。

怎样护理体重增长缓慢的新生儿

导致婴儿体重增长缓慢的情况有两种：一是生长缓慢，指出生后最初几个月体重增长缓慢，每天增长体重低于15克；二是体重不增，新生儿出生后10天体重仍继续下降，到出生后3周还未回到出生时的体重。

新生儿体重增长缓慢的原因有：一是患病，包括感染而导致能量消耗增加，如呼吸道感染等；先天性畸形造成喂养困难，如先天性心脏病等。二是母乳供应不足，一般称"暂时性母乳不足"，并非真正的乳汁不足，而是人为造成的乳汁分泌减少，如出生后没有做到早吸吮、哺乳次数太少或吸吮姿势不正确；暂时性母乳供应减少，如哺乳母亲疲劳或其他精神因素；乳腺发生异常，如双侧乳房大小不对称或乳头凹陷等。

体重增长缓慢的新生儿，在护理上要做到如下几点：增加喂奶次数，做到频繁喂奶；保证母亲精神愉快和充分休息；纠正凹陷的乳头；让母亲吃催乳膳食等。

为什么不提倡做"满月"庆贺

在我国不论城市还是乡村，都有一个传统的习惯，那就是给新生儿庆贺"满月"，置酒席款待客人。人们将孩子出生后30天作为"满

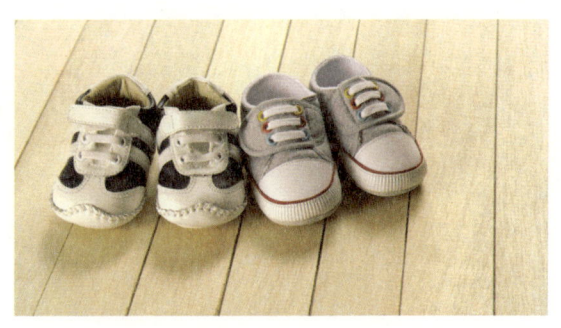

月"。这一天，亲朋好友前来道喜祝贺，叙家常、吸烟、喝茶、说说笑笑，热闹非凡，女客人还要到母婴房间看望。主人对前来的亲朋好友，热情招待，并大摆宴席以表感谢。

为了孩子的健康，应改变这一传统习惯，不要给新生儿庆贺"满月"。

新生儿免疫功能差，抵抗力弱，家中聚集很多人，尤其是母婴房间里人多，容易使室内空气污浊，促使新生儿患上呼吸道疾病，如肺炎等；如果客人中有患者或携带者，会增加交叉感染的机会，对新生儿的健康极为不利。家里人忙于接待客人，对母婴照顾难免会不周，这也是宝宝容易发病的诱因。另外，新妈妈刚分娩1个月，身体还未康复，也易劳累。根据以上情况，不宜提倡给新生儿庆贺"满月"。

●● 怎样避免新生儿意外

为了孩子健康生长，应该注意保护好孩子免遭意外伤害，这也是做父母的责任。可以通过如下细则来保护好宝宝。

防止孩子外伤

有孩子的家中最好不要养小动物，比如狗、猫等。因为这些动物有可能抓伤、咬伤宝宝，动物的疾病也有可能会传染给孩子。有些家长为防止孩子抓伤皮肤，给宝宝带上小手套，却不注意松紧程度，一根细细的线头，就可能缠绕手指进而影响手指正常的血液循环，乃至造成局部组织坏死，甚至致残。

防止孩子烫伤或烧伤

冬天室温过低，有些家长常常使用热水瓶或热水袋给孩子保暖。使用这些物品保暖一定不要直接接触孩子的皮肤，热水袋要用毛巾等较厚的布包好，放在孩子的小被子外面。在给孩子洗澡时，大人首先要试试水温。给孩子喂奶时一定要注意奶的温度要适宜，以不烫手为宜，做到温度适宜，这样才可避免烫伤。

防止孩子窒息

有些家长怕孩子着凉，便将孩子捂得严严实实，此时千万要注意给孩子的口鼻留下呼吸间隙，避免窒息。母亲不要同宝宝一个被窝搂着孩子睡觉，更不要搂着孩子躺着给孩子喂奶，因为母亲一旦睡着，乳房很容易堵塞宝宝的鼻子。

在人工喂养时，家长要注意奶嘴孔不要过大，不能喂得过急，每次喂完后要抱起孩子立着，拍拍后背，最好让孩子打个嗝后再轻轻放下侧卧，这样一方面可减少吐奶，另一方面即使吐奶也不致误吸入气管而造成窒息。

●● 怎样给新生儿保健按摩

按摩能使身体改进血液循环，有利于新生儿内脏及肢体的发育，可帮助消化，提高免疫力，还能使小宝宝的感觉更加敏锐。按摩对新生儿是一种适宜的锻炼。下面介绍几种按摩手法。

按摩手臂

新生儿仰卧在床，成人将左手拇指伸到宝宝左手掌中，用手指轻轻握住宝宝的手。用右手从左肩部往下轻轻按摩到手腕部，用同样的方法按摩右臂，各做4～6次。

按摩腿部

新生儿仰卧在床，成人用右手握住左脚，用左手从内向外、从上往下轻轻按摩左侧大腿到小腿。然后用同样的方法，左手握右脚，用右手按摩右侧的腿部。可做6~8次。

按摩胸腹部

新生儿仰卧在床，成人用双手掌面按顺时针方向按摩宝宝腹部6~8次，然后再从腹部中心向胸部两肋间方向按摩。可做6~8次。

按摩背部

新生儿俯卧在床上，成人用手顺着宝宝脊椎从头颈部位往臀部按摩，然后再从臀部沿脊椎尾骨处往上按摩到头颈部。可做6~8次。

温馨提示

新生儿皮肤娇嫩，按摩时成人要洗净双手，手法要轻柔，时间不要过长，按摩时间要短些。按摩可以从宝宝出生1周以后开始做。要在孩子不饿不饱、精神愉快的时候进行。可以隔着一层棉布按摩，以防擦伤宝宝的娇嫩皮肤。另外，应给宝宝穿上小衣、小裤，任宝宝手脚任意活动，促进其全身活动。

●● 给新生儿房间开窗换气的好处是什么

新生儿的卧室，一定要开窗换气，使新生儿从中得到锻炼。同时开窗换气使室内的空气新鲜，有利于室内的污浊空气排出，这样室内的含氧量增多，有利于新生儿生长发育和新陈代谢。

一年四季都要常开窗。春夏秋季在天气无风雨时要经常开窗，即使冬季也要适当开窗换气。但新生儿的床要放在避风处，床的四周可用布围住，以避免风直接吹到新生儿。白天每隔2~3小时开窗通风换气5分钟，然后关窗。到满月时可增加开窗的时间和次数，以保证室内空气新鲜。新妈妈在月子里千万不要将门窗紧闭，这样对新生儿、新妈妈的身体都不利，在炎热夏天里甚至会发生中暑等一类疾病。

●● 如何抱着新生儿进行户外活动

只要新生儿健康，衣着穿得适当、注意保暖，出生一周后就可以抱着到户外活动。

一般而言，夏天出生的婴儿生后7~10天，冬天出生的宝宝满月后就可抱到户外。刚开始要选择室内外温差较小的好天气，每日1~2次，每次3~5分钟，以后根据宝宝的耐受能力逐渐延长。另外，还应根据不同季节而决定到户外的时间。夏天最好选择早、晚到户外去，冬天选择中午外界气温较高的时候到户外去。外出时宝宝不要穿得太多，也不要包裹得太紧。如果外界气温在10℃以下就不要去户外，以免受凉、感冒。

新生儿期暂不宜进行日光浴。一般在出生后2个月开始日光浴为宜，如在冬季出生更应适当推迟。

温馨提示

新生儿经常进行户外活动，能增进孩子食欲，促进孩子夜间睡眠，还可以增进皮肤和鼻黏膜的功能，预防感冒。新生儿接受适当的阳光照射，可以使皮肤合成维生素D，具有预防佝偻病的作用。

06 新生儿常见病的防治

新生儿出生后，由于面对的环境与在子宫中的环境比较起来差异太大，如果新生儿体质薄弱，加上护理、哺喂不当，极易引起疾病。因此，必须注重新生儿疾病预防。新生儿常见病主要有鹅口疮、婴儿湿疹、尿布皮疹、脓疱、皮肤发凉发硬、新生儿窒息、败血症、黄疸、ABO溶血等，可能出现的问题包罗万象，需高度重视，并采取科学、合理的方法护理和治疗。

●●怎样知道新生儿生病了

一般来说，新妈妈和家人可以从观察新生儿的面色、哭声、吃奶、大小便情况与精神状态等几方面来判断宝宝是否生病，其中，吃奶情况和哭声最为重要。

新生儿吃奶减少、吸吮无力，或拒绝吃奶等，都可能是生病的早期表现。

要注意区别新生儿的哭声。新生儿正常的哭声，洪亮有力，且边哭边四肢伸动，这一般是因饥饿引起，吃饱奶后即不再啼哭，安然入睡。如果新生儿哭的时候两眼发直，哭声突然、短促，或有高声尖叫，常是生病的表现，要及早就诊。

如果当触及新生儿某一部位时哭声加剧，应将新生儿衣服及尿布等全部取掉，仔细检查全身各部位是否有异常，或衣服、包被、尿布上有无异物，如果四肢有骨折，则骨折部位会有肿胀，且碰一下会哭得更厉害。如果新生儿腹部、背部有严重感染，则局部会出现红肿，抱起来或换尿布时，常常哭声加剧。

如果新生儿哭声异常或较长时间不哭，吃奶情况异常或不吃奶，以及睡眠异常时，均要及时寻找原因，看孩子是否生病。

温馨提示

新生儿处于一个特殊的生理发育阶段，所以生病后常常症状不明显、不典型，不易被人察觉。另外，新生儿生病后的表现与成人不同，并且病情变化迅速，短期内即可恶化，如不能及时发现，常会引起不良后果。所以哺乳母亲及家人应了解一些基本知识，提高警惕，以便及时发现新生儿的病状。

●● 新生儿患婴儿湿疹怎么办

婴儿湿疹又名奶癣，是一种常见的新生儿和婴儿过敏性皮肤病，多见于有过敏体质和喂牛奶的孩子。这种湿疹常对称地分布在婴儿的脸、眉毛之间和耳后与颈下。表现为很小的斑点状红疹，散在或密集在一起，有的还流有黏黏的黄水，干燥时则结成黄色痂。虽无大的危险，但宝宝通常会有刺痒感，常哭闹不安，不好好吃奶和睡觉，影响孩子健康成长。

新生儿患湿疹后，有疮痂形成患处可用消毒棉花蘸些消毒过的石蜡油、花生油等油类浸润和清洗，不可用肥皂或用水清洗。局部黄水去净、痂皮浸软后，用消毒软毛巾或纱布轻轻揩拭并除去痂屑，再涂上少许蛋黄或橄榄油。过敏严重的要在医生的指导下用药。

婴儿湿疹的预防：避免过量喂食，防止消化不良；如果牛奶过敏，可改用其他代乳食品；哺乳妈妈要少吃或暂不喝牛奶、鲫鱼汤、鲜虾、螃蟹等诱发性食物，多吃豆制品，如豆浆等清热食物；不吃刺激性食物，如蒜、葱、辣椒等，以免刺激性物质进入乳汁，加剧宝宝的湿疹。

温馨提示

奶癣不传染，发病原因除新生儿体质外，食物过敏为致病的主要因素。人工喂养的一般食品，如牛奶、奶粉、鸡蛋，都有可能使新生儿过敏生病。另外，奶癣与新生儿的一些内在因素（如消化不良）和外界刺激（如碱性肥皂、皮肤摩擦等）也有很大关系。另外，湿疹也有遗传倾向。

●● 新生儿患尿布皮疹怎么办

尿布皮疹医学上又称红臀。是受到潮湿尿布刺激而引起的皮疹，是新生儿和一岁前婴儿常见的皮肤病。多发生在兜尿布部位，即潮湿尿布长时间接触的地方。红臀会引起局部皮肤小红丘疹，或发红、肿胀，重者皮肤脱落或皮肤糜烂。预防方法有如下几点：

1.尿布要勤换，尿布湿后要立刻换上干净的。换下的尿布要放入盆里（不要乱扔在地上），用肥皂和开水烫洗后用清水漂净，在日光下晒干，以保持尿布清洁和柔软，绝不可把尿湿的尿布不经冲洗，直接晾干就用。

2.每次大小便后，要用温水洗净宝宝的臀部和会阴处，再用软布轻轻擦干，局部涂以5%～10%鞣酸软膏，使尿、便等酸碱物质不直接刺激皮肤，以达到预防红臀的目的。

3.不要用塑料或橡皮布包在尿布外面，以利湿热散发，减少对皮肤的刺激。

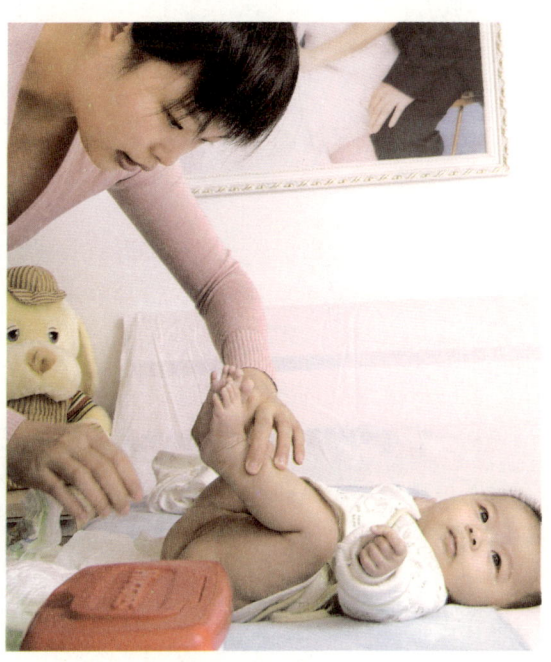

若发生了红臀，除注意以上几方面外，还应保持新生儿身体局部干燥，最好不再包裹，可以穿裤子（连脚），同时用紫草油涂患部。另外，若已发生红臀，不要用肥皂洗涤，以免刺激小儿，可用温水洗干净。

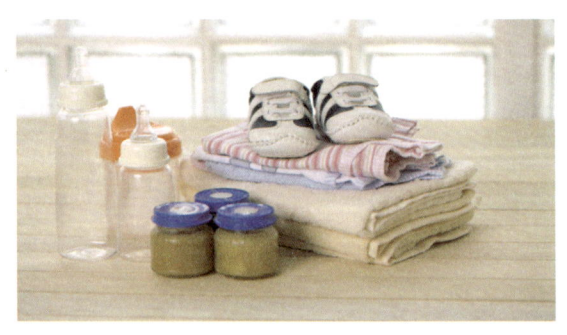

温馨提示

给宝宝听的儿歌

看看我
看看我的眼睛，
看看我的鼻子，
看看我的嘴巴，
听听我的声音，
认识我是谁，
我是你的妈妈。

看看宝宝
看看宝宝的眼睛，
看看宝宝的鼻子，
看看宝宝的嘴巴，
你真是妈妈的好宝宝。

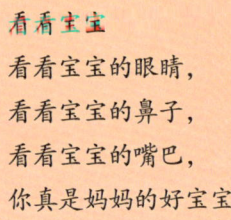
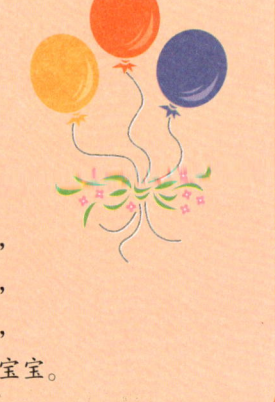

1.给予新生儿最适宜的环境温度。在分娩前就应做好这一准备，特别是对秋冬季出生的新生儿，应把室温提高至25～26℃，并使室温恒定，不能忽高忽低。

2.做好产前检查。此病更易发生在早产儿，如果环境温度低，早产儿比足月新生儿更易发生此病，病死率更高，故应预防早产。同时，尽量避开在寒冷季节分娩。

3.给新生儿及时喂奶。保证摄入奶量，以免因吃奶少而体内热量不足，遇寒冷而身体热量消耗加大，容易发病。

4.新生儿要避免感染。新生儿在分娩时受产伤、窒息、缺氧以及产后受到感染，都会使体温下降，诱发硬肿症，因此要预防感染导致的发病。

●●● 新生儿皮肤发凉、发硬是怎么回事

新生儿有时会出现周身或局部皮肤发凉，皮肤和皮下脂肪变硬并有水肿，这种症状称为新生儿硬肿症。

新生儿硬肿症发生的直接原因是寒冷造成的损伤。新生儿特别是早产儿，体温调节中枢发育不成熟，皮下脂肪薄、皮肤嫩薄，血管又多，很容易散发热量，体温易偏低。因此，新生儿需要适宜的温度环境。为预防此病应注意以下几点：

温馨提示

正常新生儿的体表温度为36.5～37.0℃，如体温降至35℃，则全身皮肤发凉，并且皮肤及皮下脂肪发生凝固变性而发硬，严重者苍白而青紫。最易发生的部位是大腿的外侧及面颊部，以后逐渐蔓延至臀部、腹部及胸部，以致波及全身。开始表现为不吃奶、哭声小、吸吮和吞咽能力差，严重者四肢不能活动、心跳慢、呼吸表浅、呼吸困难、尿少甚至无尿，可出现鼻出血、吐血，甚至死亡。

●● 如何预防新生儿窒息

正常新生儿多在出生后2秒钟就开始呼吸，5秒钟开始啼哭，10秒钟到1分钟就可看到有规律的呼吸。新生儿窒息是指新生儿出生后无呼吸或呼吸抑制，或出生时无窒息，但数分钟后出现呼吸抑制。

窒息对新生儿近期及远期的影响程度，取决于胎儿在子宫内、分娩过程中和分娩后的缺氧程度。缺氧时间越短，程度越轻，生后呼吸出现得越早，窒息表现也越轻；缺氧时间越长，程度越重，娩出后呼吸出现越晚，窒息症状也越重。

窒息对新生儿的影响主要是大脑，其次是重要脏器——肾脏和心脏等。如果窒息严重，又未能及时抢救，心脏则会由于缺氧而不能有力地收缩，促使全身各器官组织因缺血、缺氧及血管壁通透性增高，而引起脑、肾、肺等重要器官出血，尤其是颅内出血，会进一步加重脑组织损害，从而使呼吸和循环中枢等组织的功能进一步恶化。长时间的、严重的缺氧，常常导致新生儿死亡。即便幸存，也往往留下不可医治的后遗症。

新生儿窒息的预防方法有：

1.新生儿窒息预防重于治疗。必须采取积极措施预防新生儿窒息。

2.定期产前检查。早期诊断并及时治疗高危孕妇，切不可认为产前检查可有可无。

3.临产前要监测胎儿宫内情况，以便尽早发现胎儿窘迫。

4.如果发现胎儿心率变慢或不正常加速，应给孕妇吸氧及静脉注射5%葡萄糖溶液40毫升。

5.在胎儿娩出前做好一切抢救准备工作。

温馨提示

窒息给新生儿带来的后遗症

新生儿窒息后遗症中，严重者造成呆傻、癫痫、脑性瘫痪、视听障碍；轻者引起轻微脑功能失调，简称MBD。有人统计在1岁以内的脑瘫患儿中，由于窒息引起的占25%～50%，新生儿死亡中由窒息引起的占13%～14%，所以防治窒息是降低围生期死亡率和提高新生儿质量的重要环节，切不可忽视。

●● 怎样预防新生儿破伤风

新生儿破伤风，多数在出生后4～6天发病。主要症状为牙关紧闭，不能吸奶，全身肌肉抽动，面部肌肉抽动形成苦笑面容，严重的抽动可引起呼吸困难而导致患儿窒息死亡。

新生儿发病的主要原因是，医生接生剪脐带时使用了消毒不严的剪刀和敷料，或接生员的手没有消毒干净，或出生后不注意脐部的清洁卫生，致使破伤风杆菌自脐部侵入所致。

预防此病的措施包括：孕妇应接受破伤风免疫注射，分娩时要科学接生，到医院分娩，坚持严格消毒。

在家庭急产分娩者，一定要请医生或接生员，坚持严格消毒。包括剪刀及止血钳要经过严格消毒，敷料要经过高压锅消毒；剪脐带时，在用碘酒、乙醇消毒后，再用止血钳夹住脐带，然后用消毒剪刀剪断脐带；结扎好后，断处再涂上碘酒、乙醇，最后用消毒纱布敷盖包扎。

只要采取科学的接生方法，严格的无菌操作，注意脐带端的清洁处理，新生儿破伤风是能够完全预防的。同时，给新生儿肌内注射破伤风抗毒素和青霉素，也可以预防感染。

温馨提示

新生儿破伤风，俗称新生儿"四六风"，这种病是由破伤风杆菌自脐部侵入而引起的一种感染性疾病。破伤风杆菌广泛存在于土壤、尘埃及马、牛、羊和人的粪便中，会产生毒素。新生儿感染破伤风杆菌后，毒素沿神经系统或经血液系统、淋巴而传至中枢神经系统及其他组织，引起新生儿全身肌肉痉挛，死亡率相当高。

●● 如何预防新生儿败血症

新生儿败血症是由病菌侵入血液循环系统而大量繁殖的一种严重疾病。新生儿的免疫功能尚未成熟，白细胞与病菌作斗争的能力差，一旦感染后，病菌很快通过皮肤及黏膜内丰富的毛细血管网而扩散至全身，形成败血症。

新生儿败血症病势发展快，面色苍白发青，不吃不哭、精神萎靡，出现黄疸并逐日加重，体温不稳定，多数体温不升，也有超高热达40～42℃现象。严重者出现呼吸困难，烦躁不安，皮肤有出血点。如能早期诊断，正确治疗，新生儿败血症是能治愈的。

及早预防此症的方法有：

1.注意围生期保健，积极防止孕妇感染，以防治胎儿在宫内感染。

2.在分娩过程中严格执行无菌操作，对产房环境、抢救设备、复苏器械等要严格消毒。对早期破水、产程太长、宫内窒息的新生儿，出生后应进行预防性治疗。

3.做好新生儿护理工作，应特别注意保护好皮肤、黏膜、脐部等处免受感染或损伤，注意不要用布擦拭口腔黏膜，不要用针挑"马牙"而损伤口腔黏膜，确保脐带免受污染。

4.平日要细心观察新生儿的皮肤、消化道、呼吸道等部位有无感染，尽可能及早地发现轻微的感染病灶，及时处理，以免感染扩散。

温馨提示　**新生儿败血症的感染途径**

新生儿败血症感染的途径可以在子宫内感染，也可以在分娩时和出生后感染。

子宫内感染是由母体患有感染性疾病，病菌通过血液循环经胎盘进入胎儿血液中，也可经过被病菌污染的羊水使胎儿感染，引起败血症。

分娩时感染是由于分娩过程中出现羊膜早破，病菌经过破裂口侵入胎膜腔而感染胎儿。个别的因接生、分娩时消毒不严而感染。

出生后感染是通过脐带、皮肤或口腔黏膜等途径，使病菌进入新生儿体内而引起感染。

子宫内及分娩时感染的败血症，大多在出生3天内发病，以大肠杆菌和链球菌感染为主。出生后感染的败血症发病较晚，大多在出生5天左右发病，主要由葡萄球菌感染发病。

●● 新生儿黄疸是怎么回事

大部分新生儿在出生后2~3天，皮肤、白眼球和口腔黏膜等处出现黄疸，有轻有重，一般在脸部和前胸较明显，但手心和脚心不黄，尿色正常。出黄疸时宝宝能吃，精神好，没有异常表现，均属正常。一般第4~6天最重，足月儿在生后7~10天自行消退，早产儿可延迟到第3~4周才消退，这种现象称"生理性黄疸"，不需要治疗。

有的新生儿出生后24小时内出现皮肤黄疸，并且很快加重，2周后仍不消退；或当消退后又再次出现，大便呈灰白色等，应考虑是病理性黄疸。引起病理性黄疸的原因很多，需要及时请医生检查治疗。

●● 怎样防治新生儿肺炎

新生儿肺炎多由感染引起，可能发生在产前、产时、产后。新生儿因免疫功能不全、抵抗力低下，在分娩过程中，经过母亲的产道，吸入羊水或出生后着凉感冒，很容易受到细菌

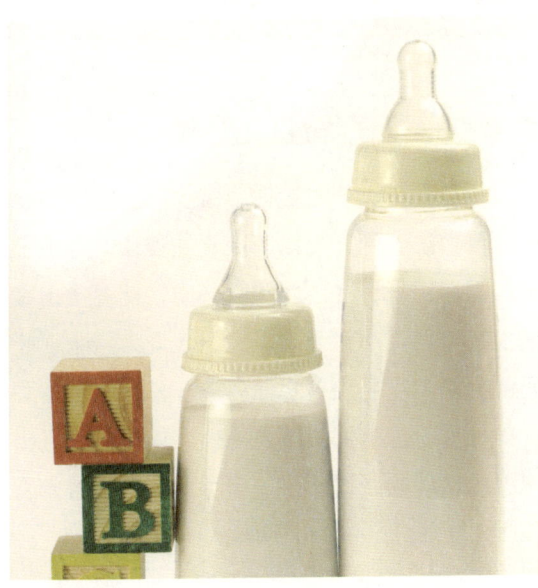

感染，或多由患呼吸道感染的大人们传给新生儿，由感冒引发肺炎。

婴儿得了肺炎应立即送到医院治疗，一般采用吸氧、抗生素和加强护理等方法，效果都很好。预防新生儿肺炎的措施有：凡母亲产道有感染者应对症治疗；出生时防止羊水吸入；应注意对新生儿的保暖；避免与患有上呼吸道感染的人接触。

温馨提示

新生儿肺炎开始发病时，就表现为不吃、不笑、体温不升、体重不增的"四不"症状，加重后出现发热、哭闹、拒奶、呕吐、吐白沫和气急等症状，严重时可见鼻翼扇动、面色苍白、唇周发绀、呼吸困难、脉搏快速，如不及时治疗，可引起死亡。

●● 新生儿溢奶、吐奶是怎么回事

有很多正常的新生儿，出生后的头几个星期常常在吃完奶后要从口边流出一些奶液，每天可有多次，这种情况俗称"溢奶"。有少数婴儿在喂奶后片刻因改变体位（多见喂奶后不久给婴儿换尿布时）而引起溢奶。除溢奶外，一般情况良好，发育不会受影响，体重照常增长，这是正常现象。随着月龄增长，溢奶慢慢会停止，大约在6个月内自然消失。

新生儿溢奶，是新妈妈经常遇到的问题，可能是生理现象，也可以是病理现象。新生儿容易发生溢奶和吐奶，一般是由新生儿的生理特点所决定的。新生儿胃容量极小，胃的肌肉很薄弱，胃神经的调节功能发育不够成熟，胃贲门（胃入口处）括约肌松，而幽门（出胃

处）又较紧，加之胃呈水平状，胃底平直，奶水容易反流，引起吐奶。

如果喂养姿势不对、喂养不当、喂得过饱、喂奶时哭啼、吸空奶瓶、乳头过大或乳头凹陷等均会使宝宝吞入大量气体而吐奶；或用奶瓶喂奶时，橡皮奶嘴孔眼过大，吸奶过急、过猛，或喂奶后平卧过多、过早翻动婴儿，都容易引起吐奶。只要注意喂奶姿势，不要喂得过饱，在啼哭时不急于喂奶，不吸空奶瓶，同时注意喂完奶后，将新生儿抱伏在母亲的肩上，轻拍背部，让新生儿将吞入胃内的空气呃出，然后以右侧卧位放下，这种呕吐是可以减少和避免的。

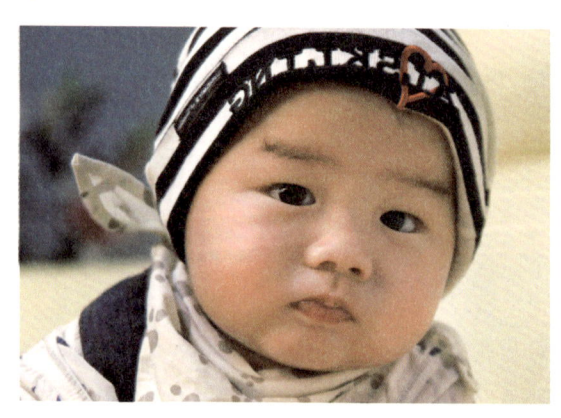

状就会加重，出现明显脱水，孩子哭声低微、体重锐减、尿少等。如不及时治疗还会出现水与电解质紊乱、酸中毒等严重症状。所以新生儿发生腹泻时，切不可轻视，应及时治疗。

●●● 为什么要重视新生儿腹泻

新生儿的消化功能发育不完善，调节功能不稳定，在一些病因作用下，容易发生胃肠功能紊乱，引发腹泻。腹泻对成人来说不是什么大病，但对于水分占体重80%的新生儿来说却是一个不可忽视的疾病。

一般来说，母乳喂养的新生儿很少发生腹泻，这是因为母乳不仅营养成分比例恰当，适合新生儿的需要，而且其中含有多种抗体，可以防止腹泻的发生。人工喂养的新生儿，会因牛奶放置时间过长变质，或食具消毒不严格而造成消化道感染，导致腹泻的发生。另外，气候骤变、牛奶或奶粉冲配不当、喂养不当、奶中加糖过多以及牛奶过敏等，均会造成新生儿消化道功能紊乱，发生腹泻。

轻度的腹泻，大便为黄绿色，可带有少量黏液，有酸臭味，呈薄糊状，每天大便约10次以下。如果大便次数增多，每天多达10次以上，症

预防新生儿腹泻

为了预防新生儿腹泻，母乳喂养时，每次喂奶时都应将乳头用水洗干净。人工喂养时，应将奶瓶及一切食具在每次喂奶前清洁干净并煮沸消毒。奶或其他代乳品配制要新鲜。喂乳量应逐渐增加或改变浓度。

●●● 如何治疗新生儿便秘

便秘是指大便次数明显减少，大便坚硬且排便费力。新生儿早期有胎粪性便秘，是由于胎粪稠厚、积聚在结肠和直肠内，使得排出量很少，产后72小时尚未排完，表现为腹胀、吐奶、拒奶。可用温盐水灌肠或开塞露刺激。胎粪排出后，症状消失不再复发。如果随后又出现腹胀这种顽固性便秘，要考虑是否患有先天性巨结肠症。

新生儿便秘大多数发生在喝牛奶的宝宝身上，2~3天解一次大便。如果排便并不困难，并且大便也不硬，婴儿精神好，体重也增加，这种情况就不是病，只是一种排便的习惯。如果除大便次数明显减少外，每次排便时还非常用力，并在排便后可能出现肛门破裂、便血，则应积极处理。

新生儿便秘，可在宝宝的肛门内放置甘油栓，或细小的肥皂条，以帮助排便。切忌用泻药，因为泻药有可能导致肠道异常蠕动而引起肠套叠，如不及时诊治，可能造成肠坏死而危及生命。

●● 如何预防新生儿脐炎

脐带是胎儿从母体获取营养的供养线。新生儿出生后，脐带结扎会使新生儿腹腔与外界直接相通的通道被堵塞。所剩下的1厘米左右的脐带残端，在正常情况下于生后3~7天脱落，脱落的时间早晚因不同的结扎方法稍有差别。但在脐带脱落前，脐部易成为细菌繁殖的温床，而发生新生儿脐炎。且细菌可能侵入腹壁，进入血液，成为引起新生儿败血症的常见原因之一。

新生儿脐炎的预防主要是做好断脐后的护理，保持局部清洁卫生。在脐带未脱落前，洗澡后要将脐带周围的水吸干，可用75%的乙醇消毒残端，再换上干净的纱布包裹好；不要将尿布盖在脐部上，以保持局部干燥；勤换尿布，防止尿液污染脐带。如果脐带根部发红，或脐带脱落后伤口不愈合，有脐窝湿润表现，应立即进行局部处理，用3%过氧化氢冲洗局部2~3次后，用碘酊消毒，再用乙醇脱碘。如果

脐部炎症明显，有脓性分泌物，则应立即送医院治疗。

●● 怎样判断新生儿发热

人体正常体温平均在36.0~37.0℃，腋下温度超过37.0℃就是发热。38.0℃以下是低热，39℃以上是高热。在一般情况下，新生儿体温下午比上午稍高（0.5℃以内），这是正常现象。

那么，怎样才能知道新生儿发热呢？可通过仔细观察，若发现宝宝面红、唇干、出汗、烦闹、呼吸气粗，吃奶时口鼻出气热，用手背去摸宝宝头额、手脚发烫，可判断为发热。若用体温表来测定，则更准确。

测体温的方法，应先将体温计的水银柱甩到35.0℃以下，把体温计有水银柱的一端夹在腋下，3~5分钟后取出读数即可。也可采用测肛温的方法：先将体温计的水银柱甩到35.0℃以下，在体温计的圆头端涂一点润滑剂如油类，再缓缓插入肛门内2厘米左右，3~5分钟后取出读数即可。

看体温计数字时，应横持体温计，缓缓转动，观察水银柱所示的温度。观察后，须用75%乙醇将体温计消毒。测肛门温度须减去0.5℃。每日测1~2次，如发现体温升高，须密切观察，且应每隔1~2小时测试1次。

●● 怎样防治新生儿歪脖子

有的新生儿出生半个月后，头总是偏向一侧，"歪脖子"，于是父母很发愁。其实，婴儿歪脖子是可以预防的，即便出现了歪脖子，也可以治疗。

新生儿斜颈一般在出生后2~3周就会被发现，症状为：头向患侧倾斜，下颏转向对侧，或发现胸锁乳突肌上有成人拇指大的疙瘩，坚硬如骨，硬结逐渐增大。

婴幼儿的斜颈是可以治疗的，但治疗要早。在1周岁内主要是靠家长推拿，进行手法矫治，具体方法为：让孩子平躺，头转向健康一侧，使鼻与身体的正中线一致，一人按住双肩，另一人抱住孩子的头向健康一侧转动。每天10次左右，每次转20下，动作要充分（但要考虑孩子的承受力）。然后用手按摩胸锁乳突肌。按摩后进行热敷，或用绷带将头及健康一侧肩关节作"八"字形固定。只要坚持不懈，多能矫正过来。

如果矫正无效，可到医院进行手术治疗，方法是：切断胸锁乳突肌，畸形就可以矫正。手术比较简单，效果令人满意。

温馨提示

新生儿"歪脖子"症

先天性的斜颈（歪脖子）主要分三种：第一种叫肌性斜颈，由于一侧胸锁乳突肌变硬（纤维化）和痉挛性收缩，而使原来的功能丧失，使头向该侧偏斜，是临床常见的类型；第二种是骨性斜颈，是由于颈椎骨骼畸形所致，如颈椎发育不全、椎体融合等；第三种是代偿性斜颈，是在斜视、听力下降等基础上诱发产生的。

常见的主要是肌性斜颈，是由于一侧胸锁乳突肌纤维化，失去弹性，不能维持正常姿势造成的。

引起先天性斜颈的原因

1.胎位不正或子宫壁受到不正常压力。由此而使胎儿头颈部姿势异常，阻碍了一侧胸锁乳突肌的血液供应，使肌肉缺血、萎缩、营养不良。

2.难产。分娩时，胎儿胸锁乳突肌受产道或产钳挤压或牵引而受伤出血。如能及时处理难产，就可防止斜颈。

3.遗传因素。约有17%的患儿有家族遗传史。

怎样早期发现新生儿先天性髋关节脱位

新生儿先天性髋关节脱位是指股骨头不在原来位置（髋臼里）而脱出在髋臼外边。此病的发病率，女孩多于男孩，左侧多于右侧，单侧脱位多于双侧脱位。

一般认为发生先天性髋关节脱位与种族、遗传有一定的关系，也与哺乳母亲的内分泌和臀位产有关，分娩前母体大量分泌雌性激素，使胎儿的髋关节韧带处于极度松弛状态，因此，此时一旦受外力如臀位产伤，就可能发生脱位。

患本病的新生儿刚出生时一般无明显症状和体征，不容易被发现，很容易被忽略，但发现较晚将会错过治疗的最佳时期，不但治疗较困难，还

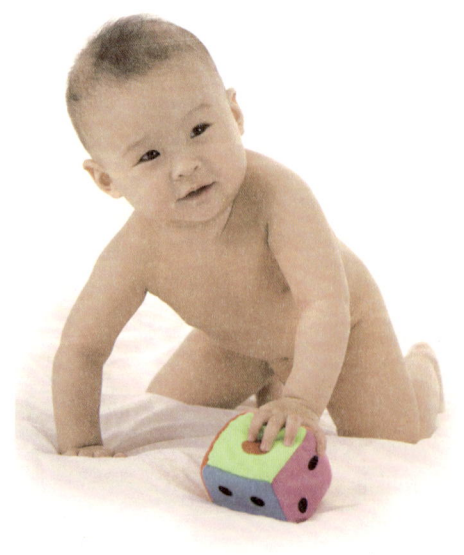

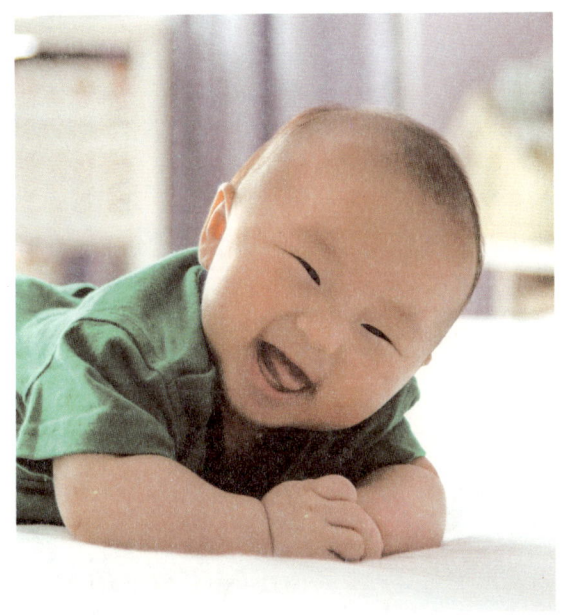

会影响疗效，增加婴儿的痛苦。因此，家长一旦发现新生儿有下面提到的任何一点蛛丝马迹时，就应及时就诊：

1.新生儿出生后1～2周内，患肢呈轻度内旋或屈曲的状态。

2.两侧大腿内侧或臀下皮肤皱襞不对称（单侧脱位），患侧皱襞加深或数目增多。

3.患肢明显缩短或牵伸，患肢有弹响声。

●● 怎样预防新生儿患佝偻病

维生素D缺乏性佝偻病是婴儿常见的疾病之一，是由维生素D不足引起的全身性的钙、磷代谢不平衡而造成的骨骼病变。佝偻病虽然不直接危及生命，但会导致机体抵抗力降低，一旦发生骨骼病变，如鸡胸、"X"形或"O"形腿，会给婴儿身体、心理及精神上都带来严重痛苦。

新生儿出生时，肝脏内储存的维生素D的数量很少，而其最低需要量是每日80～130国际单位（最适宜的量是每日400～600国际单位）。但一般母乳及人工喂养的食品均不能满足其需要，因为母乳每100毫升中含有维生素D仅为0.4～10.0国际单位，牛乳每100毫升中仅含有0.3～4.0国际单位的维生素D。因此，不论是母乳喂养的，还是人工喂养的新生儿，特别是双胎儿、早产儿，都应在出生两周后加强补充维生素D。

●● 新生儿常见的眼病有哪些

新生儿易患的眼病通常有几种：

眼炎

新生儿眼炎主要是经过产道时感染，如感染沙眼衣原体。通常在出生后2周开始出现症状，表现为红眼，分泌物多，睁不开眼等。如果感染的细菌是淋菌，通常在出生后的2～3天就发生，而且进展非常快，甚至有可能把整个角膜溶解，有失明的危险。如果感染包涵体，通常出生后7～10天内发病，表现为双眼睑水肿、结膜充血、眼屎很多，症状较重，但不侵犯角膜，病情较长，数周才愈。患眼炎的孩子应及时就医。

先天性鼻泪管阻塞

鼻泪管阻塞会使泪囊发炎，经常流泪。刚出生2周以内的新生儿，因泪腺还没有发育完全，所以哭的时候不会流泪。如果2周以内的新生儿哭的时候流泪，就可能是先天性鼻泪管堵塞。如果新生儿有以上症状时应及时就诊。

新生儿泪囊炎

如果婴儿一侧眼睛流泪、流脓，内眼角下

方有鼓包，应想到是否患上新生儿泪囊炎的可能。其原因多与鼻泪管不通、下端出口被先天性膜组织封闭，或上皮碎屑堵塞所致，也可能存在鼻部先天畸形。在出生时，大部分新生儿鼻泪管膜仍是完整无缺的，至生后3周半，泪腺开始分泌之前自行破裂。如果这一过程未出现，当泪腺开始分泌后，则出现溢泪。分泌物聚集于鼻泪管内，刺激黏膜引起泪囊炎。且其结膜充血，有脓性分泌物，常常可与结膜炎混淆。但泪囊炎一般发病晚，多半是单侧，结膜充血轻，泪囊部可见隆起，压之有脓液自泪小点溢出，可与结膜炎区别。

温馨提示

慢性新生儿泪囊炎，有时可继发感染，导致急性泪囊炎。表现为泪囊局部高度红肿，严重时伴有发热，若不及时治疗，数日后可破溃流脓。即使炎症消退，仍会遗留瘘管，经久不愈。早期应全身性应用抗生素或热敷。若局部已发黄，则可切开排脓。

新生儿容易发生哪些耳病

新生儿常见的耳病有外耳道炎、外耳道疖肿、中耳炎等。

新生儿期，咽鼓管短、粗，呈水平位。当新生儿感冒、嗓子发炎时，会蔓延至中耳；有时新生儿吐奶、呛奶时，奶水也容易经咽鼓管进到中耳，这些都可能引起化脓性中耳炎；由于新生儿多仰卧在床，泪水、吐的奶水很容易流进耳朵里而引起外耳道炎、外耳道疖肿。

耳朵的毛病在早期疼痛剧烈，因而孩子哭闹不停，不吃不睡，而大人还不知是什么原因，只是当看到宝宝耳道口内有脓汁流出时，才去医院。新生儿耳朵有毛病千万不要忽视，一定要及早发现，彻底治愈。

新生儿鼻子不通气怎么办

新生儿鼻子不通气，可以采取以下方法处理：

1.如果有分泌物堵塞，可点一滴乳汁在孩子鼻腔中，使鼻内污物软化后，用棉丝等物刺激鼻腔致使孩子打喷嚏，利于分泌物的排出；

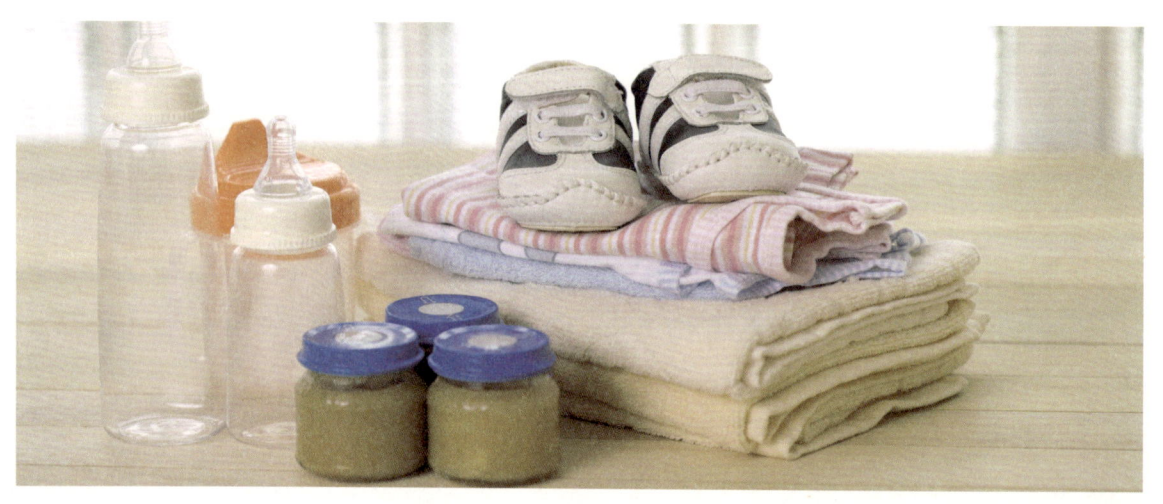

或用棉签蘸少量水，轻轻插入鼻腔清除分泌物。注意动作一定要轻柔，切勿用力过猛，以防损伤黏膜，造成鼻出血。

2.对没有分泌物的鼻堵塞，可以采用温热毛巾敷于鼻根部的办法，也能起到通气的作用。

3.治疗鼻子不通气，还可以在医生的指导下用促使鼻黏膜血管收缩的药物。但这类药物，如果新生儿非用不可时，1天最多只能滴1～2次，因为长时间用药可产生依赖性，造成药物性鼻炎。

4.可以试着用小棉签蘸点婴儿油，帮宝宝把鼻腔中的污物清除，但动作一定要轻柔，要小心地扶住宝宝的头，令其不要晃动。

温馨提示 新生儿鼻腔短而小，鼻道窄，毛细血管丰富，与成人相比更容易发生炎症。一旦遇到寒冷刺激，或上呼吸道感染很容易发生充血、水肿、阻塞，致使孩子不能很好地吃奶，情绪烦躁、哭闹，张口呼吸，所以说保持新生儿呼吸道通畅，非常重要。

●● 新生儿如何服用鱼肝油

鱼肝油有浓、淡鱼肝油两种，婴儿常用的鱼肝油为浓缩鱼肝油滴剂，又称"浓缩A、D滴剂"，每毫升含维生素D为5 000国际单位，维生素A则为50 000国际单位。唯一要注意的是不要超量服用，不然会引起维生素A与维生素D中毒，对宝宝身体有害，导致中毒的剂量是每日服用的维生素D为2 000～5 000国际单位，相当于浓缩鱼肝油滴剂30滴。

有些人误认为喂鱼汤就能代替鱼肝油，

其实这是是错误的，不用担心鱼肝油的不良反应，只要服用剂量在规定范围内。有的孩子服用后大便变稀，新妈妈不要因此而拒喂鱼肝油，可以停用几天，等大便正常后再添加。

除了鱼肝油滴剂外，现在药房和市面上多见的是新一代的维生素A与维生素D制剂，如贝特令、伊可新等。这些药物只是在剂型、用法和价格上有所差异，实质上是一样的。可按医嘱服用。防治佝偻病应防患于未然，一旦出现了骨骼畸形，再服用效果就不好了。

当孩子2岁以后，活动范围加大、接触阳光多，饮食基本同成人了，此时可以不再添加鱼肝油。

温馨提示 服用鱼肝油的主要目的是预防佝偻病，佝偻病是由于缺乏维生素D而引起骨质发育不良的一种疾病。人体的皮肤能产生维生素D，但需要阳光中紫外线的照射，可是1个月内的新生儿一般很少能直接接触到阳光，而且母乳中也没有足量的维生素D。因此，从出生后3～4周起就要每天给孩子喂400国际单位的维生素D，相当于浓缩鱼肝油滴剂3～4滴。早产儿、双胎儿、人工喂养儿、冬季出生的婴儿，更易缺乏维生素D，所以，要从生后2周起添加哺喂维生素D。

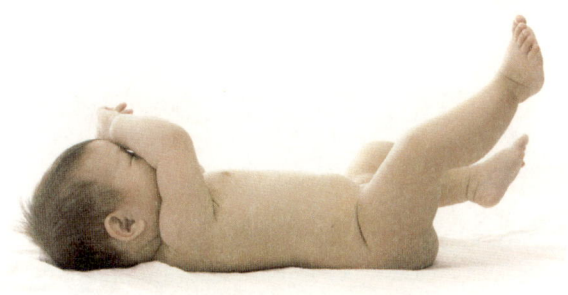

●●● 新生儿发热时能服用退热药吗

新生儿体温调节功能不完善，保暖、出汗、散热等功能比较差，因此当患病或环境改变时，过分"捂"或喂水不足，都可以引起发热。一般不需要吃退热药，否则会招来大祸。

适宜于婴儿的退热药有小儿退热片、阿司匹林、APC（复方乙酰水杨酸片，简称APC）等，都是人们熟悉的家庭常备药。但是，对新生儿切不可使用。这是因为这些普通退热药，都是通过药物作用于体温中枢，利用大脑体温中枢的调节功能，使体温下降而退热的。而新生儿神经系统发育不全，体温调节功能不好，常常在服用退热药后，体温突然下降，甚至不升，出现皮肤青紫，甚至便血、吐血、脐部出血、颅内出血等，常因不能及时抢救而死亡。

温馨提示

阿司匹林一类的药物，服用后，在血中还可以与胆红素争夺白蛋白，新生儿本来由于肝功能发育不完善，血中游离的胆红素多，这样一来，胆红素与白蛋白结合的机会就更少了，导致这些游离的胆红素不能被肝细胞摄取、转化和排出，而在血中堆积越来越多，造成新生儿黄疸加重，增加了引起核黄疸的可能性。此外，APC更不能用，因为咖啡因有兴奋作用。

●●● 新生儿用药应注意哪些问题

新生儿脏腑娇嫩，形气未充，患病时寒热、虚实等变化急剧，如用药不慎，不仅可能伤害脏腑功能，而且可使病情骤然变化。故新生儿用药

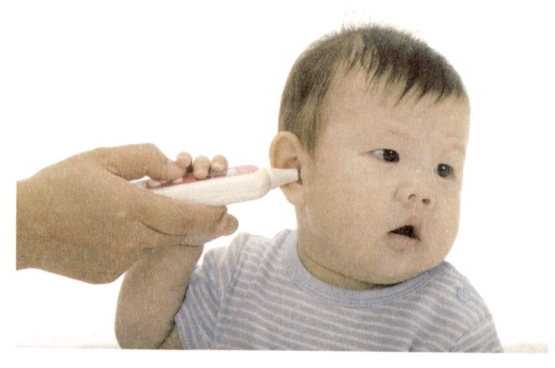

应注意以下几个方面的问题：

应及早用药

新生儿抗病力弱，往往起病较急，病情变化较快，且疾病的临床表现常不典型，不易被察觉。因此必须善于观察病情，及早诊断，及时正确用药。如常见的新生儿败血症，常没有发热及白细胞升高等表现，而仅表现出神情发呆、吃奶不香，如不能及时早治，正确用药，就会延误病情。

应慎重用药

新生儿，尤其是未成熟儿，其肝、肾功能发育尚不完善，酶系统活力欠佳，用药时如不仔细斟酌，精确计算，常会引起严重的中毒反应。如用氯霉素后可引起灰婴综合征；磺胺类药及大量维生素K等，可引起新生儿高胆红素血症，甚至核黄疸；冬眠灵（氯丙嗪）可引起高铁血红蛋白血症；大剂量使用链霉素，不仅可使新生儿听觉神经受到损害，而且还会引起昏迷，导致死亡。

外用药物应警惕中毒反应

普普通通的鼻眼净、皮质激素软膏、新霉素油膏等，都可引起严重不良反应。鼻眼净（萘唑啉）如果用于婴幼儿，则可能引起其

昏迷、呼吸暂停、肌张力减低等；治疗皮肤病用的皮炎激素软膏，对婴儿大面积使用，会引起婴儿全身性水肿。主要是由于新生儿皮肤薄嫩，皮肤黏膜表面积相对大，有很强的呼吸作用，因此当有炎症或破损时，对药物的吸收作用即会更强、更快。所以，不能把成人用的外用药随便用于新生儿。

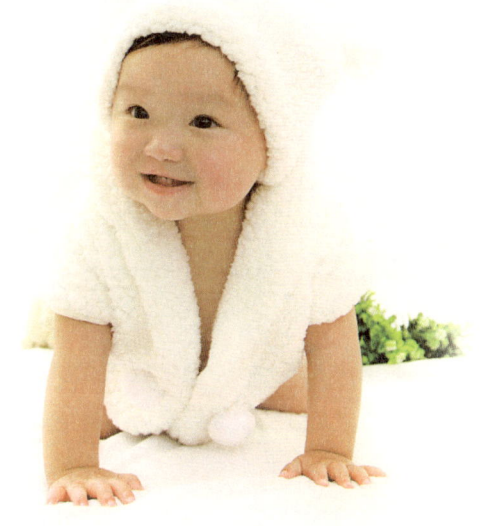

温馨提示　新生儿用药的途径及次数

新生儿、未成熟儿、重危病儿等，均不宜服用丸、片剂型药物。因此，丸、片剂型药物均应研成粉或调配成液体，用滴管慢慢喂服，或下胃管鼻饲，病情重者尽可能静脉注射给药。因为婴儿新陈代谢旺盛，对药物的吸收快，排泄亦快。给药时应根据病情，按体重或体表面积计算出每日应给药物的总量（医生会帮助计算好），把总量分为3～4次给予。尤其是抗生素类药物，为了使血液内维持一定浓度，常需把每日总量分为4～6次给予。另外，应注意药物配伍及不良反应，待病愈后，再用药1～2天，以巩固疗效。

新生儿病情较轻者，可以使用乳胶奶嘴，让患儿自己吸吮服下。但要把沾在奶瓶上的药加少许开水涮净后服用，否则无法保证足够的药量。

也可以将溶好的药液，用小勺直接喂进宝宝嘴里。喂药时最好将孩子的头偏向一侧，把小勺紧贴嘴角慢慢灌入，等宝宝把药全部咽下去后，再喂少量糖水。喂中药汤剂时，煎的药量要少一些，以半茶盅为宜。要加糖调匀，温热后倒入奶瓶服用。一日分3～6次喂完。

新生儿服药时应注意的是：不可将药和乳汁混在一起喂，因为两者混合后可能出现凝结现象，或者降低药物的治疗作用，甚至影响新生儿的食欲。

●● 怎样给新生儿喂药

由于新生儿味觉反射尚未成熟，所以对于吃进的各种饮食的味道并不太敏感，可把药研成细粉溶于温水中给新生儿喝。

如病情较重者可用滴管吸满药液后，将管口放在患儿口腔颊黏膜和牙床间慢慢滴入，并要按吞咽的速度进行，第1管药服后再滴第2管。如果发生呛咳应立即停止挤滴，并抱起患儿轻轻拍后背，严防药液呛入气管。

●● 为什么要给新生儿接种卡介苗

给新生儿接种卡介苗是为了预防结核病的发生。新生儿身体各部分的内脏器官都比较娇嫩，抵抗传染病的能力较差。结核病是一种慢性传染病，至今在我国仍流行。往往以很隐蔽的形式传播，不少新生儿、婴儿在不知不觉中被传染上，并发展成为很严重的症状，如结核性脑膜炎，不仅威胁新生儿生命，且即使存活下来也可能造成痴呆后遗症。结核菌还能长期隐蔽在体内，成为以后发病的隐患。卡介苗是强有力的抵抗结核病的武器，所以一定要给新生儿接种卡介苗。

新生儿出生24小时之内，第1针为皮内注射，在上臂三角肌中央。在医院出生的新生儿一般在医院即接种了卡介苗，在家出生的也应到保健门诊接种新生儿卡介苗。接种后，一般不会出现发热等全身性反应，1个月后局部会出现红肿、化脓、结痂，不需处理，痂皮脱落后会留下瘢痕。

是否接种成功，可到保健站或医院检查，不成功者需要重新接种。在3个月时，到结核病防治站或保健站进行结核菌素试验，48小时或72小时后查看结果。如果注射部位出现直径为0.5~1厘米的红肿硬斑，说明卡介苗接种成功；如果注射部位无任何反应，则说明接种失败，需要重新接种。

温馨提示

预防新生儿接种后的异常情况

有个别新生儿，接种卡介苗后可能出现异常反应，需要引起高度重视。如接种局部出现的溃疡面持续半年不愈合，应到医院进一步检查或处理。另一种异常反应是发生在异常体质的新生儿，或因进行皮内接种过深，或注射剂量偏大造成，主要表现在接种卡介苗后1~2个月时，新生儿的颈部、腋下、锁骨下等部位的淋巴结肿大，大小约大于1厘米，似花生米大小。也可能出现肿大的淋巴结化脓、破溃，形成溃疡。有的新生儿可能出现发热等全身症状，此时应尽早到医院做检查和处理。

要特别注意新生儿有下列情况时，可暂缓接种卡介苗：体温超过37.5℃者；早产儿及难产儿；具有先天畸形、皮肤病（脓疱病、全身湿疹）等的新生儿禁忌接种。这些新生儿可在适当的时间，由医生确定补种卡介苗的时间。

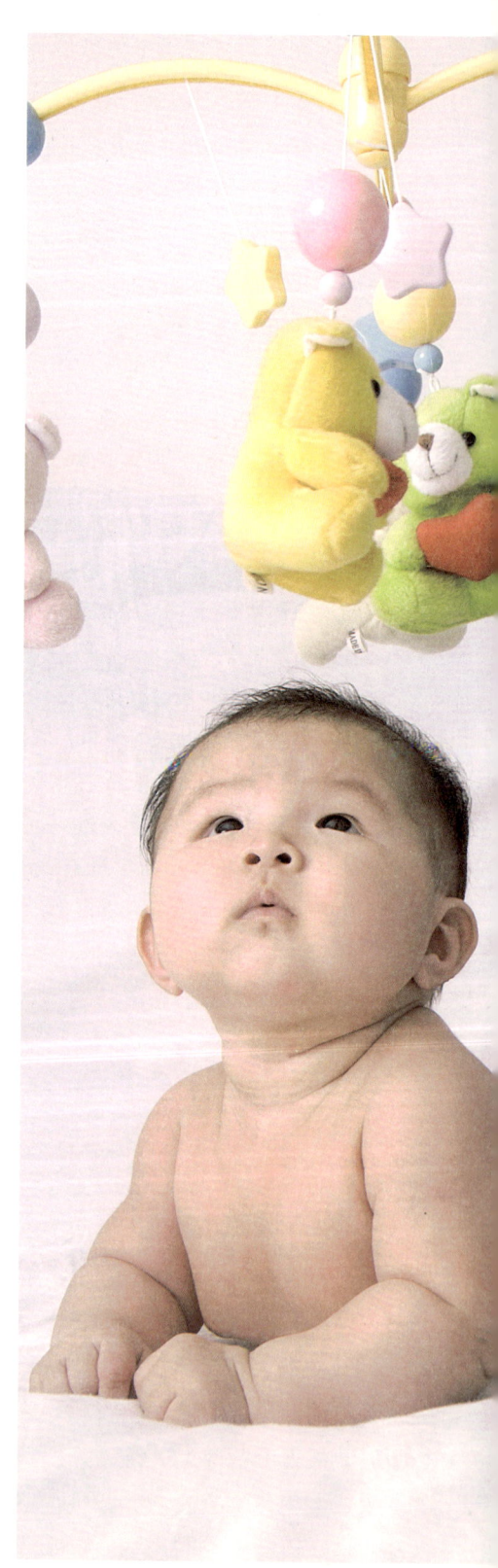

●● 新生儿接种卡介苗后怎样护理

卡介苗是皮内接种，出现的反应较重，而且持续时间也较长，需细心护理。卡介苗一般接种在左上臂外侧，接种后2~3天内，注射部位可见有针尖大小、略有红肿的针眼，但很快即消失，恢复为正常皮肤。在此期间给新生儿洗澡时，应避免洗澡水弄湿注射部位，可用干净的手帕或纱布包扎。不要经常用手去触摸，以保持清洁，避免细菌感染。

在接种后2~3周如出现局部反应，尤其是有"化脓"现象时，应经常更换内衣，以免脓液沾在衣服上，使其经常摩擦，进而影响局部溃疡面的愈合，同时也要避免其他细菌感染。在局部形成脓疱时，切不可用手去挤压，以免加重反应。

接种卡介苗后的局部反应，需经过2~3个月才能结束。在这个过程中，应做到母乳喂养，以增强婴儿自身的抵抗力，保持新生儿室内空气新鲜。

温馨提示

在新生儿出院时，应主动向医院工作人员询问是否已经给新生儿接种了卡介苗，如未接种，了解原因并在适当的时间补种。接种后3个月，还应到指定的单位做结核菌素试验，以观察卡介苗接种是否成功。

●● 为什么要给新生儿接种乙肝疫苗

由于婴儿免疫耐受性的原因，感染后一般没有临床表现，大多数将成为持续病毒携带者，社会上慢性乙肝病毒携带者是主要传染源。这些人有可能发展为慢性肝炎、肝硬化或肝癌，传染后会严重影响宝宝正常的生长发育，因此必须对乙肝感染采取积极的防治措施。

从新生儿出生后24小时之内，注射乙肝疫苗第1针，满月后注射第2针，满6个月时注射第3针，均为皮下注射。全部免疫疗程结束后，有效率可达90%~95%，免疫力达3~5年之久。能使孩子自身产生抵抗乙肝病毒的能力，阻挡住母婴传播这条途径，防止母体的病毒传染给婴儿，防止外界其他途径（输血、注射、接触乙肝患者）的感染，以起到保护儿童健康的作用。

但如果新生儿先天畸形及有严重内脏功能障碍，出现窒息、呼吸困难、严重黄疸、昏迷等严重病情时，不可接种。

早产儿1个月以后方可注射。

温馨提示

乙型肝炎的传染特点

乙型肝炎的传染与甲型肝炎不太相同，主要是通过血液传播，比如注射、输血，当然也包括密切的生活接触，如通过餐具、漱口用具等。

新生儿从母体降临到这个世界，既没有打针，也没有输血，为什么也会患上乙型肝炎呢？经过科学实验及大量临床证实：母亲在妊娠后期患乙型肝炎或是乙型肝炎病毒携带者，血液中的病毒会通过胎盘这一维持母亲与胎儿联系的纽带而进入胎儿体内，或者是分娩时在产道中婴儿皮肤、黏膜因受母血感染而致病，以及生后哺乳，通过乳汁进入新生儿体内等，均可能引起感染，导致肝炎发生，医学上把这种传播途径称为"母婴传播途径"。

图书在版编目（CIP）数据

金牌月嫂教你坐月子 / 艾贝母婴研究中心编著. -- 成
都：四川科学技术出版社，2018.9(2018.12重印)
　　ISBN 978-7-5364-9174-8

　　Ⅰ. ①金… Ⅱ. ①艾… Ⅲ. ①产褥期—妇幼保健-基本知识
②新生儿—妇幼保健—基本知识 Ⅳ. ①R714.6 ②R174

中国版本图书馆CIP数据核字（2018）第200542号

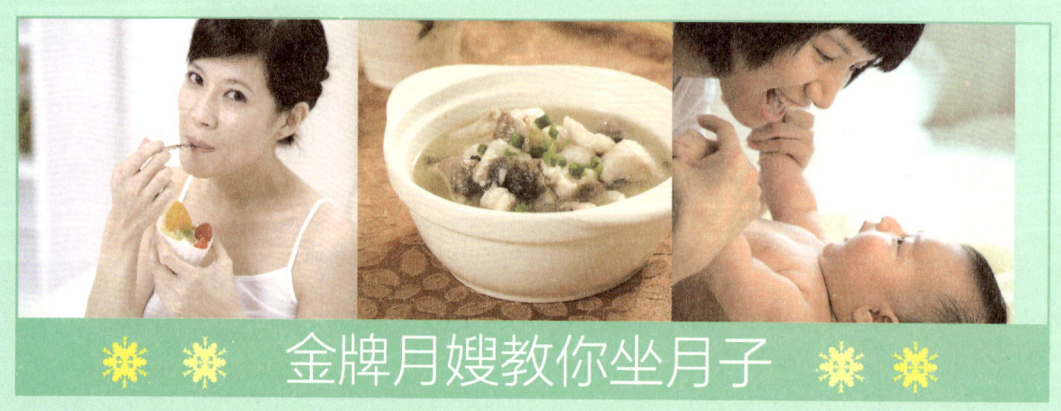

金牌月嫂教你坐月子

JINPAI YUESAO JIAO NI ZUOYUEZI

出 品 人　钱丹凝
编 著 者　艾贝母婴研究中心
责任编辑　罗　芮　康永光
封面设计　邵　淳
责任出版　欧晓春
出版发行　四川科学技术出版社
　　　　　地址　成都市槐树街2号　　邮政编码　610031
　　　　　官方微博　http://e.weibo.com/sckjcbs
　　　　　官方微信公众号　sckjcbs
　　　　　传真　028-87734035
成品尺寸　190mm×245mm
印　　张　18
字　　数　380千
印　　刷　济南天舜彩色印刷有限公司
版次/印次　2018年10月第1版　2018年12月第2次印刷
定　　价　36.80元

ISBN 978-7-5364-9174-8
本社发行部邮购组地址　成都市槐树街2号
电话　028-87734035　邮政编码　610031